Claudia Rainville

Metamedizin 2.0

CLAUDIA RAINVILLE

Metamedizin
– 2.0 –

JEDES SYMPTOM
IST EINE BOTSCHAFT

Vollständig aktualisierte
und erweiterte Neuauflage

SILBERSCHNUR VERLAG

HINWEIS

Die Angaben in diesem Buch sind nach bestem Wissen und Gewissen zusammengestellt. Sie sind weder ein Ersatz für Medikamente noch für irgendwelche ärztlichen oder psychotherapeutischen Behandlungen. Hinsichtlich des Inhaltes dieses Werkes und der darin dargestellten Resultate geben der Verlag und die Autorin weder indirekte noch direkte Gewährleistungen.

Demzufolge können und sollen die Inhalte dieses Buches keinen Arztbesuch ersetzen und stellen keine Anleitung zur Selbstdiagnose dar. Empfehlungen hinsichtlich Diagnoseverfahren, Therapieformen oder Ähnlichem werden nicht gegeben. Autorin und Verlag übernehmen somit keinerlei Haftung.

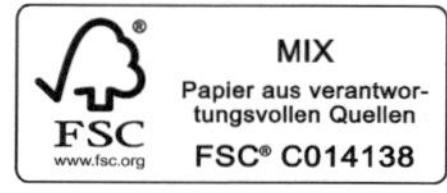

Titel der Originalausgabe: »Métamédicine – la guérison à votre portée«

Vollständig aktualisierte und erweiterte Neuauflage des Buches »Metamedizin. Jedes Symptom ist eine Botschaft«, 2. bis 7. Auflage erschienen unter der ISBN 978-3-89845-196-3.

ISBN: 978-3-96933-000-5

1. Auflage 2021
2. Auflage 2023

Übersetzung: Helga Schenk, Peter Schmidt
Covermotiv: Amritagraphic
Gestaltung & Satz: XPresentation, Güllesheim
Druck: Finidr, s.r.o. Cesky Tesin

Verlag »Die Silberschnur« GmbH · Steinstraße 1 · D-56593 Güllesheim
www.silberschnur.de · E-Mail: info@silberschnur.de

DANKSAGUNG

Wir sind alle Schüler und Lehrer.

Aus tiefsten Herzen bedanke ich mich bei all den Lehrern, denen ich auf meinem Weg begegnet bin. Die Lehrer die mir ihre Erfahrungen weitergaben, die Bücher, die ich las, meine Kinder, meine lieben Gefährten, meine Freunde und meine lieben Begleiter, durch die ich so viel gelernt habe.

Auch meinen lieben Lesern, die mir geschrieben haben, um mich an ihren Leiden und Zweifeln teilhaben zu lassen.

Ein Dankeschön geht auch an alle Menschen, die mich jahrelang bei der Produktion, beim Vertrieb und beim Verkauf meiner Bücher unterstützt haben.

Ihnen allen spreche ich meinen größten Dank aus.

WIDMUNG

Für alle meine Brüder und Schwestern auf dieser Erde, auf dass dieses Buch ihnen helfen mag, ihr Bewusstsein zu erwecken.

Inhaltsverzeichnis

Vorwort 13

Was versteht man unter Metamedizin? 13

Wie kann die Metamedizin in den Heilungsprozess eingreifen? 16

Welche Rolle spielt der metamedizinische Therapeut? 18

Wie bin ich zu dem metamedizinischen Ansatz gelangt? 19

TEIL 1 – Die Erweckung des Bewusstseins 27

Kapitel I – Verantwortung für unsere Gesundheit und unser Glück übernehmen 29

Was sind Schwingungsfrequenzen? 35

Was passiert also im Moment des Todes? 39

Kapitel II – Unser Gehirn und seine Rolle bei den Manifestationen von Gleichgewicht und Ungleichgewicht 47

Neocortex oder graue Substanz 48

Das limbische System 50

Der Hypothalamus oder das Reptiliengehirn: Der Körper im Gehirn 61

Kapitel III – Wie man es anstellt, sich nicht beeinflussen zu lassen 71

Kapitel IV – Wie man Programmierungen gut nutzen kann 91

Kapitel V – Der Ursprung der Krankheit oder was die Schmerzen uns mitteilen 103

TEIL 2 – Die Schlüssel zur Selbstheilung 119

Kapitel VI – Lebensverdruss – wie wir uns davon befreien können 121
Was ist Lebensverdruss? 121
Wie wir uns vom Lebensverdruss befreien können 133

Kapitel VII – Schuldgefühle und ihre Auswirkungen – wie wir uns davon befreien können 137
Woher kommen unsere Schuldgefühle? 137
Die vier wichtigsten Schuldgefühle, von denen sich alle anderen ableiten 144
Unsere Schuldgefühle erzeugen viele Manifestationen 152
Wie können wir uns von unseren Schuldgefühlen befreien? 153

Kapitel VIII – Ängste und ihre Auswirkungen – wie wir uns davon befreien können 169
Wie wir uns von Ängsten und Phobien freimachen können 182
Wie wir uns von Angst, Beklemmungen und Phobien befreien können 186

Kapitel IX – Wut – wie wir sie überwinden können 193
Wie entsteht eine Emotion? 194
Wie geht man am besten mit einem Wutgefühl um? 197

Kapitel X – Schamgefühle und ihre Manifestationen – wie wir sie überwinden können 209
Schämen Sie sich für irgendetwas? 209
Wie Sie Ihr Schamgefühl loswerden können 214

Kapitel XI – Rekonstruktion der Geschichte unserer Krankheiten und Beschwerden 221

TEIL 3 – Die Symbolik unseres Körpers erklären und verstehen . . . 235

Kapitel XII – Körperstütze und Bewegungsapparat 237
Knochen 237
Gelenke 240

Muskeln 245
Sehnen und Bänder 248
Schultern 249
Achselhöhlen 250
Kapuzenmuskel (Trapezius) 251
Schlüsselbein 252
Schulterblatt 253
Arme 254
Ellbogen 255
Handgelenke 257
Hände 259
Finger 260
Rücken und Wirbelsäule mit ihren 33 Wirbeln 263
Hüften 270
Gesäß 271
Ischiasnerv 272
Beine 273
Oberschenkelknochen (Femur) 275
Knie 276
Waden 279
Knöchel 279
Füße 281
Ferse 285
Zehen 286

Kapitel XIII – Der Kopf und die Sinnesorgane 289
Kopf 289
Stirn 296
Gesicht 297
Augenlider 297
Augen 300
Ohren 307

Kapitel XIV – Die Haut und ihre Anhangsgebilde 313
Haut 313
Epithelanhangsgebilde 328

Kapitel XV – Der Atemapparat 335
Nase 335
Eustachische Röhre (Ohrtrompete) 341
Kehle und Rachen 341
Mandeln 343
Kehlkopf 343
Schilddrüse 347
Lungen 350
Bronchien 354

Kapitel XVI – Das Herz-Kreislauf-System 361
Herz 361
Arterien 367
Venen 372
Blut 374
Lymphsystem 379
Die Lymphe 379
Milz 382

Kapitel XVII – Das Verdauungssystem 385
Lippen und Mund 386
Zunge und Speichel 389
Gaumen 391
Kiefer und Zähne 392
Zahnfleisch 394
Speiseröhre 395
Zwerchfell 397
Magen 398
Leber 401
Gallenwege 402

Pankreas - Bauchspeicheldrüse 403
Darm 407
Rektum 415
Anus - After 415

Kapitel XVIII – Die Fortpflanzungsorgane und die Brüste 417
Fortpflanzungsorgane der Frau 418
Brüste 433
Fortpflanzungsorgane des Mannes 440

Kapitel XIX – Die Ausscheidungsorgane 451
Harnwege 451

Kapitel XX – Das Drüsensytem und die Energiezentren 461

Kapitel XXI – Die Schlüssel zu Gesundheit und zum Wohlbefinden 471
Richtig Atmen 471
Sich gut ernähren 473
Übungen machen und Ruhe genießen 477
Sich entspannen können 478
Wie kann man gesund sein, wie sich wohler fühlen? 480

Nachwort 481

Anhang 1 483

Anhang 2 485

Register 487

Über die Autorin 495

Notizen 503

VORWORT

> Was wir Krankheit nennen, ist die Endphase einer viel tiefer reichenden Störung. Und um eine wirklich erfolgreiche Behandlung durchzuführen, reicht es eben nicht aus, nur die Folgen zu behandeln, ohne der tatsächlichen Ursache auf den Grund zu gehen und diese auszuräumen.
>
> Dr. Edward Bach

Was versteht man unter Metamedizin?

Das Wort Metamedizin setzt sich zusammen aus der griechischen Vorsilbe *meta-*, die "nach, hinter, darüber hinausgehend" bedeutet, und dem Wort Medizin, was so viel bedeutet wie "die Gesamtheit der zur Verfügung stehenden Mittel zur Vorbeugung, Heilung und Linderung von Krankheiten".

Die Metamedizin geht über die Schmerz- und Symptombeseitigung hinaus. Sie setzt den Schwerpunkt auf die Suche nach dem ursächlichen Faktor für das Unwohlsein oder die Krankheit.

In der Metamedizin werden Schmerzen, Unwohlsein oder Leiden als Vorläufersymptome für eine Störung der Harmonie in einem Teil des Organismus gewertet.

Wenn wir diese Signale beseitigen, ohne die Information, die sie uns übermitteln wollen, herauszufinden, ist das in etwa so, als würde man die Alarmsirene eines Rauchmelders zum Schweigen bringen, die auf einen Brand in einem Raum hinweist. Nimmt man diesen Alarm nicht ernst, läuft man Gefahr, sich inmitten der Flammen wiederzufinden. Aber genau das machen viele Menschen, indem sie einfach ein Medikament schlucken, ohne zu versuchen, den Ursprung des Signals zu begreifen.

Das heißt andererseits jedoch nicht, dass wir uns das Linderung verschaffende Medikament verweigern sollten. Es heißt einfach, dass wir nicht bei der Schmerzlinderung und der Symptombeseitigung Halt machen, sondern versuchen sollten, auch das verursachende Element zu erkennen und zu beseitigen.

Als Beispiel möchte ich Ihnen eine persönliche Erfahrung erzählen, die ich im Alter von 11 Jahren machte. Ich hatte damals dauernd mit Gerstenkörnern zu kämpfen. Eine Klassenkameradin sagte mir, dass das kein Problem sei, da sie eine Tante mit heilerischen Fähigkeiten habe, die sie zum Verschwinden bringen könnte. Also suchte ich diese Tante auf. Sie legte einfach einen Goldring auf die Stelle, an der wieder ein ziemlich schmerzhafter Furunkel am Entstehen war. Sie sagte nur zu mir: "Geh jetzt und bedanke dich nicht bei mir." Ich tat genau das, und nach jenem Tag hatte ich nie mehr ein Gerstenkorn.

Hatte sie mich geheilt? Das ist die zentrale Frage. Ein Symptom, einen Schmerz oder eine Manifestation zum Verschwinden zu bringen, ist nicht unbedingt gleichbedeutend mit Heilung. Denn die Ursache für deren Auftreten kann sich sehr wohl einige Zeit später in umfassenderer oder aber ganz neuer Form wieder zu Wort melden. Und genau das war bei mir der Fall. Mein Glaube an die heilerischen Fähigkeiten der Frau hatte ausgereicht, um dieses "Signal" ein für alle Mal aus meinem Organismus zu verbannen. Allerdings war damit die Ursache, die zum Auftreten der Gerstenkörner geführt hatte, noch nicht beseitigt. Danach bekam ich eine Mandelentzündung nach der anderen. Dieses Mal ging ich zu einem Allgemeinmediziner, der mir zunächst Jodtabletten verschrieb, die mir aber nur wenig Linderung verschafften. Anschließend gab er mir Antibiotika, die nur eine vorübergehende Wirkung zeigten. Zum guten Schluss blieb nur noch die Entfernung meiner Mandeln. Auch wenn dieser chirurgische Eingriff erfolgreich verlief, war auch er letztendlich nicht die Lösung für die Beseitigung der Ursache des Problems. Anschließend hatte ich ständig Entzündungen der Rachen- und der Kehlkopfschleimhaut.

Die Krankenblätter der Ärzte sind voll von ähnlichen Geschichten. Ich erinnere mich beispielsweise an eine Frau, bei der bei einer Routineuntersuchung ein kleiner Knoten in der Brust entdeckt wurde. Ihr Arzt empfahl ihr, eine Mammographie mit anschließender Biopsie vornehmen zu lassen. Die Diagnose lautete: Adenofibrom, eine kleine, gutartige Geschwulst ohne größere Komplikationen. Die Patientin war beruhigt.

Ein paar Jahre später entdeckte dieselbe Frau wieder einen Knoten in der Brust. Sie war nicht weiter beunruhigt und dachte, es handle sich mit Sicherheit wieder um einen harmlosen kleinen Tumor. Aber dieses Mal hatte sie Schmerzen in der Brust. Außerdem beobachtete sie, dass ihre Lymphknoten in der Achselhöhle angeschwollen waren, was sie schließlich dazu veranlasste, den Arzt aufzusuchen. Auch dieses Mal wurden die nötigen Untersuchungen durchgeführt, und dieses Mal lautete die Diagnose Adenokarzinom oder Drüsenkrebs.

Es folgte ein operativer Eingriff, bei dem das befallene Brustgewebe entfernt wurde. Anschließend wurde die Patientin mit Bestrahlungen und Chemotherapie behandelt. Nach einjähriger Behandlung schien der Krebs besiegt. Die Patientin führte wieder ein normales Leben. Doch dann bekam sie Schmerzen in den Hüften, und man entdeckte, dass es sich dabei um Knochenkrebs handelte. Ein paar Jahre später starb die Patientin an Krebs, der sich im ganzen Körper ausgebreitet hatte.

Natürlich enden nicht alle Geschichten so tragisch. Nicht jede Person, bei der Gerstenkörner auftreten, bekommt anschließend Mandelentzündungen oder Rachen- und Kehlkopfentzündungen. Und nicht jede Person, die eine kleine, gutartige Geschwulst in der Brust hat, entwickelt anschließend unbedingt einen Krebs. Die Entwicklung der Manifestation wird durch die Ursache selbst bestimmt, die vorübergehend oder dauerhaft sein kann.

Es sind die starken oder anhaltenden Ursachen, die zur Entstehung einer Reihe von Manifestationen oder schweren Krankheiten wie Krebs, Multipler Sklerose und anderem führen.

Während wir gegen die Symptome und Manifestationen vorgehen, wie etwa, um bei unserem Beispiel zu bleiben, die Entfernung des Adenofibroms, die Entfernung der Brust, die Behandlung in Form von Bestrahlungen und Chemotherapie, ist die Ursache weiterhin aktiv. Und wie das Unkraut, das man nur abrupft, ohne die Wurzeln mit herauszuziehen, breitet sie sich weiter aus.

Halten wir also fest, dass es keine Krankheitserscheinung (Schmerzen, Verhärtung, Blutung etc.) ohne Ursache gibt.

Jede Ursache erzeugt Wirkungen, die ihrerseits wiederum neue Ursachen und eine Vielzahl von Sekundäreffekten auslösen.

Was hätte jene Heilerin, der ich mit 11 Jahren begegnet bin, tun können, um mich zu einer echten Heilung hinzuführen? Sie hätte wie gehabt ihren Goldring, den sie auf mein Gerstenkorn legte, einsetzen können. Aber anschließend hätte sie mich verschiedene Dinge fragen können, um mir zu helfen, den für die Gerstenkörner verantwortlichen Faktor herauszufinden und ihn auszuschalten.

Diese beiden letzten Schritte entsprechen dem Ansatz der Metamedizin, den Ärzte, Krankenschwestern, Therapeuten, Heiler, Pranotherapeuten etc. anwenden können, um eine Person, die sich wegen Hilfe an sie wendet, zu einer Wiederherstellung ihrer Gesundheit hinzuführen. Ich verwende hier absichtlich das Wort "hinführen", weil meiner Ansicht nach die einzig wahre Heilung die Selbstheilung ist.

Niemand kann gegen seinen Willen geheilt werden, und einzig und allein der ehrliche Wille, gesund zu werden, kann eine Person dazu motivieren, die nötigen Veränderungen der für ihr Leiden verantwortlichen Einstellungen, Gefühle und Emotionen vorzunehmen.

Wie kann die Metamedizin in den Heilungsprozess eingreifen?

Die Metamedizin hilft uns, die Geschichte von Beschwerden, Krankheiten oder einer tiefen Lebenskrise zu rekapitulieren, indem sie versucht, den Verlauf so weit wie möglich (bis zum Auftreten der allerersten Symptome) zurückzuverfolgen. Dazu werden bei der Befragung zum Krankheitsverlauf verschiedene Schlüsselfragen gestellt, die auf eine Aufdeckung der Ursache(n) der Krankheit abzielen.

Welche Befragung zum Krankheitsverlauf hätte die Heilerin bei mir durchführen können, wenn ihr die Prinzipien der Metamedizin bekannt gewesen wären? Weil meine Augen betroffen waren, hätte sie auf der Grundlage ihrer Kenntnisse der Körpersymbolik und ihrer Manifestationen wissen können, dass es dabei um etwas ging, was ich sah. Darüber hinaus hatte ich ständig irgendwelche Infektionen, und Infektionen deuten häufig auf unterdrückte Wut hin.

Sie hätte mich also fragen können, ob ich irgendetwas sah, was bei mir Wut- oder Schamgefühle oder Gefühle des Widerwillens auslöste. Genau das war nämlich bei mir der Fall. Denn im Alter von 11 Jahren war ich in unserer Familie ständigen Gewaltszenen ausgesetzt. Und wenn ich meine Schwester so sah, wie sie stundenlang aus der Nase blutete, weil sie geschlagen worden war, spürte ich in mir eine wahnsinnige Wut gegen einen meiner Brüder aufsteigen, der sein eigenes Leiden nur in Form von Gewalt zum Ausdruck bringen konnte. Gleichzeitig hatte ich natürlich viel zu große Angst vor ihm, um auch nur einen Piep zu sagen. Meine Wut über diese Szenen, die ich ständig miterleben musste, manifestierte sich in diesen Gerstenkörnern, und meine Ohnmacht, die Wut herauszulassen, führte zu den ständigen Mandel-, Rachen- und Kehlkopfentzündungen. Mit 15 Jahren hörte das alles schlagartig auf, als dieser Bruder uns verließ.

Zunächst hätte diese Heilerin mir also geholfen, mir dieser Wut bewusst zu werden, die in mir kochte, und anschließend hätte sie mich dazu gebracht, sie loszuwerden, indem sie mir geholfen hätte, die Gründe für das aggressive Verhalten meines Bruders zu begreifen. War er vielleicht selbst geschlagen worden? Litt er vielleicht stark unter irgendetwas, das er nur durch Gewalt ausdrücken konnte, weil er nicht in der Lage war, seinen Tränen freien Lauf zu lassen? Auf diese Weise hätte ich meinen Bruder verstehen können, anstatt ihn zu verurteilen. Wer weiß? Wenn er sich verstanden und geliebt gefühlt hätte, hätte das vielleicht ihm und uns geholfen. Es ist bemerkenswert, wie die Hilfe, die wir einer Person über die Metamedizin zukommen lassen, häufig positive Auswirkungen auf die Personen in deren Umfeld hat.

Man sollte sich keinesfalls zu dem Urteil hinreißen lassen, die Metamedizin sei ein grob vereinfachender Ansatz. Ganz im Gegenteil: Die Metamedizin beschränkt sich eben nicht auf eine Ursache, die eine Wirkung hat, denn **ein Symptom, ein Schmerz oder eine Krankheit können durch ein Zusammenspiel von verschiedenen Faktoren bedingt sein.**

Auch bei meinen Gerstenkörnern war das so. Es gab eine sekundäre Ursache, die ich bei meinen Untersuchungen der Metamedizin entdeckte. Diese sekundäre Ursache hing mit einem Schamgefühl zusammen: Tatsächlich hatte ich im Alter von 11 bis 14 Jahren, also genau in der Zeit, als ich mich mit meinen Gerstenkörnern herumschlug, große Schwierigkeiten mit der Rechtschreibung, und meine Lehrer hatten keine Hemmungen, mir meine Französischfehler vor der versammelten Klasse unter die Nase zu reiben und mich dafür zu tadeln.

Halten wir in diesem Zusammenhang auch fest, dass eine ganz ähnliche Geschichte sich von Person zu Person auf unterschiedliche Weise manifestieren kann. So kann beispielsweise der emotionale Schock durch den Verlust eines Kindes bei einem Autounfall bei der einen Mutter zur Entstehung eines Brustkrebses führen, bei der anderen zu einem Gebärmuttermyom und bei der dritten zu einer Depression.

Im ersten Fall ist es möglich, dass die Mutter sich für den Unfall, bei dem ihr Kind umkam, verantwortlich und sogar schuldig gefühlt hat. Im zweiten Fall hat sich die Frau möglicherweise angesichts des Leidens ihres Kindes machtlos gefühlt und einen tiefen Schmerz darüber in sich bewahrt. Und im dritten Falle schließlich war dieses Kind vielleicht ihr ganzer Lebenssinn. Sein Tod hat ihr ihre ganze Lebenslust genommen und sie in eine Depression versinken lassen.

Dieselbe Krankheit kann auch die unterschiedlichsten Ursachen haben. Hier einige Beispiele: Asthma kann beim einen durch ein Gefühl der Beklemmung ausgelöst sein, weil er sich in seinem Lebensraum eingeengt fühlt. Beim anderen kann es die Folge eines tief empfundenen Schuldgefühls im Zusammenhang mit seiner Geburt sein (wenn sich diese Person für das Leiden ihrer Mutter verantwortlich fühlt). Dieses Schuldgefühl sorgt möglicherweise unbewusst dafür, dass die Person nicht zulässt, in vollen Zügen zu leben, indem sie sich daran hindert, richtig durchzuatmen. Und bei wieder einem anderen kann es auf ein Bedürfnis nach mehr Aufmerksamkeit zurückgehen.

Aus diesem Grund benutzt man die Körpersymbolik und deren Manifestationen, um die richtigen Fragen zu stellen, um so die Geschichte zu rekonstruieren und die damit zusammenhängende Ursache zu erkennen.

Wenn wir einer Situation ausweichen wollen,
die eine wichtige Lektion für unsere Entwicklung darstellt,
kann die Krankheit uns zwingen, ihr ins Auge zu sehen.

Welche Rolle spielt der metamedizinische Therapeut?

Seine Rolle besteht darin, die Person auf ihrem Weg zurück zum Wohlbefinden zu begleiten. Dazu bedient sich der Metamediziner der Befragung zum Krankheitsverlauf, um der Person, die er berät, bei folgenden Schritten zu helfen:

- um eine Situation wiederzufinden, die mit dem Unwohlsein oder der vorliegenden Krankheit zusammenhängt.
- um das damit verbundene Gefühl aufsteigen zu lassen, wie etwa ein unterdrückter Schmerz, eine versteckte Wut, ein einengendes Rachegefühl,

eine unterdrückte Angst, ein Gefühl von Ungerechtigkeit, von Schande, von Ohnmacht usw.

- um die damit verbundene Emotion zu lösen dank eines Transformationsprozesses, um so das Sagen und Handeln der Person, die verletzt hat, zu verstehen.
- um sich für eine positive Entscheidung oder eine bestimmte Tat zu entschließen, um so einen inneren Frieden wiederzufinden, der sich in einem Zustand von Wohlbefinden ausdrückt.

Diese Hilfestellung kann nur in einem Klima des Vertrauens stattfinden, in dem sich die Person ohne jegliche Vorurteile vollkommen angenommen fühlt. Der Therapeut übernimmt die Rolle des Beraters oder Vertrauten und muss bisweilen die Zärtlichkeit einer Mutter an den Tag legen, ohne jedoch jemals die Grenzen eines Begleiterstatus zu überschreiten.

Dazu ist von Seiten des Beraters manchmal Mitgefühl und manchmal Abstand nötig. Mitgefühl, um das Leiden des Patienten im tiefsten Inneren seines Wesen nachzuvollziehen. Vor allem dann, wenn sich der Patient selbst dem Empfinden dieses Leidens verschließt. Und Abstand, um seine Rolle als Helfer nicht auszunutzen und seinen Willen durchzusetzen statt den des Patienten.

Wir können nicht improvisieren und so tun, als wären wir metamedizinische Berater. Und verantwortlich dafür ist die Liebe und der aufrichtige Wunsch, einen Beitrag zu leisten, um den Menschen, die uns um Rat fragen, zu einem umfassenderen Wohlbefinden zu verhelfen.

Ein Führer kann die anderen nicht irgendwohin führen, wo er selbst noch nicht war. Ein metamedizinischer Berater muss daher gelernt haben, sich selbst nach dem Ursprung seiner Beschwerden oder Krankheiten zu fragen und die volle Verantwortung für sein Leben, seine Gesundheit und sein Glück zu übernehmen.

Wie bin ich zu dem metamedizinischen Ansatz gelangt?

Ich bin zu früh und mit der Nabelschnur um den Hals geboren. Es hat mehr als drei Wochen gedauert, bis ich meine Augen aufgemacht habe. Meine

Mutter glaubte schon, ich sei blind. Dazu muss gesagt werden, dass die Schwangerschaft meiner Mutter unter jämmerlichen Umständen verlief. Sie war mit einem gewalttätigen Alkoholiker verheiratet, der sie schlug und durch den jede Schwangerschaft für sie zu einem wahren Albtraum wurde. Als sie ihm ankündigte, dass sie wieder schwanger sei, sagte mein Vater: "Das Kalb, das dieses mal geboren wird, werde ich an der Hausecke umbringen." Meine Mutter war so unglücklich, dass sie sich am liebsten in den nächsten Fluss gestürzt hätte, aber ihr Verantwortungsgefühl als Mutter hinderte sie daran. Je näher mein Geburtstermin rückte, desto gewalttätiger wurde mein Vater. Eines Nachts war seine Raserei so unerträglich, dass meine Mutter sich zu ihren Eltern flüchten musste. Dort bin ich dann auch geboren worden, bereits mit einer schweren Vergangenheit als Fötus auf dem Buckel.

Mit sechs wurde ich in ein Internat geschickt, um dort mein erstes Schuljahr zu absolvieren. Dieses Jahr war gekennzeichnet von Erkältungen, Lungenentzündungen und einer ersten Operation zur Entfernung der Rachenmandeln. Ich verbrachte mehr als die Hälfte dieses ersten Schuljahres auf der Krankenstation, so dass ich letztendlich das Jahr wiederholen musste.

Die Geschichte dieses Unbehagens oder, besser gesagt, dieses Lebensverdrusses manifestierte sich mit der Zeit noch in Form vieler anderer Beschwerden und Krankheiten: Furunkel, Gerstenkörner, Mandelentzündungen, Rachen- und Kehlkopfentzündungen, Psoriasis, Ekzeme, Abmagerung, Verstauchungen, niedriger Blutdruck, Anämie, Hypoglykämie, Allergien, Knochenleiden, Gallensteine, Gebärmutterhalskrebs ... und das ist noch nicht einmal die vollständige Liste!

Was ich jedoch keinesfalls unerwähnt lassen kann, ist das stille Leiden, das mich stets erfüllte und tiefe Depressionen bei mir auslöste, worüber sich meine Umwelt aber in keinster Weise bewusst war; trotzdem rutschte ich von Jahr zu Jahr weiter hinein. Ich fühlte mich innerlich so aufgewühlt, dass ich befürchtete, tatsächlich geisteskrank zu sein.

Meine Sammlung von Visitenkarten der verschiedenen Krankenhäuser und der Rezepte, die mir die Ärzte verschrieben hatten, wuchs immer weiter an. Ich glaubte an die Schulmedizin, hatte ich mich doch während meines Studiums ausgiebig damit beschäftigt und mich darin spezialisiert. Doch je mehr ich diese Medizin anwandte, desto mehr versank ich in meiner Krankheit und dem Leiden, das ich mit mir herumtrug.

Meine mehrfachen Selbstmordversuche waren die letzten Hilferufe. Meine Wiedergeburt begann letztendlich in einem Zustand, in dem ich für klinisch tot erklärt worden war. Nicht die Magenspülungen oder die Medikamente, die mir gespritzt wurden, waren es, die mir damals die Energie oder die Lust zum Leben zurückgegeben haben, sondern die sanfte, einfühlsame Stimme einer jungen Krankenschwester, die, als sie mich so leblos und an das Beatmungsgerät angeschlossen daliegen sah, voller Mitgefühl die einfachen Worte ausrief: *"Oh, mein Gott, das arme Kätzchen."* Nach diesem Zwischenfall begann ich einen Weg des persönlichen Wachsens, um besser verstehen zu können, was mich in diese Depression geführt hatte.

Mein kartesianisches Weltbild, das mir durch meine Berufswahl eingeprägt worden war, sorgte dafür, dass ich zunächst auf dem Beobachtungsposten blieb und nur von weitem die Möglichkeit in Betracht zog, dass unsere Überzeugungen oder unsere seelisch-geistigen Einstellungen für die Entstehung unserer Krankheiten verantwortlich sein könnten.

Letztendlich waren es die Rückenschmerzen, unter denen ich damals litt und aufgrund derer ich schon zwei Jahre lang in physiotherapeutischer Behandlung war, die meinen Widerstand brachen und dazu führten, dass ich diesen Ansatz weiter vertiefte. Bei Röntgenaufnahmen meiner Wirbelsäule war festgestellt worden, dass mein 5. Rückenwirbel fehlgebildet war. Nach Auffassung der Mediziner war er es, der an meinen Rückenschmerzen schuld war. Man empfahl mir einen chirurgischen Eingriff, aber ich fühlte mich nicht bereit für diese Lösung.

Dank eines Kurses[1], den ich belegt hatte, stellte ich die gedankliche Verbindung zwischen Rücken und Belastung her. Was nahm ich alles auf meinen Buckel? Ich nahm die Probleme meiner ganzen Umgebung auf mich, die Probleme meiner Mutter, meiner Schwestern, meiner Freunde etc. Und warum? Weil ich den Wunsch hatte, dem Gefühl, ein böses Mädchen gewesen zu sein, etwas entgegenzusetzen. Mich um andere zu kümmern, gab mir den Eindruck, gut zu sein. Natürlich wollte ich auch geliebt werden und in gewisser Weise gab es mir sogar einen Sinn im Leben (obwohl ich diesen Aspekt erst viele Jahre später entdeckte).

Nach dieser ersten Bewusstwerdung beschloss ich, den anderen ihre Probleme selbst zu überlassen. Zuvor hatte ich immer die Lösungen für ihre Probleme gefunden, und häufig genug war ich ihre Lösung. Von nun an beschränkte ich mich darauf, ihnen zu helfen, sich selbst zu helfen, aber das nur dann, wenn sie mich um Hilfe baten. In den Tagen darauf konnte ich beobachten, wie meine Rückenschmerzen immer mehr nachließen. Ich stellte die

[1] Es handelte sich um einen Kurs im größten Seminarzentrum Québecs, Ecoute ton corps, das die Kanadierin Lise Bourbeau gegründet hatte.

Übungen und die physiotherapeutischen Behandlungen ein. Ich, die ich Beweise brauchte, um glauben zu können, hatte meine Lektion gelernt. Von da an ging ich bei allen meinen Krankheiten und Beschwerden nach diesem Ansatz vor. Je mehr Entdeckungen ich machte, desto größere Fortschritte machte ich auf der gesundheitlichen Ebene. Allerdings verlor ich gleichzeitig das Interesse an meiner Arbeit als Mikrobiologin. Ich sagte mir: "Was mache ich hier eigentlich? Ich trage nur dazu bei, die Wirkungen zu beseitigen, wo es doch so viel wichtiger wäre, an der Beseitigung der Ursachen zu arbeiten."

Das aufzugeben, was meine finanzielle Sicherheit für mich bedeutete, war jedoch nicht einfach. Kein Gehalt wartete auf mich, wenn ich diesem neuen Gedankenansatz folgte. Ich hatte Angst vor dem Unbekannten. Und genau in jenem Moment fing ich an, Ischias zu bekommen. Ich hatte heftige Schmerzen im Lenden- und Oberschenkelbereich. Außerdem litt ich unter Verstopfung, begleitet von starken Blähungen, und zur Krönung des Ganzen unter Zahnfleischentzündungen und Zahnschmerzen. Das reichte. Ich musste eine Entscheidung treffen und meinen Ängsten ins Auge sehen. Meine größte Angst war, dass ich mich täuschte und später nicht mehr zurück konnte.

Zu jenem Zeitpunkt begegnete ich Dr. Herbert Beierle, der ein Seminar mit dem Thema "Wie man sein Leben meistert" anbot. Ich sprach mit ihm über meine Unentschlossenheit und er sagte zu mir: "Im Leben macht man niemals Fehler, sondern nur Erfahrungen. Wozu bist du auf diese Welt gekommen, wenn nicht um Erfahrungen für deine Entwicklung zu machen?"

Genau das war es, was ich hören musste. Ich beschloss, meine Arbeit aufzugeben. Meine Familie und meine Arbeitskollegen setzten alles daran, mich davon abzubringen. Aber mein Entschluss stand fest. Ich gab meine Stelle im Krankenhaus auf. Alle meine Krankheiten und Beschwerden verschwanden daraufhin. Aber das Spiel war noch nicht gewonnen: Das war erst der Anfang meiner Entdeckungen.

Ich besuchte daraufhin ein Zentrum für inneres Wachstum, um meine metaphysischen Studien fortzusetzen. Allerdings blieben dabei viele Fragen offen, und viele Krankheiten, die ich bekam, ohne sie mir wirklich zu wünschen, waren in dem kleinen Büchlein von Louise Hay nicht aufgeführt. Um ihre Ursache herauszufinden, musste ich Lehrgeld bezahlen.

Dann lernte ich Alex Tanous kennen, ein Medium, das Seminare zum Thema inneres Wachstum abhielt, bei denen ich den Zusammenhang zwischen unserer Vergangenheit und unserer Gegenwart verstehen lernte. Dank ihm entdeckte ich, dass ein Großteil der Schwierigkeiten, mit denen wir uns im

Erwachsenenalter herumschlagen, nichts anderes ist als ein Nachhalleffekt von ungelösten emotionalen Situationen aus unserer Vergangenheit.

Das Zentrum für persönliches Wachstum, das ich über Jahre besuchte, hatte mir viel gebracht. Seine Leiterin hatte mich so weit gebracht, wie sie konnte. Aber jetzt musste ich meine Suche auf eigene Faust fortsetzen. Ich konzentrierte mich zunächst auf Einzel- und Gruppentherapien. Ausgehend von meinen bis dahin erlangten Kenntnissen vertiefte ich den Ansatz durch Fragen nach der möglichen Ursache der Krankheit, wegen der mich die Person aufgesucht hatte.

Ein Beispiel: Antonia kam zu mir in Behandlung. Sie litt unter akuter Leukämie. Die Ärzte hatten ihr noch drei Monate zu leben gegeben. Ich hatte keine Ahnung, was eine akute Leukämie verursachen konnte, doch dank meiner physiologischen Kenntnisse wusste ich, dass es sich dabei um eine starke Vermehrung unreifer weißer Blutkörperchen handelte. Im Allgemeinen spielen die weißen Blutkörperchen eine wichtige Rolle bei der Immunabwehr. Meine Fragen lenkte ich also in diese Richtung und fragte Antonia, ob sie das Gefühl gehabt habe, gegen etwas ankämpfen zu müssen. Hatte sie nun genug von diesem Kampf oder etwa das Gefühl, den Kampf verloren zu haben? Genau das war es. Nachdem sie sich ihre von einem Verlust des Selbstwertgefühls und von Entmutigung gekennzeichneten Gefühle eingestehen konnte und nach neuen Lösungen suchte, die sie vorher nicht gesehen hatte, die sich aber im Nachhinein als sehr vorteilhaft herausstellten, wurde sie von der Leukämie geheilt und wieder gesund.

Manchmal überlegte ich mir, was die Krankheit der jeweiligen Person aufbürdete. Wenn sie sie beispielsweise zu einer Arbeitsunterbrechung, zur Bettlägrigkeit oder zu einem Verzicht zwang, konnte es da nicht sein, dass das genau das war, was sich die Person unbewusst eigentlich wünschte? Nehmen wir das Beispiel Bettlägrigkeit. Hatte die Person nicht vielleicht eine Pause nötig, die sie sich selbst aber nicht zugestand? Oder versuchten diejenigen, die auf ein Vergnügen oder einen Genuss verzichten mussten, nicht, sich dadurch selbst zu bestrafen? Das war die Art und Weise, wie ich meine Studien und Forschungen fortsetzte.

Wenn ich gefragt wurde, wie dieser neue Ansatz von mir hieße, konnte ich keinen genauen Namen dafür angeben, und das war auch nicht wichtig. Für mich zählten nur die Ergebnisse. Meine Sekretärin war hingegen ziemlich verärgert darüber, dass sie auf diese Frage nie antworten konnte. Eines Tages nahm ich dann an einer Fernsehsendung mit dem Titel *Metamedizin* teil, in der aufgezeigt werden sollte, wie wichtig es ist, über die schulmedizinischen Mittel hinauszugehen. Und das war genau das, was ich sonst auch immer tat. Von da an konnte ich also diesen Ansatz, den ich entwickelt hatte, benennen.

Erst sechs Jahre später, nachdem ich tausende Personen behandelt und mich selbst geheilt hatte, beschloss ich, ein Buch darüber zu schreiben. Ich dachte: *"Wenn es mir gelungen ist, mich von allen meinen Leiden zu befreien, die mich so lange geplagt haben, kann das jede andere Person auch."* Ich hatte so viele wunderbare Entdeckungen gemacht, die ich mit anderen Menschen teilen wollte, aber gleichzeitig befürchtete ich, nicht dazu in der Lage zu sein. Ich stellte mich meiner Angst, indem ich mich trotz meiner Unerfahrenheit in die Welt des Schreibens stürzte. Ich ließ mein Herz und mein Gedächtnis durch meine Feder sprechen.

Was dabei herauskam, hat meine Erwartungen weit übertroffen. In kürzester Zeit ist mein erstes Buch - *Participer à l'univers. Sain de corps et d'esprit* - zu einem Bestseller geworden. In den darauffolgenden Jahren erhielt ich eine Unmenge von Briefen aus aller Herren Länder. In diesen Briefen, die alle möglichen Kommentare enthielten, vom höchstem Lob bis zu wenig schmeichelhaften Bezeichnungen, erzählten mir die Menschen, wie sie sich mit Hilfe dieses Buches von einer Krankheit oder einem Leiden befreien konnten, gegen das kein Medikament etwas ausrichten konnte. Andere baten mich um einen Rat oder um zusätzliche Erläuterungen. Und wieder andere wollten die Ursache von Beschwerden oder Krankheiten wissen, die in dem Buch nicht erwähnt worden waren.

Dank dieser Briefe, aber auch aufgrund der Seminare und Konferenzen, die ich parallel anbot, konnte ich meine Kenntnisse der Metamedizin weiter vertiefen. Aber gleichzeitig wurde mir klar, dass das, was für mich so einfach erschien, für den Laien etwas höchst Komplexes war. Ich wurde mir dadurch bewusst, dass nur sehr wenige Personen wissen, wie man dieses fabelhafte Instrument der Bewusstwerdung, die zur Selbstheilung führt, anwendet. Das hat mich dazu angeregt, das Buch neu zu schreiben und es unter dem Titel *Metamedizin 2.0 - Jedes Symptom ist eine Botschaft* neu herauszubringen, damit es so genau die Rolle spielen konnte, zu der es bestimmt war.

Alle in diesem Buch aufgeführten Geschichten und Fallbeispiele sind wahre Begebenheiten. Manche stammen aus meinen eigenen Therapiesitzungen, andere aus denen anderer Therapeuten des metamedizinischen Zirkels.

Die Fallbeispiele wurden absichtlich in verkürzter Form aufgeführt, um nur das für unsere Studien Wesentliche aufzuzeigen. Das bedeutet jedoch nicht, dass sie immer einfach oder auf eine einzige Ursache zurückzuführen gewesen wären. Die Metamedizin ist gleichzeitig einfach und komplex: Einfach aufgrund der "Schlüssel", derer sie sich bedient, und komplex wegen der vielen möglichen Einflussfaktoren, die mit hineinspielen.

Die hier wiedergegebenen Fallbeispiele wurden ein wenig verändert und die betroffenen Personen so beschrieben, dass ihre Anonymität gewahrt wird.

Die metaphysischen Erklärungen zu den hier erklärten verschiedenen Pathologien müssen eher induktiv (Ursachensuche) als deduktiv (Schlussfolgerung) eingesetzt werden.

Die Ursachen eines Unwohlseins oder einer Krankheit können ganz andere sein als die, die ein paar Seiten weiter erklärt werden.

Nur eine persönliche Befragung zum Krankheitsverlauf erlaubt es uns, unsere Schlüsse zu ziehen oder der Person, die uns um Hilfe bittet, die richtigen Fragen zu stellen, um die mutmaßliche Ursache ihres Leidens oder ihrer Krankheit aufzudecken.

Darüber hinaus sollten wir nicht dem Glauben verfallen, die Heilung trete sofort nach dem Erkennen der Ursache ein. Ganz allgemein kann man sagen, dass der Heilungsprozess einsetzt, sobald man die Krankheitsursache erkannt und sich davon befreit beziehungsweise diese verändert hat.

Denn auch wenn ein Konflikt beigelegt oder ein Gefühl zum Ausdruck gebracht wurde, kann der Körper mehr oder weniger lange zur Wiederherstellung des betroffenen Gewebes oder Organs brauchen.

Dieses Buch hat nicht den Anspruch, die medizinischen Maßnahmen durch einen behandelnden Arzt oder die Behandlung durch einen Therapeuten zu ersetzen. Es zielt vor allem auf ein persönliches Insichgehen und auf eine bessere Zusammenarbeit zwischen Patient und Arzt sowie zwischen Patient und Therapeut ab.

Möge es ein wertvoller Leitfaden auf dem Weg zu deinem Wohlbefinden und für deine persönliche Entwicklung sein. Meine ganze Liebe und mein Glaube an deine Heilungskräfte begleiten dich auf diesen Seiten.

Deine Freundin Claudia

Claudia

TEIL 1

Die Erweckung des Bewusstseins

Vollkommene Gesundheit und volle Bewusstseinserweckung sind in Wirklichkeit ein und dasselbe.

Tarthang Tulku

KAPITEL I

Verantwortung für unsere Gesundheit und unser Glück übernehmen

Das Leiden ist ein Korrektiv, das auf eine Lektion hinweist, die wir auf andere Weise nicht begriffen hätten, und es kann nie beseitigt werden, solange die Lektion nicht gelernt wurde.

Dr. Edward Bach

Man kann nicht über Metamedizin reden, ohne auf das Gesetz der Verantwortung einzugehen, denn es stellt die Grundbedingung für eine echte Heilung dar.

Als ich Studentin im Fach Mikrobiologie war, stellte ich meinen Professoren ständig Fragen, weil ich wissen wollte, woher die Mikroben (Bakterien, Viren, Parasiten etc.) kamen. Sie antworteten mir, dass diese Krankheitserreger auf Kontaminationen zurückgingen. Ich ließ es damit bewenden, fragte mich aber weiter, wo sich wohl der erste Mensch die Mikrobe eingefangen haben mochte. Danach gab ich mich mit all den Kenntnissen zufrieden, die ich in dieser faszinierenden Welt der Mikroorganismen erforschte, aber meine Fragen blieben weiterhin unbeantwortet. Später arbeitete ich dann im Krankenhaussektor. Wieder fragte ich mich, wie es wohl kam, dass manche Personen ständig wegen Harnwegsinfekten oder andere wegen Scheidenentzündungen das Krankenhaus aufsuchen mussten.

Insbesondere erinnere ich mich an einen alten Mann, der unter Tuberkulose litt, aber praktisch nie von zu Hause raus kam. Und die seltenen Besucher, die er hatte, waren keine Überträger des Koch-Bazillus, der im Allgemeinen für die Entstehung von Tuberkulose verantwortlich gemacht wird. Woher hatte er diese Infektion also bekommen?

Intuitiv wusste ich, dass die Menschen die Fähigkeit zur Entwicklung einer Krankheit in sich tragen, sei es durch das Anziehen des Infektionserregers über eine geeignete Schwingungsfrequenz, sei es durch eine Destabilisierung der Moleküle ihrer Zellen und die so möglich gemachte Entstehung einer Krankheit. Als ich es wagte, meine Hypothese zu äußern, wurde ich von allen Seiten ausgelacht.

Mahatma Gandhi hat einmal gesagt:

"Der Irrtum wird nicht zur Wahrheit,
weil er sich ausbreitet und Anklang findet.
Und die Wahrheit wird nicht zum Irrtum, weil niemand sie sieht."

Die Verantwortung für das zu übernehmen, was wir erleben, bedeutet, dass wir anerkennen und akzeptieren, dass es unsere Gedanken, Gefühle und inneren Einstellungen sind sowie die Lektionen, welche wir im Laufe unserer Evolution lernen müssen, die unsere glücklichen und unglücklichen Lebenssituationen ebenso wie die Schwierigkeiten oder das Glück, das wir aktuell erleben, herbeigeführt haben.

Wenn ich bei meinen Seminaren und Konferenzen über dieses Thema zu sprechen beginne, bekomme ich häufig Kommentare folgender Art zu hören:

"Also bin ich es, die sich einen gewalttätigen Vater ausgesucht hat."

"Aber ein Kind, das behindert geboren wird, hat doch sicher nicht selbst Schuld daran."

"Wenn mein Mann seine Arbeit verloren hat, so lag das daran, dass die Fabrik, in der er gearbeitet hat, geschlossen wurde. Das hat doch nichts mit ihm zu tun."

"Das ist ja noch schöner. Ich soll also Schuld an meinen Rückenschmerzen haben."

"Ich hätte nicht gedacht, dass man bei sich selbst Krankheiten hervorrufen kann."

"Das ist doch total ungerecht. Mein Sohn, der niemals jemandem etwas zuleide getan hat, ist das ganze Leben lang behindert, und die Kriminellen sind bei bester Gesundheit."

Mein zweiter Vater sagte immer: *"Es gibt nur eine gerechte Sache auf der Erde, und das ist der Tod."*

All diese Gedanken drücken ein Unverständnis dieses großen Gesetzes der Verantwortung aus, das sehr häufig mit Schuld verwechselt wird. Deshalb ist es auch für viele Menschen so schwer zu akzeptieren, weil sie den Zusammenhang folgendermaßen sehen: "Wenn ich diese Situation oder Krankheit selbst herbeigeführt habe, ist es also meine Schuld, dass ich bedrückt oder krank bin."

Dieses falsche Verständnis des Gesetzes der Verantwortung hat bei vielen von uns mit Sicherheit seine Wurzeln in der religiösen Erziehung, die wir genossen haben. In der jüdisch-christlichen Religion wird uns beigebracht, auf eine höhere Macht zu vertrauen, die Gott genannt wird. Wenn wir nach seinen Geboten handeln und gute Taten vollbringen, wird uns versprochen, dass wir dafür im Laufe unseres Lebens oder nach dem Tod belohnt werden. Und wenn wir seine Gebote oder die der Kirche nicht beachten, wird uns gedroht, dass wir bestraft werden!

Daher kommt es, dass es seit der Zeit unseres Religionsunterrichts unser erster Reflex ist, sobald uns beispielsweise aus ungeklärtem Grund ein Ziegelstein auf den Kopf fiel, uns zu fragen: "Was um Himmels willen habe ich nur gemacht, dass mir das passieren musste?" Oder aber wir suchten einen anderen Verantwortlichen außerhalb von uns, den wir zum "Sündenbock" machen konnten. Wann immer wir unter einer Situation litten, haben wir uns daher selbst die Schuld zugeschrieben, weil wir glaubten, es verdient zu haben, oder aber andere oder sogar Gott angeklagt, dafür verantwortlich zu sein.

Wenn ich also sage, dass verantwortlich sein bedeutet, uns als den Schöpfer dessen zu akzeptieren, was wir erleben, so heißt das nicht, dass wir absichtlich angenehme oder unangenehme Situationen herbeigeführt haben. Vielmehr bedeutet es, zu akzeptieren und anzuerkennen, dass unsere Gedanken, Gefühle und inneren Einstellungen sowie die Lektionen, welche wir im Laufe unserer Entwicklung lernen müssen, die glücklichen und unglücklichen Situationen herbeigeführt haben, die wir in der Vergangenheit erlebt haben oder gegenwärtig erleben. Ich wiederhole den Satz bewusst.

Das Gesetz der Verantwortung hat also nichts mit Belohnung oder Bestrafung zu tun, mit Glück oder Pech, mit Gerechtigkeit oder Ungerechtigkeit oder gar mit Schuld. Es stellt nur eine Kettenreaktion nach dem Ursache-Wirkung-Prinzip dar.

Sind wir denn nicht frei,
- eine Überzeugung zu vertreten oder abzulehnen?
- die Worte zu wählen, mit denen wir uns ausdrücken?
- ein Wort oder eine Situation zu deuten?

Sind wir denn nicht frei,
- zu lieben oder zu hassen?
- anzuklagen oder zu verstehen?
- Böses oder Gutes zu sagen?

Sind wir denn nicht frei,
- der Wahrheit ins Auge zu sehen oder uns anzulügen?
- zu reagieren oder zu agieren?
- die Angst weiter zu schüren oder Vertrauen zu schenken?

Doch, wir haben die Freiheit über
- unsere Gedanken,
- unsere Gefühle,
- unsere Überzeugungen,
- unsere inneren Einstellungen,
- unsere Entscheidungen.

Und obwohl wir diese ganze Freiheit haben, können wir den Folgen dessen, was wir beschließen zu sagen, zu tun oder zu glauben, nicht entrinnen.

Vielleicht sind Sie jetzt bereit, die Auswirkungen Ihrer Entscheidungen und deren Folgen zu akzeptieren. Aber vielleicht denken Sie auch: "Wenn eine Person im Auto unterwegs ist und ein anderer Fahrer fährt voll in sie hinein, hat sie doch sicher nicht beschlossen, einen Unfall haben zu wollen?" Nein, das ist richtig. Trotzdem, was ist wohl vor dem Unfall passiert, damit sich diese Person in einem solchen Zusammenhang wiederfindet?

Schauen wir uns einmal eine Situation an, die ich im Alter von 11 Jahren erlebt habe. Eines schönen Sommertages erzählte mir meine Schwester, dass sie mit einer älteren Freundin einen Fahrradausflug mache. Ich ging daraufhin zu meiner Mutter und bat sie, die beiden begleiten zu dürfen. Aber meine Mutter antwortete: *"Das kommt gar nicht infrage. Du bist noch zu jung und bleibst hier."* Für mich war das überhaupt nicht logisch, denn meine Schwester war nur ein Jahr älter als ich.

Heimlich schnappte ich mir also mein Fahrrad und machte mich auf, den anderen beiden zu folgen. Auf der Hinfahrt ging alles gut. Auf der Rückfahrt fing es dann zu regnen an. Plötzlich sprang meine Kette heraus. Um keine Zeit zu verlieren, gab mir Luce, die ältere Freundin meiner Schwester, ihr nagelneues Fahrrad und sagte: *"Ich werde deine Fahrradkette wieder reparieren und komme euch dann nach."* So rollten wir eine hinter der anderen auf der Landstraße entlang. Auf der regennassen Fahrbahn kam ein Fahrzeug ins Schleudern und rammte mich. Ich flog einige Meter weit gefährlich durch die Luft und landete auf der Fahrbahn. Ich trug eine leichte Gehirnerschütterung, eine Verstauchung des linken Knöchels und einen Muskelriss des Pomuskels davon und war reif für eine gute Woche Krankenhausaufenthalt.

Warum hatte dieser Wagen nicht meine Schwester oder unsere Freundin Luce angefahren? Warum mich? Warum waren diese Körperteile bei mir betroffen und keine anderen? Mit dem Abstand, den ich heute zu diesem Ereignis habe, kann ich leicht die Verbindung zwischen meinem Schuldgefühl, meiner Mutter nicht gehorcht zu haben, und dem Unfall sehen. Ich hatte meinen Kopf durchgesetzt und hatte eine Gehirnerschütterung. Ich hatte mich schuldig gefühlt dafür, dass ich an den Strand gefahren war und die Autorität meiner Mutter herausgefordert hatte, und hatte eine Bänderzerrung am Knöchel. Und außerdem hatte ich Angst, dass mir mein Bruder den Hintern versohlen würde. Ich hatte mir selbst durch mein Schuldgefühl den Hintern versohlt bzw. mir einen Muskelriss im linken Pomuskel zugezogen.

Man könnte sich auch fragen, warum die Kette an meinem Fahrrad herausgesprungen war. War dies eine erste Manifestation meines Schuldgefühls, weil mich das am Weiterfahren gehindert hätte?

Dieselbe Gedankenfolge könnte uns auch auf die Frage bringen, warum es das Fahrrad von Luce war, das beschädigt wurde, und nicht meines. Hatte sich Luce vielleicht schuldig gefühlt, weil sie mit einem nagelneuen, teuren Fahrrad fuhr und meine Schwester und ich nur alte Fahrräder hatten? Auch wenn ich das heute nicht mehr nachprüfen kann, bin ich sehr verleitet, das zu glauben.

Nichts ist die Frucht des Zufalls.

Diese große Weisheit wird bisweilen manipuliert. Beispielsweise von Anführern von Gruppen oder Vereinigungen, die sich ihrer bedienen, um ihre Anhänger zu beeinflussen: *"Es gibt keinen Zufall. Wenn du hier bist, ist das deswegen, weil du uns brauchst."* Es ist zwar wahr, dass es keine Zufälle gibt, aber wie man diese Wahrheit dann deutet, ist nicht unbedingt die einzige und beste Auslegungsmöglichkeit. Möglicherweise befindet sich eine Person in einer Gruppe, um Nein sagen zu lernen oder um ihre Urteilsfähigkeit auf die Probe zu stellen.

Buddha selbst hat einmal gesagt:

"Glaubt mir nicht, überprüft alles und probiert es selbst aus.
Und wenn ihr für euch selbst herausgefunden habt,
dass etwas für euch gut und förderlich ist, dann folgt ihm.
Und wenn ihr für euch selbst herausgefunden habt, dass etwas für euch
nicht gut und nicht förderlich ist, dann lasst es bleiben."

Kann ein Schuldgefühl die Ursache von Unfällen oder anderen Formen der Selbstbestrafung sein? Beobachten Sie und ziehen Sie Ihre eigenen Schlüsse. Wenn Sie schon einmal einen Unfall hatten, können Sie überprüfen, was vor dem Unfall bei Ihnen abgelaufen ist. Ein Unfall, bei dem die Füße oder Beine verletzt werden, kann ohne Weiteres in einem Zusammenhang mit einem Schuldgefühl stehen, einer Person entrinnen zu wollen, die uns zurückzuhalten versucht, außer wenn wir selbst uns weigern vorwärtszukommen. Ein Unfall, bei dem die Finger verletzt werden, kann auf eine Verbindung mit einer perfektionistischen Ader von uns hinweisen. Wir können uns schuldig fühlen, weil wir eine Arbeit zu schnell oder nicht sorgfältig genug ausgeführt haben.

Die Körpersymbolik kann uns helfen, den Zusammenhang zwischen dem Unfall und den Gefühlen herzustellen, die wir davor hatten. Wenn Sie also in Zukunft einen Unfall haben sollten, fragen Sie sich, ob Sie sich wegen irgendetwas schuldig fühlten oder in einer Situation waren, aus der Sie keinen Ausweg sahen. Dieser Unfall half Ihnen dann, sich aus dieser Situation zu befreien. Unsere Schuldgefühle manifestieren sich aber nicht nur in Form von Unfällen. Sie können unser Leben vergiften, unsere Gesundheit oder unsere Erfolgsmöglichkeiten zerstören, uns Verluste und Misserfolge erleben lassen und uns am Glücklichsein hindern. Im Kapitel "Schuldgefühle und ihre Auswirkungen" werden wir noch näher auf dieses Thema eingehen.

Vielleicht sind Sie jetzt bereit, die Konsequenzen Ihrer Entscheidungen zu akzeptieren. Vielleicht sind Sie jetzt überzeugt, dass es keine Zufälle hinsichtlich der Ereignisse gibt, mit denen wir konfrontiert werden (z. B. Unfälle). Können Sie akzeptieren, dass ein Schuldgefühl die eine oder andere Form von Selbstbestrafung auslösen kann, die sich in Form von Verlusten, dem Zerbrechen von

Gegenständen, die wir besitzen, oder bestimmten Krankheiten manifestiert? Können Sie gelten lassen, dass auch andere mentale Einstellungen, Gefühle und Emotionen ebenfalls Auswirkungen auf unser Leben haben können? Dann sollte ich an dieser Stelle ein paar Worte über die Schwingungsfrequenzen verlieren.

Was sind Schwingungsfrequenzen?

Eine Frequenz kann definiert werden als die Anzahl gleicher Zyklen eines Phänomens je Zeiteinheit. So ist die Atmungsfrequenz beispielsweise nichts anderes als die Anzahl von Atemzyklen pro Minute. Oder wenn wir von Hertz reden, so sind das die Frequenzeinheiten, die einem Schwingungszyklus pro Sekunde entsprechen. Häufig ist beispielsweise im Zusammenhang mit Radiosendern davon die Rede, dass sie auf einer Frequenz von 102,4 Megahertz senden. Strahlt ein Radiosender ein Programm, bei dem unser Lieblingssänger eingeladen ist, auf einer Frequenz von 105,8 Megahertz aus, so müssen wir unseren Empfänger unbedingt genau auf dieselbe Frequenz einstellen, um die Sendung empfangen zu können. Stellen wir ein bisschen mehr oder ein bisschen weniger ein, dann verstehen wir nichts von der Unterhaltung. Dasselbe Prinzip gilt für Gesundheit oder Krankheit.

Jeder Gedanke, jedes Gefühl, jede Empfindung, die wir haben, schwingt mit einer bestimmten Frequenz, die wir mit einem Sender vergleichen können. Unser Gehirn kann mit einem Übertragungsgerät, ähnlich einem Radio, verglichen werde. Es empfängt das, was von dem Sender ausgestrahlt wurde, auf dessen Frequenz wir uns durch unsere Frequenzwahl einstellen.

Nehmen wir einmal an, eine Ihrer Nachbarinnen würde Sie besuchen und zu Ihnen sagen: "Sie haben wirklich Glück. Jedes Mal, wenn ich zu Ihnen in Ihre Wohnung komme, höre ich nur schöne, angenehme Melodien in Ihrem Radio. Bei mir zu Hause höre ich im Radio immer nur schlechte Nachrichten, die mich beunruhigen, und Musik, die mich verrückt macht." Würden Sie ihr antworten, dass Sie wirklich Glück haben und sie tatsächlich Pech? Bestimmt nicht. Denn Sie wissen ganz genau, dass das Glück oder der Zufall nichts damit zu tun haben. Sie würden ihr vielleicht eher antworten: "Sie müssen einfach nur einen anderen Sender oder eine andere Frequenz einstellen."

Wenn wir krank oder unglücklich sind oder ständig unangenehme Situationen erleben, ist das keine Frage des Pechs, des Zufalls oder einer Bestrafung durch Gott. Es ist nur das Ergebnis der Frequenz, auf die wir uns eingestellt haben. Es geht dann darum, von einer negativen Frequenz auf eine positive umzuschalten. Danach können wir das Verschwinden von Leiden, Schmerzen oder einer Krankheit beobachten, die Verwandlung einer schwierigen Situationen oder die Verbesserung unserer Beziehungen zu anderen.

Schauen wir uns einmal ein Beispiel an: Ich beauftrage eine Spezialfirma für den Transport von Musikinstrumenten mit dem Umzug meines schwarz lackierten Klaviers. Beim Transport macht ein Angestellter der Firma eine falsche Bewegung, die dazu führt, dass das Klavier umkippt und auf einer Seite völlig zerkratzt wird. Ich schäume vor Wut. Ich nehme mir einen Verantwortlichen der Firma vor und verlange Schadensersatz. Ich bin gleichzeitig sauer und traurig, denn das Klavier hatte mir mein Vater hinterlassen. Mein Gefühlsausbruch hat mich völlig ausgelaugt und meiner ganzen Energie beraubt. Und am nächsten Tag bekomme ich dann einen jener unschönen Ausschläge auf der Oberlippe und darüber hinaus eine Eruption kleiner Pickel an den Armen.

Die Firma holt mein Klavier wieder ab und gibt es zur Reparatur in die Hände von erfahrenen Restauratoren. Danach ist es wieder wie neu. Ich habe keinen Grund mehr, wütend zu sein, und bin mit dem geleisteten Service sogar zufrieden. Ich akzeptiere die Entschuldigung der Firma, dass das Dinge sind, die einfach passieren können. Die Pickel verschwinden wieder und der Ausschlag heilt ab. Meine Energie kehrt zurück. Und ich bin nicht mehr auf die Frequenz "Wut" eingestellt.

Die Schwingungsfrequenzen können also hoch oder niedrig sein.

- Hohe Schwingungsfrequenzen haben Wohlbefinden, Harmonie, Glück und Gesundheit zur Folge.
- Niedrige Schwingungsfrequenzen führen zu Unwohlsein, Leiden und Krankheit.

Genauer gesagt müsste man daher eigentlich den Begriff "Harmonie" für die Bezeichnung des Zustands der Gesundheit benutzen und den Begriff "Disharmonie", um auf die Abwesenheit von Harmonie hinzuweisen, welche den Zustand kennzeichnet, den wir Unwohlsein oder Krankheit nennen. Heilung ist damit nichts anderes als die Rückkehr zum Zustand der Harmonie.

Denken Sie immer daran, dass es Ihnen freisteht, sich auf die eine oder andere Frequenz einzustellen.

Das Ziel dieses Buches ist es, Ihnen dabei zu helfen, die niedrigen Schwingungsfrequenzen zu erkennen, um sie steigern zu können und damit eine echte Heilung zu erzielen - nicht nur eine vorübergehende Linderung oder das Verschwinden eines Symptoms.

Wenn wir einmal richtig verstanden haben, wie die Schwingungsfrequenzen funktionieren, können wir auch verstehen, wie wir auf dieser Welt eine bestimmte Erkrankung oder ein bestimmtes Leiden verursachen können. Dasselbe gilt für die verschiedenen Ereignisse in unserem Leben.

Wer hat nicht schon einmal beobachtet, dass die Menschen, die Angst vor Hunden oder Katzen haben, sie immer wieder anziehen?

Angstgefühle haben eine Schwingungsfrequenz, die in unserer Welt den Gegenstand unserer Angst ins Leben ruft, denn die Angst lässt uns Dinge tun, die zur Materialisierung dessen führen, was wir befürchten.

Meine Mutter hatte mir den Fahrradausflug verboten, weil sie Angst hatte, dass mir etwas zustoßen könnte. Aber es war nicht ihre Angst, die meinen Unfall verursacht hat, sondern mein Schuldgefühl. Trotzdem ist in Bezug auf meine Mutter genau das eingetreten, was sie befürchtet hatte.

Wenn wir Angst haben, eine geliebte Person zu verlieren, führt diese Angst dazu, dass wir eine allzu beschützende Haltung einnehmen, die die Freiheit des anderen einschränkt. Der andere bekommt das Gefühl zu ersticken und verlässt uns, um wieder frei atmen zu können. Damit ist genau das passiert, wovor wir am meisten Angst hatten.

Wir sind also jetzt an dem Punkt angelangt, an dem wir akzeptieren, dass die Schwingungsfrequenzen, auf die wir uns einstellen, das bestimmen, was wir erleben. Und das gilt sowohl hinsichtlich unserer Gesundheit und unserer Beziehungen zu anderen als auch in Bezug auf die verschiedenen Ereignisse, die in unserem Leben eintreten.

Denken wir einmal an ein Kind, das mit einer angeborenen Fehlbildung, wie etwa einer Augenschwäche (Star) oder Diabetes, auf die Welt kommt. Greift da die Theorie der Schwingungsfrequenzen immer noch? In gewissem Sinne ja. Versuchen wir zunächst einmal zu verstehen, warum ein Kind krank oder behindert auf die Welt kommt.

Wenn die Schwingungsfrequenzen in unserem Leben allgegenwärtig sind, dann deutet das auf eine gewisse Kontinuität hin. Sie ändern sich zwar von einem Moment zum anderen, gehen aber ständig ineinander über und stellen so eine Art Kettenreaktion dar.

Beispielsweise kann derselbe Radiosender um sieben Uhr Nachrichten senden, um acht Uhr lebhafte Musik zum Aufwachen, um neun Uhr ein Interview, um zehn Uhr wieder Nachrichten, um zehn Uhr dreißig sanfte Musik etc. Bei diesem Radiosender gehen die verschiedenen Sendungen ineinander über und erlauben es ihm so, ein fortlaufendes Programm zu senden. Wir können hier also von Kontinuität sprechen.

Und ist unser Leben nicht eine Verkettung von angenehmen oder unangenehmen Ereignissen?

Hört diese Kontinuität nun im Moment unseres Todes durch den Zerfall unseres physischen Körpers auf? Nein, sie geht weiter, aber auf Ebenen, die wir mit unseren physischen Augen nicht sehen können. Genau wie unser Radiosender weiter sein Programm aussendet, auch wenn wir das Radio abgeschaltet haben oder wenn es nicht mehr in der Lage ist, das zu empfangen, was der Sender ausstrahlt.

Sehen wir uns nun an, was bei dem Phänomen passiert, das wir Tod nennen. Das ist ein Begriff, der aus der Unkenntnis, nicht aus dem Wissen heraus geboren wurde. Denn in Wirklichkeit stirbt nichts, sondern besteht nur in der einen oder anderen Form weiter. So kehren beispielsweise die Blätter, die ihren Zyklus erfüllt haben, in die Erde zurück, um in der Folge als Dünger für den Baum zu dienen, der wiederum neue Blätter hervorbringt.

Wenn wir also unsere fleischliche Hülle verlassen, die wir den physischen Körper nennen und die in Wirklichkeit nichts anderes ist als eine materielle Verkleidung oder ein materielles Vehikel, das in einer materiellen Welt funktioniert, verlassen wir auch diese Welt. Wenn ich beispielsweise mein Auto stehen lasse, um in ein Flugzeug zu steigen, bin ich deshalb auch nicht tot, denn das Flugzeug bewegt sich nur durch die Lüfte. Dasselbe gilt auch für unsere anderen Vehikel. Jedes funktioniert in der Welt, die für dieses Vehikel geeignet ist.

Zu den bekanntesten Vehikeln, die uns zur Verfügung stehen, zählt zum einen das *physische Vehikel*, das unserem Körper aus Fleisch und Blut und der materiellen Welt entspricht. Dann kommt unser Astralkörper, der unseren Empfindungen, Emotionen und Gefühlen entspricht und in der Astralwelt funktioniert, die wir auch Traumwelt nennen. Die Astralwelt ist weder räumlich noch zeitlich begrenzt. Sie ist eine Welt der angenehmen oder unangenehmen Empfindungen, die manche Religionen auch als "Himmel" bezeichnen, wenn damit die angenehmen Zustände bezeichnet werden, oder als "Hölle", wenn damit die unangenehmen Zustände gemeint sind. Schöne Träume werden mit dem Himmel assoziiert und Albträume mit der Hölle.

Danach kommt die mentale Welt mit einem Vehikel, das aus den Gedanken besteht. In dieser Welt gibt es keine angenehmen oder unangenehmen Empfindungen, sondern nur den schöpferischen Gedanken. Wir können in dieser Welt ausschließlich auf der Gedankenebene funktionieren. Durch Verwendung unseres kreativen Gedankens können wir dieses Vehikel perfektionieren, um auf diese Welt einzuwirken.

Zuletzt kommt noch die Kausalwelt. Das ist die Welt der Ursachen, die die Wirkungen erzeugen. Auch um sich in dieser Welt zu bewegen, ist ein Vehikel nötig. Die allermeisten Lebewesen auf der Erde können dieses Vehikel jedoch noch nicht benutzen. Sie dringen in diese Welt im latenten Zustand ein. Genauso wie der Samen eines Baums in Form des Keimlings in die Erde zurückkehrt, bis der Keim durch die Lebensenergie neu aktiviert wird. Dasselbe gilt für die Lebewesen.

Die Meister, die im Vollbesitz ihres kausalen Vehikels sind, können materielle Dinge dematerialisieren und wieder materialisieren, da sie in der Lage sind, die Ursachen zu erzeugen und sie zu verwandeln. Das war bei Jesus Christus so und war in unserer Zeit bei dem großen spirituellen Meister Sai Baba so, der in Südindien lebte.

Was passiert also im Moment des Todes?

Genau dasselbe wie beim Schlafen, allerdings mit einer Ausnahme. Beim Schlafen bleiben wir über das, was im Allgemeinen die "Silberschnur" genannt wird, mit unserem Körper verbunden. Diese Schnur spielt dieselbe Rolle wie die Nabelschnur, die die Mutter mit dem Kind verbindet. Über diese Schnur wird das Kind mit Nahrung versorgt und in der Welt der Gebärmutter am Leben erhalten. Genauso dient die Silberschnur zur Versorgung der Materie, aus der unser physischer Körper besteht, mit Energie und Leben. Wenn diese Schnur teilweise durchtrennt wird, führt dies zu einem Koma. Wenn sie völlig abreißt, wird der physische Körper nicht mehr mit Lebensenergie versorgt und seine Materie, die ein wohlorganisiertes Ganzes bildete, gerät in Unordnung und löst sich auf. Das ist es, was wir Tod nennen: das Abreißen der Schnur und Unordnung, was gleichbedeutend ist mit der Verwesung des Körpers. Aber das Leben ist damit nicht gestorben, das Leben ist ewig, es geht nur in einer Welt mit einer anderen Schwingung weiter.

Unser physischer Körper kann mit einem batteriebetriebenen Spielzeug verglichen werden. Wenn die Batterie voll aufgeladen ist, funktioniert das Spielzeug in jeder Hinsicht bestens. Wenn die Batterie leerer wird, funktioniert auch das Spielzeug langsamer. Und wenn die Batterie leer ist, bleibt es unbeweglich stehen.

Das bringt uns auf die Rolle des Schlafs zurück. Der Schlaf ist unsere Zeit der Unbeweglichkeit, in der unsere Batterie wieder aufgeladen wird. Deshalb ist Ruhe auch so wichtig. Wenn wir sagen, dass eine Person "ausgebrannt" ist, heißt das, dass sie sich nicht genügend Zeit zum Wiederaufladen ihrer Energien gelassen hat. Sie hat am Ende ihre Batterie so weit aufgebraucht, dass sie nicht mehr auf vollen Touren laufen kann.

Unser Energieabfall am Abend erinnert uns daran, dass wir wieder auftanken müssen. Wir gehen schlafen. Aber wo gehen wir hin, während unser Körper im Bett liegt? Wir benutzen unser astrales Vehikel zum Herumreisen in der Astralwelt.

Je nachdem, auf welche Schwingungsfrequenzen wir uns beim Einschlafen eingestimmt haben, finden wir die entsprechenden Elemente in dieser Welt. Wenn wir glücklich und friedlich eingeschlafen sind, erleben wir Gefühlszustände auf derselben Frequenz. Empfinden wir hingegen Angst, Furcht oder Hass, können wir Gefühlszustände erleben, die an Albträume grenzen. Wir verweilen eine bestimmte Zeit in dieser Welt, verlassen sie dann und treten in die mentale Welt ein. Wenn wir nicht über das entsprechende Vehikel verfügen, verweilen wir dort im latenten Zustand, d. h. im Wartezustand. Besitzen wir hingegen ein organisiertes Vehikel, können wir dort arbeiten, lernen, Projekte angehen, alles mit Hilfe unserer Gedanken.

Anschließend verlassen wir auch diese Welt und begeben uns in die kausale Welt. Jede Erfahrung, die aus der materiellen, astralen oder mentalen Welt hierher mitgebracht wird, hinterlässt in der kausalen Substanz einen Abdruck, bis sie wieder von neuem reaktiviert wird. Deshalb sagt man auch, unsere Zukunft werde in der Nacht oder im Moment unseres Todes programmiert, d. h. vor dem Verlassen der Welt der Materie.

Sehen wir uns einmal ein konkretes Beispiel an, um zu verstehen, warum ein Kind behindert oder mit Erkrankungen auf die Welt kommt.

Marie fühlt sich von ihrem Vater vernachlässigt. Eines Tages bleibt ihr Vater von der Arbeit zu Hause, um sich um sie zu kümmern, weil sie krank ist. Normalerweise ist er fast immer weg. Marie versteht also, dass man sich um sie kümmert, wenn sie krank ist. In der Folge bekommt sie eine Krankheit nach der anderen, um die Aufmerksamkeit der Menschen auf sich zu ziehen, die sie liebt. Das geht so weit, dass sie ein sehr hartnäckiges Asthma entwickelt, aufgrund dessen sie ins Krankenhaus eingeliefert wird. Da sie sich in ihrem Krankenhauszimmer wieder ganz verlassen fühlt, schlägt dieses Asthma in schwere Atembeschwerden um, denen sie schließlich erliegt. Marie "stirbt", sie tritt in die astrale Welt ein, anschließend in die mentale und zuletzt in die kausale.

Diese "Seele" hatte sich zum Erregen der Aufmerksamkeit der Manipulation bedient und hatte nicht wirklich verstanden, dass Liebe den Respekt der Freiheit mit einschließt. Wenn diese "Keim-Seele" wieder reaktiviert wird, wird sie sich in mentale, kausale und physische (materielle) Substanz einhüllen, die wir je nach ihrem Entwicklungsstadium Embryo, Fötus oder Baby nennen.

Dieses Baby ist die Fortsetzung dessen, was Marie erlebt hat. Nehmen wir einmal an, dieses Baby fände sich erneut in einem weiblichen Körper wieder, dem man den Namen Julie gegeben hätte. Julies Eltern streiten häufig und sie fühlt sich in dieser Situation links liegen gelassen. Die beiden sind in diesen Situationen so in ihren Hass und ihr Leiden verstrickt, dass sie das Gefühl hat, für sie nicht zu existieren. Dann eines Tages bekommt sie einen epileptischen Anfall. Die Eltern sind beunruhigt und wenden sich ihr zu. Mit diesen epileptischen Anfällen kann sie gleichzeitig die Aufmerksamkeit auf sich gerichtet halten und den ständigen Streit zwischen den Eltern unterbinden. So treibt Julie das Szenario dieser Krankheit zunächst mit ihren Eltern und dann mit ihrem Ehemann immer weiter. Er wendet sich schließlich von ihr ab, weil er sich machtlos fühlt und ihre epileptischen Anfälle nicht länger ertragen kann. Danach konzentriert sie sich auf ihre Kinder und versucht, diese über ihre Krankheit zu manipulieren, damit sie sich um sie kümmern. Ihre inzwischen erwachsenen Kinder reden miteinander und beschließen, sie in ein Heim zu geben. Sie fühlt sich wieder verlassen, ist frustriert über das Leben und wütend auf ihren Mann sowie ihre Kinder. Sie stirbt mit Wut im Herzen gegen das Leben und die Menschen, die sie enttäuscht haben.

Julie kommt dieses Mal aufgrund ihrer Schwingungen der Wut und Empörung in den Bereich der niedrigen Frequenzen in der Astralwelt. Anschließend verweilt sie im Mentalkörper und dann im Kausalkörper.

Wieder wird der Keim reaktiviert und hüllt sich in mentale, astrale und physische Substanz ein. Das Vehikel dieser *"Seele"* ist dieses Mal männlich und heißt Jean-Pierre. Er kommt mit einer angeborenen Ataxie zur Welt, die dazu führt, dass er schon von klein auf an einen Rollstuhl gefesselt ist. Er wird in ein Heim gegeben. Dort kann er sich freundlich gegenüber seiner Umwelt zeigen oder rebellieren und aggressiv sein. Sein Verhalten wird für seinen Aufenthalt in der physischen Materie sowie für seine weitere Entwicklung entscheidend sein.

Wenn Jean-Pierre den Weg der Rebellion angesichts seiner Situation wählt, wird ihm das nichts Positives für seine weitere Entwicklung bringen, und seine weitere Existenz verbessert sich nicht. Seine Möglichkeiten tendieren stattdessen immer mehr in Richtung einer Verschlechterung seiner Situation. Schlägt er hingegen den Weg der Freundlichkeit ein und lässt er zu, dass sich seine Gedanken trotz seiner eigenen Behinderung anderen zuwenden, um sie zu ermutigen und ganz für sie da zu sein, ohne sie in irgendeiner Weise zu manipulieren, sondern indem er ihnen ihre volle Freiheit lässt, dann könnte seine Kontinuität die eines Babys sein, das vor Gesundheit nur so strotzt und dem volle Aufmerksamkeit geschenkt wird. Das lässt uns verstehen, warum manche Behinderten einen so beispielhaften Mut und eine solche Entschlossenheit an den Tag legen. Aber Achtung: Wir dürfen solche Lehren natürlich nicht verallgemeinern und behaupten, dass alle Personen, die unter Epilepsie oder Ataxie leiden, nur Aufmerksamkeit auf sich lenken wollen. Was für eine Person stimmen kann, kann für eine andere total falsch sein. Vergessen wir nie, dass dieselbe Krankheit immer ganz verschiedene Ursachen haben kann.

Die Metamedizin interessiert sich daher für mehr als nur für die Heilung des physischen Körpers einer Person. Sie zielt auf die Integration der Lektion des betroffenen Wesens in seine Entwicklung ab. Aus diesem Grund kann man nicht von jetzt auf nachher zu einem metamedizinischen Therapeuten werden. Zu viele Kenntnisse und Erfahrungen sind dafür nötig, die sich erst mit den Jahren einstellen, je mehr Zeit und Liebe wir auf diese Wissenschaft verwenden. Denn man kann tatsächlich von einer Wissenschaft reden, allerdings von einer, bei der mehr die Seele als der Körper im Mittelpunkt steht.

Wir haben also inzwischen eine gute Vorstellung vom ersten Teil des Gesetzes der Verantwortung, das im Akzeptieren der Tatsache besteht, dass nichts die Frucht des Zufalls ist. Alles hat seine Daseinsberechtigung. Und je nach den Schwingungsfrequenzen, die von unseren Gedanken, Überzeugungen, Empfindungen, Gefühlen, Worten, die wir aussprechen, und Lektionen, die wir lernen müssen, erzeugt werden, werden wir in unserer Welt mit den entsprechenden Ereignissen oder Umständen konfrontiert.

Haben wir diesen ersten Teil erst einmal voll integriert, können wir nicht mehr die Rolle des Opfers spielen und sagen: *"Das ist nicht meine Schuld."* Oder: *"Ich habe einfach kein Glück gehabt."* Wir können auch nicht die Rolle des Richters einnehmen, der einen Schuldigen zu finden versucht, den er anklagen kann: *"Das ist seine Schuld, dass ich Magengeschwüre bekomme. Er hört immer nur die schlechten Nachrichten und das beunruhigt mich."*

"Er oder sie haben mich so in Rage versetzt."

"Mein Vater hat mein Leben zerstört."

"Meine Mutter hat mich nie geliebt. Das ist der Grund, warum ich nie wirklich glücklich sein kann."

Das Gesetz der Verantwortung hat zur Folge, dass es keine Opfer und keine Scharfrichter mehr gibt. Sie können daher keinen anderen mehr beschuldigen, für das verantwortlich zu sein, was Sie erleben, denn es gibt notgedrungen etwas in Ihnen, was Sie auf diese Weise reagieren lässt oder dass den anderen dazu bringt, Sie so zu behandeln, wie er es tut. Der andere ist häufig nur der Spiegel unserer selbst. Der eine kann seine Wut unterdrücken, während der andere sie gewaltsam herauslässt, aber beide sind im Kreislauf der Wut gefangen.

Das heißt natürlich nicht, dass wir nicht reagieren oder nichts unternehmen sollten, wenn wir sehen, wie ein Vater oder eine Mutter ihr Kind misshandelt, oder wenn Menschen, die leiden, gewalttätig werden. Wir sollten auch nicht dabei zusehen, wie ganze Völker durch Völkermord ausgelöscht werden. Wenn wir eine persönliche Verantwortung für unsere Gesundheit und unser Glück haben, haben wir auch eine kollektive Verantwortung.

Es gibt da eine Geschichte, dass eines schönen Tages das Gehirn, die Lungen und das Herz miteinander stritten, wer wohl von ihnen die wichtigste Rolle spiele. Das Gehirn sagte: "Das ist doch ganz klar. Ich bin das Wichtigste. Ich gebe die Befehle aus." Doch die Lungen erwiderten: "Aber ohne Luft funktionierst du doch gar nicht. Deshalb sind wir der wichtigste Teil des Körpers." Doch das Herz sagte: "Aber ohne mich zirkuliert deine Luft nicht und ihr wärt beide schon längst erstickt." Der After hatte ihrem Streit zugehört, verschloss sich und sagte: "Wenn ihr euch einig geworden seid, mache ich dann wieder auf." Diese kleine Geschichte zeigt uns, dass ein Organismus vor allem eine Gesamtheit von Bestandteilen ist. Und sobald ein Organ betroffen ist, hat das immer Auswirkungen auf den gesamten Organismus.

Die Erde ist ebenso ein Organismus wie unser Körper. Wir haben deshalb eine Verantwortung gegenüber dem Ganzen. Wenn wir in Harmonie mit uns selbst und unserer Umwelt leben, spiegelt unser Körper dies mittels seines Gesundheitszustandes wider, da alle Zellen zur Harmonie und damit zur Gesundheit streben. Daraus können wir also schließen, dass es unsere Aufgabe ist, die Verantwortung für unsere Gesundheit und unser Glück zu übernehmen.

Doch bevor wir dieses Kapitel abschließen, möchte ich noch auf einen zweiten, keinesfalls zu vernachlässigenden Aspekt dieses großen Gesetzes der Verantwortung hinweisen. Wenn wir also bereit sind anzuerkennen, dass wir eine bestimmte Situation erzeugt oder ein bestimmtes Ereignis in unserem Leben angezogen haben, und wir gleichzeitig glauben, dass dieses Ereignis "nicht geeignet" oder schlecht war, hat dies zur Folge, dass wir uns dafür kritisieren und so wieder ein Schuldgefühl bei uns auslösen. Wenn wir aber verstehen lernen, dass es unsere inneren Einstellungen sind, die diese Ereignisse erzeugen, können wir sie infolgedessen akzeptieren, ohne uns dafür schuldig zu fühlen. Denn diese Einstellungen sind eng verbunden mit den Lektionen, die wir für unsere Entwicklung zu lernen und umzusetzen haben.

Der zweite Teil dieses Gesetzes besteht im Akzeptieren der Tatsache, dass die erzeugte Situation, das durchstandene Erlebnis, auf dem Weg zu unserer Entwicklung notwendig war. Wir können also sagen: Was immer wir erlebt haben, welche Krankheit uns auch niedergestreckt hat und welches tragische Ereignis wir auch durchmachen mussten, wir haben all diese Dinge gebraucht, um wichtige Lektionen für unsere Entwicklung zu lernen. Wenn ich nicht all das erlebt hätte, mit dem ich mich auseinandersetzen musste, dann hätte ich höchstwahrscheinlich nie dieses Buch geschrieben und hätte nie das Glücksgefühl gekannt, das ich beim Schreiben empfinde.

Alles ist perfekt an den Lektionen des Lebens, die wir lernen und assimilieren müssen, auch wenn wir uns das häufig erst dann eingestehen können, wenn wir einigen Abstand zu dem Ereignis gewonnen haben. Dieses Eingeständnis gibt uns sehr viel mehr Flexibilität im Leben, insbesondere in Bezug auf die Situationen und Menschen, denen wir begegnen.

Das Anerkennen, dass alles perfekt ist, bedeutet jedoch nicht, dass wir uns nun passiv zurücklehnen, den Dingen ihren Lauf lassen und nicht mehr reagieren sollten. Ganz im Gegenteil. Es heißt, als verantwortungsbewusste Wesen zu handeln und weniger den Weg der Auflehnung oder der passiven Hinnahme zu wählen. Denn passive Hinnahme bedeutet nichts anderes, als seine Arme sinken zu lassen, weil man glaubt, sich in sein Schicksal ergeben zu müssen, an dem man nichts ändern kann.

Als verantwortungsbewusstes Wesen zu handeln, bedeutet hingegen:

- uns als den Schöpfer dessen, was wir erleben, zu akzeptieren.
- den Grund dieser Disharmonie und die Lektion, die es zu lernen gilt, zu verstehen.
- aktiv etwas zu unternehmen, um die Harmonie wiederzufinden.
- dafür zu danken, dass jede Situation perfekt war oder ist, um uns bei der Entwicklung von Qualitäten, beim Überwinden unserer Ängste und beim Beseitigen von Hindernissen zu helfen, um uns so ein Fortschreiten auf dem Weg der Weisheit und Liebe zu ermöglichen.

Mit dieser Einstellung wird es Ihnen gelingen,
auf Ihrem Entwicklungsweg voranzukommen.

KAPITEL II

Unser Gehirn und seine Rolle bei den Manifestationen von Gleichgewicht und Ungleichgewicht

Es ist schon seltsam, dass im Zeitalter der Informatik noch niemand auf den Gedanken gekommen ist, dass das Gehirn, der Computer unseres Organismus, für alle Krankheiten verantwortlich sein könnte.

Dr. Ryke Geerd Hamer

Das menschliche Gehirn kann leicht mit einem Computer verglichen werden, der ständig Informationen empfängt, verarbeitet, speichert, an andere Zentren übermittelt und entsprechende Befehle aussendet.

Die Computer haben sich seit der Zeit ihrer Markteinführung stark weiterentwickelt. Dasselbe gilt für das Gehirn, das im Laufe der Evolution verschiedene Wandlungen erfahren hat. Die ersten "Lebewesen", die auf unserem Planeten auftauchten, kamen aus dem Meer. Aus derselben Entwicklungslinie folgten darauf Gattungen, die ganz allmählich das Meer verließen und auf die Erde krochen. Sie werden unter der Familie der Reptilien zusammengefasst. Zu ihnen gehören:

- Panzerechsen, wie z. B. Krokodile,
- Schlangen,
- Echsen, wie z. B. Eidechsen,
- Schildkröten.

Aus der Evolution der Reptilien sollen einerseits die Vögel hervorgegangen sein (darauf weisen Funde hin, die vermuten lassen, dass die älteste bekannte Vogelgattung, der Archaeopteryx, zwar Federn hatte, gleichzeitig aber auch Zähne und ein Skelett mit nahezu ausschließlichen Reptilienmerkmalen) und andererseits die auf dem Land und im Wasser lebenden Säugetiere. Auch das erste Gehirn, das sich entwickelt hat, wird "Reptiliengehirn" genannt. Was heute bei uns davon übrig geblieben ist, entspricht der Gehirnregion, die Hypothalamus genannt wird.

Die Evolution ging weiter. Tausende von Jahren später tauchten die ersten Landsäugetiere auf. Das Gehirn hatte sich daher volumen- und kapazitätsmäßig vergrößert. Dieses sogenannte Säugetiergehirn entspricht ebenfalls einer Region unseres heutigen Gehirns, dem limbischen System.

Dann, Abertausende von Jahren später, verfeinerte sich das Gehirn, das bis dahin nur aus dem Reptilien- und dem Säugetierteil bestand, dank der Entwicklung der Hirnrinde (Neocortex) noch weiter. Der Neocortex machte aus dem menschlichen Wesen die am höchsten entwickelte "Tiergattung" auf Erden.

Jede dieser Hirnregionen (Hypothalamus, limbisches System und Neocortex), die im Schädel über dem Hirnstamm und dem Kleinhirn angesiedelt sind, übernimmt in Übereinstimmung mit dem Nervensystem und den Organen eine wichtige Rolle für das Überleben des physischen Körpers.

Neocortex oder graue Substanz

Der Neocortex setzt sich aus mehr als fünfzehn Milliarden Neuronen (oder Nervenzellen) zusammen, von denen jede einzelne über die Fähigkeiten eines wahren Computers verfügt. Dank dieser erstaunlichen Möglichkeiten sind wir in der Lage, uns zu bewegen, mit unserer Umwelt zu kommunizieren oder Tausende von Informationen in unserem Gedächtnis zu behalten, die wir von einem Moment auf den anderen oder von einem Tag auf den nächsten abrufen können, ganz gleich ob es sich dabei um Telefonnummern, Adressen, Daten oder Vokabeln, Namen, den Geschmack bestimmter Speisen, verschiedene Geräusche etc. handelt.

Der Neocortex ist auf beide Gehirnhälften verteilt, auf die linke und die rechte. Ganz allgemein gesprochen ist die linke Gehirnhälfte für die rationalen Funktionen wie Lesen, Reden, Zählen, Nachdenken, Analysieren einer Situation und das Herstellen von Zusammenhängen zuständig. Sie steht in Verbindung mit dem logischen Denken. Sie entspricht unserem männlichen oder *Yang*-Sender und kontrolliert die rechte Körperhälfte.

Die rechte Gehirnhälfte übernimmt die Verwaltung der affektiven und emotionalen Informationen. Sie ermöglicht es uns, eine Situation im Gesamtzusammenhang zu erfassen und ihr eine emotionale und gefühlsmäßige Note (Empfindungsnote) zu verleihen. Sie steht im Zusammenhang mit unserer Phantasie, Intuition und unseren Träumen und entspricht unserer weiblichen, empfangenden oder *Yin*-Seite. Sie ist für unsere linke Körperhälfte zuständig.

Die beiden Gehirnhälften sind über den Hirnbalken (*Corpus callosum*) miteinander verbunden, über den der Informationsaustausch zwischen ihnen stattfindet. Nehmen wir ein Beispiel: Das Telefon klingelt, ich antworte. Mit Hilfe meiner rechten Gehirnhälfte kann ich die Stimme der Person erkennen, die mich anruft, und feststellen, ob diese Person glücklich oder besorgt ist. Aber dank meiner linken Gehirnhälfte bin ich in der Lage, mich mit ihr zu unterhalten. Auch wenn ich die Person nicht kenne, ist es ihr Tonfall und was ich dabei spüre (rechte Gehirnhälfte), die entscheidend dafür sind, ob ich sie als sympathisch oder unsympathisch einschätze.

Dieser Informationsaustausch zwischen beiden Gehirnhälften und die Schlüsse, die ich daraus ziehe, entscheiden letztendlich über mein weiteres Vorgehen, d. h. ob ich weiterrede oder aufhänge.

Zusammengefasst sind die Funktionen des Neocortex also folgende:

1. Informationsaufnahme
2. Analyse und Reflexion (linke Gehirnhälfte), Gesamtwahrnehmung und Empfindung (rechte Gehirnhälfte)
3. Abspeichern der Tatsachen und Kenntnisse (z. B. Farben, Buchstaben, Zahlen, künstlerische und wissenschaftliche Fakten etc.) ins Gedächtnis.

Der Neocortex ist der Sitz des Intellekts. Seine Hauptrolle besteht jedoch in der Unterscheidung, denn nur dank dieser Fähigkeit ist es uns möglich, täglich Entscheidungen zu treffen. Ausgehend von diesen positiven oder negativen Entscheidungen entstehen die Erfahrungen, die es uns schließlich erlauben, auf dem Weg unserer Entwicklung voranzuschreiten.

Das limbische System

Das limbische System oder Säugetiergehirn (das man auch Reaktionsgehirn nennen könnte) wird als Drehscheibe des Gehirns angesehen, da diese Hirnregion den Übergang zwischen Neocortex und Hypothalamus gewährleistet.

Das limbische System greift auf allen Ebenen in die Informationsverarbeitung ein: Zunächst filtert es beim Informationseingang die Informationen und trennt sie in solche, die direkt an den Neocortex weitergeleitet werden müssen, und andere, die eine unmittelbare Aktion erfordern.

Im Moment des Handelns liefert der Neocortex die Motivation für die Handlung, die vom Hypothalamus in Gang gesetzt werden muss, der wiederum über das vegetative Nervensystem und das endokrine System auf die entsprechenden Organe einwirkt.

Am Ende speichert es das Ergebnis (die Schlussfolgerung), zu dem der Neocortex gelangt ist, und die angeordnete Handlung im sogenannten emotionalen Gedächtnis ab. Dieses Ergebnis wird im Gedächtnis entweder als angenehm (und damit als wiederholenswert) oder aber als unangenehm (und damit als etwas zu Vermeidendes) abgespeichert.

Im Französischen gibt es folgendes Sprichwort: "Eine verbrühte Katze scheut das kalte Wasser." Was bedeutet dieses Sprichwort? Warum hat die Katze Angst vor kaltem Wasser? Denn eigentlich fürchtet sie sich ja generell vor Wasser. Stellen wir uns einmal vor, eine streunende Katze trifft auf eine Person, die Katzen verabscheut. Um die Katze loszuwerden, schüttet die Person kochendes Wasser über sie. Bei dieser ersten Erfahrung wird die vom limbischen System empfangene Information an den Neocortex weitergeleitet, um von diesem in den beiden Gehirnhälften verarbeitet zu werden. Die sich daraus ergebende Schlussfolgerung ist "Wasser = Gefahr", also etwas, das es zu vermeiden gilt. Das limbische System, das diese Information empfängt, regt den Hypothalamus an und dieser wiederum das vegetative Nervensystem und das endokrine System, die auf die Organe der Katze einwirken, um ihr genügend Energie zur Flucht und damit zur Anpassung ihres Organismus an die Verbrühung zu liefern. Die Anpassung kann als die Erholungs- oder Heilungsphase des Organismus angesehen werden.

Darüber hinaus wird die Schlussfolgerung "Wasser = Gefahr" im emotionalen Gedächtnis der Katze als etwas abgespeichert, das es zu vermeiden gilt. Was passiert aber, wenn diese Katze noch einmal ein paar harmlose Wassertropfen abbekommt? Die Information "Wasser" wird vom limbischen System festgehalten, das in seinem Gedächtnis über die Gleichung "Wasser = Gefahr" verfügt. Daraufhin reagiert das limbische System sofort, um erneut die aufgrund der ersten Erfahrung eingeleitete Aktion in Gang zu setzen, bei der die Katze verbrüht wurde. Es verordnet dem Hypothalamus einen Überschuss an Energie, damit die Katze fliehen und sich damit vor einer eventuellen Verbrühung schützen kann.

Schauen wir uns einmal eine Erfahrung an, die ich mit fünf Jahren machte. Meine Mutter arbeitete damals außer Haus und da ich wusste, dass sie mit dem Bus um 17.00 Uhr heimkommen würde, setzte ich mich auf die Treppenstufen vor dem Haus meiner Großeltern und wartete auf sie. Als ich sah, wie sie aus dem Bus stieg, rannte ich ihr entgegen in der Hoffnung, sie möge mich in die Arme schließen. Aber meine Mutter wusste das nicht. Weil sie mir eine Freude machen wollte, holte sie als Geschenk für mich eine 5-Cent-Münze aus ihrem Geldbeutel. Ich nahm sie und ging damit in den Laden nebenan, um mir eine Tüte Chips zu kaufen.

Was ging dabei in meinem Gehirn vor?

1. Das Ereignis: Ich bin begeistert bei dem Gedanken, meine Mutter wiederzusehen. Ich will, dass sie mich in die Arme schließt, um spüren zu können, dass sie mich liebt und ich für sie wichtig bin. Sie gibt mir aber ein Geldstück.
   Die Erfahrung wird von meinem Neocortex aufgenommen und dann an mein limbisches System weitergeleitet; da diese Erfahrung allerdings nicht in diesem Gedächtnis gespeichert ist, schickt es die Information wieder an den Neocortex zurück, damit sie mit meinen beiden Gehirnhälften konfrontiert wird.
2. Konfrontation: Mit meiner rechten Gehirnhälfte nehme ich die Situation in ihrem Gesamtzusammenhang wahr, und das Gefühl, das ich dabei habe, ist eindeutig Enttäuschung. Ich bin enttäuscht.
   Mit meiner linken Gehirnhälfte analysiere ich die Situation und sage mir: *"Es war nicht das Geld, sondern ihre Umarmung, die ich wollte."*
3. Schlussfolgerung: Die Erfahrung ist nicht angenehm, deshalb ist sie zu vermeiden. Der Schluss, der sich daraus ergibt, ist "Geld = keine Liebe".
4. Aktion: Die Motivation für die Aktion hat ihren Ursprung im limbischen System. Da ich enttäuscht und traurig bin, regt mich das an, mir zum Trost etwas zu kaufen.

Diese Motivation meines limbischen Systems sorgt dafür, dass ich in den Laden gehe, um mir mit dem Geldstück eine kleine Tüte Chips zu kaufen, die ich gerne mag. Anschließend speichert mein limbisches System im Gedächtnis die Gleichung "Geld = keine Liebe" ab.

1. Die Information "Ich gehe in den Laden und kaufe mir Chips" gelangt zu den Gehirnhälften des Neocortex.
2. Wieder findet eine Konfrontation statt:
   Rechte Gehirnhälfte: Ich fühle mich wie eine Große, da ich alleine in den Laden gehen kann.
   Linke Gehirnhälfte: Es kommt nicht oft vor, dass ich Chips essen kann.
3. Die Schlussfolgerung daraus: Diese Erfahrung ist angenehm, d. h. sie sollte wiederholt werden. Doch diese Erfahrung ist mit der vorhergehenden verbunden, die unter dem Schlagwort "Geld = keine Liebe" abgespeichert ist. Sie wird jetzt also durch die Formel "Chips = Trost" ergänzt.
4. Aktion oder Motivation: Seit jenem Zeitpunkt gibt also mein limbisches System jedes Mal, wenn ich mich einsam, traurig oder alleingelassen fühle, automatisch den Befehl an den Hypothalamus weiter, eine Portion Chips herbeizuschaffen, um mich zu trösten.

In der Folge führten ähnliche Situationen dazu, dass ich die Gleichung "Geld = keine Liebe" durch die Gleichung "materielle Dinge = keine Liebe" ersetzte. Eines dieser Ereignisse war ein Weihnachtsfest, bei dem meine Mutter mir mein Geschenk zwei Tage vorher gab, weil sie an Weihnachten nicht da sein würde. Da ich mir ihre Gegenwart gewünscht hätte, wurde ich wieder enttäuscht und schloss daraus "materielle Dinge = keine Liebe".

Ähnliches geschah dann mit meinem Mann: Weil er mich glücklich machen wollte, schenkte er mir wunderschöne Dinge (Reisen, Schmuck, Pelze usw.). Um das überhaupt zu ermöglichen, hatte er zwei Jobs und war nicht sehr viel zu Hause. Die Gleichung "materielle Dinge = keine Liebe" nahm für mich ein solches Ausmaß an, dass ich daraus schloss, dass dieser Mann mich nicht liebte.

Jede emotionale Erfahrung, die wir seit unserem Fötusdasein erlebt haben, hat zu einer oder mehreren Schlussfolgerungen geführt, die im emo-

tionalen Gedächtnis unseres limbischen Systems abgespeichert sind und häufig dazu führen, dass wir unangemessen reagieren.

Denken wir beispielsweise an eine Geburt im Krankenhaus: Ein Baby steht kurz davor, auf die Welt zu kommen. Es hat jetzt fast neun Monate in der Körperwärme seiner Mutter zugebracht. Sobald es herausschlüpft, wird es von erfahrenen Händen empfangen, die jedoch nicht immer ganz sanft und zart mit ihm umgehen. Gleich danach werden alle möglichen Tests an ihm vorgenommen, es wird in Windeln gewickelt und in ein Bettchen gelegt, das in einer Reihe mit den Bettchen vieler anderer Säuglinge steht, die alle die nötige Versorgung erwarten.

Diese Form von Geburt kann sich als traumatisierend für das Neugeborene herausstellen und Auswirkungen auf des Leben des Kindes und des Erwachsenen haben, zu dem es heranwächst, denn die Schlussfolgerung aus dieser Erfahrung könnte folgende sein: "Trennung = Leiden". Später fängt das Kind möglicherweise jedes Mal an zu weinen, wenn jemand es von seiner Mutter trennen möchte. Als erwachsene Person kann es unter gefühlsmäßiger Abhängigkeit leiden, die wiederum von dieser Trennungsangst ausgelöst wird.

Bisweilen ist es traurig, feststellen zu müssen, wie weit uns der Fortschritt von den Naturgesetzen und von unserem gesunden Menschenverstand entfernt hat. Wäre es denn nicht vernünftiger, den Säugling während einer Anpassungsphase ganz nahe bei seiner Mutter und im Kontakt mit ihrer Körperwärme zu lassen?

Es ist bemerkenswert, dass es in Länden wie beispielsweise Indien, wo die Frauen die Säuglinge von Geburt an und bis sie laufen können ganz nahe am Körper tragen, praktisch keine Fälle von nervöser Depression gibt.

Hier noch ein anderes Beispiel, das uns das Phänomen des Nachhalleffekts von früheren Erfahrungen deutlich macht:

1. Ereignis: Benoît ist vier Jahre alt. Eines Nachts steht er auf. Er ist krank. Er geht in das Zimmer seiner Eltern, weil er möchte, dass seine Mama ihm hilft. Sein Vater wacht davon auf und sagt in einem Wutanfall zu ihm: *"Lass deine Mutter schlafen und geh in dein Zimmer zurück."*

2. Konfrontation zwischen den beiden Gehirnhälften: Mit seiner rechten Gehirnhälfte fühlt er sich traurig und mit seinen Problemen alleingelassen.
   Mit der linken Gehirnhälfte analysiert er die Situation auf folgende Weise: *"Ich bin krank und mein Vater schimpft mich aus. In seinen Augen bin*

ich also nichts wert und er liebt mich nicht ..." Benoît geht zurück in sein Zimmer.

3. Schlussfolgerung und Abspeicherung der Information als "meine Bedürfnisse nicht erfüllen = Verlassensein", was unterschwellig heißt: *"Niemand liebt mich. Ich bin in ihren Augen nichts wert."* Diese Erfahrung ist unangenehm, also etwas, das es zu vermeiden gilt.

4. Aktion: Da Benoît traurig ist, regt das limbische System die Suche nach etwas an, das ihn trösten könnte. Benoît schmiegt sich eng an seinen Teddybär und schläft ein.
   Was wird nun in Zukunft mit Benoît geschehen?

Er wird Angst haben, dieses Verlassenheitsgefühl noch einmal zu empfinden. Deshalb wird er versuchen, sooft wie möglich alleine zurechtzukommen. Und auch wenn er das Risiko auf sich nimmt, seine Bedürfnisse auszudrücken, tut er dies so wenig eindringlich, dass er häufig damit konfrontiert wird, dass die andere Person seine Wünsche vergisst. Wieder wird er das Vergessen der anderen Person als Nichtinteresse auslegen, was für ihn bedeutet, dass sie ihn nicht liebt.

Jedes Mal, wenn sich eine derartige Situation ereignet oder wenn Benoît sich mit seinen Problemen, für die er eigentlich Hilfe bräuchte, alleinegelassen fühlt, überfällt ihn eine große Müdigkeit und er geht schlafen. Diese Müdigkeit ist die Auswirkung des limbischen Systems auf den Hypothalamus, der versucht, ihn zu trösten.

Eines Tages nimmt Benoît das Risiko auf sich und bittet seine Verlobte Line um etwas, das für ihn sehr wichtig ist. Er bittet sie, falls es ihr nichts ausmachen würde, nach der Arbeit für ihn ein Dokument abzuholen, das er unbedingt am selben Abend noch durchlesen müsse. Freudig stimmt Line zu ...

Nach der Arbeit geht sie in ein Kaufhaus und vergisst darüber völlig Benoîts Dokument. Als er um 20.00 Uhr zu ihr kommt, erinnert sie sich plötzlich an Benoîts Bitte. Sie entschuldigt sich damit, dass sie es vollkommen vergessen habe. Benoît wird wahnsinnig wütend. Seine Reaktion scheint in keinem Verhältnis zu der Situation zu stehen. Er schreit sie in seiner Wut an: *"Ich bitte nie um etwas. Und wenn ich es einmal wage, dich um eine kleine Gefälligkeit zu bitten, fällt dir nichts Besseres ein, als es zu vergessen. Wenn ich dir so wenig wert bin, ist es besser, wenn wir gleich Schluss machen."*

Line versteht seine Reaktion überhaupt nicht. Denn sie weiß nicht, dass das, was für sie keine große Bedeutung hat, für ihn eine Quelle großen Leidens ist.

Dieses Ereignis hat dieselbe Schwingung, denselben Beigeschmack wie andere Momente in seinem Leben, in denen er gewagt hatte, um etwas zu bitten. Die Ablehnung oder das Vergessen der anderen Person werfen ihn auf das zurück, was in seinem emotionalen Gedächtnis abgespeichert ist: "Wenn man mir meine Bitte nicht erfüllt = bin ich in ihren Augen nichts wert, also liebt sie mich nicht."

Die Wiederholung dieser Situationen bringt Benoît dazu, sich noch mehr zu isolieren, um das mit dem Verlassenheitsgefühl einhergehende schmerzliche Gefühl nicht mehr zu spüren. Doch solange Benoît aus seinem emotionalen Gedächtnis die Information "Ich bin nichts wert in ihren Augen, wenn sie meine Bedürfnisse nicht erfüllt" nicht streicht, wird ihm das in seinen Beziehungen mit anderen immer wieder Schwierigkeiten bereiten, die ihrerseits Emotionen auslösen, die Auswirkungen auf seine Gesundheit und sein Wohlbefinden haben können.

Wenn eine Situation bei uns eine emotionale Reaktion auslöst, ist die Wahrscheinlichkeit groß, dass diese Situation dieselbe Schwingung hat, wie ein früheres Ereignis, das in unserem emotionalen Gedächtnis abgespeichert ist.

Darüber hinaus weisen Arbeiten von Psychologen, die sich eingehend mit diesem Thema befasst haben, darauf hin, dass es die zur rechten Gehirnhälfte gelangte Information ist, die entscheidend ist.

Der anderen Person die Schuld für unsere Reaktion in die Schuhe zu schieben oder sich zu wünschen, sie möge sich ändern, ist keine Lösung. Jedes Mal, wenn wir uns wieder in einer ähnlichen Situation (mit derselben oder einer anderen Person) befinden, werden wir wieder auf dieselbe Art und Weise reagieren. Das heißt, wenn es uns nicht gelingt, die in unserem limbischen System abgespeicherten Daten zu ändern.

Das emotionale Gedächtnis des limbischen Systems enthält die Antwort auf viele Ursachen von Beschwerden, Unwohlsein und Krankheiten.

Sehen wir uns die Geschichte von Carole an, die seit ihrer Teenagerzeit darunter leidet, dass sie zu dick ist. Sie war gerade 13 geworden.

Ihr Körper hatte sich im letzten Jahr auf angenehme Weise verändert. Aus dem kleinen Mädchen war ein schönes junges Mädchen geworden. Ihr Vater wiederholt immer wieder, wie schön sie doch sei. Er fängt an, Spaß daran zu haben, neckische Bemerkungen über ihren Busen zu machen. Eines Tages muss ihre Mutter übers Wochenende weg. Carole bleibt mit ihrem Vater allein zu Hause. In der Nacht sucht sie ihr etwas angetrunkener Vater in ihrem Bett auf. Er sagt nichts, aber seine Hände erforschen Caroles Körper. Sie hat Angst und sagt kein Wort. Seine Liebkosungen werden drängender und enden mit einem Missbrauch.

Beim Hinausgehen aus dem Zimmer sagt er zu ihr: *"Erzähl niemandem, was geschehen ist, sonst erzähle ich, dass du mich provoziert hast. Denn das hast du getan, du hast mich provoziert."* Carole ist völlig außer sich und würde am liebsten weinen, schreien und kotzen.

Was geht bei dieser Erfahrung in ihrem Gehirn vor und welche Auswirkungen wird das für die Zukunft haben?

Das Ereignis wird vom Neocortex aufgenommen, an das limbische System weitergeleitet und von dort zum Vergleich an den Neocortex zurückgesandt. Der Vergleich muss nicht auf eine einzige Konfrontation beschränkt sein, sondern kann aus mehreren Informationsaustauschen zwischen den Gehirnhälften bestehen, die schließlich zu einer oder mehreren Schlussfolgerungen führen können.

Rechte Gehirnhälfte: Carole fühlt sich verlassen.
Linke Gehirnhälfte: *"Meine Mutter hat mich mit meinem Vater allein gelassen.", "Ich habe niemanden, auf den ich zählen kann."*

Rechte Gehirnhälfte: Carole fühlt sich schuldig.
Linke Gehirnhälfte: *"Ich bin schuld, denn ich habe ihn provoziert."*

Rechte Gehirnhälfte: Carole schämt sich.
Linke Gehirnhälfte: *"Jetzt bin ich keine Jungfrau mehr."*

Rechte Gehirnhälfte: Carole empfindet einen ungeheuren Ekel und fühlt sich beschmutzt.

Schlussfolgerung: Diese Erfahrung ist unangenehm, d. h. es gilt, sie zu vermeiden. "Schön = du provozierst den anderen und er missbraucht dich." Das ist das, was letztendlich im Gedächtnis abgespeichert wird.

Um zu vermeiden, noch einmal das Schuldgefühl, provoziert zu haben, und den Missbrauch durch die Person zu erleben, die sie glaubt, provoziert zu haben, schickt sich das limbische System an, etwas zu unternehmen, damit sie den Satz *"Du bist schön"* nicht mehr so versteht, wie sie ihn im Gedächtnis abgespeichert hat - und der genau das Gegenteil von Schönsein ist.

Da das von den Medien verbreitete Schönheitsideal die Magerkeit der Mannequins ist, haben viele Frauen gelernt, Schönheit mit Magerkeit zu assoziieren. Doch in der Renaissance entsprach eine magere Frau überhaupt nicht dem gängigen Schönheitsideal. Das ist eine Frage der Mode und der jeweiligen Zeit und nicht ausschließlich der Kilos.

Trotzdem ist es das Übergewicht, das Carole mit der Eigenschaft assoziiert, nicht attraktiv zu ein. Um sie zu schützen, befiehlt das limbische System dem Hypothalamus also eine Wasser- und Fettretention im Körper. Jedes Mal, wenn sie gesagt bekommt, dass sie schön ist, auch wenn sie 25 kg zu viel wiegt, wird die Botschaft vom limbischen System gefiltert, das seinem getreuen Ausführer, dem Hypothalamus, automatisch Fett empfiehlt.

Das erklärt, warum es Carole nicht gelingt abzunehmen, trotz der vielen Diäten, die sie in Angriff genommen hat. Es reicht schon aus, dass sie ein paar Kilos verliert und man ihr sagt, dass sie schön sei, und sie nimmt wieder zu - und meist sogar mehr als zuvor. Denn in ihrem emotionalen Gedächtnis ist gespeichert "schön = Gefahr des Missbrauchs + Schuldgefühl".

Die Hauptrolle des limbischen Systems besteht im Garantieren unseres Überlebens und gleichzeitig im Vermeiden von Wiederholungen von Erfahrungen, die als unangenehm klassifiziert wurden, sowie im Wiedererleben von Erfahrungen, die als wiederholenswert gekennzeichnet wurden. Das Hauptproblem des limbischen Systems besteht darin, dass es nicht nachdenkt, dass es nicht die nötige Unterscheidungsfähigkeit besitzt, um zwischen zu vermeidenden Erfahrungen, die uns dieses Mal von Nutzen sein könnten, und anderen wiederholenswerten Erfahrungen zu unterscheiden, die trotzdem schädliche Auswirkungen auf unsere Gesundheit haben können.

Beispielsweise kann eine Person, die im Anschluss an eine Situation, in der sie sich im Stich gelassen fühlte, krank wird, sehr wohl auch folgende Schlussfolgerung abspeichern: "krank sein = mir wird Liebe und Aufmerksamkeit geschenkt". So wird ihr limbisches System jedes Mal, wenn sie sich enttäuscht oder verlassen fühlt, automatisch beim Hypothalamus ein Problem mit ihren Organen in Auftrag geben, damit sie krank wird und man sich um sie kümmert.

Es sind diese Erinnerungen, die wir aufdecken und von denen wir uns befreien müssen, um uns von Beschwerden, Krankheiten, Ängsten, Beklemmungen, Schamgefühlen sowie Gefühlen der Zurückweisung, der Ohnmacht etc. verabschieden zu können.

Und wie? In einem Zustand der Entspannung müssen wir die Situation in ihrer chronologischen Ordnung durch eine andere ersetzen. In welchem Alter? In welchem Jahr? In welchem Moment? Wir visualisieren die Umstände, den Ort, die Worte, die gewechselt wurden, die Gesten, die empfundenen Gefühle etc.

Beim Nacherleben dieser Situation kann es heilsam sein, das auszudrücken, was wir damals nicht gesagt haben, sei es nun unser Bedürfnis, unsere Enttäuschung, unsere Traurigkeit, unsere Wut ebenso wie unseren Ekel oder Hass.

Darüber hinaus erlauben wir dabei der betroffenen Person, uns zu erklären, warum sie so gehandelt hat und was sie damit sagen oder ausdrücken wollte. So können wir sie beispielsweise sagen hören, dass sie sich nicht darüber im Klaren war, was sie uns damit angetan hat, dass sie es bereut und uns um Verzeihung bittet. Die Arbeit zielt darauf ab, diese für uns ungünstigen Gleichungen in neue Gleichungen umzuwandeln, die dieses Mal günstig für uns sind.

Sehen wir uns noch einmal das Beispiel an, als ich auf meine Mutter wartete. Ich versetze mich wieder in diese Situation, als ich fünf Jahre alt war. Ich sehe, wie der Bus näher kommt, anhält und die Türen öffnet. Ich renne meiner Mutter entgegen und habe Lust, mich ihr in die Arme zu werfen. Aber meine Mutter holt ihren Geldbeutel heraus und gibt mir eine 5-Cent-Münze. Dieses Mal höre ich, wie das kleine fünfjährige Mädchen sagt: *"Mama, ich will nicht dein Geld, sondern deine Liebe!"* Und wie mir meine Mutter antwortet: *"Schätzchen, dieses Geld ist ein Zeichen meiner Arbeit und damit meiner Liebe für euch. Mama geht arbeiten, um Geld zu verdienen, um euch Essen, Kleider und kleine Leckereien kaufen zu können."* Darauf das kleine Mädchen: *"Aber Mama, ich will von dir in die Arme genommen werden."* Meine Mutter: *"Du kannst doch beides haben ..."* Und dann sehe ich, wie sich das kleine Mädchen, das ich war, ihr in die Arme wirft. Wohlgemerkt hat sich die Geschichte, als ich 5 Jahre alt war, nicht so zugetragen. Aber es ist wichtig zu wissen, dass das limbische System keinen Unterschied zwischen der Wirklichkeit und der Phantasievorstellung macht. Für das limbische System zählt nur das damit verbundene Gefühl. Wenn ich ihm diese neuen Bilder anbiete, akzeptiert es sie, wenn ich sie als wahr erlebe. Dadurch wird die Gleichung "Geld = keine Liebe" automatisch durch die Gleichung "Geld = Liebe dessen, der sich anstrengt, um es zu verdienen" ersetzt. Darüber hinaus löst das gleichzeitig eine neue Gleichung aus, die ebenfalls günstig für mich ist: "Wenn ich ausdrücke, was ich brauche = bekomme ich es befriedigt und sogar noch ein bisschen mehr."

Solange ich die Formel "Geld = keine Liebe" aufrechterhalte, reagiere ich auf materielle Dinge immer wie jemand, der keine materiellen Dinge will. Auf diese Weise erlebte ich jedes Mal, wenn ich einen finanziellen Erfolg zu verzeichnen hatte, eine Art Verlust. Oder wenn ein Mann, den ich liebte, mir materiell viel gab, bedeutete das im Unterbewusstsein für mich, das er mich nicht liebte, und ich rückte von ihm ab.

Außerdem sorgte die Assoziation "Chips = Trost" dafür, dass ich mich jedes Mal, wenn ich traurig war, durch das Knabbern von Chips tröstete. Das aber hatte zur Folge, dass ich immer weiter in meinem Leiden versank.

Solange wir uns trösten,
machen wir uns nicht frei von dem Leid,
das wir mit uns herumschleppen.

Manche Personen haben gelernt, sich mit Zigaretten zu trösten, andere mit Essen oder sexuellen Beziehungen etc. Wenn ich daran denke, dass ich meine Mutter nur darum hätte bitten müssen, mich in den Arm zu nehmen, verstehe ich, dass der Schlüssel zum Verlassen dieses emotionalen Gefängnisses darin besteht aufzuhören, mich zu trösten, und stattdessen meinen Kummer auszuleben, indem ich ihn gegenüber einer Person, die mich "in die Arme nehmen" kann, zum Ausdruck bringe. Ich höre auf, dies zu unterdrücken und befreie mich davon.

Alles, was wir unterdrücken,
kommt irgendwann vehement wieder an die Oberfläche.

Und wenn ich jetzt die Gleichung "Geld = Liebe" gelten lasse, kann ich so viele materielle Dinge, wie ich will, von dem geliebten Mann annehmen und gleichzeitig seine Liebe in diesen Gegenständen erkennen.

Das angeführte Beispiel kann den Anschein geben, als ob das ganz einfach und leicht wäre. Einfach ja, aber nicht leicht. Wenn man gelernt hat, in seiner linken Gehirnhälfte Zuflucht zu suchen, um seine Gefühle "einzufrieren" und nichts mehr zu spüren, ist es ein Riesenschritt, sich von den im emotionalen Gedächtnis abgespeicherten Situationen zu befreien und diese umzuwandeln.

Manche Personen glauben zu sterben, wenn sie sich in ein dramatisch erlebtes Gefühl zurückversetzen. Um sich zu schützen, haben sie diese Erinnerungen vollkommen unterdrückt. Diese Erinnerungen wieder ins Bewusstsein zu rufen, ist keine leichte Aufgabe, aber darin liegt der Schlüssel für die Genesung von vielen Krankheiten.

Wenn wir versuchen, einer schmerzlichen Situation zu entfliehen,
fliehen wir gleichzeitig vor den Dingen,
die es uns erlauben würden, uns davon zu befreien.

Um uns von diesen emotionalen Erinnerungen zu befreien, brauchen wir möglicherweise die Hilfe eines Therapeuten, der uns bei diesem Schritt begleitet. Wenn wir uns gut begleitet fühlen und damit auch voller Vertrauen, ist der Befreiungsprozess etwas Wunderbares. Allerdings ist dies nur unter der Bedingung vollsten Vertrauens möglich, denn die Angst vor einer Gefahr bewirkt automatisch, dass sich das limbische System verschließt. Erinnern wir uns, dass es auf alles reagiert, das eine Bedrohung für unser Überleben darstellen könnte.

Wenn wir nach einer in Kummer geendeten Liebe die Formel "lieben = leiden" abgespeichert haben, wird jeder anschließende Versuch, eine Person zu lieben, sich in Angst äußern und bei einer Intensivierung der Beziehung sogar in deren Zerstörung enden. Hier greift das limbische System über seinen treuen Gehilfen, den Hypothalamus, ein, der dafür sorgt, dass wir grundlos explodieren oder uns verschließen und so einen Konflikt auslösen.

Die Entdeckung des emotionalen Gedächtnisses war mit Sicherheit eine der schönsten Entdeckungen meines Lebens, denn darin lag der Schlüssel für die Auflösung des krankhaften und konfliktträchtigen Prozesses in meinen Beziehungen.[2]

[2] *Mehr über die Befreiung des emotionalen Gedächtnisses finden Sie im Buch "Guérir de son passé" von Claudia Rainville.*

Der Hypothalamus oder das Reptiliengehirn: Der Körper im Gehirn

Beim Hypothalamus handelt es sich um ein zwischen den beiden Gehirnhälften gelegenes Nervenzentrum, das mit Nervensträngen ausgestattet ist, die dort enden und von dort ausstrahlen. Er stellt das höchste Regulationszentrum des gesamten vegetativen Nervensystems und endokrinen Systems dar, auf die er über die Neurohormone einwirkt, die wiederum die Sekretion verschiedener Hypophysenhormone auslösen. Es ist sehr wichtig, die Funktionsweise des Hypothalamus zu verstehen, denn er hat einen großen Einfluss auf die Aktivität unserer Organe.

Der Hypothalamus steuert die Aktivitäten des vegetativen Nervensystems, das seinerseits die Beziehungen zwischen den inneren Organen koordiniert und damit die Regulation der sogenannten vegetativen oder automatischen Funktionen sicherstellt, d. h. der Funktionen, die unabhängig von unserem bewussten Willen sind (z. B. Atmung, Kreislauf, Verdauung, Zellerneuerung etc.)

Zu diesem Zweck verfügt das vegetative Nervensystem über zwei große Kreisläufe: das sympathische Nervensystem (Orthosympathicus) und das parasympathische Nervensystem (Parasympathicus).

Das sympathische Nervensystem stimuliert alles, was biologisch für uns vorgesehen ist, um uns in einem wachen, potenziell kampffähigen Zustand zu erhalten. Es übernimmt in unseren Wachphasen die automatischen Funktionen und passt sie den jeweiligen Beschäftigungen an, denen wir nachgehen. Und auch in Stresssituationen greift der Sympathicus ein.

Das parasympathische System stimuliert unsere Entspannungs- und Erholungsfunktionen. Er ist daher in unserer Schlafphase vorherrschend. Das parasympathische System ist in erster Linie cholinerg, d. h. es setzt ein Hormon namens Acetylcholin frei. Dieses Hormon aktiviert den Tränen- und Speichelfluss, erzeugt eine Iriskontraktion, verlangsamt den Herzschlag, erhöht die Magensäuresekretion, beschleunigt den Verdauungsprozess und den Darmdurchlauf, beeinflusst den Schließmuskel der Blase und übt außerdem eine verengende Wirkung auf die Bronchien aus.

Wenn aus irgendwelchen Gründen, die wir uns später noch genauer ansehen wollen, einer dieser beiden Kreisläufe die Oberhand über den anderen gewinnt, beispielsweise das sympathische Nervensystem, kann das zu verschiedenen

Symptomen führen: Schlaflosigkeit, Gewichtsverlust, Appetitlosigkeit, Blutdruckerhöhung, Nervosität. Das ist genau der Zustand, den wir normalerweise als Stress bezeichnen.

Dominiert hingegen im Wachzustand das parasympathische System, dann hat sich das Nervensystem auf eine Frequenz eingestellt, die eher zu einer Erholungsphase passt und mit Schlappheit, Energiemangel, dem Wunsch, sich auszuruhen oder zu schlafen, einem noch größeren Bedürfnis nach Essen, einem besseren Blutkreislauf, der eine Senkung des Blutdrucks begünstigt (falls dieser zuvor erhöht war), und einer Tendenz zu Tränenfluss etc. einhergeht.

Es sollte hier angemerkt werden, dass bestimmte Speisen oder Medikamente eine deutliche Wirkung auf das eine oder andere dieser Nervensysteme haben können.

Der Hypothalamus reguliert außerdem das endokrine System, d. h. alles, was mit den endokrinen Drüsen zu tun hat, den Drüsen also, die ihre Sekretionen direkt ins Blut abgeben. Das sind u. a. die Schilddrüse, die Nebenschilddrüsen, die Nebennieren, die Keimdrüsen (Eierstöcke und Testikel) und die Hypophyse (Hirnanhangdrüse), die praktisch als Hauptdrüse angesehen wird, da sie alle vorher genannten steuert.

Der Hypothalamus übernimmt in erster Linie eine ausführende Rolle. Er analysiert nicht und überlegt nicht, ob dieser Befehl günstig oder ungünstig sein könnte. Er gibt sich damit zufrieden, ihn einfach auszuführen.

➢ Wenn der Hypothalamus eine ausführende Rolle spielt, können wir ihn dann zu unserem Vorteil und unserem Nachteil nutzen?

Ja, und ich sage Ihnen auch, wie. Ganz allgemein gesprochen funktionieren wir, wenn wir dösen, ob nun in einem Zustand der Entspannung oder wenn wir uns schläfrig oder schlapp fühlen, unter dem Einfluss des parasympathischen Kreislaufs. Eine Wiederholung bestimmter Wörter oder Sätze kann den Hypothalamus dazu bringen, diese häufig gehörten Befehle auszuführen.

Hier ein sehr bekanntes Beispiel: Eine Person wird in einen hypnotischen Zustand versetzt. Man legt ihr ein kaltes Geldstück auf den Arm und suggeriert ihr, dass diese Münze weißglühend ist. Im Laufe von einigen Minuten bildet sich auf dem Arm zuerst eine Rötung und dann eine Brandblase, die genau dem Umriss der Münze entspricht. Alle Hypnosespezialisten sind sich darin einig, dass die Suggestion, um wirksam zu sein, in ganz einfachen Worten erfolgen und vor allem vor unserem geistigen Auge Bilder entstehen lassen muss.

Da die Suggestion im vorliegenden Fall vom Filter des limbischen Systems nicht herausgefiltert wird, informiert sie den Neocortex, dass ein glühend heißes Geldstück auf dem Arm liegt. Automatisch ordnet er eine Fülle von physiologischen Reaktionen an, die den Hypothalamus dazu bringen, im Sinne einer Anpassung des Organismus zu reagieren.

➢ Könnte über Visualisierung und Hypnose mittels Hypothalamus in den Heilungsprozess eingegriffen werden?

Ja, aber nicht immer und das aus folgendem Grund. Greifen wir die Geschichte der Frau heraus, die nach ihrer zweiten Trennung übermäßig viel Gewicht zugenommen hatte. Ihr wurde suggeriert, sich dünn zu visualisieren, und um ihr dabei zu helfen, schlug man ihr vor, alte Fotos von sich herauszusuchen, als sie noch dünner war. Je mehr sie diese Fotos visualisierte, desto mehr nahm sie zu. Denn das waren Fotos aus der Zeit, als sie noch in einer Beziehung steckte.

Ihre erste und ihre zweite Beziehung waren verheerend gewesen. In ihrer ersten Beziehung betrog sie ihr Ehemann jahrelang. Diese unerträgliche Situation ließ sie die Beziehung beenden. In der zweiten Beziehung war es ihr Partner, der sie wegen einer anderen verließ. In ihrem emotionalen Gedächtnis war die Formel "Beziehung mit einem Mann = Leiden" abgespeichert.

Ihr Übergewicht war der Schutz ihres limbischen Systems, da sie glaubte, kein Mann würde sich aufgrund ihrer Leibesfülle von ihr angezogen fühlen. Je mehr sie also ihren Hypothalamus mit den Bildern ihres schlanken Selbst stimulierte, desto mehr reagierte das limbische System, um sie zu schützen, mit einem immer ausgeprägteren Übergewicht.

Kommen wir noch einmal zu unserer Ausgangsregion bzw. der Gehirnzone zurück, die den Übergang zwischen dem Neocortex und dem Hypothalamus ermöglicht. Denn bei der Hypnose haben wir es mit ganz ähnlichen Vorgängen zu tun. Ein Eingreifen unter Hypnose ist möglich, solange es keinen Filter gibt, der den Durchgang der Suggestion blockiert. Dieser Vorgang lässt sich leicht am Beispiel eines Computers erklären.

Nehmen wir einmal an, ich will neue Daten in meinen Rechner eingeben. Ich schreibe die Daten mit Hilfe der Tastatur, und danach gebe ich den Befehl zum Abspeichern in eine bestimmte Datei. Bis hierher gibt es kein Problem, der Computer führt meine Befehle aus. Aber dann befehle ich ihm, dieses neue Dokument in einer geheimen Datei abzuspeichern. Wenn ich ihm bei der Erstellung dieser Datei den Befehl gegeben habe, immer dann ein Alarmsignal von sich zu geben, wenn jemand versucht, die Datei ohne den Zugangscode zu öffnen, dann lautet die Frage jetzt: Was passiert, wenn ich die Mappe aufmachen will und den Zugangscode vergessen habe? Bei jedem meiner Versuche ist dann ein Alarmsignal zu hören.

Etwas ganz Ähnliches geschieht an der Verbindungsstelle zwischen dem limbischen System und dem Hypothalamus. Es ist unmöglich, direkt auf den Hypothalamus einzuwirken, wenn es eine Datei gibt, die in den Archiven des emotionalen Gedächtnisses noch vorhanden ist. Jedes Mal, wenn man aber trotzdem das Thema anspricht, handelt der Hypothalamus entsprechend.

Jedes Mal, wenn man bei der o. a. Frau die Datei "Schlankheit" öffnen wollte, klingelte bei ihr das Alarmsignal, wobei das Übergewicht daran erinnerte, dass zuvor ein Code überhaupt erst festgelegt worden war. Dieser Code lautete: "Wenn ich schlank bin, kann ich einen Mann anziehen." Und: "Beziehung = Leiden." Um sie vor dieser zu vermeidenden Situation zu schützen, wirkt das limbische System über das endokrine System auf den Hypothalamus ein, damit die Drüsen Hormone produzieren, die die Gewichtszunahme fördern oder das Übergewicht erhalten.

Hat das limbische System nichts abgespeichert, erreicht die immer wieder wiederholte Information den Hypothalamus, der den Befehl ausführt.

Die ganze hochwirksame Werbung und die am tiefsten verwurzelten Suggestionen beruhen auf der Macht der Wiederholung. Dasselbe gilt für die Sätze und die Ausdrücke, die wir häufig wiederholen. So wiederholte ein Mann ständig gegenüber jedem, der ihm Gehör schenkte, dass er seinen rechten Arm für die Heilung seiner Tochter geben würde. In dem Augenblick, als die Heilung seiner Tochter bestätigt wurde, verlor dieser Mann seinen rechten Arm im Getriebe einer Maschine an seiner Arbeitsstelle.

Meine Tochter benutzte häufig den Ausdruck *"Das hat mich umgehauen"*, um damit zu sagen, dass etwas sie schwer beeindruckt hatte. Ohne sich wirklich darüber im Klaren zu sein, wiederholte sie diesen Satz ständig. Bis zu dem Tage, als sie mit einer Freundin auf dem Gehweg ging und dann plötzlich angegriffen und buchstäblich umgehauen wurde. Da Karina mit einem Verständnis für solche Zusammenhänge, wie wir sie hier behandeln, aufgewachsen ist, fragte sie sich, wie und warum sie sich in einem solchen Kontext hatte wiederfinden können. Sie verstand den Zusammenhang, als ich sie darauf hinwies, wie oft sie diesen Satz im Laufe eines Tages gesagt hatte. Anschließend wandelte sie diesen Ausdruck in folgenden um: "Das hat mich berührt." Wenn wir uns der Wirkung von solchen Wiederholungen bewusst werden, wählen wir die, die günstig für uns sind, und beeilen uns, jene loszuwerden, die ungünstig für uns sind. Wir gehen auf dieses Thema im Kapitel "Wie man Programmierungen gut nutzen kann" noch näher ein.

Bis jetzt haben wir gesehen, wie der Hypothalamus funktioniert, wenn er an den Kreislauf des parasympathischen Nervensystems angeschlossen ist. Schauen wir uns jetzt an, wie er funktioniert, wenn er mit dem Kreislauf des sympathischen Nervensystems verbunden ist.

Wenn eine Aufgabe uns motiviert und begeistert, funktionieren wir im Allgemeinen über das sympathische Nervensystem, das uns die nötige Energie zur Ausführung unserer Aufgabe vermittelt. Es ist der Sympathicus, der uns nach einem langen Arbeitstag bis spät in die Nacht wach hält, wenn wir im Auto fahren oder ein Projekt zu Ende bringen müssen, das uns am Herzen liegt, oder eine Arbeit termingerecht abliefern müssen. Manchmal spricht man in diesem Zusammenhang auch von produktivem Stress.

Dieser Stress ist sogar in der Lage, uns unvorstellbare Dinge vollbringen zu lassen. Ein klassisches Beispiel dafür ist die Frau, die ein Teil des Gewichts eines Autos anhebt, um ihr Kind zu befreien, das unter einem Rad zerquetscht zu werden droht. In einer anderen Situation hätte sie wahrscheinlich nicht einmal ein geringeres Gewicht bewegen, geschweige denn anheben können. Wie lässt sich so eine außergewöhnliche Leistung erklären? Ein starkes Gefühl hat über den Sympathicus-Kreislauf auf ihren Hypothalamus eingewirkt und das nötige Adrenalin aus den Nebennieren freigesetzt, damit sie diese übermenschliche Anstrengung vollbringen konnte.

Bisweilen kann eine zu starke Reaktion des Hypothalamus aber auch unseren Tod verursachen.

Sehen wir uns einen anderen bekannten Fall an. Ein Techniker wurde aus Versehen in einem Kühlwaggon eingeschlossen. Als der Waggon geöffnet wurde, fanden ihn die Eisenbahner. Er war erfroren. Allerdings hatte er auf Papier seine letzten Stunden aufgezeichnet und die Anzeichen eines langsamen Kältetods beschrieben. Gerade das aber war das große Rätsel für die Eisenbahner, denn das Kühlsystem funktionierte gar nicht. Dieser Techniker war bei einer Temperatur um die 20° C erfroren. Was ist passiert? Als dem Techniker aufging, dass er tatsächlich in einem fahrenden Gefrierschrank eingeschlossen war, muss er totale Panik bekommen und gedacht haben: "Jetzt werde ich erfrieren." Diese Information war stärker als die, die ihm seine über den Körper verteilten Temperaturrezeptoren mitteilen konnten.

Ein extrem starkes Gefühl, ausgelöst aus Angst, Wut oder extremer Trauer, kann in unserem Organismus physiologische Veränderungen auslösen, die unsere Organe beeinflussen und unsere Gesundheit schwer beeinträchtigen können. Darüber hinaus gilt: Je stärker das Gefühl ist, mit dem eine Information aufgenommen wird, desto ausgeprägter ist die Reaktion des Hypothalamus, denn das Gefühl bestimmt über die Energie der Situation.

Sehen wir uns ein letztes Beispiel an, um die Funktionsweise des Hypothalamus über das vegetative Nervensystem zu begreifen, das sowohl den parasympathischen als auch den sympathischen Kreislauf umfasst und das Nervensystem darstellt, das für die Regulation der Organe zuständig ist.

Eine Frau entdeckt bei der Selbstuntersuchung einen Knoten in der Brust. Sie geht zu einem Arzt, der sie zur Mammographie schickt und ihr nahelegt, sich zwei Wochen nach dieser Röntgenuntersuchung mit ihm in Verbindung zu setzen. Von Tag zu Tag beunruhigt sie der kleine Knoten mehr. Ohne mit irgendjemandem darüber zu sprechen, denkt sie: "Und wenn es nun Krebs ist? Meine Mutter ist an Krebs gestorben und meine Tante auch." Diese Gedanken machen sie unruhig und ängstlich.

Die Angst übernimmt die Vorherrschaft in ihrem sympathischen Nervensystem, das über Palpitationen des Herzens, Appetitlosigkeit und Schlaflosigkeit auf ihre Organe Einfluss nimmt.

Schließlich ist der Moment gekommen, zum Arzt zu gehen, um die Ergebnisse der Untersuchung zu erfahren. Der Arzt schaut sich den Bericht an und sagt: "Es handelt sich nur um eine kleine Fettgeschwulst oder um adipöse Zellen, nichts Beunruhigendes." Sie atmet auf und das parasympathische Nervensystem schaltet sich ein. Sie bekommt wieder Appetit, spürt, dass sie dringend Schlaf braucht, ihr Herz beruhigt sich und sie erholt sich insgesamt.

Stellen wir uns eine andere Möglichkeit vor. Sie kehrt in diesem Stresszustand zum Arzt zurück, und er teilt ihr mit, dass die Mammographie verdächtig ist und er das Schlimmste befürchtet. Er fügt hinzu, dass er kein Risiko eingehen möchte, und ordnet ihre Einweisung ins Krankenhaus innerhalb der nächsten 24 Stunden zu einer histologischen Probenentnahme an. Da sie schon seit einiger Zeit unter dem vorherrschenden Einfluss des sympathischen Nervensystems steht, lässt diese Ankündigung das Stressniveau noch weiter ansteigen, sie erreicht ein Level, das sie nicht mehr aushalten kann. Sie verlässt die Arztpraxis und bekommt Herzrasen. Ihr wird schwindelig und sie fürchtet, ohnmächtig zu werden.

Wir können an diesem Beispiel sehr schön die Wirkung von Suggestionen auf den Hypothalamus sowie ihre günstigen oder ungünstigen Auswirkungen auf unseren Gesundheitszustand sehen. Genau das hat den französischen Heiler Emile Coué dazu angeregt, seinen Patienten zu raten, sich immer wieder zu sagen: "Mir geht es immer besser."

Fassen wir die Funktionsweise des menschlichen Gehirns noch einmal zusammen:

1. Eine Situation kommt zustande (es kann sich dabei auch um ein gehörtes Wort handeln): Das limbische System filtert die Information, die es interessiert, auf der Grundlage der bereits im Gedächtnis abgespeicherten Hinweise.

2. Die Information wird dann:
   - entweder zum Neocortex weitergeleitet, um dort zwischen der rechten und linken Gehirnhälfte verglichen zu werden,
   - oder im limbischen System festgehalten.

   Wenn die im limbischen System festgehaltene Information sich im Einklang mit einer im emotionalen Gedächtnis gespeicherten Tatsache befindet, reagiert das limbische System umgehend und befiehlt eine Handlung, die es in dieser Situation für angebracht hält.

   Das heißt jedoch nicht, dass diese Handlung tatsächlich angebracht sein muss. Doch das limbische System reagiert aufgrund der Erinnerung, die es im Gedächtnis abgespeichert hat. Erinnern wir uns noch einmal an das Beispiel der Katze, die in ihrem Gedächtnis "Wasser = Gefahr" abgespeichert hat. Auch wenn sie nur ein paar harmlose Wassertropfen abbekommt, reagiert ihr limbisches System, als handle es sich um eine tatsächliche Gefahr.

   Das Gleiche gilt für uns. Alles, was uns Angst gemacht hat, lässt uns sehr häufig unangemessen reagieren. Wie oft befinden wir uns in Verteidigungshaltung, obwohl gar keine wirkliche Gefahr droht?

3. Die im Neocortex eingegangene Information wird von den beiden Gehirnhälften verglichen. Die rechte Gehirnhälfte überprüft sie auf ihren allgemeinen Empfindungs- und Gefühlsaspekt hin, die linke hinsichtlich ihres analytischen Vernunftaspekts.

   Welche Gehirnhälfte wird den entscheidenden Ausschlag geben? Das hängt von der eingegangenen Information ab. Ist die erhaltene Information eher emotional geprägt ist, wird zuerst die rechte Gehirnhälfte angesprochen. Andernfalls, d. h. wenn die Information eher technisch ist, wird eher die Aktivität der linken Gehirnhälfte gefragt sein.

4. Aus dieser Gegenüberstellung, die als Informationsaustausch zwischen den beiden Gehirnhälften zu werten ist, ergibt sich eine Schlussfolgerung, die das limbische System dazu anregt, den Befehl für eine Aktion nach außen weiterzugeben und den Organismus entsprechend anzupassen.
5. Das limbische System speichert die Schlussfolgerung aus dieser Erfahrung ab. Wenn sie als angenehm gewertet wurde, wird sie als etwas Wiederholenswertes abgespeichert. Wird sie hingegen als unangenehm beurteilt, so wird sie als eine Erfahrung abgespeichert, die es zu vermeiden gilt. Außerdem speichert das limbische System auch die angeordnete Aktion ab. Deshalb wird es angesichts einer ähnlichen Situation dieselbe Handlung wiederholen.
6. Die vom limbischen System angeordnete Aktion wird vom Hypothalamus empfangen, der über das vegetative Nervensystem und das endokrine System für deren Ausführung sorgt. Diese Systeme nehmen Einfluss auf die Zellen, Gewebe und Organe, um den Organismus entsprechend anzupassen. Es ist ebenfalls der Hypothalamus, der die anderen Hirnregionen ständig über den Zustand des Organismus auf dem Laufenden hält. Deshalb nennt man ihn auch die Stimme des Körpers im Gehirn, weil er dafür sorgt, dass die biologischen Argumente bei der Entscheidung zur Aktion Beachtung finden. Wenn ich beispielsweise an Unterzucker leide, löst der Hypothalamus Mechanismen aus, die bei mir die Lust auf zuckerhaltige Nahrungsmittel anregen.

Sollte es vorkommen, dass das vom Hypothalamus gesteuerte vegetative Nervensystem und endokrine System die angeordnete Aktion zur Anpassung des Organismus nicht ausführen können, kann das zu einem Ungleichgewicht führen, welches die Gesundheit des tierischen oder menschlichen Organismus in höchstem Maße beeinträchtigen kann.

Man könnte sich beispielsweise Personen in der Heilungsphase vorstellen, d. h. unter dem vorherrschenden Einfluss des parasympathischen Nervensystems. Müssen diese Personen nun eine Vielzahl von stressigen und anstrengenden Untersuchungen über sich ergehen lassen, kann das zu einer Verschlechterung ihres Zustands führen.

Wenn wir also die Funktionsweise unseres Gehirns kennen, sind wir besser in der Lage, einen wirksamen Einfluss auf unsere Gesundheit und unser Wohlergehen auszuüben.

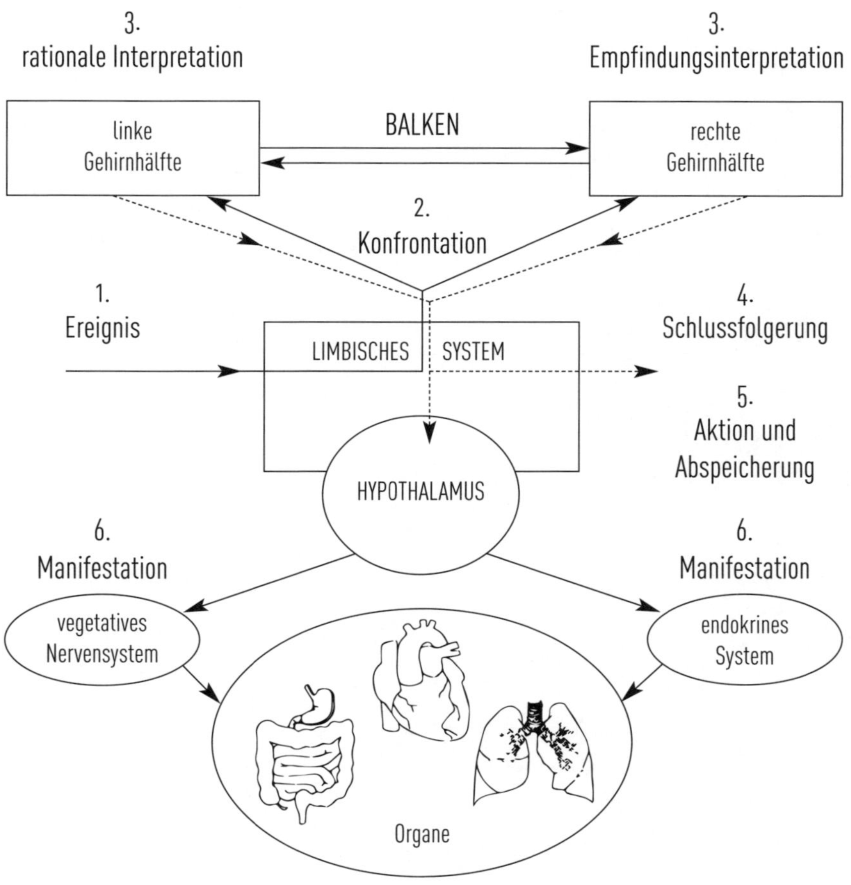

Schematische Darstellung der Funktionsweise des Gehirns

KAPITEL III

Wie man es anstellt, sich nicht beeinflussen zu lassen

Da ist diese unfassbare Sache, die Liebe. Die Liebe in allen Erscheinungsformen, die in alle therapeutischen Beziehungen mit hineinspielt. Sie ist ein Element, dessen Überbringer oder Vehikel auch der Arzt sein kann. Und es ist ein Element, das verbindet und heilt, das tröstet und neue Kraft schenkt, das das vollbringt, was wir – im Moment – gut und gerne Wunder nennen müssen.

Karl Menninger

Wir haben gesehen, dass unser Universum aus einem riesigen Meer von Schwingungsfrequenzen besteht, von denen nur ein Teil von unseren Sinnesorganen erfasst werden kann. Aber es ist auch ein riesiges Meer von Einflüssen, in dem wir umherschwimmen. Wir müssen lernen, unser Urteilsvermögen zu nutzen, wenn wir unsere Gesundheit und unser Wohlergehen dabei nicht aufs Spiel setzen wollen.

Vom zartesten Kindesalter an sind wir Einflüssen ausgesetzt. Die ausgeprägtesten sind die, die von den Personen ausgehen, zu denen wir Vertrauen haben, wie etwa Eltern, Priester, Lehrer, Ärzte etc. Wie viele unbewusst dahingesagte Kommentare beeinflussen bisweilen auf negative Weise den physischen oder psychischen Lebensweg eines Kindes und verfolgen es bis ins Erwachsenenalter! In meinem Fall erzählte man mir beispielsweise einerseits, dass mein Vater geisteskrank sei, und andererseits, dass ich meinem Vater gleiche. Ich habe deshalb im Unterbewusstsein daraus geschlossen, dass ich ebenfalls geisteskrank bin. Es war nicht leicht, mich diesem Einfluss zu entziehen. Auch in diesem Fall konnte ich mich durch Bewusstwerdung von dieser mentalen Suggestion befreien.

Oder aber dem Kind wird gesagt, es sei nicht gesund, es habe schwache Lungen wie sein Vater oder es neige mit Sicherheit dazu, später Krampfadern zu entwickeln wie seine Großmutter.

Sylvette hat eine Tante, die unter Platzangst leidet. Ihre Großmutter wird nicht müde, immer wieder zu betonen, wie sehr sie doch ihrer Tante Lise gleiche (die sich wegen ihrer Platzangst in einer psychiatrischen Anstalt befindet), sowohl in ihrer Art hin- und herzuschaukeln als auch in ihrer Art zu essen oder stundenlang alleine zu sein. Tante Lise darf die Anstalt manchmal verlassen, um ihre Mutter zu besuchen. Sylvette hat große Angst vor dieser Tante, die sie für verrückt hält. Der ständige Vergleich zwischen ihr und ihrer Tante durch ihre Großmutter löst bei ihr die Befürchtung aus, eines Tages wirklich dieser Frau zu gleichen, vor der sie schon jetzt so viel Angst hat. Und wie eine emotional genährte Angst schließlich damit endet, dass sie sich konkretisiert, entwickelt Sylvette allmählich alle Symptome der Platzangst. Als ich sie das erste Mal treffe, befindet sie sich in einem Zustand der Panik: Was sie am meisten fürchtet, ist nicht die Platzangst, sondern die Angst, eines Tages verrückt zu werden.

Solange Gilberte ein Kind ist, erzählt ihre Mutter jedem, der es hören möchte, dass ihre Tochter nicht sehr gesund sei, immer kränklich bleiben werde und das Ganze nichts mit ihr zu tun habe. Gilberte hat auch tatsächlich eine Krankheit nach der anderen. Gilberte heiratet und bringt drei Kinder auf die Welt. Eines davon leidet unter sehr schweren Asthmaanfällen. Der Arzt erklärt ihr, dass das immer so bleiben werde und es das ganze Leben über Medikamente einnehmen müsse. Gilberte weigert sich, dieser Prognose Glauben zu schenken und will alles daransetzen, ihrem Sohn auf positive Weise zu helfen. Schließlich gelingt es ihm, sein Asthma gänzlich loszuwerden. Zwar konnte Gilberte ihrem Sohn helfen, aber es gelingt ihr nicht, sich selbst aus dem Kreislauf der ständigen Folge von Krankheiten zu lösen. Als sie beginnt, eine Multiple Sklerose zu entwickeln, teilt man ihr mit, dass sie bald nicht mehr werde laufen können und sich deshalb daran gewöhnen müsse, an den Rollstuhl gefesselt zu sein.Trotz all ihrer Willensanstrengungen gleitet Gilberte langsam immer weiter in Richtung Gebrechlichkeit. Warum konnte sich ihr Sohn davon befreien und warum gelingt es ihr selbst nicht? Ganz einfach: Weil sie in ihrem emotionalen Gedächtnis das abgespeichert hat, was ihre Mutter ihr gesagt hatte, nämlich dass sie immer krank sein werde. Schließlich deckt sie diese Programmierung, die durch Einfluss von außen zustande gekommen war, auf und begreift, dass hinter ihrer Deutung *"Dieses Mädchen hat keine so gute Gesundheit wie andere"* sich vielmehr die Formel verbarg: *"Aufgrund meiner Liebe habe ich Angst um Gilberte und fürchte, dass sie immer krank sein wird".* Außerdem begreift sie, dass sie, wenn sie ihre Krankheit selbst geschaffen hat, jetzt auch ihre Heilung einleiten kann.

Charles ist nicht nur Alkoholiker, sondern hat auch ein Verhaltensproblem. Auf Empfehlung seiner Arbeitgeber sucht er einen Psychiater auf. Zu dem Termin, an dem er die Ergebnisse der Tests erhalten soll, die er über sich ergehen lassen musste, begleitet ihn seine Frau Elise. Der Psychiater verkündet ihm, ohne besonders auf seine Wortwahl zu achten: *"Mein Herr, ich muss ihnen mit Bedauern mitteilen, dass sie unter schwerer Geistesschwäche leiden."* Und an Elise gewandt sagt er: *"Wenn ich Sie wäre, Madame, würde ich ernsthaft an eine Scheidung denken und an die Möglichkeit, mein Leben mit einer anderen Person fortzusetzen."* Auf diese Worte erwidert Charles: *"Sehr gut, ich werde mich darum kümmern."* Er verlässt die Praxis wutentbrannt. Er hat zwar aufgehört zu trinken, ist aber überzeugt davon, von einer Geisteskrankheit befallen zu sein. Er zerstört die Beziehung zu seiner Frau, indem er sie ermutigt, mit einem anderen Mann zu verkehren. Anschließend bricht Charles jedes Mal die Beziehung zu einer Frau ab, wenn er spürt, dass sie intensiver wird, aus lauter Angst, die andere Person mit sich in den Abgrund zu ziehen. Tatsächlich ist Charles des Lebens überdrüssig. Was er braucht, ist nicht, als *"Schwachsinniger"* abgestempelt zu werden, sondern Führung und Ermutigung im Befreiungsprozess von dieser Lebensmüdigkeit.

Um einen Heilungsprozess einzuleiten, steht uns eine bunte Palette von Methoden zur Verfügung. Die Vielfalt des Angebots kann so weit führen, dass wir am Ende nicht mehr wissen, an wen oder an was wir uns wenden sollen. Wir brauchen nur eine Messe zum Thema Gesundheit oder sanfte Medizin zu besuchen oder eine einschlägige Zeitschrift zu diesem Thema aufzuschlagen – und wir finden uns in einem wahren Supermarkt verschiedener Ansätze wieder: vom Rutengänger bis zum Magnetheiler, von der Homöopathie über die Fußreflexzonenmassage, Akupunktur, Irisdiagnose, Phytotherapie, Hypnotherapie, Reiki, Massagen aller Art etc., um von den Heilmitteln (Traubensaft, Meersalz etc.), Geräten (Ionisierer, Piezo-Stimulatoren etc.) und Produkten (essenzielle Öle, Kräuter, Mineralien, Kristalle, Silziumgel etc.) gar nicht zu sprechen. Da sieht man vor lauter Bäumen den Wald nicht mehr. Ich habe allerdings viele

Personen getroffen, die mir gesagt haben, sie hätten fast alle Methoden ausprobiert. All diese Ansätze sind ausgezeichnet, vorausgesetzt, man erwartet sich keine Wunder davon. Und genau da liegt der springende Punkt, denn viele Vertreter dieser Methoden sind so überzeugt, dass ihre Produkte oder ihre Methoden außerordentliche Ergebnisse erzielt haben, dass sie sie uns als unfehlbar verkaufen. Denken wir jedoch immer daran, dass die Lösung für den einen nicht notgedrungen auch eine Lösung für den anderen darstellen muss.

Der Weg der Heilung verläuft über einen Prozess, der im Suchen der Ursache des Leidens oder der Krankheit besteht, um anschließend das geeignete Mittel dagegen zu finden. Jedes Mittel, das sich in dieser Hinsicht als nützlich erweist, ist geeignet. Aber nicht für alle Ursachen ist eine Therapie nötig. Wenn ich beispielsweise lange Zeit an einem zu hohen oder zu niedrigen Tisch schreibe, kann das von bestimmten Muskeln eine große Anpassungsleistung verlangen und zu Schmerzen in diesen Muskeln führen. Eine Salbe, ein Öl oder eine gute Massage können mir in diesem Fall ungeheuer guttun.

Oder eine Person, die keine Gallenblase mehr hat, kann häufig unter Verstopfung leiden, da die Galle eine wichtige Rolle für die Kontraktilität des Darms spielt. Eine große Hilfe können hier Kräuter oder Faserstoffe sein.

Ein Energieverlust infolge einer übermäßigen Anstrengung des Gehirns oder des Körpers oder infolge einer emotionalen Reaktion kann durch eine Polaritäts- oder eine Reikibehandlung o. Ä. wieder ausgeglichen werden.

Alle Ansätze sind gut, wenn man sie mit Bedacht anzuwenden weiß. Und alles hängt auch miteinander zusammen.

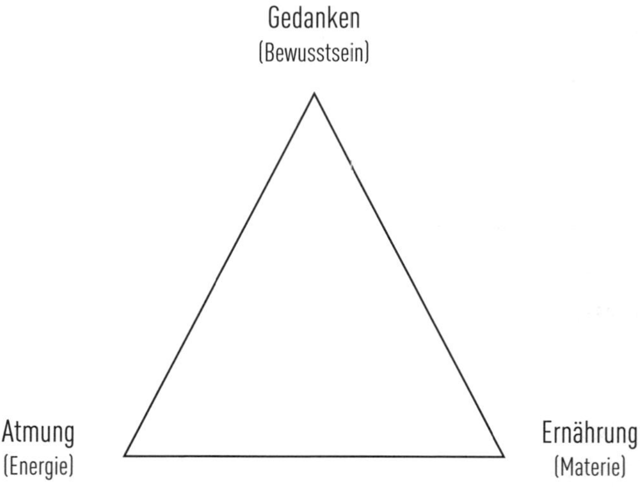

Eine Person, die sich entscheidet, für ein besseres Wohlbefinden ihre Ernährung umzustellen, greift sowohl auf der Energieebene als auch auf der Bewusstseinsebene ein. Die Entscheidung, etwas im Hinblick auf die Atmung zu tun (z. B. Yoga) oder Energiebehandlungen bei sich durchführen zu lassen (z. B. Reiki), hat wiederum Auswirkungen auf die Art der Ernährung. Ohne sich dessen bewusst zu sein, wählt der Teilnehmer automatisch eine gesündere Ernährung und steigert sein Bewusstsein.

Und die Person, die beschließt, auf der Bewusstseinsebene zu arbeiten, verändert ihre Schwingungsfrequenzen, was eine Transformation der Materie mit sich bringt. Das führt automatisch dazu, dass sie verschiedene Veränderungen vornimmt, sei es in Bezug auf ihre Ernährung, auf die Orte, die sie besucht, oder auf ihren Lebensrahmen.

Die moderne Medizin hat sich auf zwei grundlegenden Gebieten sehr rasch entwickelt: auf dem Gebiet der Diagnose und der Therapie. Einerseits beschreibt sie dank der Modernisierung der Untersuchungsmethoden, insbesondere der bildgebenden Verfahren (Röntgen, Scanner, Ultraschall etc.), immer präziser die verschiedenen Anomalien. Und andererseits werden die Eingriffe in den menschlichen Organismus immer effizienter: Laseroperation, Mikrochirurgie, genetische Manipulationen, spezifische Arzneimittel etc.

Aufgrund dieser unaufhörlichen Verfeinerung des großen Inventars an *"Krankheiten"* und an technischen Möglichkeiten neigt die heutige Medizin ganz logischerweise dazu, sich mehr um unsere Leiden als um unser Wohlergehen zu kümmern. Außerdem gerät sie in eine Sackgasse, wenn es nicht mehr darum geht, eine Krankheit zu beschreiben oder zum Verschwinden zu bringen, sondern sie zu verstehen, d. h. die Ursachen herauszufinden, ihre Geschichte nachzuverfolgen und ihr in der menschlichen Werteskala einen Sinn zu geben.

Trotz der spektakulären Fortschritte haben genau diese Sackgasse und die Unfähigkeit, das Leiden zum Verschwinden zu bringen, zum Aufschwung der sogenannten alternativen oder sanften Medizin beigetragen, die in Anspielung auf ihren häufig ökologischeren Charakter so genannt wird. Aber der Unterschied ist nicht so groß, wie allzu häufig gerne betont wird. Meistens geht es mehr um die angewandten Mittel und Methoden als um die Auffassung von Krankheit.

So behandeln ein Arzt, ein Homöopath, ein Phytotherapeut oder andere dieselben Krankheiten, wie etwa Ekzeme, Multiple Sklerose, Arthritis, mit einem großen Arsenal an Medikamenten oder Heilmitteln ...

Mein Ziel ist es nicht, Schulmedizin und alternative Medizin gegeneinander auszuspielen. Ganz im Gegenteil. Mein Wunsch wäre vielmehr, dass es endlich zu einer Aussöhnung zwischen ihnen kommen möge. Denn tatsächlich schwingt bei der Andersartigkeit dieser beiden Richtungen häufig Konkurrenz mit, wo doch die gegenseitige Ergänzung die beste Einstellung zum Wohl der Kranken wäre, die daraus Nutzen ziehen würden. Unser gesunder Menschenverstand tut gut daran, sowohl eine Spitzentechnologie zu begrüßen, die in der Lage ist, Gehörlosen ihre Hörfähigkeit zurückzugeben, als auch Pflanzen, die dieselben lindernden Effekte haben wie ein Medikament, allerdings ohne dessen Nebenwirkungen.

Aber es ist auch unser gesunder Menschenverstand, der sich weigert, nur weil gerade ein einfaches Fibrom operativ entfernt wird, die Eierleiter und Eierstöcke mit herausnehmen zu lassen, um ein etwaiges Krebsrisiko zu vermeiden. Sie denken vielleicht, dass das etwas übertrieben ist, aber leider ist das die gängige Praxis in unserer heutigen Medizin. Ich weiß dies, weil ich elf Jahre lang in diesem Krankenhausumfeld gearbeitet habe und dabei viele Menschen wie Myriam kennengelernt habe.

Nach einem Vortrag kam Myriam zu mir, um mich um einen Rat zu bitten: Sie sagte mir, sie habe die Ursache ihres Krebsleidens verstanden, habe Abhilfe geschaffen und fühle sich nun sehr wohl. Auf Anraten ihres Arztes lasse sie sich regelmäßig untersuchen, und diese Untersuchungen seien stets negativ, keine Spur mehr von Krebs, aber aus reiner Vorsorge schlug ihr Arzt ihr eine Operation vor, bei der ihr durch eine Sternalpunktion Knochenmark entnommen werde, um dies zu reinigen und wieder zu injizieren.

Es ist leicht vorstellbar, was eine solche Operation für eine 67-jährige Frau wohl bedeuten mag. Um ihr Leiden zu lindern oder ihr Leben zu verlängern, wäre eine solche Maßnahme wohl den Aufwand wert gewesen, aber nur um sie gegen einen Rückfall zu schützen? Das ist eine andere Geschichte ...

Hierzu eine Bemerkung von John Eccles, dem Medizin-Nobelpreisträger für die Entdeckung der chemischen Prozesse für die Nervenleitgeschwindigkeit (1963):

> *"Sie (die Mediziner) sind in der Schule des Materialismus ausgebildet worden. Sie stellt einen extrem rigiden Rahmen dar, der sich aus einer Gesamtheit von Dogmen zusammensetzt, die nicht unbedingt alle wissenschaftlich erklärt sind! So ist beispielsweise die Behauptung, unsere Existenz sei nichts anderes als ein biologisches Zusammenspiel, doch nichts anderes als ein Dogma oder schlimmer noch ein Aberglauben,*

wenn unter dem Vorwand, es sei nicht 'wissenschaftlich', nicht der Versuch unternommen wird, alles andere zu verstehen, das nicht in diesen Rahmen passt! Die Wissenschaft ist voller Aberglauben und Überzeugungen jeglicher Art. Das Traurigste daran ist, dass die Öffentlichkeit überzeugt ist, dass die Wissenschaft eine Antwort auf alles hat."[3]

Vergessen Sie nie, dass Ärzte oder Therapeuten auch nur Menschen mit all ihren Begrenzungen und eigenen Ansichten sind, die zwar ehrlich sein können, sich aber möglicherweise trotzdem irren. Geben Sie niemandem je das Recht, darüber zu entscheiden, was gut oder schlecht für Sie sein könnte.

Geben Sie sich nicht mit einer einzigen Meinung zufrieden. Lassen Sie sich von verschiedenen Seiten beraten, und treffen Sie die Entscheidung, die für Sie am meisten Sinn macht und die sich, wenn möglich, mit Ihrem höheren Bewusstsein in Einklang befindet, d. h. diejenige, bei der Sie das sichere Gefühl haben, dass es für Sie die beste Lösung ist.

Vor etwa zwei Jahren hatte ich eine eine Entzündung um einen Zahnhals, die zu einem Schwund des Zahnfleisches mit Zahnlockerung führte; es bestand die Gefahr des späteren Verlusts des Zahns. Mein Zahnarzt überwies mich an einen Paradontologen (Zahnfleischexperte). In der Klinik wurde mein gesamtes Gebiss geröntgt. Dann kam der Arzt, der mein Zahnfleisch durch Hineinpiksen mit Hilfe eines kleinen Instruments auf seine Widerstandskraft untersuchte. Mein Zahnfleisch fing an zu bluten. Das ließ sich durch die Brutalität der Untersuchungsmethode leicht erklären, denn ich war äußerst angespannt, da in meinem emotionalen Gedächtnis viele Erinnerungen an Schmerzen auf dem Zahnarztstuhl abgespeichert waren.

Im Laufe der Untersuchung bekam ich das Gefühl, eine Ansammlung von Zähnen zu sein, an die sich mein Körper nur anschloss, denn nur mein Zahnfleisch und meine Zähne interessierten diesen hervorragenden Spezialisten. Mein Seelenzustand interessierte ihn überhaupt nicht ...

Ich traf diesen Arzt noch einmal, um den Behandlungsplan zu besprechen. Er schlug mir vor, zunächst die Wurzel des betroffenen Zahns zu ziehen und anschließend eine Reihe von Behandlungen vornehmen zu lassen, da ich sonst Gefahr laufe, wie er sagte, fast alle meine Zähne zu verlieren. Als Rednerin bei Konferenzen sind meine Zähne außerordentlich wichtig für die Qualität meiner Aussprache. Ich stimmte dem Plan also zu. Der Termin für die Operation war

[3] *John Eccles, Psychologie, Nr. 100, Juli 1992*

noch unsicher und sollte mir bestätigt werden. Ich wartete also auf diese Bestätigung, die ich nie erhielt. Eines Nachmittags rief mich die Sekretärin des Arztes an und fragte mich, warum ich zu meinem Termin für den chirurgischen Eingriff nicht erschienen sei.

Ich sagte ihr, dass ich auf die Bestätigung gewartet, diese aber nie erhalten habe. Sie gab mir einen neuen Termin, den ich um nichts in der Welt verpassen wollte, da es schon unheimlich schwierig war, überhaupt einen Termin zu bekommen. Der Termin war um 11.00 Uhr. Am Morgen des besagten Tages bekam ich um 9.00 Uhr einen Anruf, warum ich nicht zum Termin erschienen sei. Ich antwortete, dass die Uhrzeit meines Termins klar und deutlich auf meiner Visitenkare vermerkt sei und 11.00 Uhr laute. Sie antwortete mir nur, dass es sich dabei um einen Irrtum handeln müsse, da der Arzt um 10.00 Uhr weg müsse.

Zweimal hatte ich den Termin verpasst. Ich sah das als ein Zeichen an. Vielleicht musste ich mich dieser Operation gar nicht unterziehen? Ich holte mir einen Termin bei einem anderen Paradontologen. Er beschränkte sich zunächst auf eine Abschabung um den am meisten betroffenen Zahn, empfahl mir eine Wurzelkanalbehandlung und die anschließende Entfernung einer der Wurzeln des Zahns. Sein Behandlungsplan glich dem des anderen Experten, denn meine Krankenakte war an ihn weitergeschickt worden. Nach dem ersten Eingriff, infolgedessen sich ein großer Hohlraum gebildet hatte, in dem sich beim Essen jedes Mal eine Menge Speisereste ansammelte, dachte ich, dass das alles keinen Sinn hatte. Mir kamen Zweifel und ich spürte, dass es für mich besser war, den vorgeschlagenen Behandlungsplan nicht fortzusetzen.

Da ich sowieso in die Gegend von Nouveau-Brunswick musste, nutzte ich die Gelegenheit, einen alten Freund, einen Zahnarzt, aufzusuchen. Ich bat ihn um seine Meinung. Er antwortete nach kurzem Zögern:

> *"Claudia, wäre es mein Mund, würde ich es nicht machen lassen. Wenn du bei diesem angegriffenen Zahn eine Wurzelbehandlung vornehmen und dann eine Wurzel entfernen lässt, trägt das nur zur weiteren Schwächung dieses Zahns bei, so dass du letztendlich auf jeden Fall ein Implantat brauchst. Warum sollen wir ihn also nicht so erhalten, wie er ist? Im Moment sitzt er noch fest, und wenn er sich zu lockern beginnt, kannst du dir direkt ein Implantat einsetzen lassen. Damit hast du Zeit, Geld und Schmerzen gespart. Und was dein Zahnfleisch angeht, so ist es zwar nicht perfekt, aber immer noch gesund genug, um seine Rolle zu erfüllen."*

Er bestätigte mir, was ich gespürt hatte. Es war kein Zufall, dass ich die beiden Termine bei dem ersten Arzt verpasst hatte. Ich begriff, was die Ursache für mein Zahnfleischproblem gewesen war, auf die ich in dem Abschnitt über die Symbolik des Körpers noch näher eingehen werde. Ich hatte nicht mehr zu befürchten, dass diese Erkrankung erneut auftreten würde. Ich hatte den Behandlungsplan nicht befolgt. Mein Zahnfleisch hat sich bisher sehr gut gehalten, und ich habe diesen Zahn, der mir eigentlich hätte ausfallen müssen, immer noch.

Der Einfluss eines Arztes ist sehr groß, denn die Person, die sich zu ihm in die Behandlung begibt, denkt, dass er der Experte ist und mehr weiß als sie selbst. Allzu oft überlassen wir ihm die Entscheidungsgewalt, auch wenn es eher in unserem Interesse wäre, sie bei uns zu behalten. Auch einem Händler geben wir nicht unsere Kreditkarte in die Hand und sagen ihm, er könne davon abbuchen, so viel er wolle. Wir überprüfen, ob der Verkaufsgegenstand und der Betrag übereinstimmen, und nehmen unsere Karte wieder an uns. Aber dem Arzt lassen wir praktisch freie Hand über unseren Körper. Dies gilt insbesondere für die Chirurgen, die meistens nur sehr wenig Zeit haben, ihren Patienten zuzuhören: Sie haben in der Regel nur gerade Zeit zum Operieren ...

Mit 22 Jahren hatte ich Gallensteine und damals war die empfohlene Therapie das Entfernen der Gallenblase. Vor dem Eingriff musste ich ein Dokument unterschreiben, das besagte, dass ich jeder anderen Intervention, die sich als notwendig erweist, zustimme. Als ich aus der Narkose erwachte, musste ich feststellen, dass man mir auch den Blinddarm herausgenommen hatte. Leider war er völlig gesund. Man sagte mir damals, dass man die Gelegenheit des Eingriffs im Bauchraum auch gleich zur Entfernung des Blinddarms genutzt habe, um mir eine eventuelle Blinddarmentzündung zu ersparen. Als ob der Blinddarm ein unnützes Ding im Körper wäre!

Genau das kommt dabei heraus, wenn wir jenen freie Hand lassen, denen wir vertrauen. Für den Arzt, der pro Eingriff bezahlt wird, ist es einträglicher, eine Gallenblase und einen Blinddarm herauszunehmen.

Trotz allem möchte ich nicht, dass Sie glauben, unsere Medizin sei eher lukrativ als menschlich; wie in allen Berufen gibt es hier wahre Meister – und eher Mittelmäßige, Ehrliche und Unehrliche. Wir müssen unseren Blick für die schulen, die in unserem Interesse handeln.

Man muss nicht alles wissen,
um sein Urteilsvermögen einzusetzen.

Der Arzt kann uns genauso beruhigen und uns bei unserem Heilungsprozess helfen, wie er bei uns Panik auslösen und damit eine Problematik in Gang setzen kann, die zuvor gar nicht vorhanden war. Er kann eine bestehende Krankheit sogar verstärken. Dieser Einfluss wird auch iatrogener Effekt genannt.[4]

Hier einige Beispiele: Martine hatte gerade ihr erstes Auto bekommen. Deshalb war es ihr ein Vergnügen, ihre Mutter zu ihrem Arzt zu fahren. Ein Jahr zuvor war ihre Mutter an Brustkrebs erkrankt und musste sich einer Mastektonie unterziehen. Im Untersuchungszimmer wandte sich der Arzt an Martine und sagte zu ihr: *"Ich an deiner Stelle würde mir beide Brüste abnehmen und Prothesen einsetzen lassen. Die Töchter von Frauen mit Brustkrebs neigen sehr oft auch zur Entwicklung dieser Krebserkrankung."*

Martine bekam danach eine solche Angst, während ihr früher dieser Gedanke nicht einmal in den Sinn gekommen war. Sie untersuchte sich laufend und entdeckte schon bald kleine Knoten, hatte aber zu große Angst, sich untersuchen zu lassen. Als ich sie zum ersten Mal traf, erzählte sie mir, dass sie nicht mehr auf dem Bauch schlafen könne, weil ihr der Busen wehtue.

Während der Therapie wird sich Martine der Manifestationen ihrer Angst bewusst. Ich erkläre ihr die Hauptursachen von Brustkrebs, und sie begreift, was bei ihrer Mutter zur Entstehung dieser Krankheit geführt hat. Das beruhigt sie ungemein und sie freundet sich mit dem Gedanken an, dass es ohne Ursache keine Wirkung gibt. Es gelingt ihr, sich völlig von ihrer Angst zu befreien. Zwei Monate später teilt sie mir mit, dass ihre Schmerzen nach unserem Treffen verschwunden sind und sie ihre kleinen Geschwulste jetzt nicht mehr spürt.

Marylène ist wegen eines Brustkrebses in Behandlung. Ihr Arzt empfiehlt ihr, an einer Vorsorgeuntersuchung zur Früherkennung von Gebärmutterhalskrebs teilzunehmen. Einige Zeit später ruft er bei ihr zu Hause an und teilt ihr mit, dass bei ihrem Abstrich atypische Zellen gefunden worden seien. Er möchte mit ihr einen Termin für eine Kolposkopie vereinbaren. Als Marylène das Wort "atypische Zellen" hört, denkt sie: *"Jetzt ist es so weit, das ist mein Ende, der Krebs ist dabei, sich in meinem ganzen Körper auszubreiten."* Todesangst überfällt sie, und sie denkt Tag und Nacht an nichts anderes, weil sie sich vor allem um ihre Kinder Sorgen macht. Zwei Monate später hat sie Flecken auf den Lungen und sechs Monate später teilt man ihr mit, dass sie Metastasen in den Lungen habe.

---

[4] *Aus dem Griechischen iatrós = "Arzt".*

Waren etwa die Krebszellen ihrer Brust in die Lungen gewandert oder war es diese schreckliche Angst vor dem Sterben, die diesen neuen Krebs zum Ausbruch gebracht hat? Ich glaube, eher Letzteres ...

Begriffe wie Krebs, Multiple Sklerose, HIV-positiv haben für den Arzt und den Patienten nicht dieselbe subjektive Färbung. Für den Arzt ist dies eine Diagnose von vielen. Aber für den Patienten, der solche Begriffe hört, bedeutet dies oft eine Verschlechterung des Gesundheitszustandes, schmerzhafte und bisweilen verstümmelnde Behandlungen oder sogar den Tod. Multiple Sklerose kann einen Verlust an Autonomie bedeuten, vielleicht sogar den Rollstuhl?

Und was soll man vom HIV-Test halten? Was kann die Wirkung auf die Psyche einer Person sein, wenn sie erfährt, dass sie HIV-positiv ist? Eine wohl nur unwesentliche Frage für den Virologen, der den biochemischen Feinheiten der Viren in seinen Probengläschen auf der Spur ist. Eine ganz entscheidende Frage allerdings für Psychologen und Therapeuten, die versuchen, die von dieser Neuigkeit niedergeschmetterte Person moralisch wieder aufzurichten.

Aber für die betroffene Person selbst ist es eine Wirklichkeit, mit der sie leben muss. Jeder reagiert im Rahmen der Möglichkeiten seiner Persönlichkeit, aber man kann zwei große Tendenzen erkennen: Die einen verfallen einem Prozess aus Verzweiflung und Aufgeben, ziehen sich dabei in sich selbst zurück, warten auf das Lebensende ... Und die anderen, die das Gefühl haben, ein Damoklesschwert über sich zu haben. Und genau das tritt oft ein ... Nach Monaten oder Jahren einer ohne großen Probleme gelebten Seropositivität erleben diese Menschen nun einen Konflikt, der sich nach dem Gesetz von Ursache und Wirkung auf den Körper überträgt. Ist die Verbindung zur Seropositivität vom Arzt nachgewiesen und vom Patienten auch ernstgenommen, wird das bis jetzt über ihm schwebende Schwert ihn durchbohren, was den Beginn eines Endes bedeutet, das sehr wenige Zeit später eintreten kann. Aber was wäre, wenn der permanente Angstzustand und die empfohlenen Behandlungen – und nicht das HIV – verantwortlich wären für die Zerstörung des Immunsystems? Dies ist die Schlussfolgerung mehrerer Spezialisten, beispielsweise die des großen amerikanischen Forschers Peter Duesberg.

Dies führt uns unweigerlich zu einem Überdenken von Krankheitsnachweis und Impfungen. Seit Jahren erleben wir verschiedene Werbekampagnen, die ganze Völkermassen dazu verleitet haben und immer noch verleiten, sich impfen zu lassen und an der Früherkennung von Krankheiten teilzunehmen. Aber ist dies wirklich zu unserem Vorteil? Dies ist ein Sache des Standpunktes ...

Rein medizinisch gesehen ist diese Praxis logisch, geht man davon aus, dass die meisten Tumore lange Zeit ohne klinisches Erscheinungsbild sind und dass ein als krebsartig eingestufter Tumor, der ja von selbst nicht aus dem Körper verschwinden kann, aus dem Körper entfernt werden muss, will dieser eine Chance zur Heilung haben.

Aber wenn wir einen Standpunkt einnehmen, der auf den biologischen Gesetzen basiert, entdecken wir eine andere Realität: Krebserkrankungen sind vollkommen umkehrbar, wenn die Faktoren, die sie ausgelöst haben, bekannt sind, und sie können sich dann in harmlose und inaktive Tumore verwandeln.

Nehmen wir als Beispiel eine Person, die eine sehr schwere Lebensphase durchmachen musste, die, ohne dass sie es wusste, zum Ausbruch einer Krebserkrankung geführt hat. Da es ihr gelungen ist, ihre Schwierigkeiten zu überwinden, ist diese Krebserkrankung im Stadium eines Tumors ohne Folgen gestoppt worden.

Die Entdeckung des Tumors bei einer Vorsorgeuntersuchung kann die Person auf brutale Weise in einen Albtraum voller Ängste oder langwieriger, mühseliger Behandlungen stürzen. Der Tumor, der sich in der emotionalen Phase entwickelt, ist mit Schmerzen verbunden und legt daher einen Eingriff nahe. So erinnere ich mich an eine Situation, die ich am Anfang meiner Arbeit im Nachtdienst eines Krankenhauses erlebte. Einer Frau war operativ ein großer Lebertumor entfernen worden. Sie hatte mehrere Stunden auf dem Operationstisch verbracht und dabei eine Unmenge Blutkonserven bekommen. Deswegen hatte ich Schwierigkeiten, kompatible Blutkonserven für sie zu finden. Ich teilte dies dem Arzt mit, der weiterhin darauf drängte, ihm möglichst rasch Blut zukommen zu lassen. Ich warnte ihn, dass das riskant sein könnte. Er antwortete: *"Sie wird sowieso sterben."* Tatsächlich starb die Frau. Ihr Tumor wurde anschließend zur näheren Untersuchung nach Washington eingeschickt. Das Ergebnis kam. Es handelte sich um einen angeborenen gutartigen Tumor.

Die Frau war ursprünglich wegen eines ganz anderen Problems zum Arzt gekommen und zwar wegen eines Zwölffingerdarmgeschwürs. Doch der Arzt war so beeindruckt von dem Tumor auf den Röntgenaufnahmen, dass er das Zwölffingerdarmgeschwür vergaß und sich auf den Tumor konzentrierte.

Vorsorgeuntersuchungen sind sinnvoll, aber nur wenn eine ganze Reihe von anderen Faktoren auch mit berücksichtigt werden. Ein Extrem ist jedoch die sogenannte "Überuntersuchung", wenn der Arzt eine ganze Batterie von Untersuchungen fordert. Das andere Extrem ist die Person, die ihre Schmerzen und ihr Unwohlsein ignoriert. Der gesunde Mittelweg besteht darin, aufmerksam auf das zu achten, was wir spüren und fühlen, den Zusammenhang zu dem, was wir erleben, herzustellen und, wenn nötig, einen Arzt aufzusuchen. Das schließt eine gelegentliche Selbstuntersuchung der Brust und einen generellen Check-up bei Bedarf nicht aus.

➢ Und was ist mit Impfungen?

"Der Organismus muss so gut und so lange wie möglich unberührt von jeglicher Verunreinigung bleiben, und seine Vitalität muss durch Physiotherapie erhalten werden. Zum gegenwärtigen Zeitpunkt verursachen wir selbst Krankheiten und gehen einem allgemeinen Krebsbefall und Formen von Geistesschwäche infolge von Encephalitis, Arzneimittelkonsum, Impfungen und anderen chemotherapeutischen Auswüchsen entgegen."

– Professor Leon Grigoraki,
Doktor der Naturwissenschaften an der
medizinischen Fakultät der Universität Athen

Und hier die Erklärung des bedeutenden amerikanischen Kinderarztes Dr. Robert S. Mendelsohn zum Thema Impfungen:

"Die Impfung wurde auf so geschickte Weise und so schnell eingeführt, dass die meisten Eltern glauben, dass sie das Wundermittel sei, das die vielen schrecklichen Krankheiten der Vergangenheit zum Verschwinden bringt. Ich selbst habe in den ersten Jahren meiner ärztlichen Tätigkeit auch Impfungen ausgeführt. Inzwischen bin ich wegen der vielen damit verbundenen Gefahren zu einem entschiedenen Gegner von Massenimpfungen geworden.

Das Thema ist so umfassend und komplex, dass man ein ganzes Buch darüber schreiben könnte. Ich kann Ihnen hier nur mitteilen, zu welchem Schluss ich gekommen bin: Die Massenimpfung stellt aufgrund ihrer Nutzlosigkeit eine der größten Gefahren für die Gesundheit unserer Kinder dar."

Eva Lee Snead, Kinderärztin und Autorin verschiedener wissenschaftlicher Veröffentlichungen und Bücher (wie: *Some Call it Aids... I Call it Murder* und *The Connection between Cancer, Aids, Immunizations, and Genocide)* hat seit einigen Jahren eine Reihe von medizinischen Untersuchungen über die Zunahme der Krebs- und Leukämierate bei Kindern durchgeführt.

Sie weist auf die Ähnlichkeit zwischen den klinischen Syndromen des HIV-Virus und jenen des SV40-Virus der afrikanischen grünen Meerkatzen hin. Das Affenvirus SV40 wurde in verschiedenen Personen gefunden. Die einzige Möglichkeit, wie ein Mensch zu dem Affenvirus SV40 kommt, ist durch Essen von Affenfleisch oder durch gleichzeitiges Impfen mit einem Impfstoff. Nun hat man festgestellt, dass SV40 angeborene Anomalien, Leukämie, Krebserkrankungen, eine schwere Immunsuppression und ähnliche Symptome wie bei AIDS verursacht. Die Kinderärztin weist nach, dass die Impfstoffe für das Auftauchen von AIDS und die deutliche Zunahme an Leukämie und *Krebserkrankungen* bei Kindern verantwortlich sind.

Alexander Horwin ist am 7. Juni 1996 in Frankreich geboren und am 31. Januar 1999 an einem Leptomeningeom gestorben. Seine Geschichte gleicht der von vielen anderen kleinen Kindern, die an Krebs oder Leukämie erkrankt sind. Alexander Howan hat bis zum Alter von 17 Monaten bereits 16 Impfstoffinjektionen bekommen. Nachdem er vier Monate alt war, traten bei ihm Schlafstörungen und starke Nervosität auf, so dass er mehrmals pro Nacht weinte und schrie und phasenweise unter Krämpfen und Konvulsionen litt. Anschließend bekam er Ohrinfektionen und Bauchschmerzen. Als er ein Jahr alt war, überzogen sich seine Beine mit Ekzemen. Ihm wurde daraufhin eine Cortisoncreme verschrieben, die allerdings keinerlei Wirkung zeigte. Das Kind erhielt trotzdem weiter seine Impfungen. Als es anfing, sich zu übergeben, gab die Kinderärztin vor, er habe eine virale Infektion.

Alexander war zwei Jahre alt, als festgestellt wurde, dass er einen Hirntumor (ein Medulloblastom) hatte. Nach zwei Operationen, die 16 Stunden dauerten, wurden seine Eltern von den medizinischen und staatlichen Autoritäten gezwungen, ihn eine Chemotherapie machen zu lassen. Drei Monate später starb Alexander, immer noch in Chemotherapie, an einem Leptomeningeom.

Eine Analyse des aus dem Gehirn von Alexander entnommenen Tumorgewebes enthüllte, dass es das Affenvirus SV40 enthielt. Wie hätte dieses Kind in Kontakt mit diesem Virus kommen sollen? Es scheint keine andere Antwort darauf zu geben als durch die Impfungen.

In den 50iger und 60iger Jahren wurden Millionen von Kindern gegen Polio geimpft. Der dafür verwendete Impfstoff war ebenfalls mit dem berühmten Affenvirus SV40 verseucht, das als karzinogen angesehen wurde. Dieser Impfstoff wurde später vom Markt genommen, aber heute findet man dieses Virus in vielen Krebsformen wieder. Das SV40-Virus wird häufig mit dem Medulloblastom assoziiert, der häufigsten Hirntumorform bei Kindern.

Im Jahre 1997 haben Forscher im Rahmen einer Konferenz über das SV40-Virus auf "die enorme Zunahme von Mesotheliomen in der zweiten Hälfte des 20. Jahrhunderts" hingewiesen, "die zusammenfällt mit der unheilvollen Impfung von Millionen von Personen mit dem mit SV40-Virus verseuchten Polio-Impfstoff". Sie haben hinzugefügt, dass bei den Geimpften ein höheres Auftreten von Gehirntumoren zu beobachten war als bei den Nichtgeimpften.

Die Wissenschaftler beginnen langsam zu begreifen, dass das Einimpfen von Milliarden Viren in einen Organismus ein anormales Ereignis darstellt, das im Körper eine anormale Reaktion hervorruft. Wenn das Immunsystem eines Kindes ausreichend ausgebildet und stark genug ist, ist es in der Lage, dieser Aggression standzuhalten. Aber wenn sein Immunsystem nicht stark genug ist oder wenn es auf diese unvermittelte virale Invasion stark reagiert, kann es sein, dass es keiner weiteren Aggression die Stirn bieten kann.

Seit den Arbeiten von Pasteur ging man davon aus, dass abgeschwächte oder tote Kulturen von pathogenen Erregern die Immunität herbeiführten. Es herrschte die Überzeugung, dass eine durch Impfung herbeigeführte, sehr schwache Ausprägung der Krankheit im Organismus die Bildung von Antikörpern verursache, die in der Lage seien, den aktiven Formen der Krankheit siegreich entgegenzutreten. Allerdings ist es nun so, dass die Arbeiten des russischen Wissenschaftlers Professor Bochian über den Polymorphismus der lebenden Substanz und die Bedeutung des Milieus diese Hypothese praktisch verwerfen.

Bochian ist es gelungen, aus abgetöteten Impfstoffen lebende Kulturen von pathogenen Erregern herzustellen. Die Tatsache, dass lebende Mikroben und Viren aus verschiedenen Substraten erzeugt wurden, auch aus Präparationen, die bis dahin für steril gehalten wurden, bestätigt, dass die Grenzen des Lebens von Organismen, wie den Viren, weit über die Grenzen hinausgehen, die von der Wissenschaft zu Pasteurs Zeiten festgelegt wurden.

Und auch heutige Ärzte sprechen immer wieder neue Warnungen aus. So erklärte beispielsweise Dr. Doux:

"Meiner Ansicht nach lautet die große Frage, die bisher nur die Homöopathen aufgeworfen haben, welche Auswirkungen die Impfungen langfristig haben werden. Das Zellchaos, das durch die Aggression der Mikroben angerichtet wird, ***bereitet den Boden für den Krebs vor*** *und erklärt teilweise die langsame und unerbittliche Entwicklung dieser Geißel unserer Zeit, die wir heute beobachten.*

Viren, die für sich alleine genommen keine krankheitserregende Wirkung haben, können dennoch Krebserkrankungen auslösen, wenn sie zusammen mit anderen Viren auftreten. So konnten Biologen durch Rekombination eines ungefährlichen Virus des Pavians mit einem ungefährlichen Virus der Maus eine Hybridform erzeugen, die nicht nur bei Pavianen und Mäusen, sondern auch bei Hunden, Schimpansen und in humanen Zellkulturen Krebserkrankungen auslösen kann."

(*Science & Vie*, Juni 1979)

"Die Mediziner geben heutzutage zu, dass das Vaccinia-Virus andere Viren aktivieren kann, aber sie sind geteilter Meinung über die Frage, ob es als Hauptkatalysator für die AIDS-Epidemie angesehen werden kann."

(P. Wright, *The Times*, 11. Mai 1987)

In vielen Ländern sind die Impfungen eines Kindes Pflicht, wenn es die Schule besuchen will. Das ist übrigens der Hauptgrund, warum viele Eltern ihre Kinder überhaupt impfen lassen. Andere machen es einfach automatisch, ohne nachzudenken, weil sie der falschen Propaganda Glauben schenken, die behauptet, Impfstoffe würden uns schützen.

Ein Impfstoff ist ein Fremdkörper, der unser Immunsystem angreift. Wenn die Schwingungsfrequenz, auf die wir uns einstimmen, bewirkt, dass wir keine Kraft mehr zum Kämpfen haben, weil wir eine Zeit der Mutlosigkeit durchmachen, kann dieser Angreifer, den wir zuvor neutralisieren konnten, wieder neue Kraft schöpfen, um unser Immunsystem mit Volldampf anzugreifen.

Ohne diese Schwingungsfrequenz bleibt das Virus weiterhin unschädlich. Warum sollte man deshalb ein solches Risiko freiwillig auf sich nehmen? Da wir uns bereits jetzt wie die Schafe von Panurge[5] verhalten, würden wir damit das Recht, über unseren Körper und unsere Gesundheit sowie die unserer Kinder selbst zu entscheiden, einfach in die Hand der offiziellen Stellen geben.

Dr. Bernie Siegel hat seine Kranken in drei Kategorien eingeteilt. Meine eigene Erfahrung bestätigt die Richtigkeit dieser Einschätzung:

Die erste Kategorie, die etwa 15-20 % aller Kranken umfasst, möchte überhaupt nicht geheilt werden. Bewusst oder unbewusst wünschen sich diese Personen zu sterben, um den Alltagsproblemen zu entfliehen, die sie immer für unüberwindbar hielten. Eine Krankheit, Behinderung oder der Tod liefert ihnen dazu den Vorwand.

Die zweite Kategorie macht die Mehrheit aller Kranken, d. h. circa 60-70 %, aus. Das sind diejenigen, die sich ganz in die Hände ihres Arztes begeben, weil sie glauben, er könne sie mit seiner ganzen Auswahl an Medikamenten heilen. Tatsächlich glauben sie also an die Wunderpille oder an die Operation, die endlich ihre persönliche Situation regeln wird. Wie kann man sich da noch wundern, dass die Medizin zu einer äußerst einträglichen Industrie geworden ist? Kein Geschäft kann ohne Käufer überleben.

Dr. Siegel behauptet, dass diese Kategorie sich mit überwiegender Mehrheit für eine Operation entscheiden würde, wenn man ihr die Wahl zwischen einer Operation und einer heilungsversprechenden Umstellung ihrer Lebens-, Denk- oder Reaktionsweise gäbe.

Die dritte Kategorie macht laut Dr. Siegel 15-20 % aller Kranken aus, ist aber meiner Erfahrung nach am Zunehmen. Das sind die Personen, die nicht länger die Opferrolle spielen, sondern ihre Gesundheit in die eigene Hand nehmen wollen. Sie versuchen zu verstehen, was wohl bei ihnen dazu geführt hat, dass sie die jeweilige Krankheit, das jeweilige Leiden oder die jeweiligen Beschwerden bekommen haben. Sie sind offen und wollen lernen. Sie haben keine Angst davor, den Tatsachen ins Auge zu sehen. Sie sind bereit, die nötigen Veränderungen vorzunehmen, um ihre Gesundheit und ihr Wohlbefinden zurückzuerlangen. Sie haben begriffen, dass das Abklingen

---

[5] *A. d. Ü.: In dem Roman Pantagruel von Rabelais ist Panurge eine Figur, deren Verhalten und Ansichten sich je nach den Menschen um sie herum verändern.*

von Symptomen nicht die Heilung ist, sondern dass die einzig wahre Heilung die Selbstheilung ist.

Die Menschen, die zu dieser dritten Kategorie gehören, sehen ihren Arzt oder ihren Therapeuten nicht als allwissend an, sondern als Teamkollegen auf der gemeinsamen Suche nach der Heilung.

Wenn wir in uns die Fähigkeit haben, eine Krankheit entstehen zu lassen, dann haben wir auch das Potenzial, uns von ihr zu befreien. Die Medizin verfügt über Statistiken bezüglich der Entwicklung und der Sterberaten bei verschiedenen Krankheiten, sie besitzt jedoch keine Zahlen hinsichtlich der Selbstheilungsrate. Der Grund dafür ist ganz einfach: Wenn man geheilt wird, braucht man keine Ärzte mehr. Wenn auch Statistiken über die Selbstheilung angelegt würden, würden die düsteren Prognosen viel von der Angst, die sie verbreiten, verlieren.

> *"Es ist eine Tatsache, dass die meisten Krebskranken heute an panischer Angst sterben. Diese vollkommen überflüssige Panik ist iatrogenen Ursprungs, das heißt, von den Ärzten verursacht, deren pessimistische Prognosen neue Schocks und neue Krebsformen auslösen, die dann von dem klassischen Schulmediziner sofort als 'Metastasen' bezeichnet werden. Jeder Arzt hätte früher oder später einmal ahnen müssen, dass es keine andere Erklärung für eine Tatsache gibt, die dennoch allen bekannt ist: nämlich, dass es äußerst selten ist, dass bei einem Tier eine sekundäre Krebserkrankung auftritt."*
>
> Dr. Hamer

Was ein Kranker am meisten braucht, ist Beruhigung und Ermutigung, um dann auf einen Prozess der Selbstheilung hingeführt zu werden. Was er überhaupt nicht braucht, sind düstere Prognosen, die ihn noch mehr verängstigen und schließlich zum Tode verurteilen.

Schließlich sollte man auch hinsichtlich einer anderen Einflussquelle auf der Hut sein: den Weissagern, die uns Dinge über unsere Zukunft voraussagen. Manche dieser Voraussagen können sehr angenehm klingen, während andere in uns eine abgrundtiefe Angst auslösen können, die für unsere Gesundheit verheerende Folgen haben kann.

Bei Sandra sind nach dem Besuch eines Mediums Eierstockzysten aufgetreten. Sie war damals mit Paul verheiratet, den sie sehr liebte, und ihr innigster Wunsch war, Kinder mit ihm zu haben. Doch Paul war noch nicht so weit, seine Rolle als Vater zu übernehmen, und zögerte den Moment des Kinderkriegens immer wieder hinaus. Sandra fragte das Medium, wie viele Kinder sie mit Paul haben werde. Er antwortete ihr, sie werde nie Kinder von Paul haben, weil er eine zu wichtige Mission zu erfüllen hätte, um die Vaterrolle zu übernehmen. Für sie war das ein wahnsinniger Schock, der großen Kummer bei ihr auslöste. Je mehr sich Paul in seine Arbeit stürzte, desto mehr dachte Sandra an das, was das Medium ihr gesagt hatte. Sie fraß diesen Kummer in sich hinein, ohne Paul je etwas davon zu erzählen.

Ich riet ihr, das, was das Medium gesagt hatte, auf einen Zettel zu schreiben und eine Affirmation etwa in folgender Form hinzuzufügen:

"Ich bitte meinen bewussten und unbewussten Geist, jede bisher vorhandene Affirmation, die nicht mehr förderlich für mich ist, sofort und gänzlich durch eine andere zu ersetzen, die zu meinem Glück und meinem Wohlbefinden beitragen kann. Sollte es sich in Übereinstimmung mit dem Plan für meine Evolution befinden, wünsche ich mir, Lichtseelen empfangen zu dürfen, die ich auf ihrem Entwicklungsweg führen kann. Ich begebe mich ganz in die Hände der göttlichen Weisheit. Möge sich die ideale Situation manifestieren."

Sandra wurde von ihren Zysten geheilt und sechs Monate später teilte sie mir mit, dass sie schwanger sei. Sie brachte einen schönen kleinen Jungen zur Welt, auf den zwei Jahre später ein süßes kleines Mädchen folgte.

Denken wir immer daran, dass eine Voraussage niemals eine Gewissheit sein kann; es handelt sich lediglich um Möglichkeiten, die wir vermeiden oder umwandeln können.

Wir sollten ein Minimum an Weisheit zeigen, wenn wir aus dem breiten Angebot von praktizierenden Ärzten und Therapeuten die wählen, die uns Sicherheit geben und uns den Weg zur Selbstheilung aufzeigen, indem sie uns mit den ihnen zur Verfügung stehenden Mitteln begleiten.

Und auch wir selbst sollten aufpassen, welche Suggestionen wir anderen gegenüber loslassen. Ich denke da vor allem an Eltern und Therapeuten im Gesundheitswesen. Es ist in unserem Interesse aufzupassen, welche Suggestionen oder Bemerkungen wir gegenüber unseren Schützlingen äußern. Sie sollten stets positiv und ermutigend sein, denn sie werden auf die eine oder andere Weise ihre Auswirkung zeigen.

KAPITEL IV

Wie man Programmierungen gut nutzen kann

> Jeder Mensch baut in jedem Moment an seiner Zukunft, an der unseres Planeten und an der des gesamten Universums! Je höher eine Bewusstseinsebene ansteigt, desto mehr nehmen die Schwingungen ihrer Umwelt zu und desto harmonischer, desto ›göttlicher‹ wird die Erde.
>
> André Harvey

Um zu verstehen, wie Programmierungen uns günstig oder ungünstig beeinflussen können, wollen wir uns die Beziehung zwischen unserem Bewusstsein, Unbewussten, Unterbewusstsein und höheren Bewusstsein ansehen.

Das Bewusstsein ist die Fähigkeit, die es uns ermöglicht, unsere Wirklichkeit zu begreifen und darüber nachzudenken. Der Mensch ist das einzige Lebewesen in der Natur, das sich im Wachzustand dank seines perfekten Gehirns seiner selbst bewusst ist.

Im Schlafzustand mit seinen Träumen kehrt er in den animalischen Bewusstseinszustand zurück. Im Schlafzustand ohne Träume kehrt er in den Bewusstseinszustand von Pflanzen zurück. Auch wenn der Mensch als einziges Lebewesen der Schöpfung ein objektives Bewusstsein hat, ist dieses doch sehr begrenzt.

Wir können uns nur dessen bewusst sein, was wir mit unseren fünf Sinnen wahrnehmen, was wir gelernt haben und an was wir uns erinnern können. Wir wissen, dass wir Infrarot- oder UV-Strahlen nicht sehen oder Ultraschall oder Infraschall nicht hören können. Unsere Rezeptoren, unsere Augen und Ohren, reichen nicht aus, um sie wahrnehmen zu können, was aber nicht heißt, dass es sie nicht gibt. Das Gleiche gilt für die Kenntnisse, die wir erworben haben. Sie sind äußerst beschränkt im Vergleich zu dem gesamten Wissen, das in der Welt der Materie vorhanden ist, ganz zu schweigen von dem der metaphysischen Ebene.

Gleiches gilt auch für unser Gedächtnis. Wir erinnern uns im Vergleich zu dem, was unser unbewusstes Gedächtnis abgespeichert hat, bewusst nur an ganz wenige Dinge.

Das Bewusstsein erlaubt es uns, "unsere eigene Wirklichkeit" zu erkennen und darüber nachzudenken - und nicht die Wirklichkeit ganz allgemein. Denn diese Wirklichkeit ist unbegrenzt. Unsere Sinne erlauben uns nur, uns eines ganz kleinen Teils des Universums bewusst zu werden.

Je mehr wir jedoch unser Bewusstseinsfeld erweitern, desto mehr können wir unsere Welt positiv verändern und unser Leben immer besser meistern.

Das Unbewusste ist das, was nicht bewusst ist, was sich ohne unser Wissen abspielt, was vergessen wurde und sich doch weiterhin manifestiert.

Ein Beispiel: Ich habe große Angst, meinen Job zu verlieren. Ich mache tausend Dinge, um nicht daran zu denken. Mein Unterbewusstsein empfängt dieses Angstbild, mein Körper reagiert und ich habe Schmerzen am Ischiasnerv, verstehe aber nicht, warum. Bewusst war ich damit beschäftigt, tausend Dinge zu tun - und unbewusst unterhielt ich diese Angst.

Die meisten unserer Reaktionen geschehen unbewusst. Sie sind verbunden mit einer oder mehrerer Erinnerungen, die wir vergessen haben und die in unserem emotionalen Gedächtnis geparkt sind.

Hierzu ein Beispiel: Eine Frau war jedes Mal angespannt, wenn sie Unordnung in ihrem Haus sah; sie schimpfte auf ihren Mann und ihre Kinder, obwohl diese ihr Bestes taten, um ihr beim Aufräumen zu helfen. Eines Tages fragte sie ihr Mann, an was dieses Durcheinander sie erinnere, und diese Frage ließ plötzlich eine Erinnerung in ihr hochsteigen: Als sie noch ein Kind war, gab es um sie herum viel Unordnung und auch Gewalt, ein Klima ständiger Anspannung. Bei ihrer besten Freundin war es genau umgekehrt: Das Haus war immer wunderbar aufgeräumt und es herrschte ein harmonisches Klima. Sie hatte also Ordnung mit Harmonie und Unordnung mit Gewalt assoziiert, und jedes Mal, wenn sie ihr Haus in Unordnung sah, stellten sich bei ihr Spannung und Nervosität ein. Hatte sie dann ihr Haus wieder in Ordnung gebracht, hatte sie auch wieder dieses Gefühl von Harmonie. Viele Paare kennen eine solche Situation, wenn einer der beiden Partner nicht das übertriebene Bedürfnis seines Partners nach Schönheit versteht. Es gibt Menschen, die gehen sogar so weit, dass sie alleine leben, um diesem Bedürfnis gerecht zu werden, ohne dass es ihnen bewusst ist.

Jedes Mal, wenn wir auf ein Wort oder eine Haltung unseres Umfeldes, sei es der Partner, das Kind, die Eltern oder die Freunde, reagieren, erweckt dies in uns eine Erinnerung, die in unserem emotionellen, also unwillkürlichen Gedächtnis angesiedelt ist und auf die wir reagieren, anders als üblich.

In einer gleichen Situation reagieren wir nicht immer gleich. Und daran können wir erkennen, wovon wir schon befreit sind.[6] Haben wir in unserer Erinnerung die Aussage "lieben = erstickt werden" verankert, fliehen wir in der Regel vor Personen, die sich ein wenig zu sehr für uns interessieren, um so unsere Freiheit zu bewahren. Haben wir "lieben = leiden" verankert, dann suchen wir zwar die Liebe, reagieren aber ablehnend, sobald sie sich uns nähert, aus Angst, sie könnte Spuren in uns hinterlassen.

Wir haben allerdings auch unbewusste Programmierungen durch unser familiäres Milieu in uns, wie zum Beispiel solche Aussagen:

- Das Leben ist ein Kampf.
- Um zu gewinnen, muss man hart arbeiten.
- Wer schön sein will, muss leiden.
- Im Leben kann man nicht alles haben.
- Im Leben kann man nicht immer tun, was man will.
- Ein Unheil kommt selten allein.
- Jedes gute Ding hat ein Ende.
- Man muss zahlen, um zu lernen.

Und schließlich die allerletzte Programmierung, die mir zu Ohren kam: "*Geh oder stirb ...*" Der Mann, der mir dies gesagt hatte, arbeitete unaufhörlich, Tag und Nacht; einen guten Teil seines Lebens hat er geschuftet wie ein Irrer,

---

[6] *In dem Seminar "Libération de la mémoire émotionelle" hilft die Autorin den Teilnehmern bei der Entdeckung dessen, was sie reagieren lässt, und hilft ihnen so, sich von ihren Szenarien des Leidens zu befreien.*

ohne zu wissen, dass er sich seine eigene Realität durch eine seinem Leben abträgliche Programmierung geschaffen hatte, an die er sich angepasst hatte.

Neben diesen familiären Programmierungen, von denen ich gesprochen habe, gibt es auch noch religiöse Glaubenssätze wie etwa:

- Wenn du in diesem Leben leidest, wirst du das ewige Leben genießen.
- Man muss sein Brot im Schweiße seines Angesichts verdienen.
- Um sich der Liebe Gottes würdig zu erweisen, muss man bereit sein, wie Jesus sein Kreuz zu tragen.
- Es ist schwieriger für einen Reichen, in den Himmel zu kommen, als ein Kamel durch ein Nadelöhr zu führen.

Deswegen gibt es so viel Elend auf dieser Erde. Im Namen der Macht wollen gewisse "große" Köpfe die Masse beherrschen. Hierzu haben sie uns so programmiert, dass wir unglücklich und abhängig sind von äußeren Faktoren, indem sie uns glauben machen, dass wir keinen Zugriff auf unseren "Computer" haben, dass alles im Voraus durch eine höhere Macht festgelegt wurde und dass wir nun das, was für uns entschieden wurde, zu erleiden haben ... Aber nichts könnte falscher sein! Das Schicksal ist die automatische Funktion, die einsetzt, sobald man sein Leben nicht mehr selbst in die Hand nimmt. Nimm die "Zügel" deines Computers in die Hand, und du wirst sehen, wie dein Leben sich verändert ...

Die Unkenntnis der Gesetzmäßigkeiten erspart niemandem ihre Auswirkungen. Die Kenntnis verstärkt sie hingegen noch.

➢ Wie können wir das Kommando über unseren Computer übernehmen?

Zunächst müssen wir für einige Zeit wieder auf "Handbetrieb" umschalten. Das heißt einfach, wir müssen aufpassen, welche Wörter wir benutzen, aber insbesondere müssen wir auf solche Ausdrücke achten, die uns zur Gewohnheit geworden sind. Beispielsweise: "Mir fällt es schwer ..." Oder: "Ich bin kann dies kaum tun ..."

Schon allein die Tatsache, immer zu wiederholen "Mir fällt es schwer ...", selbst wenn man damit nur sagen wollte "*Es ist schwierig für mich ...*", kann uns zu schaffen machen. *"Ich weiß nicht ..."* kann Verwirrung in uns hervorrufen. *"Ich habe Mühe ..."* verursacht finanzielle Schwierigkeiten oder unglückliche Situationen.

Auf "Handbetrieb" umschalten heißt demnach nichts anderes, als aufmerksam auf unsere gewohnte Ausdrucksweise zu achten und dann diese Programmierungen zu löschen, indem wir uns sagen: **"Das lösche ich."** Und schließlich müssen wir diesen Ausdruck durch einen anderen, positiven ersetzen. Höre ich mich zum Beispiel sagen: "Ich bin eine Null", sage ich mir: "Stopp!" Und ich korrigiere mich und sage: "Ich verbessere mich."

Hier noch einige Beispiele für Aussagen, die abgeändert werden sollten, damit ihre Auswirkungen positiv werden:

LÖSCHEN	STATTDESSEN VERWENDEN
– Mir fällt es schwer, ... – Ich bin unfähig, ...	– Mir fällt es weniger leicht, ... Oder: Mir fällt es immer leichter ... (je nachdem).
– Ich bin schwach im ...	– Ich werde immer stärker im ...
– Ich bin kurzsichtig wie ein Maulwurf.	– Ich sehe immer besser ...
– Ich bin stocktaub.	– Ich höre immer mehr ...
– Ich brauche einen Nachtisch nur anzusehen und schon nehme ich zu.	– Ich esse, worauf ich Lust habe, und verliere meine überschüssigen Kilos.
– Es geht gar nicht so schlecht.	– Es geht sehr gut ... Oder: nicht so gut (je nachdem).
– Da komm ich nie wieder raus.	– Ich weiß zwar nicht, wie, aber irgendwie komme ich da wieder raus.
– Das hat mich umgehauen.	– Das hat mich berührt.

Was wichtig ist, ist das Bild, welches das Wort entstehen lässt, das ich gebrauche. Wenn das neue Wort oder der neue, positive Ausdruck zur Gewohnheit geworden ist, können Sie wieder auf die Automatikfunktion zurückschalten.

Was habe ich in der Therapie nicht verstanden? Ich erinnere mich an jenen Mann, der wegen seiner Probleme mit den Beinen zu mir kam. Als er sich in den Sessel des Beratungszimmers setzte, sagte er: *"Wissen Sie, in meinem Leben läuft überhaupt nichts."* Und was machen wir mit unseren Beinen? Eine andere

Person benutzte immer den Ausdruck: "Ich habe mir ein Bein ausgerissen." Am Ende humpelte sie. Man könnte diese Liste unendlich lange fortsetzen.

Ich werde Ihnen hier nicht alle Fälle von ungünstiger Programmierung aufführen, sondern nur die Ausdrücke, die einen besonderen Bezug zu Beschwerden oder Krankheiten haben - und wie wir sie umwandeln können.

Neben den feststehenden Ausdrücken gibt es auch noch unsere eigenen Überzeugungen, zu denen wir gelangt sind und die wir ständig untermauern.

DIESE SÄTZE, DIE UNSERE BESCHWERDEN AUSLÖSEN		
LÖSCHEN	SYMPTOM	VERWENDEN
Ich habe keine Kraft.	Schwäche	Ich bekomme jeden Tag ein bisschen mehr Kraft.
Ich habe keine Energie.	Erschöpfung	Ich werde jeden Tag etwas energiegeladener.
Ich muss mich immer zurückhalten.	Verstopfung	Ich darf immer mehr ich selbst sein.
Ich habe das Gefühl zu ersticken.	Asthma, Atembeschwerden	Ich nehme mir immer mehr meinen Raum, den ich brauche.
Das kann ich einfach nicht verdauen.	Magenschmerzen	Das kann ich nicht leicht akzeptieren.
Das habe ich nicht geschluckt.	Speiseröhrenprobleme	Ich gebe mir die nötige Zeit, um es zu verarbeiten.
Ich kann ihn nicht riechen.	Sinusitis (Nasennebenhöhlenentzündung)	Ich lerne ihn so zu nehmen, wie er ist.
Ich reiße mir dafür den Hintern auf.	Analfissuren	Mein Glück hängt nicht davon ab.
Das zerfrisst mich.	Sodbrennen (Magen)	Das ist nicht leicht für mich zu akzeptieren.
Das fasse ich nicht.	Schmerzen im Arm	Ich nehme mir Zeit, um es zu verstehen.
Wegen ihr könnte ich vor Wut platzen.	Ödem	Manchmal fehlt es mir ihr gegenüber an Geduld.
Ich bin innerlich zerrissen.	sehr starke Bauchschmerzen oder Blutungen	Das berührt mich sehr.
Ich bin schlecht drauf.	Depression	Morgen wird es schon wieder besser gehen.

Das geht mir an den Kragen.	Erstickungsgefühl, Atembeschwerden	Es gibt immer eine Lösung.
Ich habe das Gefühl, auf der Stelle zu treten.	Fußschmerzen	Ich versuche, den richtigen Schritt zu tun.
Mir läuft die Galle über.	Leberbeschwerden	Ich habe Vertrauen.
Ich habe immer den Mund gehalten.	Kehlkopfkrebs	Ich lerne, meine Bedürfnisse zum Ausdruck zu bringen.
Ich muss immer kämpfen.	Infektionen, Leukämie	Ich will nach Lösungen suchen.
Nie haben andere mich unterstützt.	Probleme mit dem Gewölbe des Fußes	Ich habe gelernt, mich auf mich selbst zu verlassen.
Ich nehme schon zu, wenn ich nur klares Wasser trinke.	Fettleibigkeit	Das Wasser scheidet meine überflüssigen Fettzellen aus.
Ich fühle mich bedrängt.	Blasenprobleme	Das gefällt mir nicht.
Das stinkt mir.	Durchfall	Ich muss mir meinen Raum nehmen.
Man hat mich in den Schmutz gezogen.	Rektumprobleme	Diese Situation hat meine Integrität angegriffen.
Ich stecke finanziell in der Scheiße.	Probleme mit dem Kolon	Das wird sich schon wieder geben.
Das laugt mich aus.	Krebs oder Amputation	Das bringt mir nicht das, was ich mir gewünscht hätte.
Das ist doch kein Leben.	Lungenentzündung	Ich muss Lösungen finden, um mir mein Leben zu erleichtern.
Das bricht mir das Herz.	Herzprobleme	Das macht mich traurig.
Ich bin beunruhigt.	Cholesterol, Sepsis	Ich bin nicht beruhigt, aber lerne zu vertrauen.

Zusätzlich zu diesen bekannten Formulierungen gibt es auch hausgemachte Programmierungen:

Lucie litt seit 20 Jahren unter Heuschnupfen. Bei unserer ersten Begegnung sagte sie: *"Ich brauche keinen Kalender, denn ich weiß auch so, wann der 6. Juli ist. An diesem Tag fange ich jedes Jahr unweigerlich wieder an, meinen Heuschnupfen zu bekommen - und das seit 20 Jahren."*

Das erste Mal, als Lucie einen Heuschnupfen bekam, gab es natürlich eine Ursache dafür. Das Jahr darauf hat sie dann in derselben Zeit wieder unter der

Krankheit gelitten. Sie hat daraus geschlossen: "Am 6. Juli beginnt mein Heuschnupfen."

Um sich von ihrer Krankheit zu befreien, musste Lucie ihre Programmierung ändern. Sie beschloss, ihre Atemwege würden ab diesem Tag harmonisch funktionieren - und das das ganze Jahr über, ohne Ausnahme. Ihr Heuschnupfen verschwand daraufhin vollkommen.

Unser Unbewusstes ist also das ausführende Element. Es überlegt nicht, es gibt sich mit gehorchen zufrieden. Deswegen wurde es oft mit einem Diener verglichen, der eine große Macht besitzt, aber kein Urteilsvermögen. Das Unbewusste versteht die einfachen Nachrichten, die genauen Anweisungen und die Bilder. Da es zum menschlichen Computer, also dem Gehirn, gehört, hat es die Fähigkeit, sich mit einem großen, zentralen Computer zu verbinden, der über alles Schwingende herrscht und so unseren Auftrag in der Welt materialisiert.

Eines Tages befand ich mich in einem Hotelzimmer in der 11. Etage. Ich schrieb: *"Das Leben ist eine lange Leiter. Schade, dass so viele Leute auf den Aufzug warten."* Als ich am nächsten Tag mein Zimmer verließ, funktionierte der Aufzug aufgrund eines Stromausfalls nicht. Normalerweise schaltete sich in diesem Fall das Notstromaggregat ein, doch dieses Mal funktionierte auch das nicht. Ich musste mein ganzes Gepäck über die Lieferantentreppe hinuntertragen.

Als ich bei mir zu Hause ankam (ich wohnte damals im 9. Stock), war der einzige Aufzug außer Betrieb. Also musste ich meine neun Stockwerke zu Fuß hinaufsteigen. Ich habe mich gefragt: "Was soll ich aus diesen Aufzuggeschichten lernen?" Und ich erinnerte mich an das, was ich geschrieben hatte. Ich löschte es und schrieb dieses Mal: "Das Leben ist eine lange Treppe, aber man kann auch den Aufzug nehmen."

Seit jenem Tag hatte ich nie mehr Probleme mit Aufzügen. Während ich dieses Buch schreibe, ist es draußen grau und regnerisch und ich denke innerlich: *"Heute ist ein idealer Tag zum Schreiben."* Denn bei schönem Wetter lasse ich mich von tausend Kleinigkeiten ablenken, und deswegen habe ich es mir zur Gewohnheit gemacht, am Abend oder nachts zu schreiben, um nicht gestört zu werden. So passte ich mich an, bevor ich mir dessen bewusst wurde und diese Programmierung meines Unterbewusstseins veränderte. Ich sage mir also: *"Jeder Tag ist ideal zum Schreiben."*

Wir verbringen unser Leben, indem wir für uns ungünstige Programmierungen kreieren, ohne dass uns dies bewusst wird. Dann passen wir uns dem an, was wir selbst geschaffen haben.

Wir kreieren unsere Realität in jedem Augenblick durch unsere Gedanken, die wir pflegen, durch die Worte, die wir aussprechen, durch die Auswahl, die wir treffen. Wenn wir wählen, traurige Lieder zu hören, wird unsere Wirklichkeit notwendigerweise traurig, egal, ob wir uns dessen bewusst sind oder nicht.

Als ich ein Teenager war, mochte ich ganz besonders das Lied *Ce monde* von Richard Anthony, das ich immer wieder hören konnte. Dieses Lied endet mit folgenden Worten: *"Wenn du mich verlässt, so steht geschrieben, wird mein Leben, mein ganzes Leben für mich zu Ende sein."* Damals wusste ich noch nicht, dass der einfache Akt des Singens eines Liedes ein Signal sein kann, das man an sein Unterbewusstsein weiterleitet.

Jedes Mal, wenn ich in meinem Leben einen Mann liebte, versuchte ich, für uns eine Welt zu kreieren, und wenn er mich verließ, war es mir, als sei mein Leben für mich zu Ende. Ich konnte nur noch leben, um anderen zu geben ...

Vielleicht meinen Sie nun, ein Lied habe, je nach Person, unterschiedliche Einflüsse. Das ist richtig. Bestimmte Personen können mehr oder minder sensibel auf gewisse Vibrationen reagieren, je nachdem, was sie in ihrer emotionalen Erinnerung gespeichert haben oder was sie in ihrer Evolution noch integrieren müssen.

Die Unkenntnis der Gesetze
erspart niemandem ihre Wirkungen.
Ihre Kenntnis verstärkt sie.

Es sei hier nochmals daran erinnert, dass alles, ohne Ausnahme, Schwingung ist, egal ob es die Farben sind, die wir tragen oder die unsere Wände zieren, ob es die Musik ist, die wir hören, oder die Dinge oder Personen, mit denen wir uns umgeben. Sind wir von einer Person umgeben, die ständig alles kritisiert, ist es gut möglich, dass wir selbst verbittert werden.

Dies kann uns auch verstehen lassen, warum unser Verhalten von einem Augenblick zum andern oder einer Person zur anderen so anders sein kann. Denn in unserem Gehirn bildet sich unsere Realität. Außerhalb von uns existiert lediglich ein weiter Ozean an Schwingungen, die unsere Sinne erfassen können oder auch nicht.

Der größte Unterschied zwischen jemandem, der sein Leben im Griff hat, und dem, der es erleidet, besteht darin, dass der Erste sein Instrument, das Gehirn, steuert, während der andere von dessen Apparat gesteuert wird.

Sie haben also zu wählen, ob sie programmiert werden oder ob Sie selbst Programmierer sein wollen. Um selbst Programmierer zu werden, müssen Sie Ihre Aufmerksamkeit steigern gegenüber allen Dingen, die Sie durch Ihre Augen und Ohren, Ihre wichtigsten Empfänger, in Ihren Computer aufnehmen.

Um Ihren "Computer", also Ihr Gehirn, auf möglichst positive Weise zu nutzen, sollten Sie Folgendes beachten:

- Achten Sie aufmerksam auf die Worte und Ausdrücke, die Sie benutzen.
- Löschen Sie diejenigen aus Ihrem Wortschatz, die ungünstige Auswirkungen haben können.
- Ersetzen Sie sie durch angenehme, positive Worte und Ausdrücke.

Und noch etwas: Machen Sie es sich zur Gewohnheit, eher Begriffe zu benutzen wie wunderbar, toll, super, fantastisch, "Ich bin immer mehr in Form", "Mir geht es immer besser" etc. Vermeiden Sie Ausdrücke wie "Das ist die Hölle", furchtbar, schrecklich, ekelhaft, "Ich bin eine Transuse", "Ich vegetiere dahin", "Ich bin nichts" etc.,

Formeln wie "immer mehr" und "immer besser" sind positiv und helfen uns, daran zu glauben und unser Unterbewusstsein zu beeinflussen. Kranke Menschen haben möglicherweise Probleme zu glauben, dass es ihnen gut geht; wenn sie jedoch aber den Ausdruck *"immer besser"* oder *"jeden Tag geht es mir ein wenig besser"* akzeptieren, dann erhält das Unterbewusstsein diesen Befehl und sorgt dafür, dass tatsächlich eine Besserung eintritt.

Haben wir dann einmal die Ursache unseres Unbehagens, Unwohlseins oder unserer Krankheit aufgedeckt, können wir außerdem innere Bilder benutzen, um unsere Heilung einzuleiten. Nehmen wir das Beispiel meiner Ischiasschmerzen im linken Bein, die auf meine Angst zurückgehen, meinen Job zu verlieren. Anstatt diese Angst zu schüren, die nur dazu führt, dass mein Unbewusstes sich bereits eine Unmenge an Schwierigkeiten ausmalt, kann ich mich einfach entspannen und ihm ein positives mentales Bild übermitteln. Beispielsweise wie ich ein neues und besser bezahltes Jobangebot gemacht bekommen. Ich versetze mich ganz in dieses neue Bild und spüre die Freude über dieses

Angebot. Ich sehe mich dem Leben danken und teile dies meiner Familie und Freunden mit. Jedes Mal, wenn das alte Bild der Angst wieder hochkommen will, ersetze ich es durch dieses neue Bild.

Das Unterbewusstsein bekommt das neue Bild übermittelt, und wenn im emotionalen Gedächtnis nichts Gegensätzliches vorprogrammiert ist, wird es dafür sorgen, dass es materialisiert wird. Auch wenn ich dann meine Anstellung verlieren sollte, wird das Unterbewusstsein es so einrichten, dass ich eine bessere Stelle mit einem besseren Gehalt finden werde, um das Bild konkretisieren zu können, das ich ihm übermittelt habe. Gibt es dafür hingegen bereits eine Programmierung im emotionalen Gedächtnis, wird es trotzdem einen beruhigenden Effekt auf meine Angst und meine Schmerzen haben und mir die Möglichkeit geben, dank meines höheren Bewusstseins herauszufinden, was hier die Blockierung meines Wunsches bewirkt.

Empfindet man diese neuen Bilder als real, akzeptiert unser Gehirn sie, denn es macht keinen Unterschied zwischen wirklich und imaginär. Bestimmte Personen können sich jahrelang nur von ihrem Imaginären ernähren. Sie sagen, dass sie sich nur von Prana oder Lichtnahrung ernähren. Um dies allerdings zu können, müssen sie ihre Einbildungskraft oder *"Bilder in Handlung"* benutzen.

Das Überbewusstsein hat auch noch andere Bezeichnungen. Manche nennen es das höhere Bewusstsein, andere den inneren Meister, manche sprechen von unserem göttlichen Anteil, unserer göttlichen Seite oder wieder andere vom höheren oder göttlichen Selbst oder von Gott. In diesem Fall ist das Ich mit unserer Persönlichkeit verbunden und das Selbst ist eins mit Gott, unteilbar, universell und unpersönlich.

Über dieses göttliche Selbst haben wir Zugang zu dem, was für unser Bewusstsein begrenzt ist, aber grenzenlos für das höhere Bewusstsein. Diese Fähigkeit manifestiert sich über unsere Intuition, über unsere Gewissheiten, die nichts Rationales haben, aber jeden Zweifel ausschließen.

Wenn wir uns dieser Energie von Weisheit und Liebe anvertrauen, die nichts anderes ist als die Lebensenergie, die den Menschen antreibt, werden wir gelenkt und beispielsweise zu der Person geführt, die uns helfen kann, oder zu dem Buch oder dem Film, den wir gerade jetzt brauchen, weil die darin aufgezeigte Situation unser Bewusstsein erwecken kann.

Über die Stille und die Achtsamkeit auf alles, was sich in uns und um uns herum abspielt, können wir bewusst mit unserem höheren Bewusstsein kommunizieren. Was uns daran hindern kann, sind unsere eigenen Widerstände, die uns an unseren Ängsten, Prinzipien oder an dem uns Bekannten festhalten lassen.

Alle Menschen, ohne Ausnahme, haben Zugang zu ihrem Überbewusstsein und können sich von ihm helfen und führen lassen. Wir brauchen es nur darum zu bitten, denn es drängt sich niemandem auf und überlässt es jedem, ob er dies erfahren möchte. Wenn Sie also unter einer Krankheit leiden, deren Ursache Sie nicht kennen, können Sie einfach zu Ihrem höheren Bewusstsein sagen: *"Lass mich die Ursache dieses Leidens erkennen. Ich bin offen und möchte es verstehen, und ich bin auch bereit, die zu meiner Gesundung notwendigen Veränderungen vorzunehmen!"*

Lassen Sie sich danach zu diesem Verstehen hinführen. Es kann sich beispielsweise durch eine Intuition manifestieren oder aber durch ein paar Zeilen, die Sie irgendwo lesen, durch eine Radiosendung, der Sie zuhören, oder durch eine Idee, die Ihnen spontan kommt. Ihr Überbewusstsein kann für Sie nur positiv sein.

Bitten Sie das höhere Bewusstsein also um alles, was Sie brauchen, und lassen Sie sich von ihm mit einem zusätzlichen göttlichen Touch auf dem Weg zu Gesundheit, Freude, Glück und ihrer Verwirklichung weiterhelfen.

KAPITEL V

Der Ursprung der Krankheit oder was die Schmerzen uns mitteilen

Wenn du krank bist, versuche zuerst herauszufinden, was du getan hast, um es zu werden.

Hippokrates

Keine Störung unseres Gleichgewichts, die wir u. a. als Schmerz, Krankheit, Benommenheit, Schwellung, Einkapselung, Hämorrhagie oder Psychose bezeichnen, tritt ohne Grund auf. Jedem Ungleichgewicht liegen eine oder mehrere Ursachen zugrunde. Dennoch können diese Störungen ganz verschiedenen Ursprungs sein.

➢ Kurzfristig wirksame Ursachen

Jede Art von Exzess, wie z. B. zu starke Sonneneinwirkung, zu viel Essen oder übermäßiger Alkoholkonsum, Schlafmangel, zu große körperliche Anstrengungen ..., kann kleinere gesundheitliche Probleme auslösen, die in den Tagen nach Beendigung dieses Exzesses wieder verschwinden.

Dieses zeitweilige Ungleichgewicht kann eine Folge unserer Emotionen sein, wie Angst, Schmach, Schmerz, Enttäuschung, Frustration oder Wut. So kann unterdrückter oder wütend zum Ausdruck gebrachter Ärger Halsschmerzen auslösen. Zwar meinen viele Menschen, dass sie dank der Einnahme von Antibiotika geheilt wurden, aber in Wirklichkeit hatte unser Körper bereits seinen Heilungsprozess eingeleitet, sobald unsere Wut wieder abgeklungen war.

Solche kurzfristigen Auslöser führen nur sehr selten zu einer sekundären Auswirkung, sofern sie nicht, weil sie unerwartet kamen, von **sehr starker Intensität** waren, wie z. B. die Nachricht vom Tod eines geliebten Menschen durch Unfall oder Selbstmord, eine Entlassung, die Untreue des Partners, die Diagnose einer schlimmen Krankheit oder der Brand oder die Überschwemmung der eigenen Wohnung usw. Wenn solch eine intensive Emotion uns durcheinanderbringt, kann das zu einer erheblichen Störung des Gleichgewichts in unserem Organismus führen. Der weitere Verlauf hängt allerdings davon ab, welchen Weg zur Behebung der destabilisierenden Situation wir wählen.

Wenn wir aufgeben und das ganze Leiden, das diese Emotion in uns ausgelöst hat, für uns behalten, kann es organische Störungen wie Krebs, Sklerose, Diabetes ... auslösen oder auch psychische wie etwa Depressionen oder Psychosen. Wird dagegen die intensiv erlebte Emotion in der Folge gut verarbeitet, d. h. dass wir die Situation akzeptieren, dass wir andere Menschen um Hilfe gebeten haben, zu verstehen versucht haben, was wir aus dieser Situation lernen sollen, dass wir daraus eine Lehre gezogen und eine entsprechende Antwort hierauf gefunden haben, dann beginnen wir den Prozess der Wiederherstellung und damit der Heilung. Daher ist es nur vorteilhaft, seine Emotionen zu beherrschen und sein Bewusstsein zu erwecken.

➢ Unregelmäßig wiederkehrende oder gelegentlich auftretende Ursachen

Einer meiner Seminarteilnehmer litt an Heuschnupfen, sobald es Sommer wurde. Dieser Mann bewohnte ein Apartment mitten in einer Großstadt, und sobald der Sommer kam, wurde dieser Ort für ihn wegen der Hitze unerträglich. Er hätte so gerne die Frische des Sommers seiner Kindheit wiedergefunden.

Eine Friseuse mit dem gleichen Problem arbeitete in einem Salon in einem Einkaufszentrum. Sobald es Sommer wurde, litt sie darunter, lange arbeiten zu müssen, ohne die Sonne genießen zu können.

Die meisten Allergien hängen zusammen mit:

- einer Situation, die man nicht akzeptiert,
- mit einer Erinnerung, die in unserem emotionalen Gedächtnis angesiedelt ist.

Eine Leserin teilte mir einmal in einem Brief mit, wie es ihr gelungen war, sich von einer Allergie der Augen zu befreien, die sich durch Medikamente nicht hatte beheben lassen. Sie wandte dazu die Schlüssel der Metamedizin an und fragte sich, ob es wohl an etwas liege, was sie sah oder nicht akzeptierte. Dabei wurde ihr bewusst, dass sie die Reste an Bauholz störten, die sie jedes Mal sah, wenn sie nach draußen blickte. Sie sprach darüber mit ihrem Mann und der sagte nur: *"Wenn dich meine Holzstücke stören, räume ich sie eben weg."* Und nachdem das erledigt war, verschwand ihre Allergie völlig.

Ein Junge litt an einer Allergie gegen Hundehaare. Jahrelang hatte er einen Hund, den er sehr gern hatte. Als seine Eltern sich trennten, musste der Hund eingeschläfert werden, weil es weder in der neuen Wohnung des Vaters noch bei der Mutter Platz für ihn gab. Jedes Mal, wenn der Junge einen Hund sah, überkam ihn wieder die Trauer über den Verlust seines Gefährten und über die Trennung seiner Eltern.

➢ Die Krankheit als Ergebnis jahrelang angestauter Gefühle

Man spricht hier von dem berühmten "Tropfen", der das Fass überlaufen lässt.

Fernand sucht mich auf, nachdem er erfahren hat, dass er Lungenkrebs hat. Etwa sieben Monate vor dessen Auftreten wurde bei ihm Bronchialkrebs diagnostiziert. Ich vergegenwärtige mit ihm die Emotionen, die er vor dem Auftreten des Bronchialkrebs hatte. Er sagt mir, dass er nichts Besonderes erlebt habe, außer vielleicht ein Vorkommnis, das aber seines Erachtens keinesfalls zu einer Krebserkrankung geführt haben könne.

Fernand lebte in zweiter Ehe. Einige Zeit vor dem Auftreten seines Bronchialtumors hatte er seiner Frau mitgeteilt, sich gerne einen Wagen mit Vierradantrieb zu kaufen. Seine Frau war davon so wenig begeistert, dass er seinen Plan aufgab. Dies löste bei ihm ein Gefühl der Entmutigung aus, das da lauten könnte: *"Meine Ideen und meine persönlichen Wünsche zählen nie."*

Als Fernand klein war, hatte er immer große Angst vor seiner Mutter gehabt. Um den Vorhaltungen und Schlägen zu entgehen, unterdrückte er seine Bedürfnisse und seine Wünsche, um der Mutter nicht zu missfallen. Seine erste Frau war seiner Mutter ganz ähnlich und übte eine so starke Kontrolle über ihn aus, dass die Situation ihn regelrecht zu ersticken drohte. Er musste viel Mut aufbringen, um diese Beziehung abzubrechen.

Anschließend lebte er mehrere Jahre allein, überzeugt davon, dass bereits die Tatsache, diese Frau verlassen zu haben, seine Probleme gelöst habe. Dann lernte er seine zweite Frau kennen. Anfangs lief alles sehr gut, aber seine Angst zu missfallen war nicht überwunden und er begann erneut, eine unterwürfige Haltung einzunehmen. Nach und nach fühlte er sich wieder total eingeengt, aber er weigerte sich, dies anzuerkennen, weil er nicht noch einmal eine Trennung erleben wollte. Der Vorfall des Nichtkaufs des Wagens mit Vierradantrieb war also nur der Auslöser einer ganzen Reihe nicht gelöster Emotionen, die mit dem Gefühl zusammenhingen, im affektiven Bereich nicht er selbst sein zu können, was schließlich seinen Bronchialkrebs erklärte. Dass sich daraus ein Lungenkrebs entwickelte, war die Folge einer tiefgehenden Entmutigung, denn er dachte: *"Ich werde es wohl niemals schaffen, um meiner selbst willen geliebt zu werden*."

Um gesund zu werden, musste Fernand diese unterwürfige Haltung aufgeben, die seine Angst, nicht zu gefallen, nährte. Er musste lernen, sich auszudrücken, aufhören, alles zu verdrängen, was ihm Kummer bereitete, was ihn enttäuschte oder frustrierte. Außerdem musste er aufhören, ständig die Zustimmung anderer zu erwarten, und lernen, das, was für ihn wichtig war, zu verteidigen, auch wenn es anderen missfiel oder diese keineswegs einverstanden waren. Genau das tat er und wurde zum Erstaunen seines behandelnden Arztes gesund.

➢ Die Krankheit einer Person signalisiert: "Seht ihr denn nicht, dass ich leide?"

Paulette ist die älteste Tochter einer Familie und sie war 12 Jahre alt, als ihre Mutter nach einer Entbindung starb. Ihr Vater übertrug ihr die Verantwortung für ihre jüngeren Geschwister. Nach und nach gewöhnten diese sich daran, sie für alles und nichts um Rat zu fragen. Sie unterdrückte ihre eigenen Emotionen, indem sie dachte: *"Wenn andere dich brauchen, versuche ihnen zu helfen, aber wenn du selbst Probleme hast, dann geh damit anderen nicht auf die Nerven!"*

Sie machte es sich zur Gewohnheit, ihre eigenen Schwierigkeiten selbst zu lösen, so dass alle annahmen, sie bräuchte niemanden. Als sie eines Tages Brustkrebs bekam, waren alle erstaunt, denn niemand vermutete hinter Paulettes Stärke eine solche Verletzlichkeit. Ihr Krebs war der Ausdruck von: *"Seht ihr denn nicht, dass ich nicht mehr kann, dass ich leide ..."*

Paulette sollte lernen, um Hilfe zu bitten und die anderen wissen zu lassen, welche Hilfe sie ihr bieten können.

➢ Die Krankheit als Entschuldigung, um eine Arbeit nicht mehr zu tun oder um "nein" zu sagen

Nicole kommt wegen einer Sehnenentzündung am rechten Arm. Anfangs war sie davon überzeugt, es handele sich um ein physisches Problem, aber nachdem sie verschiedene Behandlungen, Injektionen, Medikamente ... ausprobiert hatte, hält sie es nicht mehr für ausgeschlossen, dass es sich vielleicht um eine Ursache handelt, die sie nicht kennt. Sie hatte nie einen Bezug zwischen der Sehnenentzündung und ihrer Arbeit hergestellt. Nicole liebt ihren Job nicht mehr, aber er bedeutet für sie Sicherheit.

Diese Sehnenentzündung ermöglicht es ihr nun, ihre Arbeit ruhen zu lassen, und verschafft ihr den Freiraum, sich um eine berufliche Neuorientierung kümmern zu können, ohne dabei finanzielle Nachteile zu haben. Warum der rechte Ellenbogen? Diese Körperseite entspricht dem Männlichen, also der Aktion. Ihre Aktion bezüglich einer neuen Ausrichtung (der Ellenbogen) war blockiert durch ihre Angst vor dem Mangel. Und gegen diese Angst musste sie arbeiten, um zu heilen.

Marie-Andrée ist Einzelkind. Ihre Eltern zählen ausschließlich auf sie, sie muss ihnen selbst die nebensächlichsten Bedürfnisse erfüllen. Marie-Andrée kann nicht mehr. Ihre verfügbare Zeit ist aufgeteilt auf ihren Beruf, ihre Kinder, ihren Mann und ihre Eltern, so dass ihr keine Zeit mehr bleibt, sich zu entspannen oder etwas für sich selbst zu tun. Allmählich versinkt sie in einen beruflichen Burn-out. Nun erlaubt ihr ihre Krankheit, sich auszuruhen und all das zu ihrer Entspannung zu tun, was sie schon immer hätte machen wollen, ihr Zeitplan aber noch nie zugelassen hatte. Außerdem erlaubt es ihr die Krankheit, die Forderungen ihrer Eltern zurückzuweisen, ohne sich deshalb schuldig zu fühlen oder sie womöglich zu enttäuschen. Denn wenn ihre Mutter sie am Telefon um einen Gefallen bittet, antwortet sie: *"Ich würde das gern erledigen, aber ich bin so erschöpft, dass ich einfach nicht mehr die Kraft habe, Auto zu fahren."* Dann sagt die Mutter: *"Natürlich! Ich verstehe das. Pass gut auf dich auf, wir werden das schon irgendwie hinkriegen."*

Eine ältere Dame hatte ihr Leben lang eine ihrer Töchter betreut, die geistig behindert war. Nachdem sie nun recht alt war, fühlte sie sich nicht mehr stark genug, sich um sie zu kümmern, aber gleichzeitig erschien es ihr unmöglich, sie in einem Heim unterzubringen.

Die Krankheit bot ihr einen Ausweg aus diesem Zwiespalt. Ein anderes Familienmitglied zeigte ausreichend Verständnis für ihre Lage und bot an, die behinderte Schwester zu betreuen.

➢ Die Krankheit als möglicher Ausweg

Vor einigen Jahren besuchte ich einen Freund im Krankenhaus. Sein Bettnachbar erkannte mich (er hatte mich im Fernsehen gesehen) und fragte mich: *"Madame Rainville, können Sie mir vielleicht erklären, warum meine Druckgeschwüre nicht heilen? Liegt das an den Medikamenten oder am Bett?"* Infolge eines Unfalls war dieser Mann querschnittsgelähmt. Ich fragte ihn, ob er denke, dass er zu Hause jemandem zur Last fallen würde. Seine Antwort lautete: *"Ich muss immer daran denken, dass ich meiner Frau zur Last falle. In meinem Zustand würde ich lieber sterben, aber meine Frau und meine Freunde wollen mich nicht sterben lassen."*

Daraus geht klar hervor, dass dieser Mann in seiner Lage keine Lust mehr hatte zu leben, gleichzeitig wollte er am Leben bleiben, um seiner Frau und seinem Freunden nicht wehzutun; er wollte aber auch keine Belastung für sie sein. Seine Geschwüre erlaubten es ihm, im Krankenhaus zu bleiben; er stellte somit keine Belastung für sie dar und sie konnten ihn weiterhin im Krankenhaus besuchen.

Yvan hat seit Jahren ein Geschäft, doch seit einigen Monaten geht das Geschäft immer schlechter. Yvan weiß nicht, was er tun soll, er ist in großer Sorge. Wenn er sein Geschäft verkauft, verliert er mit Sicherheit viel Geld, wenn er es behält, muss er viel investieren, wofür ihm die Mittel fehlen. Er kann sich zu keiner Entscheidung durchringen und wird immer müder und erschöpfter, weiß aber nicht, wie er das Ganze aufhalten könnte. Schließlich entwickelt er ein Aneurysma, kommt ins Krankenhaus und jemand anders übernimmt die Leitung seines Geschäfts. Seine Krankheit bringt ihm die Lösung, die er brauchte, um aus dieser Sackgasse herauszukommen.

➢ Die Krankheit als Appell an die Aufmerksamkeit geliebter Menschen

Als meine Tochter Karina ungefähr zwei Jahre alt war, hatte sie heftige Fieberanfälle, die die Leiter ihres Kinderhorts stark beunruhigten. Sie bestanden darauf, dass ich meinen Arbeitsplatz verließ, um mein fieberndes Kind abzuholen. Dabei irritierte mich, dass sie zwar vor Fieber glühte, als ich beim Hort ankam, es ihr aber, kaum waren wir zu Hause, wieder gut ging und das Fieber dann völlig verschwunden war.

Dasselbe Spiel wiederholte sich wochenlang, bis die Leute vom Hort mir schließlich damit drohten, das Kind nicht mehr aufzunehmen, wenn ich es nicht von einem Arzt untersuchen ließe. Ich ging also zum Kinderarzt und fragte ihn: *"Halten Sie es für möglich, dass mein Kind sein Fieber selbst auslösen kann?" "Wissen Sie, Fieber ist immer ein Anzeichen für eine Infektion. Beobachten Sie Ihr Kind genau, in einigen Tagen wird es kleine Pickel bekommen."* Aber nichts geschah!

Dann begann meine Tochter zu erbrechen und dies ungefähr alle drei oder vier Wochen. Die Brechanfälle begannen meist vor Mitternacht und endeten erst, nachdem sie gehört hatte, wie ich telefonisch meine Kollegen darüber informierte, dass ich am nächsten Tag nicht zur Arbeit kommen könnte. Danach war sie wieder voller Energie! Wie oft war ich damals beim Kinderarzt! Ich sagte ihm: "Das Kind hat etwas, das ist nicht normal ..." Er führte eine Menge Untersuchungen durch und kam schließlich zu der Erkenntnis, dass dies ein Mandelproblem sein müsse. Mit drei Jahren wurden ihre Mandeln entfernt, aber ihr Erbrechen hörte nicht auf und dauerte noch bis zu ihrem 5. Lebensjahr an. Dies war der Beginn meiner Arbeit über die psychosomatischen Ursachen von Unpässlichkeit und Krankheiten.

In einer dieser schlaflosen Nächte - der Beginn meiner zweiten Schwangerschaft hatte mich sehr ermüdet -, traute ich mich schließlich, ihr zu sagen: *"Hör zu, mein Liebling, du musst wissen, dass ich dich liebe, aber ich werde dir nicht mehr diese Art von Aufmerksamkeit zukommen lassen. Da ist ein Eimer und sieh selbst zu, wie du zurechtkommst, ich gehe jetzt schlafen."* So zu reagieren erschien mir sehr hart, aber zu meinem großen Erstaunen war dies das letzte Mal.

Ich verstand nicht sofort, aber nach einiger Überlegung wurde mir klar, dass sie auf ihre List verzichtet hatte, denn diese brachte ihr weder eine erhöhte Aufmerksamkeit meinerseits noch das Privileg, in meinem Bett schlafen zu dürfen ...

Kinder "aller Altersgruppen" beherrschen meisterhaft die Kunst solcher Strategien, um die Aufmerksamkeit derer, die sie lieben, auf sich zu ziehen.

Es kann ein Kind sein, das nichts versteht, wenn man ihm bei seinen Hausaufgaben helfen will, weil es uns so länger an seiner Seite haben kann ...

Es kann ein Kind sein, das seine Krisen hat oder sich mit seiner Schwester balgt; wenn man versucht, es zu beruhigen oder wenn man es ausschimpft, bedeutet das für es: Aufmerksamkeit ...

Es kann ein introvertiertes oder mürrisches Kind sein, mit dem man sich beschäftigt, um es zu verstehen ...

Es kann auch die Mutter sein, die jedes Mal Leberbeschwerden hat, wenn ihr Gatte einen Abend mit seinen Freunden verbringen will, oder die depressiv wird, wenn er zu viele Stunden arbeitet.

Es kann die Mutter sein, die ihre Arthritis bekommt, wenn ihre Kinder sie nicht oft genug besuchen ...

Erkennt man diese hierzu entwickelte Strategie, dann ist es wichtig, diese Person nicht wissen zu lassen, dass sie einen manipuliert, denn für sie ist es oft ein unbewusster Überlebensmechanismus, den sie in dem Augenblick übernommen hat, als sie sich verlassen fühlte. Wichtig ist es, auf solche strategischen Spielchen nicht einzugehen und dieser Person stattdessen zu verstehen zu geben, dass man sie liebt, sich aber nicht weiter auf diese Art und Weise um sie kümmern wird. Sofern sie offen für diese Erklärung ist, kann man ihr bewusst machen, wie hoch der Preis ist, den sie für diese Aufmerksamkeit zahlt: der Preis für ihre Gesundheit, für ihr Wohlbefinden und für ihre Gefühle.

Man kann ihr auch folgende Worte von Osho Rajneesh empfehlen: *"Die Liebe gehört zu den Glücklichen, das Mitleid zu den Unglücklichen."*

Die Krankheit kann auch ein Mittel sein, um bei der Person, die man für sein Leiden verantwortlich macht, Schuldgefühle hervorzurufen.

Seit zwei Jahren leidet Luce unter einer berufsbedingten Erschöpfung. Bei unserer Begegnung sagte sie mir, sie habe fast alles versucht, um davon loszukommen. Ich frage sie, was an Wichtigem in ihrem Leben vor dieser Erschöpfung geschehen sei. Sie erzählte, ihr Mann sei jetzt mit einer anderen Frau liiert. *"Wie hast du diese Situation erlebt?" "Anfangs glaubte ich nicht daran und dachte, er würde seine Entscheidung überdenken."* Sie unternahm tausendundeinen Versuch, ihn zurückzuhalten, aber er blieb bei seiner Entscheidung. Dies ließ sie Phasen von Verhandlungen, Wut, Feilschen und Entmutigungen erleben, die ihr jegliche Lebensfreude nahmen. Ihre Krankheit sollte ihm zeigen: *"Sieh dir mal das Leid an, das du mir aufgehalst hast ... Du hast mich total zerstört, du hast mich verlassen, ich bin nicht mehr gesund und habe sogar nicht mehr die Kraft zu leben."*

Luce zerstörte sich selbst, um ihrem Mann die Verantwortung hierfür zuzuschieben. Sie fühlte sich total verlassen. Was ihr nicht bewusst war: dass sie sich nach seinem Weggehen total fallen gelassen hatte. Sie selbst hatte sich aufgegeben. Luce musste also lernen, für sich selbst zu existieren und nicht für andere. Sie tat dies und heilte.

➢ Die Krankheit kann eine Form von Rache sein

Donald wurde, als er noch sehr jung war, bei einer älteren Tante untergebracht. Wie oft wartet Donald mit seinem kleinen Koffer vor dem Haus auf seinen Vater und der kommt nicht! Schließlich geht er traurig wieder ins Haus zurück: *"Dann eben nächste Woche ..."* Aber es ist immer wieder dieselbe Geschichte. Donald fühlt sich alleingelassen, er hat keine Kumpels, mit denen er spielen könnte. Seine Tante ist genauso einsam wie er, weiß nicht, was sie noch tun könnte, und greift nur ein, wenn er sich verschließt oder isoliert.

Donald wächst mit einer großen inneren Leere heran, flieht zunächst in sein Studium und dann in seine Arbeit. Auch in seinen Liebesbeziehungen erlebt er einen Fehlschlag nach dem anderen. Die einzige Frau, mit der er eine Familie gründen wollte, war krank und verstarb an Krebs. Seine Einsamkeit bedeutet für ihn Leiden, aber er weiß nicht, wie er davon loskommen soll.

Und eines Tages laden ihn Freunde ein, mit ihnen die Ferien zu verbringen. Diese Freunde sind für ihn die Brüder, die er so gern gehabt hätte, und er lernt das Glück kennen, mit anderen zusammen zu sein. Er erlebt die schönsten Augenblicke seines Lebens.

Als er in seine einsame Wohnung zurückkommt, verfällt er in eine Art Erschöpfung und schläft schließlich 23 Stunden am Tag. Donald hat nicht mehr die Kraft, die Leere um sich herum zu ertragen. Er verliert vollkommen die Lust am Leben. Nach mehr als drei so gelebten Monaten hört er mich im Radio und beschließt, mich zu treffen.

Sein Erschöpfungszustand verstärkte seinen Groll nur noch. *"Dass ich in meinem jetzigen Leben unglücklich bin, ist eure Schuld, denn ihr habt mich im Stich gelassen, als ich euch so sehr gebraucht habe."* Nach und nach brachte ich ihn dazu zu verstehen, dass er allein den Preis für diesen Groll bezahlen musste und dass die schmerzvollen Situationen, die er als Kind erlebt hatte, Teile einer Lektion waren, die er in seine Evolution integrieren musste. Und eine dieser Lektionen war es, auf die anderen zuzugehen. Statt frustriert in seinem Zimmer zu bleiben, weil sein Vater ihn nicht abholen kam, hätte er seine Tante bitten können, mit ihm zu spielen. Aber wie viele Kinder dachte er: *"Wenn nicht er, dann eben niemand ..."*

Er könnte sich ein ganz neues Leben aufbauen. Aber dazu musste er einen Schlussstrich unter seine Vergangenheit ziehen und seinen Eltern verzeihen. Und das tat er auch.

Nach seiner Teilnahme an einem Seminar "Befreie dein emotionales Gedächtnis"[7] traf er seinen Vater - und zwar nicht, um ihn wieder einmal anzuklagen, sondern um ihm mit seiner neuen Einstellung einfach zu sagen, dass er ihn liebte. Darauf sprach sein Vater zum ersten Mal mit ihm über sein Alkoholproblem und erklärte, warum er ihn nicht bei sich behalten hatte. Er hatte nämlich verhindern wollen, dass sein Sohn unter seinem Alkoholproblem leiden müsste. Und er fügte hinzu, dass er ihn nicht besucht habe, damit er ihn nicht betrunken sah. Denn er wollte, dass sein Sohn ein positiveres Bild von seinem Vater hätte. Danach umarmten sie sich zum ersten Mal in ihrem Leben. Donald wusste in diesem Moment, dass seine Einsamkeit ein Ende hatte. Er wusste aber auch, dass er mit Erwartungen an eine bestimmte Person nur Wut und Enttäuschung erleben konnte, wenn diese Person seinen Erwartungen nicht entsprach, während er niemals alleine war, wenn er auf andere zuging.

➢ Die Krankheit kann das Ergebnis eines inneren Konfliktes zwischen Denken und Handeln sein

Dazu gehört die Parkinsonsche Krankheit, die sich manifestiert durch eine Degeneration der Nervenzellen des grauen Zentralkerns des Gehirns, was den Muskeltonus und die Bewegung betrifft. Sie äußert sich durch ein Zittern von Händen und Kopf sowie durch eine progressive Reduzierung der Bewegungen. Spricht man von Parkinson, könnte man den Begriff "On-Off" benutzen wegen des Verlustes und der Wiederaufnahme der nervösen Verbindung. Dies

[7] *Dieses von der Autorin dieses Buches verfasste Seminar wird heute von verschiedenen Seminarleitern in Metamedizin angeboten. Nähere Informationen unter: metamedecine.com*

ist auch so bei einer davon betroffenen Person: Es herrscht ein Hin- und Hergerissensein zwischen der Handlung und dem Zweifel über diese Handlung, wobei die Person denken kann: *"Ich muss es tun, aber eigentlich sollte ich es nicht ..."* Und damit ist ein Zwiespalt geboren.

Meine Großmutter litt an der Parkinson-Krankheit. Damals wusste ich noch nichts von psychosomatischen Ursachen, für mich war dies eher schicksalhaft. Aber im Laufe meiner eigenen Untersuchungen glaube ich, den Grund erkannt zu haben, doch nur meine Großmutter hätte dies bestätigen können. Sie hat uns aber verlassen, als ich 18 war. Auf ihrem Totenbett klammerte sie sich an meine Mutter und sagte: *"Laura, ich kann dieses Geheimnis nicht mit ins Grab nehmen. Dein Sohn ist nicht tot: Ich habe die Papiere für seine Adoption unterschrieben."* Vor ihrer Ehe hatte meine Mutter in einem Heim für unverheiratete Mütter ein Kind geboren. Sie wollte es nicht zur Adoption freigeben und bat das Heim, sich um das Kind zu kümmern, bis sie es wieder abholen könne. Da meine Großmutter fürchtete, dass dieses Kind der Heirat ihrer Tochter schaden könnte, hielt sie es für richtig, die Papiere zur Adoptionsfreigabe zu unterzeichnen. Als dann meine Mutter mit meinem Vater das Kind abholen wollte, informierte das Heim sie über sein Ableben. Hatte meine Großmutter also einen großen Teil ihres Lebens im Zweifel über die Richtigkeit ihres Handeln und im Bedauern über diese Entscheidung gelebt?

➢ Krankheit kann ein Ausdruck von Entsagen sein

Hierzu gehören degenerative Krankheiten, bei denen sich gleichzeitig Struktur und Funktion eines Teils des Körpers verändern, wie u. a. bei der Addison-Krankheit, bei Alzheimer, bei altersbedingter Maculadegeneration oder bei einem Sekundärkrebs von Leber oder einem anderen Organ.

Charles leidet an Alzheimer. Er war 37 Jahre lang mit einer Frau verheiratet, die er liebte und mit der er sieben Kinder hatte. Mit 62 Jahren wurde er Witwer. Da ihn die Einsamkeit belastete, ging er auf die Avancen seiner ebenfalls verwitweten Nachbarin ein. Er dachte, dass es schön wäre, im Rentenalter eine Gefährtin an seiner Seite zu haben, und heiratete sie. Georgette war allerdings ganz anders als seine erste, eher zurückhaltende Frau. Bei Georgette musste alles nach ihrem eigenen Kopf gehen. Anfangs gab ihr Charles einfach den Spitznamen *"mein General"* und versuchte, sich so weit wie möglich Gehör zu verschaffen und seine Bedürfnisse einzubringen. Doch

Georgette verhielt sich ständig so, als ob sie am besten wüsste, was für sie beide gut wäre. Und Charles, der eigentlich "leben und leben lassen" wollte, sagte immer weniger, kapitulierte und überließ es Georgette, ihre gemeinsame Zeit und ihr Leben zu organisieren. Er wurde immer stiller und verschlossener. Dann traten bei ihm erste Probleme mit dem Gedächtnis auf und als Nächstes geistige Funktionsstörungen: Er schaffte es nicht mehr zu zählen, konnte sich nicht mehr an Daten erinnern oder eine Telefonnummer wählen. Georgette kümmerte sich nun immer mehr um die Dinge des täglichen Lebens, doch mit der Zeit verschlechterte sich Charles' Zustand, so dass er schließlich in ein Klinikum eingewiesen wurde.

Die nervlich bedingte Depression ist keine degenerative Krankheit, doch handelt es sich wie bei den geschilderten Krankheiten um einen Zustand der Selbstaufgabe. Depressive Menschen denken sehr oft: *"Wozu eigentlich? Das Leben interessiert mich sowieso nicht mehr"*, und sie lassen sich einfach hängen.

Dies ist sehr oft die Folge einer starken Emotion, ausgelöst durch einen großen Verlust im Bereich des Gefühlslebens (Todesfall) oder der Finanzen (Konkurs) oder durch eine Trennung, die als Verlassenwerden empfunden wird. Auch die scheinbare Hoffnungslosigkeit einer Leidenssituation kann zur Depression führen.

➢ Die Krankheit kann ihren Ursprung in einem früheren Leben haben. Denn das Leben ist Kontinuität, es stirbt nicht. Es entwickelt, verwandelt sich und tritt dann in einer anderen Form wieder auf.[8]

"Wir alle haben vor unserer gegenwärtigen Inkarnation mehrere Leben durchschritten ... Was wir Geburt nennen, ist nur das andere Gesicht des Todes."

- Lama Govinda

Bedeutet das, dass ein Kind, das mit einem grauen Star geboren wird, die Fortsetzung einer Person ist, die alleine in einer großen Traurigkeit verstorben ist? Kann es sein, dass jemand, der mit einer Herzstörung geboren wird, das Leben eines Menschen, der an einem Infarkt gestorben ist, weiterführt?

[8] *A. d. H.: Siehe Daniel Meurois-Givaudan, Karmische Krankheiten: erkennen - verstehen - überwinden, Silberschnur 2007.*

Dies sind nur Möglichkeiten. Ich habe jedenfalls wiederholt festgestellt, dass eine Person immer dann geheilt wurde oder dass ihre Probleme immer dann verschwanden, wenn sie sich bewusst machte, was ihre "Seele" vor dem jetzigen Leben erlebt hatte, und ihre Lehren daraus zog.

Nehmen wir als Beispiel die Geschichte von Philippe. Seit seiner Kindheit spürte er einen Schmerz unter dem linken Schulterblatt. Ich versuchte herauszufinden, ob Philippe in seinem jetzigen Leben Situationen von Verrat erlebt hatte, und er erinnerte sich in der Tat an mehrere solcher Situationen. Die schwierigste war allerdings, als er sich umbringen wollte wegen der Untreue seiner Frau.

Philippe gab sich selbst die Schuld am Scheitern seiner Ehe. Philippe konnte sich von diesem lange gehegten Gefühl befreien und daraufhin trat der Schmerz immer seltener auf und verschwand schließlich ganz.

Im Rahmen eines Seminar über "Die Befreiung des emotionalen Gedächtnisses" versetzte ich bei einer Rückführung die Teilnehmer in den Augenblick ihrer Geburt. Pina war verwundert, als sie aus dem Körper ihrer Mutter nicht das erwartete Baby, sondern eine Nonne herauskommen sah. In der folgenden Nacht hatte sie einen Traum, der sie verstehen ließ, was in einem früheren Leben passiert war. Obwohl sie den Nonnenschleier trug, hatte sie sich in einen Mann verliebt. Sie hatte mit ihm ein Liebesabenteuer gelebt, das sie sich nie verziehen hatte, weil sie das Gefühl hatte, ihr Gelübde gebrochen zu haben und damit der Liebe Jesu Christi nicht mehr würdig zu sein. Ich half ihr zu akzeptieren, dass sie zwar aus Liebe das Keuschheitsgelübde gebrochen, aber alle anderen eingehalten hatte. Damit war sie der Liebe Jesu immer würdig gewesen, da Jesus das Verzeihen lehrte und er ihr durch mich sagen könnte: "*Verzeihe dir, wie ich dir schon verziehen habe!*" Die Kirche hat uns das Verzeihen bei anderen gelehrt, aber es ist ebenso wichtig, sich selbst zu verzeihen, denn sonst haben wir diese großen Worte nicht verstanden: "*Liebe deinen Nächsten wie dich selbst!*"

Sie hatte geglaubt, man müsse ohne Fehler sein, um der Liebe Jesu würdig zu sein. Nun wurde ihr klar, dass es dieses Bemühen um Perfektion war, das sie daran hinderte, ganz im Einklang mit ihrem Herzen zu leben. Sie verstand, dass man zunächst einmal akzeptieren muss, ein menschliches Wesen zu sein, statt sofort göttlich sein zu wollen. Sie verzieh sich und nahm sich fest vor, sich nicht mehr selbst zu verurteilen. Am nächsten Tag bemerkte sie, die schon seit vielen Jahren an Polyarthritis litt, dass ihre Gelenke das erste Mal seit vielen Jahren überhaupt nicht geschwollen waren.

Marcelle hat auf der Vorderseite des linken Beins einen großen roten Fleck, der manchmal brennt und juckt, oder sie bekommt sogar ein violett verfärbtes Ödem, das sie beim Gehen stark behindert. 15 Jahre lang hat sie zahllose Ärzte aufgesucht, die ihr alle sagten, dass das wie eine Venenentzündung aussehe. Doch kein Medikament konnte ihr Linderung bringen.

Mich macht stutzig, dass sich in dem geröteten Bereich in der Nähe des Knöchels etwas abzeichnet, was wie die Glieder einer Kette aussieht. Außerdem tritt diese vermeintliche Venenentzündung meistens an einem Festtag auf oder wenn sie an einem Fest teilnehmen wollte.

Da ich schon mit Marcelle an einem Ereignis aus ihrer Kindheit gearbeitet hatte, ohne jedoch zu völlig zufrieden stellenden Ergebnissen gekommen zu sein, schlug ich ihr dieses Mal eine Rückführung vor. Sie hatte so große Angst davor, dass ich sie erst einmal beruhigen musste, bevor sie damit einverstanden war, Bilder in sich hochkommen zu lassen, die sie fürchtete zu sehen.

Schließlich entspannte sie sich. Dann sah sie eine Frau, eine Zigeunerin mit langen schwarzen Haaren und einem roten Kleid. Aus Pflanzen bereitete sie Heiltränke und -salben zu. Sie wurde von Männern gefangen genommen, die sie bezichtigten, eine Hexe zu sein. Man führte sie ab und kettete sie mit einem Bein auf einem Platz in der Stadt an. Dort waren viele Leute, es gab ein Fest und man verbrannte sie inmitten dieser Menschen, die tranken, lachten und sie "verfluchte Hexe" nannten.

Sie war mit einem Gefühl heftigen Grolls und der Ungerechtigkeit gestorben, ein Gefühl, dass sie in ihrem jetzigen Leben auch wieder gehabt hatte. Ich half ihr, sich von diesen Gefühlen zu befreien. Danach heilte ihr Bein.

Wenn natürlich der Organismus zu sehr angegriffen ist, wie im Falle von Blindheit oder Missbildung im Körperbau, kann man keine Besserung erwarten. Aber allein die Heilung der Seele hat ihre Bedeutung, zumindest auf die nächste Reinkarnation bezogen.

Im Allgemeinen ist es nicht erforderlich herauszufinden, was sich in den Leben vor unserer Empfängnis ereignet hat, denn das Leben ist Kontinuität. Deshalb machen wir in unserem jetzigen Leben immer wieder ähnliche Erfahrungen. Ich empfehle diese Erforschung früherer Leben daher nur dann, wenn jeder Versuch der Erklärung im Zusammenhang mit dem jetzigen Leben gescheitert ist. Eine gewisse Vorsicht ist immer geboten, denn es ist manchmal schwierig, Aussagen zu kontrollieren, und die Tür steht weit offen für Scharlatane und Manipulation.

"Sie kommen ganz gewiss, weil sie geheilt werden wollen, machen sich auf, andere Leben zu entdecken, wie auch immer, mit ihren Sorgen, ihren Sehnsüchten, ihren zerbrechlichen oder absoluten Wahrheiten ...
Sie sehen das Verbindende.
Es geht nicht um Männer oder Frauen,
es geht nicht um Junge oder Alte,
es geht nicht um Schwarze oder Weiße,
es geht nicht um Reiche oder Arme,
es geht nicht um Berühmte oder Unbekannte.
Es geht um den tiefen, ewigen, unbezwingbaren, leidenschaftlichen Wunsch, dass sich eine Heilung in jedem von uns und unter uns allen vollziehen möge."

Michaël Lally

TEIL 2

Die Schlüssel zur Selbstheilung

Willst du den Körper heilen, musst du zuerst die Seele heilen.

Platon

KAPITEL VI

Lebensverdruss – wie wir uns davon befreien können

Der Regenbogen entsteht aus der Vereinigung von Sonne und Regen.

Gustave Flaubert

Was ist Lebensverdruss?

Der Lebensverdruss ist ein Seelenschmerz, ein Leid, das uns dazu bringt, das Leben zurückzuweisen, ihm entfliehen oder es zerstören zu wollen. Er hängt eng zusammen mit emotionalen Defiziten und den familiär bedingten Traumata, die wir in der Kindheit und manchmal sogar im pränatalen Zustand erlebt haben. Aber Lebensverdruss kann auch entstehen, wenn sich so viele Leidenssituationen angehäuft haben, dass wir schließlich denken oder sagen: *"Leben ist nur Leiden."*

Abraham Maslow hat die Bedürfnisse des Menschen in einer Pyramide dargestellt. Er sagt, dass wir von unseren Wünschen bestimmte Wesen sind. Das erklärt, warum wir nach der Erfüllung eines Wunsches sofort versuchen, einen anderen zu erfüllen. Nach Maslow sind außerdem unsere Wünsche hierarchisch geordnet, d. h. wenn sie auf einer Ebene befriedigt sind, wenden wir uns der nächsten zu. So können wir unsere Aufmerksamkeit erst dann einer Ebene widmen, wenn alle niedrigeren Stufen bereits befriedigt sind. Die Pyramide besteht aus fünf Ebenen, die im Modell auf der folgenden Seite dargestellt sind.

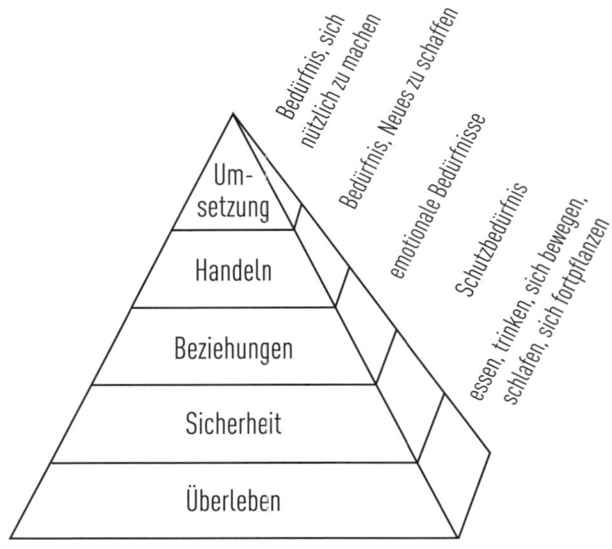

In unserer Industriegesellschaft sind die beiden untersten Stufen normalerweise abgedeckt. Dagegen wurde die dritte Ebene oft falsch verstanden. So hat man uns beispielsweise gesagt: *"Wenn dein Baby weint, obwohl es gut getrunken und gegessen hat und sauber ist, dann lass es weinen, wenn du es nicht verhätscheln und später Probleme mit ihm bekommen willst."* Leider hat man diesen Müttern nicht beigebracht, dass das Kind nicht nur essen, schlafen, es warm haben und beschützt werden muss, sondern dass es auch Zärtlichkeit und liebevolle Zuwendung braucht.

Allerdings muss man aufpassen und sich bewusst werden, dass zu viel des Guten genauso schädlich ist wie zu wenig. Das Kind, dem man "zu viel" gibt, läuft Gefahr, sich erdrückt zu fühlen. Wenn es hingegen nicht "genug" bekommt, kann es sich im Stich gelassen, vernachlässigt und unglücklich fühlen. Dann tröstet es sich vielleicht mit einem Gegenstand wie seinem Schnuller, seinem Daumen oder seiner Schmusedecke, und genau das wird es auch weiterhin tun: Jedes Mal, wenn es sich traurig fühlt, wird es versuchen, sich irgendwie zu trösten. Im Erwachsenenalter sucht es diesen Trost dann in Zigaretten, Schokolade, Süßigkeiten oder gar beim Spiel, Einkaufen, im Alkohol oder Sex etc.

Das Baby kann die Nichtbeachtung seiner Tränen auch als Gleichgültigkeit auslegen und denken, dass niemand es gern hat. Es glaubt dann, dass es nicht leben kann, wenn es nicht geliebt wird. Das kann so weit gehen, dass es zu sterben versucht. Die Folge sind Krankheiten wie u. a. Magen-Darm-Entzündungen, Lungen- oder Hirnhautentzündung.

Françoise hat eine kleine Tochter, die bald in den Kindergarten kommt. Während sie schon mit dem Gedanken spielt, wieder arbeiten zu gehen, stellt sie fest, dass sie erneut schwanger ist. Sie will abtreiben, aber ihr Mann ist dagegen und sagt: *"Wenn du das tust, verlierst du mich auch. Ich kann niemals akzeptieren, dass meine Frau meine Kinder tötet."*

Françoise will keine Trennung und behält also das Kind, allerdings ohne große Begeisterung. Es ist ein Junge, der jedoch seit seiner Geburt Komplikationen hat. Er ist dauernd krank und weint ganze Nächte lang. In ihrer Verzweiflung schreit Françoise ihren Mann an: *"Du hast deinen Sohn gewollt, kümmere du dich also um ihn, mir reicht's!"* Mit sieben Monaten bekommt dieses Kind eine Hirnhautentzündung.

Fast alle Kinder, die sich nicht beachtet und im Stich gelassen gefühlt haben oder in einer Atmosphäre des Unfriedens und der Gewalt aufgewachsen sind, tragen ein Gefühl des Überdrusses am Leben in sich. Sie können ihr mangelndes Interesse am Leben ausdrücken durch Schwierigkeiten beim Atmen durch die Nase oder sie entwickeln schon sehr früh ziemlich ernsthafte Krankheiten.

Dies war der Fall bei Françoises Sohn. Als dieser an Meningitis erkrankte, haben sie und ihr Mann an seinem Bettchen Frieden geschlossen. Dem konnte das Kind entnehmen: *"Wenn ich schwer krank bin, versöhnen sie sich."* Folglich bekam er weiterhin schwere Erkrankungen, u. a. Probleme mit dem Herzen. Françoise suchte mich seinetwegen um Rat auf. Sie wusste wirklich nicht mehr, was sie tun sollte. Musste sie mit dem Gedanken leben, dass er sterben würde, oder sollte sie alles tun, damit er wieder gesund würde?

Um ihrem Kind helfen zu können, musste sie sich darüber klar werden, dass sie sich nie mit dieser aufgezwungenen Schwangerschaft abgefunden hatte. Sie sprach dann mit ihrem Sohn und erklärte ihm, dass nicht er es war, den sie nicht gewollt hatte, sondern die Situation. Sie erklärte ihm, dass sie ihn liebe, dass sie lernen wolle, ihn besser zu verstehen, und dass sie seine Genesung wünsche. Er war damals 14 Monate alt und sprach noch nicht. Doch nachdem sie ihm das alles gesagt hatte, sagte er zum ersten Mal das Wort "Mama".

Das Kind hatte nicht mit der linken, rationalen Gehirnhälfte verstanden, sondern die rechte hatte die Schwingungen der Stimme empfangen, während seine Mutter zu ihm sprach. Tatsächlich ist ein Kind niemals zu jung, um ihm die Dinge zu sagen, die ihm helfen können. Wir müssen nur den geeigneten Moment wählen, um mit unserem Kind zu sprechen. Ein Kind ist nie zu jung, als dass man ihm nicht Dinge sagen könnte, die ihm helfen sollen. Wichtig ist die Wahl des richtigen Augenblicks und auch der Worte, die sein Herz und seine Seele berühren können. Denn diese Worte versteht es nicht mit seiner linken oder rationalen Gehirnhälfte, sondern mit der rechten, die das Empfinden betrifft.

Wie der Sohn von Françoise hatte ich viele Jahre lang eine Krankheit nach der anderen, ohne den wirklichen Grund zu kennen. Ich dachte, dies hinge mit meiner schlechten Gesundheit zusammen.

Als ich mir dann die Geschichte meiner zahlreichen Gesundheitsprobleme wieder vor Augen führte, stellte ich fest, dass alles begann, als ich 6 war. In diese Zeit fiel der Tod meines Vaters und meine Aufnahme ins Pensionat. Damals durften die Internatsschüler die Klosterschule nur zu den Weihnachtstagen und den großen Schulferien verlassen; allerdings durften die Eltern sie am Sonntagnachmittag im Sprechzimmer treffen. Nach dem sonntäglichen Mittagessen saßen wir also ganz brav auf unserem Bett und warteten darauf, gerufen zu werden, um unsere Eltern zu treffen.

Jeden Sonntag wartete ich auf meine Mutter, die nicht kam ... Ich fühlte mich verlassen und als Gefangene dieses Pensionats. Und dies hatte einen direkten Einfluss auf meine Gesundheit: Ich bekam Bronchitis. Als eines Nachts mein ununterbrochenes Husten die Verantwortliche unseres Schlafsaals am Schlafen hinderte, kam diese zu mir und sagte: *"Geh' doch in das Krankenzimmer schlafen."* Ich ging hin, aber es war schon eine Schülerin dort. Also suchte ich die Nonne wieder auf und fragte, was ich nun tun solle. Diese sagte mir: *"Ach, geh doch einfach in dein Klassenzimmer ..."* Ich lief die lange Treppe zu den Klassenräumen hinunter und fühlte mich irgendwie bestraft. Innerlich dachte ich: *"Ich bin krank und sie bestraft mich; gewiss liebt sie mich nicht. Auch meine Mutter wird mich nicht lieben, denn sie kommt mich nie besuchen."* Solche Gedanken lösten in mir eine große Mutlosigkeit aus und ich fühlte mich so alleine mit meinem Kummer. Und daraus schloss ich, dass *leben = leiden* bedeutet. Ich wollte dieses Leben nicht mehr. Tränenüberströmt schlief ich auf meinem Schreibpult ein. Am nächsten Morgen fand man mich mit hohem Fieber, einer Lungenentzündung. Sofort kam ich auf die Krankenstation, aber die Tage vergingen ohne sichtbare Verbesserung. Die Schwestern fürchteten ernsthaft um mein Lenen und telefonierten mit meiner Mutter, die mich auf der Krankenstation besuchte. Sie gab mir all die Aufmerksamkeit und Zärtlichkeit, die eine beunruhigte Mutter ihrem kranken Kind geben kann.

Aus dieser neuen Erfahrung entstand meine Folgerung: *"Bin ich krank, dann kümmert man sich um mich."* Also, um Liebe und Aufmerksamkeit zu erfahren, musste man krank sein. In meinem emotionalen Gedächtnis befanden sich diese drei Axiome: "leben = leiden, "verlassen sein = ich möchte nicht mehr leben" und "krank sein = man schenkt mir Liebe und Aufmerksamkeit".

Also kann ich leben, wenn ich krank bin. Und so wurde die Krankheit für mich ein Überlebensmechanismus. Folglich wurde ich jedes Mal krank, wenn ich mich allein fühlte.

Ein Großteil der Krankheiten, die aus Manipulationen resultieren, sind eigentlich Überlebensmechanismen, die im emotionalen Gedächtnis aufgezeichnet sind.

In meinen Liebesbeziehungen benutzte ich diesen Mechanismus, wenn ich spürte, dass der Mann ein bisschen Abstand nehmen wollte. Um ihn zurückzuhalten, um so dieses Verlassensein nicht zu erleiden, das ich so sehr fürchtete, wurde ich krank. Am Anfang der Beziehung reagierte jeder dieser Männer auf mein Bedürfnis und zeigte sich sehr aufmerksam. Nach einer gewissen Zeit empfanden sie dies jedoch als eine Manipulation meinerseits, auf die sie nicht mehr eingehen wollten; sie wurden gleichgültig. Je weniger sie auf diese Manipulation eingingen, desto mehr versank ich in meiner Krankheit. Und wenn sie von diesen dramatischen Situationen, die ich sie erleben ließ, die Nase voll hatten, dann verließen sie mich. Und dann verlor ich vollkommen den Mut zu leben ...

Selbst mit viel gutem Willen schaffte ich es nicht, mich von dieser affektiven Manipulation zu befreien. Ich erreichte es, als ich diese Lebensunlust in mir entdeckte sowie die Überlebensmechanismen, die ich angenommen hatte. Darüber hinaus arbeitete ich an der Befreiung meines emotionalen Gedächtnisses, auf das ich später in diesem Kapitel nochmals eingehen werde. Dank dieses Prozesses verstand ich, dass ich eher meine Bedürfnisse und meine Gefühle ausdrücken sollte, statt zu manipulieren oder einfach darauf zu warten, dass man meine Bedürfnisse erraten könne. Indem ich diese Lebenslehre integrierte, befreite ich mich von folgenden Folgerungen: *"leben = leiden"* und *"ABANDON = ich will nicht mehr leben"*. Leben wurde zu *"Von allen Wohltaten profitieren, die das Leben für mich bereithält"*.

Nach diesen Erkenntnissen setzte ich keine manipulativen Strategien mehr ein, um Aufmerksamkeit zu bekommen. Ich brauchte es nicht mehr, denn ich konnte bitten, statt zu manipulieren.

Gewisse Kinder setzen die Krankheit als Überlebensmechanismus ein, andere tendieren eher zur Verführung. Man kann durch seine Erscheinung, seinen Charme, seine Intelligenz oder durch seine Stimme verführen.

Eine große, fettleibige Sängerin aus Québec schüttete im Fernsehen ihr Herz aus: *"Als Kind schenkte man mir nur dann Aufmerksamkeit, wenn ich sang. Also habe ich meine Stimme entwickelt, damit man auf mich aufmerksam wird."* Viele Schauspieler, Komiker oder Filmdarsteller haben dieses Bedürfnis, gesehen zu werden, um das Gefühl von Existenz zu haben.

Dies kann uns auch erklären, warum sich große Künstler, die in unseren Augen alles haben, um glücklich zu sein, nämlich Schönheit, Talent, Reichtum, Bewunderung vonseiten der Massen, umbringen. Ihr Bedürfnis, beachtet zu werden, war ein Überlebensmechanismus, der ihre Lebensunlust nur verdeckte.

Dieses Bedürfnis nach Beachtung durch die anderen mag total unbewusst sein, kann uns aber dazu bringen, unzählige Dinge zu tun, nur um beachtet zu werden. Viele Kinder, die sich alleingelassen oder nicht beachtet gefühlt haben, sind beispielsweise übergewichtig geworden.

Mario ist ein typisches Beispiel. Für seinen Vater ist sein Bruder viel wichtiger, er nimmt ihn überallhin mit und weiht ihn sogar in seine Arbeit ein. Im Scherz heißt es, dass Luc, der Ältere, das Vaterkind und Léna, die Jüngste, das Mutterkind ist. Wie viele Kinder aus der "Mitte" sucht Mario hier seinen Platz.

Sein Übergewicht bringt zum Ausdruck: *"Schaut mich an, es gibt mich wirklich. Bin ich nicht dick genug, damit ihr mich seht?"* Dieses Bedürfnis nach Beachtung ist nur ein Überlebensreflex. Sobald dieser nicht mehr stark genug ist, um uns am Leben zu erhalten, kommen die Selbstmordgedanken wieder hoch oder wir entwickeln eine tödliche Krankheit.

Eines Tages ruft mich Audrey an. Sie ist völlig außer sich und weiß nicht mehr, wie ihr geschieht. Seit nun bald sechs Monaten liebt sie Simon, und immer, wenn er aus beruflichen Gründen weg muss, hat sie überhaupt keine Lust mehr, auch nur irgendetwas zu tun. Sie lebt nicht mehr und denkt sogar öfter ans Sterben. Nun fragt sie mich, woher das plötzlich komme, denn bevor sie Simon kennenlernte, lebte sie allein und es ging ihr gut dabei.

Audrey ist der Lebensinhalt ihrer Mutter; sie verbringt ihre ganze Zeit mit diesem ihr so lieben Kind, während ihr Mann sich vornehmlich um seine Geschäfte kümmert. Audrey fühlt sich von der ausufernden Mutterliebe erdrückt und von ihrem Vater nicht beachtet. Später wird sie bei anderen Männern ihre Verführungskünste einsetzen, um deren Blicke auf sich zu ziehen, was ihr bei ihrem Vater nicht gelungen war. Wenn sich der Mann ihr oder ihrem Charme entzieht, überkommt sie wieder der Lebensverdruss des kleinen Mädchens, das seinem Vater so gern gesagt hätte: *"Papa, schau mich an, damit ich das Gefühl habe, etwas wert zu sein."*

Wenn ein Kind das Gefühl hat, in den Augen einer Person, die ihm wichtig ist, nichts wert zu sein, kann das zum Wunsch nach Selbstzerstörung führen. Jérôme zerschnitt sich nach dem Weggang der Frau, die er liebte, das Gesicht mit einer Rasierklinge ...

Auch viele andere Menschen mit solch einer Lebensunlust möchten sich aus der Realität des Alltags davonstehlen und treten die Flucht in eine Parallelwelt an, die imaginär, euphorisch oder verschlossen sein kann. Dies ist insbesondere der Fall bei Menschen, die an Autismus, Psychosen, Schizophrenie oder Suchtkrankheiten (Alkohol und Drogen) leiden.

Autismus äußert sich in einem Ausklinken von der realen Welt, was zum Verlust der Umweltkontakte und zum Rückzug in eine innere Phantasiewelt führt. Wenn er im ersten Lebensjahr eines Kindes auftritt, muss nach einem pränatalen Trauma gesucht werden. Bei einem größeren Kind oder einem Erwachsen hängt Autismus meistens mit einer sehr schmerzvollen Erfahrung zusammen, aufgrund derer man sich in die eigene Innenwelt geflüchtet hat, um nicht mehr leiden zu müssen.

Autismus ist für Kinder das, was Alzheimer für ältere Menschen ist. Die Alzheimer-Krankheit tritt bei Leuten auf, die sich nicht mehr imstande fühlen, mit den Schwierigkeiten ihres Alltagslebens fertigzuwerden, oder die ihre Situation als ausweglos empfinden. Da sie zwar eine Leidenssituation nicht akzeptieren, aber auch noch nicht sterben wollen, ist die Alzheimer-Krankheit für sie ein Ausweg. Andere greifen zum Alkohol oder zu Drogen, um der Wirklichkeit, unter der sie leiden, zu entfliehen.

Alkoholismus ist nicht einfach die Tatsache, dass man trinkt. Manche trinken in Gesellschaft große Mengen Alkohol, was sicher nicht ohne Folgen für ihren Organismus bleibt. Aber deshalb sind sie noch keine Alkoholiker. Der Alkoholiker trinkt, um zu vergessen, um aus seiner für ihn enttäuschenden Realität zu fliehen, um nicht sein Leiden oder sein Gefühl von Vereinsamung zu spüren. Er trinkt, um sich so Mut zu machen, den er nicht hat, um sich selbst glauben zu lassen, dass er nichts und niemanden fürchtet. Oder er zerstört sich langsam durch den Alkohol, um so seine Rachsucht der Person gegenüber zu nähren, die er für seinen Lebensschmerz verantwortlich macht.

Wenn man sich betrinkt oder Drogen nimmt, gerät man in einen vorübergehenden Rauschzustand, in dem die externe Welt verschwindet und damit auch das Gefühl, nicht dazuzugehören. Wenn aber dieser Zustand nachlässt, fühlt sich diese Person, die sich betrinkt oder Drogen nimmt, noch weniger zugehörig, noch ohnmächtiger und unverstandener, so dass sie geneigt ist, immer öfter und häufiger auf Alkohol oder Drogen zurückzugreifen. Die Drogensucht ist fast immer Ausdruck eines tief sitzenden Lebensüberdrusses infolge eines Gefühls der Ablehnung, der Verlassenheit oder auch des Verrats durch eine Person, die uns sehr wichtig war.

Pierre-Olivier lebt seit seiner Geburt im Waisenhaus. Niemand adoptiert ihn, und er verbringt so seine ersten Lebensjahre in der Krippe. Da er sich dagegen auflehnt, dass keiner ihn haben will, ist er ein eher schwieriges Kind. Seine Aufsässigkeit rührt daher, dass seine ausgeprägte Sensibilität verletzt ist, und drückt sich in aggressiven Ausbrüchen aus. In den verschiedenen Waisenhäusern, in denen Pierre-Olivier lebt, und auch in den Familien, die ihn vorübergehend bei sich aufnehmen, stößt er immer wieder auf Feindseligkeit.

Gezeichnet von diesem ausgeprägten Mangel an Zuwendung und seinem Gefühl der Ohnmacht und der Isolierung entdeckt er, dass Alkohol seine innere Leere ausfüllt und es ihm gleichzeitig ermöglicht, sich stark zu fühlen und alle zu verachten, die ihn nicht verstanden haben oder nicht verstehen. Danach greift er zu Drogen, bis er eines Tages genug hat, zusammenbricht und ausruft: *"Lieber Gott, hilf mir!"* Zum ersten Mal wagt er es wirklich, um Hilfe zu bitten.

In der Vergangenheit hatte er verschiedene Psychologen und Therapeuten aufgesucht, aber meistens war er selbst das steuernde Element in der Therapie. Das war sein Schutzmechanismus: die Therapie so zu steuern, dass sie nicht seinen eigentlichen tiefen Schmerz berühren konnte. Anders als bei den vielen früheren Versuchen, sich selbst zu helfen, akzeptiert er dieses Mal jedoch, dass ihm jemand hilft. Er geht zum Treffen einer Gruppe, die Alkoholikern hilft. Hier kann er ausdrücken, was er empfindet, und er spürt, dass man ihm mit seinem Schmerz, den er tief in sich trägt, hilft und unterstützt. Er gibt seine Situation offen zu und sagt: *"Ich bin Alkoholiker."* Damit hat er den ersten Schritt getan.

Diese erste Stufe ist das Rettungsfloß, mit dem er es bis ans Ufer schafft. Doch wenn er auf dieser Stufe stehen bleibt, wird er immer wieder diese große Leere spüren und versuchen, sie nun mit Kaffee, Zigaretten, Spielen, Sex etc. zu füllen. (Die Zigarette ist sehr oft der schützende Schleier, mit dem man sich umgibt. Man versteckt sich hinter der Rauchwolke. Außerdem versetzt man sich unbewusst in die Zeit zurück, als von der Mutter gestillt zu werden Zuneigung, Wärme und Sicherheit bedeutete.)

Erst die nächsten Stufen erlauben es ihm, das Rettungsfloß zu verlassen und im Leben auf dem Festland voranzukommen. Dazu musste Pierre-Olivier sowohl seiner Mutter vergeben, dass sie ihn im Waisenhaus gelassen hatte, als auch denen verzeihen, die ihm aus Unwissenheit wehgetan hatten. Darüber hinaus muss er lernen, um etwas zu bitten und etwas anzunehmen, seine Gefühle in den Griff zu bekommen, indem er sich endlich die Erlaubnis gibt, sie auszuleben. Schließlich muss er sich von diesem Lebensverdruss befreien, der hinter der großen inneren Leere in ihm steht.

Als ich ihn kennenlernte, stand er dermaßen unter Medikamenteneinfluss, dass ich mich fragte, was er sich von der Therapie wohl merken könne. Nach dieser therapeutischen Arbeit reduzierte er seine Medikamente, nahm an Kräften wieder zu und fand erneut den Mut, wieder auf die Beine zu kommen. Er befreite sich von seinem Lebensüberdruss und beschloss, sich ein neues Leben aufzubauen ...

Lebensunlust kann sich auch durch bestimmte Gemütsregungen und Erkrankungen ausdrücken wie Anorexie, Fresssucht oder degenerative Krankheiten.

➢ Die Anorexie

Typisch für die Anorexie ist die Unlust zur Nahrungsaufnahme, man lehnt also ein Symbol des Lebens ab. Meistens sind diese magersüchtigen Personen eher dünn, aber das muss nicht so sein. Manchmal erkennt man sie an der blassen Haut.

Die Anorexie kann verschiedene Ursachen haben:

- die **Angst vor dem Dickwerden**, also nicht der Norm unseres Freundeskreises zu entsprechen;
- das **Bedürfnis, sich immer zu kontrollieren.** Weil eine magersüchtige Person ihren Körper kontrolliert, hat sie den Eindruck, ihr Leben zu kontrollieren. Sie meint, sich so nicht von anderen kontrollieren zu lassen;
- ein **Verlust an Vertrauen in das Leben und in die Liebe.** Häufig nach einer Trennung oder einer Scheidung;
- eine **Ablehnung seines Selbst und des Lebens.**

Johanne ist Krankenschwester, zierlich, hat kein Gramm Fett zu viel am Leib und sehr blasse Haut. Für ihre Umgebung deutet nichts darauf hin, dass sie an Anorexie leidet. Sie ist nicht besonders dynamisch, aber sie scheint ihren Aktivitäten ziemlich gut nachzukommen. Eines Tages sah ihr Mann mich im Fernsehen und sagte zu ihr: *"Du solltest mit ihr einen Termin ausmachen, die kann dir sicher helfen."*

Johanne suchte mich also auf. Bei ihrer Geburt hatte Johanne eine Missbildung am Knie, die mehrere schwere Operationen erforderte. Als Kind musste sie sich immer wieder Bemerkungen über ihre Behinderung anhören. Sie lehnt sich selbst total ab und hadert mit dem Leben, weil sie so geboren wurde.

Johanne ändert ihre Einstellung und beginnt, sich selbst anzunehmen. Es scheint ihr, als verändere sich die Welt um sie herum auch. Und sie sagte zu mir: *"Diese Woche habe ich zum ersten Mal Hunger gehabt."* Mit diesen Worten wollte sie sagen: *"Ich beginne, das Leben zu bejahen."*

➢ Die Bulimie

Die Bulimie ist eine Form von Zwangshandlung, bei der der Betroffene Unmengen isst oder alles, was ihm unter die Augen kommt, ohne Nachzudenken in sich hineinstopft, um sich anschließend zu übergeben. Diese Fresssucht kann in Verbindung stehen mit einer **Angst zuzunehmen** oder eine **Form von Selbstzerstörung** sein, die in Beziehung steht mit einem **Gefühl von Schuld, Aufgeben oder Misserfolg.** Gewisse Personen glauben, es sei ihre Schuld, wenn ihre Mitmenschen sie nicht lieben oder sie aufgegeben haben.

Valérie leidet seit mehreren Jahren an Bulimie. Sie hat keine Ahnung, wie das angefangen hat, spürt aber, dass es sich für sie um einen Reflex handelt, den sie einfach nicht kontrollieren kann.

Während einer Gruppentherapie erinnert sie sich an etwas, was sie schon vergessen hatte. Mit zwölf Jahren war sie mit ihrer Mutter im Sprechzimmer eines Arztes. Der Arzt sprach mit ihrer Mutter und Valérie hörte sie sagen: *"Ich finde, dass Valérie in letzter Zeit zugenommen hat, ich werde ihre Diät überwachen."* Valérie hatte noch nie daran gedacht, dass sie Übergewicht haben könnte, aber von diesem Augenblick an war sie von der Idee besessen, dick zu werden. So begann sie, jedes Mal zu erbrechen, wenn sie Angst hatte, dass sie durch das, was sie gerade zu sich genommen hatte, zunehmen könnte.

Louise leidet an Bulimie, seit sie 20 ist. Zu diesem Zeitpunkt starb ihre Mutter. Nach der Geburt des ersten Kindes waren bei der Mutter die ersten Herz- und Gefäßprobleme aufgetreten, die sich bei der zweiten Geburt, also der von Louise, noch verstärkten. Noch sehr klein hört Louise, dass ihre Mutter besser keine Kinder bekommen hätte. Sie kann sich also weder selbst noch das Leben bejahen, da sie zu Recht daraus schließt, dass ihre Mutter leidet, weil sie sie zur Welt gebracht hat. Sie ist sogar erleichtert, als ihre Mutter stirbt, denn sie sagt sich, dass sie sie nun nie wieder leiden sehen muss. Das bestärkt allerdings in ihr die Ablehnung von sich selbst und ihres Lebens. Wegen dieser Schuld versucht Louise unbewusst, sich zu zerstören. Aber sie erkennt schließlich, dass sie nicht am Tod ihrer Mutter schuld ist. Ganz im Gegenteil hatte sie ihrer Mutter sicherlich sogar die Kraft vermittelt, länger zu leben, da diese erst starb, als Louise ihr Studium beendet hatte. Sie hatte sicher gewartet, bis ihre Tochter unabhängig war. Nachdem Louise von diesem Schuldgefühl befreit war, konnte sie langsam, aber sicher sich und das Leben schätzen sowie lieben.

➢ Woran kann man erkennen, ob man an Lebensverdruss leidet?

Haben Sie:

- schon einmal an Selbstmord gedacht?
- Depressionen gehabt?
- chronische Schwierigkeiten beim Atmen durch die Nase?
- immer wiederkehrendes Nasenbluten?

- in jungen Jahren eine Lungenentzündung oder eine Hirnhautentzündung gehabt?
- Irritationen oder Schmerzen am Bauchnabel gehabt?
- an ihren Nägeln geknabbert?
- die Schwere der Einsamkeit gekannt?
- Angst davor, aufgegeben zu werden?
- Probleme mit affektiver, alkoholischer oder drogenbedingter Abhängigkeit?

All dies sind Anzeichen dafür, dass Sie womöglich an Lebensverdruss leiden.

➢ Wie kann man die Ursachen oder Ereignisse herausfinden, die wahrscheinlich zu dem Lebensverdruss geführt haben?

Indem Sie Ihre Lebensgeschichte rekonstruieren. Wenn es möglich ist, können Sie Ihre Mutter oder eine andere Person fragen, die Ihnen Genaueres über die Umstände bestimmter Ereignisse, die Sie geprägt haben, sagen kann.

Ihr pränatales Leben:

Alles, was die Mutter während der Schwangerschaft erlebt, überträgt sich auf das Kind. Das liegt an der symbiotischen Beziehung zwischen dem Fötus und der Mutter. Wenn also die Mutter ständig traurig ist, fühlt sich auch das Kind traurig und kann diese Traurigkeit sein Leben lang in sich tragen, bis es sich schließlich eines Tages davon befreien kann.

Ihre Geburt:

- War Ihre Mutter bei der Heirat mit Ihnen schwanger?
- Hat sie stundenlang gelitten?
- Ist ihre Gesundheit oder ihr Körper durch die Entbindung beeinträchtigt worden?
- Ist sie bei Ihrer Geburt oder in den darauffolgenden Jahren gestorben?

Wenn sich eine dieser Situationen mit der Geschichte Ihrer Geburt deckt, ist es wahrscheinlich, dass Sie sich schuldig fühlen, weil Sie leben. Dieses Schuldgefühl kann die Ursache für viele unglückselige Ereignisse in Ihrem Leben sein oder Sie daran hindern, glücklich zu sein.

Wie haben Sie Ihre Jugend erlebt?

- War diese Phase Ihres Lebens von Unterordnung oder Auflehnung bestimmt?
- Haben Sie an Akne, Magerkeit, Übergewicht, Anorexie oder Bulimie gelitten?
- Wie haben Sie auf die ersten Enttäuschungen in der Liebe reagiert? Haben Sie sich im Stich gelassen oder abgelehnt gefühlt? Wollten Sie sterben?

Wie wir uns vom Lebensverdruss befreien können

Dazu müssen Sie Ihr Gedächtnis durchforsten, um einem der Ereignisse, die Ihren Lebensverdruss ausgelöst haben, auf die Spur zu kommen. Und dann müssen Sie sich entspannen und dieses Ereignis noch einmal durchleben, um sich in das Kind zurückzuversetzen, das Sie waren und das keine Lust zum Leben hatte.

Ich habe weiter oben von meinem Erlebnis im Internat berichtet, wie ich die Lust am Leben verlor, als ich mich alleingelassen fühlte, nun möchte ich beschreiben, wie ich mich davon befreit habe.

Zunächst habe ich mich in einen Entspannungszustand versetzt. Dann habe ich mit Hilfe mentaler Bilder die Klosterschule und den Klassenraum visualisiert. Ich habe das kleine sechsjährige Mädchen, das ich war und das in mir lebte, wiedergesehen. Ich habe gesehen, wie ich als die Erwachsene, die ich heute bin, auf dieses kleine Mädchen zuging. Ich sah, wie es den Kopf auf sein kleines Pult gelegt hatte und bittere Tränen weinte. Ich habe ihm zärtlich über die Haare gestrichen und es gefragt: *"Gibt es denn keine andere Lösung, als dich sterben zu lassen?"*

Da merkte das Mädchen plötzlich, dass es wählen konnte. Es konnte die lange Treppe zu der Nonne hinaufgehen und ihr von seinem Leid erzählen. Ich nahm es also an der Hand, damit es zum Schlafsaal zurückkehren konnte. Ich begleitete es zu der Nonne, damit es zu ihr sagen konnte: *"Schwester, mir ist so kalt im Klassenzimmer und ich bin doch krank, gibt es vielleicht eine andere Möglichkeit?"* Da sah ich, wie die Nonne aufstand, ins Krankenzimmer ging und zu der Schülerin, die schon dort lag, sagte: *"Anscheinend geht es dir schon wieder besser, geh in dein Bett und schlafe dort weiter. Eine andere Schülerin braucht jetzt dieses Zimmer."* Daraufhin wandte sie sich mir (dem Mädchen) zu und sagte: *"Komm, leg dich hin."* Dann deckte sie mich zu, strich mir sanft über den Kopf und schloss mit den Worten: *"Schlaf jetzt gut!"* die Tür hinter sich.

So war das nicht abgelaufen, als ich sechs Jahre alt war. Aber wir müssen uns immer wieder vor Augen halten, dass das Gehirn keinen Unterschied zwischen Realem und Imaginärem macht und diese neuen Bilder akzeptiert, solange sie als real erlebt werden. Damit verändert sich die schon gespeicherte Schlussfolgerung, die in meinem Fall lautete: *"leben = leiden"* und *"verlassen werden = ich will nicht mehr leben"*.

Dank meines Arbeitens mit mentalen Bildern war ich zu dem neuen Ergebnis gekommen: *"Wenn du leidest, dann sag es"*, d. h. *"leben = sich mitteilen, um Hilfe bitten, wenn man leidet"*. Dieses Arbeiten durch mentale Bilder erwies sich als äußerst wirkungsvoll für mich. Zunächst konnte ich dadurch die in meinem emotionalen Gedächtnis gespeicherte Schlussfolgerung *"verlassen werden = die Lust am Leben verlieren"* ersetzen durch *"verlassen werden = um Hilfe bitten"*.

Einige Jahre später durchlebte ich erneut sehr heftige Emotionen, ausgelöst durch eine Trennung, bei der ich mich wieder im Stich gelassen fühlte. Dieses Mal wagte ich es jedoch, mich an eine Therapeutin, der ich vertraute, zu wenden. Ich hatte so starke Schmerzen in der linken Brust, das ich nicht auf der linken Seite schlafen konnte.

Diese Therapeutin wandte die Methode der Energiemassage an. Sie sagte zu mir: *"Ich kann meine Hände nicht mehr als einen Meter deiner Brust annähern, weil ich ein starkes Brennen in den Händen spüre."* Auf einmal fragte sie mich: *"Warum ist es so wichtig für dich, dass dich ein Mann anschaut? Dein Körper teilt mir mit: 'Papa, schau mich an, damit ich leben kann.'"* Bei diesen Worten wurde ich von einer so starken Emotion ergriffen, dass ich kaum noch atmen konnte.

Nach dieser Energiebehandlung wunderte ich mich über die Intensität dieses Gefühls, denn ich konnte mich nicht erinnern, diese Worte je ausgesprochen zu haben. In meiner Erinnerung hatte ich meinen Vater nur ein einziges Mal gesehen, und zwar im Sarg im Bestattungsinstitut. Damals war ich sechs.

Einige Zeit nach dieser Therapie besuchte ich meine Mutter. Ich richtete es so ein, dass ich mit ihr allein sein konnte. In der Vergangenheit hatte ich bereits versucht, ihr Fragen bezüglich der Dinge, die sie erlebt hatte, zu stellen, aber sie hatte mir nur knapp geantwortet: *"Das ist alles Vergangenheit, ich lebe lieber in der Gegenwart!"* Es blieb mir nur, das Thema zu wechseln.

Dieses Mal stellte ich ihr verschiedene Fragen, die nicht direkt mit ihr zu tun hatten. So unterhielt ich mich mit ihr zum Beispiel über eine ältere Person, die mit uns bei meinen Großeltern gewohnt hatte. Mit diesen mehr indirekten Fragen nährte ich ihr Vertrauen und gab ihr Lust, mir weiter zuzuhören.

"Mama, ist es möglich, dass ich meinen Vater vor seinem Tod gesehen habe? Denn dies ist die einzige Erinnerung, die ich an ihn habe." Ihre Antwort erstaunte mich. *"Ja, einmal ist er zu uns gekommen, als du ungefähr acht oder neun Monate alt warst und noch auf allen Vieren herumgekrabbelt bist. Er wollte, dass ich zu ihm zurückkehre, aber für mich kam das überhaupt nicht infrage. Du bist zu ihm hin und hast deine kleinen Hände ausgestreckt, aber er hat auf dem Absatz kehrtgemacht und beim Hinausgehen die Tür hinter sich zugeknallt."* Ich war erstaunt darüber, dass sie, die sich nicht einmal an unsere Geburtstage erinnerte, eine mehr als 40 Jahre zurückliegende Geschichte in allen Einzelheiten erzählen konnte.

Nach diesem Gespräch mit meiner Mutter begann ich wieder, an der Öffnung meines emotionalen Gedächtnisses zu arbeiten. Ich benutzte die von meiner Mutter beschriebenen Bilder zusätzlich zu meiner Vorstellungskraft, da ich mich nicht daran erinnern konnte. Das Haus, in dem wir gewohnt hatten, kannte ich. Ich sah also dieses Haus wieder, den Eingang, die Tür (sie war grün und hatte oben ein Fliegengitter). Ich sah meine Mutter im Wohnzimmer stehen. Mein Vater war neben ihr, und ich sah das kleine Baby auf ihn zu krabbeln und die Hände nach seinem Papa ausstrecken, und dann sah ich, wie dieser Riese auf dem Absatz kehrtmachte, wegging und die Tür zuschlug. In diesem Moment sah ich mich, die Erwachsene, die ich heute bin, auf dieses kleine Baby zugehen. Ich nahm es in den Arm und erklärte ihm: *"Dein Vater kann sich dir nicht in Liebe zuwenden, weil er selbst sich von seiner Mutter niemals angenommen und später von der Frau, die er liebte, abgelehnt gefühlt hat. Aber ich bin für dich da, ich werde dich anschauen, und auch wenn dich alle anderen im Stich lassen, werde ich dich niemals verlassen ..."* Mein kleines Mädchen fühlte, dass sie geliebt wurde, und wollte nun wirklich leben.

Nachdem ich nun das Verständnis dieser Ereignisse aus meiner Vergangenheit verändert hatte, machte ich mir selbst folgendes Versprechen: *"Selbst wenn die Person, die ich liebe, mich verlässt, bin ich noch für mich da. Ich würde auf mich aufpassen. Ich würde mir selbst die Liebe und die Zärtlichkeit geben, die ich von den anderen erwartete. Ich würde für mich leben und dabei jeden Tag dem Leben danken für alles, was es mir geschenkt hat und noch schenken wird. Egal, was auch kommen mag, nie mehr werde ich mich fallen lassen."*

➢ Hier eine Zusammenfassung, was sie tun können, um sich von Lebensverdruss zu befreien:

- ***Finden Sie das Ereignis, das möglicherweise dazu geführt hat.*** Beginnen Sie mit dem, was Ihnen als Erstes einfällt, auch wenn es nicht auf Ihre Kindheit zurückgeht.
- ***Erleben Sie dieses Ereignis entspannt noch einmal.*** Tun Sie dabei das, was Sie damals nicht getan haben, oder sprechen Sie das aus, was Sie nicht gesagt haben, damit Sie nicht mehr dem Gefühl, das Sie damit verbunden haben, oder der Schlussfolgerung, die Sie damals daraus gezogen haben, verhaftet bleiben. Sorgen Sie dafür, dass Sie zu einer neuen, positiven Schlussfolgerung kommen.
- ***Versetzen Sie sich in den Augenblick, in dem Sie sich fallen ließen.*** Unterdrücken Sie weder Schmerz noch Tränen. Verstecken Sie sich nicht, weinen Sie.
- ***Nehmen Sie die Maske ab. Vertrauen Sie Ihren Kummer und Ihren geheimen Schmerz einer Person an, die Sie liebevoll und zärtlich aufnehmen kann.*** Das sollte jemand sein, der Ihnen helfen kann zu verstehen, warum Sie diese schwierigen Situationen erleben, und Sie zu Handlungen ermutigt, damit Sie sich davon befreien.
- ***Lernen Sie, Ihren Blick auf sich selbst zu richten, statt von dem Blick der anderen abhängig zu sein.*** Seien Sie schön um Ihretwillen. Lernen Sie, stolz auf das zu sein, was Sie sind und was Sie bisher geschafft haben.
- ***Genießen Sie wieder jeden Augenblick Ihres Lebens – und dies unabhängig von anderen.*** Tun Sie die Dinge nun aus Liebe zu sich selbst und nicht, damit andere Sie lieben. Dabei können Sie natürlich dieses Glück mit einer oder mehreren Personen teilen.
- ***Und gestehen Sie sich schließlich das Recht auf Leben und Glück zu, auch wenn Ihnen nahestehende Personen nur Leid gekannt haben.***

KAPITEL VII

Schuldgefühle und ihre Auswirkungen – wie wir uns davon befreien können

Mit unseren Denkweisen und Einstellungen erschaffen wir uns unser Glück oder unser Unglück.

Paul Verlaine

Woher kommen unsere Schuldgefühle?

Das Schuldgefühl ist eines der destruktivsten Gefühle, die wir hegen können.

Schuldgefühle haben ihre Wurzeln in dem Erziehungsumfeld, in dem wir aufgewachsen sind.

➢ Das religiöse Umfeld:

Die Lehren der Bibel - oder genauer gesagt die des Alten Testaments - lehrten uns schon sehr früh, dass wir Schuld auf uns geladen haben.

“Gott, der Herr, pflanzte einen Garten in Eden, im Orient, und setzte darin den Menschen, den er geschaffen hatte.”

“Dann gebot Gott, der Herr, dem Menschen: Von allen Bäumen des Gartens darfst du essen, doch vom Baum der Erkenntnis von Gut und Böse darfst du nicht essen; denn sobald du davon isst, wirst du sterben.”

“Gott, der Herr, baute aus der Rippe, die er vom Menschen genommen hatte, eine Frau.”

“Gott, der Herr, rief Adam zu sich.”

“Ich habe dich im Garten kommen hören; da geriet ich in Furcht, weil ich nackt bin.”

Darauf fragte er: “Wer hat dir gesagt, dass du nackt bist?”

Und der ewige Gott fragte: “Wer hat sich gelehrt, dass du nackt bist?”

“Hast du also von dem Baum gegessen, von dem zu essen ich dir verboten hatte?”

“Der Mann antwortete: Die Frau, die du mir beigesellt hast, sie hat mir von dem Baum gegeben und so habe ich gegessen.”

“Gott, der Herr, sprach zu der Frau: Viel Mühsal bereite ich dir, sooft du schwanger wirst. Unter Schmerzen gebierst du Kinder. Du hast Verlangen nach deinem Mann; aber er wird über dich herrschen.” “Zu Adam sprach er: Weil du auf deine Frau gehört und von dem Baum gegessen hast, von dem zu essen ich dir verboten hatte: So ist verflucht der Ackerboden deinetwegen. Unter Mühsal wirst du von ihm essen alle Tage deines Lebens. Dornen und Disteln lässt er dir wachsen ...”

“Im Schweiße deines Angesichts sollst du dein Brot essen, bis du zurückkehrst zum Ackerboden; von ihm bist du ja genommen.” (Genesis 2, 3)

Da wir ihre Nachkommen sind (waren), sind wir darüber hinaus mit der Erbsünde befleckt. Deshalb hat man uns gleich nach der Geburt[9] getauft, um uns von diesem Schmutz reinzuwaschen.

Diese religiösen Lehren führten uns unweigerlich zu folgender Assoziation: *“ungehorsam sein = bestraft werden”*. Wenn man also den Eltern oder Lehrern nicht gehorchte, wurde man bestraft.

Nach der Geschichte über unsere ersten Eltern kommen dann noch die Lehren des Neuen Testaments. Dieses Mal hatte uns Gott seinen vielgeliebten Sohn Jesus Christus geschickt. Doch der Sohn Gottes, der Erlöser der Welt, ist gestorben wegen unserer Sünden.

---

[9] *Bei den Christen*

Ein Kind, das hört, dass Christus wegen seiner Sünden gestorben ist, ist nicht in der Lage zu unterscheiden, dass es dabei nicht um seine eigenen geht, denn Jesus ist vor mehr als 2000 Jahren gestorben. Nein, es versteht dies wörtlich und glaubt, verantwortlich zu sein. Jedes Mal, wenn seine Mutter ihm etwa Folgendes sagt:

"Du bringst das Jesuskind zum Weinen."
"Du tust deiner Mama weh."
"Tu dies für deine Mutti ...
"Du bringst mich ins Grab."
"Du machst mich ganz verrückt."
"Alle Opfer, die dein Vater und ich bringen, um euch zu erziehen ..."
"Ich habe mich immer für euch aufgeopfert ..."

Das Kind fühlt sich schuldig, böse, undankbar. Es denkt, dass es es nicht verdient, glücklich zu sein.

Wenn eine Person denkt oder sagt: *"Ich habe alles, um glücklich zu sein, aber schaffe es einfach nicht"*, dann hat sie mit Sicherheit unbewusste Schuldgefühle, die dafür sorgen, dass sie es sich nicht erlaubt, glücklich zu sein.

"Das Entmutigendste an den Menschen ist,
dass sie sich mit der Idee abfinden, ein eingeschränktes Leben zu führen:
Schwach, krank, unglücklich zu sein, ist für sie normal.
Sie können sich nicht vorstellen, dass das Leben
auch anders sein könnte."

Omraam Mikhaël Aïvanhov

Zu diesen Gefühlen von Schuld und Angst (vor dem Teufel, vor der Hölle und vor der Strafe Gottes) kommt noch ein anderes dazu: das Schamgefühl. Und dieses Gefühl wurde durch das Beichten lebendig gehalten. Uns wurde beigebracht, uns selbst die Schuld zuzuweisen, indem man uns zwang, am ersten Freitag jeden Monats beichten zu gehen. Haben Sie sich dabei auch schon mal gefragt: *"Welcher Dinge werde ich mich wohl dieses Mal wieder anklagen?"* Sich hinter einem Gitter im Beichtstuhl zu verstecken, um von seinen Sünden zu berichten, konnte nur Scham in uns hervorrufen.

Ich stelle das Sakrament der Vergebung nicht infrage. Nein, Vergebung ist Auslöschen, Tilgung, Befreiung. Deshalb hat Christus dies durch sein Beispiel die Menschen gelehrt. Ich lehne auch die Religion nicht ab, in der ich aufgewachsen bin. Die Religionen haben, trotz ihrer Fehler, eine wichtige Rolle für die Zivilisation gespielt. Der Glaube an eine Bestrafung nach dem Tod hindert einen Großteil der Menschen daran, strafbare Taten zu begehen.

Ich stelle vielmehr die Art und Weise infrage, wie uns diese Dinge beigebracht wurden. Ich werfe diese Frage nicht auf, um zu verurteilen, sondern einzig und allein, um uns von unseren Schuldgefühlen, weil wir nicht gehorcht haben oder böse waren, zu befreien und von unserem Schamgefühl für irgendwelche Dinge, die wir als tadelnswert ansehen. Es sind diese Gefühle, die so viele Menschen dazu veranlassen, sich selbst zu zerstören oder drückende Geheimnisse für sich zu behalten. Sie schämen sich zu sehr, um darüber zu reden.

Hinzu kommt, dass das schulische Umfeld auf seine Art und Weise dieses Gefühl von Schuld und Schande aufrechterhält.

➢ Das schulische Umfeld

Als Kind liebte ich das Schreiben, weil ich davon träumte, Schriftstellerin zu werden, aber leider hatte ich viele Schwierigkeiten mit der Rechtschreibung. Ich wusste damals noch nichts von Begriffen wie visueller und auditiver Typ, die aussagen, dass ein visueller Typ mittels Bildern und Beispielen besser versteht. Für ihn bedeuten Regeln und Konzepte gar nichts. Meine Schulausbildung war jedoch vorwiegend auf den auditiven Typ ausgerichtet, während ich sehr visuell und motorisch begabt war.

Leider hatten auch meine Lehrer keine Ahnung von diesen Unterschieden und benutzten eher die Methode der Bestrafung. Ich bekam also einen Hieb mit dem Lineal für jeden Rechtschreibfehler. Wenn ich heute daran zurückdenke, finde ich es sehr schade, dass die Zeit nicht benutzt wurde, um mir die Grammatikregeln besser zu erklären.

Jeder kann sich leicht meinen Stress vorstellen, wenn ich nur das Wort "Diktat" hörte. Ich war so verängstigt, dass ich bei den meisten Wörtern nicht mehr wusste, wie man sie schreibt. Und all diese Strafen für nichts und wieder nichts steigerten nur noch mein Gefühl, schlecht zu sein, also *"nicht der Liebe würdig"*.

Und dann waren da noch die Schulzeugnisse, in denen wir klassifiziert wurden, 9/23 etwa bedeutete, dass wir der Neunte von 23 Schülern waren.[10]

[10] *Diese Vorgehensweise und Art der Benotung kann natürlich von einer Schule zur anderen oder von einem Land zum anderen sehr verschieden sein.*

Der Erste konnte natürlich seinen Eltern stolz gegenübertreten und sich aufgrund seiner besseren Leistungen gleichzeitig gegenüber seinem Bruder, seiner Schwester oder seinen Freunden schuldig fühlen.

Ein befreundeter Arzt fragte mich einmal, warum er trotz seines Gehalts kurz vor der Pleite stand. Die Antwort lag in seinem Schuldgefühl, mehr als seine Schwester abbekommen zu haben.

Als Kind war er immer der Klassenbeste gewesen, während seine Schwester große Schwierigkeiten in der Schule gehabt hatte. Immer wenn es an die Hausaufgaben ging, war Denis ruckzuck damit fertig und konnte spielen gehen. Seine Schwester hingegen wurde ausgeschimpft und bekam Ohrfeigen, weil sie nichts begriff. Erwachsen schlug mein Freund den Weg der Medizin ein, sie wurde Sekretärin. Er hatte das große Haus, ein gutes Gehalt und konnte sich alles leisten, was sein Herz begehrte. Seine Schwester hatte ein kleines Gehalt, wohnte in einer kleinen Wohnung und hatte nicht einmal genügend Geld, um sich ein Auto leisten zu können. Wieder hatte ihr Bruder das Gefühl, dass er alles und sie nichts habe; und er fand das ungerecht. Sein Schuldgefühl verleitete ihn zu schlechten Investitionen. Er verlor am Ende sogar sein Haus. Sein Bankrott war seine unbewusste Art, sich von seinem Schuldgefühl zu befreien: *"Sie hat nicht viel, aber ich habe jetzt gar nichts mehr."*

In meinem zweiten Schuljahr hatte ich eine Mitschülerin, die immer die Beste der Klasse war. Doch eines Tages schaffte ich den Sprung zur Klassenbesten. Auf dem Heimweg, um meiner Mutter diese gute Nachricht zu überbringen, lief mir dieses Mädchen über den Weg und warf mir vor: *"Du bist doch nur eine verdammte Negerin ..."* Das sagte sie, weil ich krause Haare und einen etwas dunkleren Teint hatte. Aber ihre Bemerkung ließ mich verstehen: *"Wenn du Erfolg hast, lieben dich die anderen nicht."* Damit war für mich klar: Ich wurde nie mehr Klassenbeste. Und auch später in meinem Leben wollte ich nie mehr die Spitzenposition einnehmen. Ich zog es vor, nur die Zweitbeste zu sein oder im Schatten zu bleiben.

Da ich nicht die Erste sein wollte, zog ich die Leute an, die meinen Platz einnehmen wollten, während die, die bereit waren, mir zu folgen, sich entfernten. Ich musste also immer wieder neu anfangen, bis mir vieles bewusst wurde und ich verstand, dass ich diesen Platz als "leader" einnehmen musste, um der Metamedizin von Nutzen zu sein ...

Das Schulzeugnis unserer Kindheit hat Auswirkungen auf unsere Beziehung zu unseren Eltern und später auf unser berufliches Umfeld. Ein Beispiel: Ein Kind legt seinem Vater sein Schulzeugnis vor. Angesichts eines Notendurchschnitts von 75 % sagt er: *"Du hättest auch 80 % haben können."* Wenn sich solche Situationen wiederholen, kann das Kind daraus den Schluss ziehen: *"Es wird mir niemals gelingen, die Person, die ich liebe, zufriedenzustellen."*

Als Erwachsener will die Person dann möglicherweise keine Anstrengungen mehr unternehmen, weil sie glaubt, dass sowieso alles umsonst ist. Dieses Gefühl, nicht gut genug zu sein, kann sich bei ihr möglicherweise in Form von Hypoglykämie manifestieren.

Ein anderer arbeitet vielleicht so viel, um von seinem Arbeitgeber anerkannt zu werden, so dass er am Ende vor Erschöpfung mit einem Burn-out-Syndrom zusammenbricht.

Hingegen kann ein Kind, dessen Eltern einem Ergebnis von 65 % nicht mehr und nicht weniger Bedeutung beimessen als einem Ergebnis von 90 % denken: *"Sie sehen gar nicht, wie sehr ich mich anstrenge."* Später im Berufsleben reagiert die Person dann auf dieselbe Weise. Sie wird viel geben, dabei aber immer das Gefühl haben, dafür nicht geschätzt zu werden. Dieses Gefühl kann dazu führen, dass sie ein Gefühl von Mutlosigkeit entwickelt und zu Hypotonie oder Wutausbrüchen neigt, wenn sie sich nicht anerkannt fühlt.

➢ Das familiäre Umfeld

Wir konnten uns schuldig fühlen, wenn wir unsere Eltern sahen, wie sie unaufhörlich arbeiteten, sich nie Zeit nahmen, um sich zu entspannen oder sich etwas Gutes zu tun, und uns obendrein noch als Faulpelze oder Nichtsnutze bezeichneten, wenn wir uns wieder stundenlang vor dem Computer oder dem Fernseher vergnügten. Auch ist es durchaus möglich, dass wir uns nicht mehr entspannen können oder, wenn wir uns einmal ein paar nette Stunden leisten, uns dabei schuldig fühlen. Das kann so weit führen, dass wir uns beim Ausüben unseres Lieblingssports verletzen oder Situationen anziehen, die uns jedes Mal die Freude verderben.

Meine Mutter war die einzige Stütze unserer Familie. Sie arbeitete als Näherin in einer Fabrik und an zwei Abenden noch als Putzfrau in Büros. Und um das Einkommen zum Monatsende etwas aufzubessern, nahm sie auch ab und zu noch Näharbeiten an – sie hörte also nie auf! Ich fand sie sehr mutig. Wenn ich manchmal um Mitternacht aufstand und sah, dass sie immer noch nähte oder bügelte, machte mich das traurig. Ich fühlte mich total ohnmächtig, weil ich ihr nicht helfen konnte.

Wenn sie uns in Momenten der Erschöpfung manchmal sagte: *"Mama wird sterben"*, hatte ich große Angst, sie könnte tatsächlich sterben. Meine Ohnmacht verwandelte sich in ein Schuldgefühl, weil ich dachte, wenn sie uns nicht hätte, dann müsste sie nicht so viel arbeiten.

Um ihr gegenüber dieses Schuldgefühl nicht zu empfinden, habe ich dieselbe Familiensituation wiederholt. Denn nur so konnte ich denken: *"Du hast viel gearbeitet, aber ich auch ..."* Wenn ich mir eine schöne Auslandsreise gönnte, die meine Mutter sich nie hatte leisten können, manifestierte sich mein Schuldgefühl wegen dieses Genusses auf unterschiedlichste Weise: Entweder wurde ich krank oder ich stritt mich mit meinem Mann oder ich zog andere Dinge an, die mir den Spaß verdarben.

Dieses Schuldgefühl dem Vergnügen gegenüber kann Unpässlichkeiten hervorrufen, die uns daran hindern, die schönen Momente, die das Leben uns bietet, voll auszukosten. Nehmen wir als Beispiel die Fähigkeit, unsere Nahrung zu genießen ... Eine Person mit einer Vorliebe für gutes Essen zelebrierte ihr Schuldgefühl, indem sie sich verbot, dieses Essen zu genießen. Sie verzehrte es, aber meinte: *"Ich genieße nichts ..."* Andere Personen können Verdauungsprobleme haben, sobald sie in einem Luxushotel übernachten. Sie haben das schöne Hotel, aber nicht die gute Küche dieses Hotels ... denn das wäre ja auch zu viel!

Es gibt die unterschiedlichsten unbewussten Formen, wie wir uns von unserer Schuld befreien wollen. Sehen wir uns einmal die Geschichte einer Mutter an, die in ihrer Beziehung leidet und zu ihren Kindern sagt: *"Wenn ihr nicht da wärt, würde ich ihn verlassen."* Ein Kind, das diesen Satz hört, kann ihn so verstehen: *"Wenn sie uns nicht hätte, würde sie nicht so leiden, also ist es unsere Schuld."* Um sich von seiner Schuld zu befreien, wird das Kind unbewusst versuchen, selbst zu leiden, indem es eine Vielzahl von Krankheiten bekommt, wie etwa Schmerzen im Nacken, an den Schultern oder auch Magenkrämpfe.

Andere hingegen versuchen ihr Schuldgefühl zu überspielen, indem sie die ganze Welt retten wollen. Sie spielen also den Retter und ziehen daher Menschen an, die die Opferrolle übernehmen.

Eine andere Methode, sein Schuldgefühl loszuwerden, besteht schließlich noch darin, Verlustmechanismen in Gang zu setzen, d. h. jedes Mal, wenn uns etwas glücklich machen könnte, schaffen wir Situationen, um unser Glück zu zerstören.

- Ich kaufe mir ein neues Auto, das so viele Probleme macht, dass ich meine ganze Freizeit in der Werkstatt verbringe.
- Ich kaufe mir das Haus, das ich mir schon so lange gewünscht habe. Doch da ergibt sich in meinem Job eine Veränderung, die zur Folge hat, dass ich immer mehr unterwegs und weniger zu Hause bin und nur ganz wenig Zeit habe, das Haus zu genießen.

Verpasste Reisen, kaum Zeit für unsere Hobbys, die Abwesenheit des Partners und Geldmangel sind ebenso häufig.

Die vier wichtigsten Schuldgefühle, von denen sich alle anderen ableiten

1. Das Schuldgefühl, das Leid oder den Tod einer Person verursacht zu haben.
2. Das Schuldgefühl, eine oder mehrere der uns nahestehenden Personen enttäuscht zu haben.
3. Das Schuldgefühl, nichts getan zu haben, um einer nahestehenden Person zu helfen.
4. Das Schuldgefühl, mehr als andere bekommen zu haben.

➢ 1. Das Schuldgefühl, das Leid oder den Tod einer Person verursacht zu haben

Viele Kinder von ledigen Müttern oder vor der Heirat ihrer Eltern Geborene (zu einer Zeit, wo dies eine Schande war) tragen ein Schuldgefühl in sich. Vor allem, wenn sie erlebten, wie unglücklich ihre Mutter in der Beziehung war.

Mein Sohn zog sich im Alter von sechs Wochen eine Bronchiolitis zu. Und zwar genau zu dem Zeitpunkt, als ich unter einer schweren Grippe mit Muskelschmerzen litt. Später folgten eine Reihe von Unfällen. So fiel er im Alter von neun Monaten die Treppen hinunter, was dramatische Folgen hätte haben können. Seine Missgeschicke setzten sich dann vom Kindergarten bis zur Schule fort.

Eine Tages fragte ich mich, was wohl die Ursache für diese Serie von Ereignissen sein könnte. Nach der Geburt meines Sohnes hatte ich viel gelitten. Ich brauchte 6 Monate, um mich von dem chirurgischen Eingriff zu erholen, der bei der Geburt vorgenommen worden war.

Ich glaube, mein Sohn hat wahrscheinlich gedacht: *“Meine Geburt hat Mama große Schmerzen bereitet.”* Nachdem ich diese Verbindung erkannt hatte, habe ich mit ihm darüber geredet, was mir diese Schmerzen wirklich bereitet hatte. Ich sagte ihm, dass er mir noch nie Schmerzen zugefügt habe, sondern ganz im Gegenteil. Durch seine Geburt war viel Glück in mein Leben gekommen. Das war das Ende einer Serie von Komplikationen.

Das Schuldgefühl, geliebten Menschen wegen einer Wahl, die wir getroffen haben, Leid zugefügt zu haben. Wir können uns schuldig fühlen, weil wir ...

- eine Trennung oder Scheidung gelebt haben.
- unsere Kinder einem Elternteil oder den Großeltern entzogen haben.
- die Person geheiratet haben, die unsere Eltern nicht akzeptierten.
- unser Studium aufgegeben haben.
- Und so weiter ...

Georges ist Arzt, Homöopath und Naturheilpraktiker, außerdem hat er eine Ausbildung in Akupunktur und in noch vielen anderen Bereichen. Mit 57 Jahren hat er immer ein kleines Medizinfläschchen bei sich, weil er Probleme mit dem Herzen, den Lungen, dem Verdauungsapparat und anderen Dingen hat. Gerade deshalb hat er sich auch für die vielen verschiedenen medizinischen Heilmethoden interessiert: Er wollte “sich selbst heilen”.

Aber warum hat Georges so viele Probleme mit seiner Gesundheit? Georges ist das zehnte oder elfte Kind einer Familie. Etwas Genaues weiß man nicht, denn er ist ein Zwilling. Bei der Geburt der Zwillinge stirbt die Mutter. Georges interpretiert dies folgendermaßen: *“Ich bin für den Tod meiner Mutter verantwortlich. Wenn ich nicht geboren worden wäre, wäre sie nicht gestorben. Ich verdiene es also nicht, am Leben zu sein.”* So tut er sein ganzes Leben lang nichts anderes, als zu *“überleben”*, statt zu leben. Seinen Überlebensmodus fasste er in der Formel zusammen: *“Wenn die anderen mich brauchen, kann ich leben ...”* Also verbrachte er seine Zeit damit, sich um andere zu kümmern. Als er nicht mehr die Kraft hatte, dies zu tun, war die Krankheit stärker als er und er verschied.

Andréanne litt an einem Eierstockkrebs, nachdem sie abtreiben ließ.

Marc hat keine Lust, zu heiraten und eine Familie zu gründen, als er von seiner Freundin erfährt, dass sie schwanger ist. Er macht also Druck auf sie, damit sie abtreiben lässt. Nach der Abtreibung fühlte er sich feige und verantwortlich dafür, dass dieses kleine Wesen nicht auf die Welt gekommen war. Er kam sich wie ein Henker vor und drehte dieses Schuldgefühl gegen sich selbst, indem er seine Schönheit zerstören wollte.

Suzanne liebt ganz besonders ihre kleine Schwester, die an Lungentuberkulose leidet. Eines Tages leidet sie sehr darunter und man ruft eine Krankenschwester. Suzanne hat keine Ahnung, was sie tun könnte. Die Krankenschwester sagt ihr: *"Geh in dein Zimmer und bitte den kleinen Jesus, er möge deine kleine Schwester zu sich holen."* Als Suzanne wieder zurückkommt, teilt sie ihr mit, dass Jesus ihr Gebet erhört hätte und ihre kleine Schwester verstorben sei. Suzanne denkt: *"Hätte ich diese Bitte nicht ausgesprochen, wäre meine kleine Schwester noch am Leben."* Sie glaubt also, dass sie am Tod ihrer Schwester schuld sei.

Die Verantwortung an einem Tod kann auch einen Zwilling im Fötusstadium betreffen.

Caroline ist 14 Jahre alt und verstümmelt sich selbst. Ihre sehr beunruhigte Mutter bittet mich, Caroline zu treffen, denn sie kennt mich und hat auch volles Vertrauen zu mir.

Wenn andere Menschen sie verlassen, glaubt Caroline, dass es ihre Schuld sei, und versucht anschließend, sich zu zerstören. Man hatte ihr berichtet, dass sie vor ihrer Geburt eine Zwillingsschwester hatte. Sie glaubt, Teile von ihr in sich zu haben, und fühlt sich schuldig zu leben, während ihre Schwester tot ist.

Ich bediente mich einer Erfahrung, die sie mit einer ihrer Freundinnen erlebt hatte, die sie zu einem Fest begleiten sollte, aber auf dem Weg plötzlich ihre Meinung änderte. Dies ließ sie verstehen, dass sie sich auf diesem Fest amüsieren konnte, auch wenn ihre Freundin auf diesen Besuch verzichtet hatte. Sie erkannte die Parallele zu ihrem Leben und ihrem Recht zu leben.

➢ 2. Das Schuldgefühl, weil wir denken, uns nahestehende Personen enttäuscht zu haben

Die Mutter von Francine hat bereits zwei Mädchen, als sie erfährt, dass sie wieder schwanger ist. Dieses Mal hofft sie auf einen Jungen. Als dann Francine geboren wird, ist sie enttäuscht, und das Mädchen versteht das so: *"Ich habe meine Mutter enttäuscht."* Das führt dazu, dass sie sich zuerst als Mädchen ablehnt und sich eher wie ein Junge benimmt. Später als Frau lehnt sie ihre Weiblichkeit ab, was bei ihr zum Auftreten vieler gynäkologischer Probleme führt.

Daniel nahm an einem meiner Seminare über "Die Befreiung des emotionalen Gedächtnisses" teil und war selbst sehr überrascht, als er in unserer kleinen Gruppe zugab, an Aids erkrankt zu sein. Die Ärzte hatten ihm noch sechs Monate zu leben gegeben. Zur Zeit des Seminars litt er unter einer Bronchitis, die nicht abklingen wollte, und er nahm alarmierend schnell ab.

Daniel hatte sich bereits bei seiner Geburt abgelehnt gefühlt, weil seine Mutter und sein Vater sich inbrünstig ein Mädchen gewünscht hatten. Als Jugendlicher hörte er dann seine Eltern, die nichts von seiner homosexuellen Neigung wussten, sagen: *"Die Homosexuellen müsste man allesamt in einem Konzentrationslager verbrennen."* Er wurde sich seiner Schuld zu leben bewusst und gab uns gegenüber zu: *"Mit dieser Krankheit habe ich mich dann selbst in ein KZ versetzt."*

Nach jenem Seminar klang seine Bronchitis ab. Anschließend begann er eine Ausbildung in Metamedizin. Während einer therapeutischen Sitzung schrie er schmerzerfüllt: "Meine Mutter hätte besser daran getan, wenn sie mich abgetrieben hätte." Daniel hatte das Leben nie angenommen. Er hatte ein ausgeprägtes Schuldgefühl, überhaupt am Leben zu sein. Er arbeitete an diesem Aspekt und kehrte in ausgezeichneter Verfassung in seine Heimat zurück.

Sechs Monate danach entging er ganz knapp dem Tod. Er wurde so schwach, dass er sich nicht mehr von seinem Bett erheben konnte. Und da hörte er meine Stimme, die ihn fragte: *"Willst du leben, Daniel?"*

Und so laut er nur konnte, schrie er: *"Ja, ich will leben!"*

"Gut, wenn du leben willst, steh' auf …"

Er sammelte seine letzten Kräfte und stand auf. Diese äußerste Anstrengung war sein *"Ja zum Leben"*, das er zum ersten Mal aussprach. In den Stunden danach konnte er beobachten, wie er wieder mehr Energie bekam und es ihm von Tag zu Tag besser ging.

Ich sah ihn vier Monate später wieder. Er war wieder von Leben erfüllt. Er hatte ein paar Kilo zugenommen und war lebendiger denn je. Zwanzig Jahre danach geht es ihm immer noch gut.

Greift man auf der Ebene dieses Schuldgefühls, am Leben zu sein, therapeutisch ein, so gibt es Hoffnung auf eine echte Heilung.

Das Schuldgefühl, eine Person enttäuscht zu haben, die uns viel bedeutete, kann sich auch auf eine oder mehrere Entscheidungen beziehen, die wir getroffen haben. Zum Beispiel haben wir ...

- unsere Familie verlassen, um im Ausland zu leben;
- einen Mann oder eine Frau einer anderen Nationalität, Hautfarbe, Religion oder Sprache geheiratet;
- unsere Homosexualität gelebt, auch wenn unsere Eltern dies nicht akzeptieren.
- unseren Beruf aufgegeben oder unseren Ehepartner verlassen, um das Leben zu führen, das wir uns wünschen, und nicht das, welches unsere Eltern sich für uns gewünscht hatten.
- unseren Ehepartner betrogen.
- unsere Eltern belogen.

Yolande verspürte gegenüber ihrem Ehemann keine sexuelle Lust mehr, was sie zu der Frage veranlasste, was sie überhaupt noch für ihn empfand. Der erste Therapeut hatte sie glauben lassen, dass sie wahrscheinlich als Kind missbraucht worden war, es aber wohl vergessen habe, da sie keinerlei Erinnerung an ein derartiges Ereignis hatte. Er schlug ihr eine Art Befreiungstherapie vor, die bald in Missbrauchsszenen umschlug. Sie beendete diese Form von Hilfe, die er ihr anbot, und suchte sich daraufhin eine weibliche Hilfe. So kam sie dann zu mir.

Yolande war nicht sexuell missbraucht worden. Vor ihrer Heirat war die Beziehung mit ihrem Mann äußerst befriedigend gewesen. Am Morgen ihrer Hochzeit fragte sie ihre Mutter, die strenge religiöse Grundsätze hatte, ob sie noch Jungfrau sei. Yolande antwortete: *"Ja."* Danach fühlte sie sich ihrer Mutter gegenüber sehr schuldig, weil sie sie an ihrem Hochzeitstag angelogen hatte. Zur Strafe erlaubte sie sich nicht mehr, sexuelle Lust zu empfinden.

Ich half Yolande zu erkennen, dass sie ihre Mutter nicht anlügen wollte. Was wäre geschehen, hätte sie ihrer Mutter mit einem Nein geantwortet? Dies hätte einen der schönsten Augenblicke ihres Lebens verderben können, und genau das hatte sie vermeiden wollen.

Sie änderte ihr ursprüngliches Verstehen dieses Ereignisses *"Ich habe meine Mutter belogen; aus diesem Grund verdiene ich es nicht mehr, Lust zu empfinden"* und dachte nun *"Ich habe meiner Mutter damit erspart, traurig zu sein. Ich bin frei, mein Leben so zu leben, wie ich will, und Lust zu empfinden."* Yolande gestand mir nach unserer therapeutischen Arbeit, dass sie danach einen zweiten Frühling erlebt habe.

➢ 3. Das Schuldgefühl, nicht in der Lage gewesen zu sein, einer uns nahestehenden Person zu helfen

Dieses Schuldgefühl hängt sehr eng mit einem Ohnmachtsgefühl in bestimmten Situationen zusammen, wie etwa:

- ein Arzt, dessen Frau an Krebs stirbt.
- zusehen zu müssen, wie ein Bekannter vor unseren Augen ertrinkt, ohne etwas tun zu können.
- vom Selbstmord einer uns nahestehenden Person zu erfahren und zu denken, dass man ihr vielleicht hätte helfen können.
- zusehen zu müssen, wie jemand, den wir lieben, geschlagen wird, ohne eingreifen zu können.
- der Verschlechterung des Gesundheitszustands eines geliebten Wesens beiwohnen zu müssen, ohne ihm helfen zu können usw.

Yvonne ist 70 Jahre alt und leidet seit ihrem 35. Lebensjahr an Schlafstörungen. Zu dieser Zeit hat sie einen zehnjährigen Sohn. Dieser hat einen Freund, dessen Eltern für zwei Wochen ins Ausland in den Urlaub fahren. Da die beiden Jungen eng befreundet sind, fragen dessen Eltern Yvonne, ob sie in der Zwischenzeit auf ihren Sohn aufpassen könne. Yvonne stimmt freudig zu. Die Jungen gehen im See ganz in der Nähe von Yvonnes Chalet schwimmen und Simon ertrinkt. Simons Eltern haben Yvonne nie die Schuld dafür gegeben, aber sie sagt sich selbst immer und immer wieder, sie hätte sie nicht alleine zum See gehen lassen sollen, sie seien doch viel zu jung gewesen.

Vorübergehende Schlaflosigkeit kann eine Folge von Anspannung und Unruhe sein, die zu einer Übererregung des orthosympathischen Nervensystems führen und uns wach halten. Chronische Schlaflosigkeit kann mit einem Gefühl von Unsicherheit, Einsamkeit oder Schuld zusammenhängen. Allerdings kann sie bei älteren Personen auch ein Ausdruck der Angst vor dem Sterben sein.

Das Schuldgefühl, weil man etwas sehr Wichtiges verpasst hat

Wie viele Male habe ich Personen bei mir in Therapie gehabt, die sich in meinen Armen ausweinten: "*Und ich habe ihm/ihr nie gesagt, dass ich ihn/sie liebe ...*" Diese Person war manchmal ihr Vater, ihre Mutter oder ihr Kind, das plötzlich gestorben war.

Louis litt seit drei Jahren unter einer chronischen Depression. Er ist seit mehr als zwei Jahren in Therapie und bekommt seither auch Medikamente. Da sein Arzt wenig Fortschritte sieht, schickt er ihn zu mir. Louis hatte einen Bruder, der verstorben ist. Er ist überzeugt, dass er den Tod seines Bruders gut verkraftet hat. Bei der Beerdigung hat er keine Träne vergossen. Aber als ich ihn dazu bringe, diese Emotion, die er vor sich selbst verborgen hatte, zu fühlen, fängt er an zu schluchzen: "*Ich habe ihm nicht gesagt, dass ich ihn liebe. Und jetzt ist es zu spät.*" Ich erlaubte ihm so, seinen Kummer zu leben und die Idee zu akzeptieren, dass Gedanken nichts anderes sind als Wellen, die sich übertragen. Sein Bruder kennt daher seine Gefühle, die er nicht auszudrücken wusste. Er kann sich also vergeben und sich damit von seiner Depression befreien.

➢ 4. Das Schuldgefühl, mehr als andere bekommen zu haben

Dieses Gefühl hängt eng mit einem Gefühl der Ungerechtigkeit zusammen. Wir halten es nicht für gerecht, dass wir so viel bekommen haben, während unsere Mutter, unser Bruder, unsere Schwester oder unser Freund vielleicht nicht so großes Glück gehabt hat. Wir hatten beispielsweise das Glück,

- das Lieblingskind gewesen zu sein;
- privilegierter gewesen zu sein als ...;
- von besseren Lebensbedingungen profitiert zu haben;
- leichter Erfolg zu haben;
- schöner, intelligenter als ... gewesen zu sein.

Die Eltern von Liliane wünschten sich sehnlichst ein Mädchen. Liliane, von großer Schönheit, wird Mannequin, aber jedes Mal, wenn man ihr einen wichtigen Vertrag anbietet, bekommt sie im Gesicht plötzlich Akne, die sie zwingt, auf den Vertrag zu verzichten. Etwas verzweifelt sucht sie mich zur Beratung auf. Liliane hat sich immer ihren Brüdern gegenüber schuldig gefühlt, weil sie mehr verhätschelt und mehr bewundert wurde. Solange sie nur kleine Verträge bekam, ging alles gut, denn sie hatte nicht mehr als ihre Brüder, aber einen großen Vertrag zu bekommen, ist gleichbedeutend mit privilegiert zu sein. Aus ihrem Schuldgefühl heraus, mehr als ihre Brüder zu haben, zerstörte sie alle ihre Erfolgschancen. Nachdem ihr dies alles bewusst ist, ist ihre Akne auch vollkommen verschwunden.

Maryse hat drei Schwestern, doch sie ist der Liebling ihres Vaters. Er redet von ihr als seinem schönen Püppchen. Aber ihre Schwestern sind eifersüchtig auf sie, so dass sie sich schuldig fühlt, hübsch zu sein und wunderschöne kastanienbraune Haare mit blonden Natursträhnen zu haben.

Sie erzählt mir in der Therapie: *"Jetzt bin ich dick und habe praktisch kein Haar mehr auf dem Kopf, aber, was glauben Sie, meine Schwestern sind immer noch neidisch auf mich."* Was Maryse nicht begriffen hat, ist, dass Eifersucht oder Neid im Grunde nichts anderes sind als Bewunderung.

Können wir jemanden beneiden, den wir für weniger gut als uns selbst halten? Nein, wir bewundern diejenigen, die wir lieben. Als Maryse das begriffen hat, hat sie aufgehört, sich selbst wehzutun, hat abgenommen und ihre Haare sind wieder gewachsen.

Im Rahmen meiner Konferenzen habe ich bisweilen die Teilnehmer gebeten, durch Handheben anzuzeigen, ob sie sich vorstellen könnten, auch dann noch glücklich zu sein, wenn jemand in ihrem engeren Umfeld leide. Nur sehr wenige haben die Hand gehoben.

"Das ist der Grund, weshalb es so viele unglückliche Menschen auf der Erde gibt. Weil die meisten Menschen darauf warten, dass ihre ganze Umgebung glücklich ist, und sie sich erst dann das Recht zugestehen, selber glücklich zu sein. So warten alle auf alle anderen."

Und wenn Sie sich heute entscheiden würden, sich selbst in vollem Umfang das Recht auf Freude, Lust, Glück und Erfolg zu geben, auch wenn es bei den Menschen um Sie herum nicht so ist, würde das zur Folge haben, dass es einen glücklichen Menschen mehr auf der Erde gibt. So könnten Sie ganz sicher anderen helfen, auf den Geschmack zu kommen und es Ihnen gleichzutun. Das ist die große "Ansteckung mit Glück", die die Erde so nötig hat.

Warten Sie nicht, bis andere glücklich sind, um sich selbst das Recht auf Glück zu geben. Diese "anderen" müssen Sie glücklich sehen, um dies ihrerseits zu lernen ...

Unsere Schuldgefühle erzeugen viele Manifestationen

- Kleine Unfälle: sich verbrennen, sich schneiden, sich anschlagen, sich die Kleider zerreißen, sein Auto verkratzen etc.
- Schwere Unfälle: fallen und sich verletzen, mit einem Fahrzeug zusammenstoßen, jede Art von Unfall, der uns daran hindern kann, einer Aktivität nachzugehen, die uns gefällt, oder von etwas zu profitieren, das uns glücklich machen könnte, etc.
- Verluste: Konkurs, Betätigungsverbot, Verlust eines Wertgegenstands (Schmuck), Verlust einer großen Geldsumme etc.
- Unwohlsein: Krankheit, Leiden.
- Misserfolg bei unseren Unternehmungen.
- Konflikte in einer Beziehung, die eigentlich glücklich sein müsste.

Zusammengefasst können unsere Schuldgefühle also alles Mögliche auslösen, das unsere Freude, unsere Gesundheit, unser Glück und unsere Erfolgschancen zerstören kann. Sie können uns sogar ins Gefängnis bringen.

Ich habe einmal ein sehr schönes Erlebnis bei einem Workshop gehabt, den ich in einer Strafvollzugsanstalt abhielt. Die Gruppe setzte sich aus Männern zusammen, die alle lebenslänglich bekommen hatten. Marc gehörte zu dieser Gruppe. Marcs Vater war manchmal gewalttätig gegenüber seiner Frau, und Marc konnte es nicht ertragen, dass jemand seiner Mutter wehtat. Im Laufe der Zeit begann er, seinen Vater zu hassen. Einerseits wollte er seine Mutter glücklich machen, aber andererseits hatte er das Gefühl, dass er auf sich selbst verzichten müsse, um ihr zu gefallen, was ihn aber oft denken ließ, ihr wehzutun ... Marc hatte Kumpels, mit denen er gerne mal auf die Pauke haute, wenn er Drogen genommen hatte, und je mehr er sich dem hingab, desto schuldiger fühlte er sich gegenüber seiner Mutter wegen des Leids, das er ihr bereitete.

Eines Tages, in einer Bar, sieht er, wie ein Mann eine Frau angreift. Ohne nachzudenken zückt Marc sein Messer und ersticht den Angreifer. Wie oft hatte er dieses Messer schon in die Hand genommen und sich in Gedanken an seinen Vater eingeredet: *"Eines Tages werde ich ihn töten ..."* Nach seiner Tat in der Bar sagte er sich: *"Ein verdammt schönes Geschenk für meine Mutter."* Denn jener Tag war zufällig der Geburtstag seiner Mutter. Marc hatte folgende Gleichung in seinem emotionalen Gedächtnis: *Mann = die Frau leiden lassen.* Marc befand sich in einem Teufelskreis. Als Mann konnte er wie sein Vater Frauen leiden lassen, aber dann fühlte er sich wieder sehr schuldig, was ihn schließlich ins Gefängnis brachte.

Ich half ihm, diese Gleichung umzuwandeln und sich von dem tief in ihm verankerten Schuldgefühl zu befreien. Bevor ich ihn im Gefängnis verließ, gab er mir einen Zettel, auf den er geschrieben hatte: *"Ich fühle mich, als sei eine Zentnerlast von mir abgefallen. Heute weiß ich, dass ich nicht mehr im Gefängnis bin, sondern auf meine Befreiung warte, denn das wahre Gefängnis war in mir selbst."*

Wie können wir uns von unseren Schuldgefühlen befreien?

➢ Uns unserer Schuld bewusst werden?

Überprüfen Sie, ob Sie in der Vergangenheit folgende Gefühle hatten:

- Böse gewesen zu sein.
- Verantwortlich gewesen zu sein für das Leiden eines nahestehenden Menschen.
- Nicht die Wahrheit gesagt zu haben und dafür bestraft worden zu sein. Oder jemand anderes wurde hierfür bestraft.
- Sich ohnmächtig gefühlt haben angesichts des Leides eines geliebten Menschen.

Oder haben Sie schon einmal gedacht oder gesagt:

- Wenn sie mich nicht reingelegt hätte ...
- Wenn ich dabei gewesen wäre, hätte ich vielleicht ...

- Wenn es wieder zu tun wäre ...
- Wäre ich nicht dabei gewesen, wäre es besser gewesen ...

All diese Sätze bringen Schuldgefühle an den Tag.

Werden Sie in Ihrem Hier und Jetzt Beobachter von dem, was geschieht. Jedes Mal, wenn Ihnen irgendetwas passiert, sei es eine gebührenpflichtige Verwarnung, ein Kratzer an Ihrem Wagen, der Verlust oder der Bruch von etwas, das Ihnen viel bedeutete ... dann fragen Sie sich: *"Wofür fühle ich mich schuldig?"*

Hierzu ein Beispiel: Mein Mann beschwerte sich, er habe keine Kleidung mehr, die seinen neuen Funktionen gerecht würde. Ich begleitete ihn in eine schöne Boutique und schlug ihm verschiedene Kleidungsstücke vor. Da er sich schämte, mir vor dem Verkäufer zu sagen, dass sie ihm nicht gefielen, kaufte er die Kleider, die ich ihm vorgeschlagen hatte. Beim Verlassen der Boutique sagte er wutentbrannt zu mir: *"Ich habe dir doch gesagt, dass ich mich darum kümmern werde. Du bist immer zu schnell."*

Ich fuhr nach Hause, als ich plötzlich eine Polizeisirene hörte. Sofort war mir die Situation klar: Ich fuhr mehr als 100 km/h in einem Abschnitt, der auf 70 km/h beschränkt war. Das brachte mir einen Strafzettel in derselben Höhe ein wie die Rechnung, die mein Mann bezahlt hatte.

Ich akzeptierte die Lektion. In Zukunft ließ ich ihm stets vollkommen freie Wahl bei seiner Kleidung oder kaufte sie ihm als Geschenk.

Wir sind nie für das verantwortlich, was anderen passiert.
Wir können hingegen der Anlass sein, der sie diese Situation
erleben lässt, die sie für ihren Entwicklungsweg brauchen.

Das Außergewöhnliche an dem Ganzen ist die Macht der Materialisierung, die wir haben. Wenn wir durch unsere Gedanken derartige Ereignisse anziehen können, dann können wir uns auf dieselbe Weise ein wunderbares Leben schaffen.

Also, jedes Mal wenn Sie ab heute Missgeschicke, Unfälle, einen Verlust oder einen Misserfolg erleben, versuchen Sie herauszufinden, ob möglicherweise ein Schuldgefühl die Ursache dafür sein könnte. Dasselbe gilt für jedes Unwohlsein oder alle Schmerzen, die Sie daran hindern, das zu tun, was Ihnen Spaß oder Sie glücklich machen würde. Wenn schließlich alle Bedingungen so sind, dass Sie eigentlich glücklich sein müssten, es aber nicht sind, oder wenn Sie das Gefühl haben, sich immer alle Chancen auf Glück und Erfolg selbst zu zerstören, versuchen Sie herauszufinden, ob Sie sich nicht vielleicht schuldig fühlen, mehr als andere abbekommen zu haben oder am Leben zu sein.

Bisweilen können wir der Anlass für eine Person gewesen sein, ein bestimmtes Gefühl oder einen bestimmten Schmerz zu empfinden, aber das war Teil dessen, was diese Person erleben musste. Hier ein Beispiel dazu: Melanie ist sechs Jahre alt. Sie hat einen kleinen Bruder von neun Monaten. Melanie fährt gerne mit ihrem Fahrrad im Kellergeschoss des Hauses herum, in dem sie wohnt. Eines Tages vergisst sie, die Tür zum Keller wieder zuzumachen. Ihr kleiner Bruder zwängt sich durch die Öffnung und stürzt. Ihm schießt das Blut aus Nase und Mund. Er wird schnell ins Krankenhaus gebracht. Melanie denkt: *"Das war mein Fehler. Wenn ich die Tür zugemacht hätte, wäre er nicht hingefallen."*

Sie fühlt sich für das, was ihrem Brüderchen passiert ist, wahnsinnig schuldig. Später in ihrem Leben wird sie hyperverantwortlich als Kompensation für dieses Schuldgefühl, in diesem bestimmten Augenblick nicht ausreichend Verantwortung gezeigt zu haben. Sie bricht unter den Verantwortungen fast zusammen und hat große Schmerzen in den Schultern.

Aber war sie wirklich verantwortlich für den Unfall ihres Bruders? Nein. Sie war nur der Anlass. Ihr kleiner Bruder trug mit großer Wahrscheinlichkeit selbst ein Schuldgefühl mit sich herum, das zu diesem Unfall geführt hat. Es kann sich dabei um das Schuldgefühl handeln, seiner Mutter bei seiner Geburt Schmerzen bereitet zu haben.

Wir sind verantwortlich für das, was wir mit unseren Gedanken, Worten und Handlungen auslösen. Wir sind also verantwortlich für das, was uns passiert, genauso wie alle anderen verantwortlich sind für das, was ihnen geschieht. Allerdings können wir für diese Menschen eine Gelegenheit sein, eine Situation zu erleben, die für ihre Entwicklung notwendig ist.

"Das kann schon sein. Aber was ist, wenn ich jemandem absichtlich eine runterhaue, bin ich dann verantwortlich?", fragte mich eine Teilnehmerin. In dieser Situation sind Sie natürlich schuldig, weil Sie es absichtlich getan haben. Trotzdem hatte die geohrfeigte Person selbst etwas aus dieser Situation zu lernen. Vielleicht

muss sie lernen, sich Achtung zu verschaffen oder sich selbst ausreichend zu lieben, um sich nicht von denen, die sie liebt, misshandeln zu lassen.

Aber kommen wir nochmals auf den Begriff der Verantwortung zurück: Wenn wir unsere Verantwortung integrieren und den anderen ihre Verantwortung lassen, dann ist das der Weg zur Befreiung von unseren Schuldgefühlen. Allerdings sollte man daraus nicht schließen, man könne jetzt einfach sagen: *"Von nun an kann ich mir erlauben, egal was zu sagen und auch so zu handeln, und wenn dabei jemand verletzt wird, ist das sein Problem."* Nein, Sie sind nicht dafür verantwortlich, was der andere erlebt, aber Sie sind für die Gedanken verantwortlich, die Sie haben, für die Entscheidungen, die Sie treffen, und für das Verhalten, das Sie an den Tag legen.

Wenn diese auf Liebe beruhen, werden sie einen angenehmen Rahmen schaffen, eine Quelle von Freude und Wohlbefinden. Sind sie dagegen der Ausgangspunkt von Wut, Schuldgefühl, Rachsucht oder Hass, werden sie Ihnen nur Leiden einbringen.

➢ Wie wir uns von dem Schuldgefühl zu leben befreien können

Corinne trug ein Schuldgefühl zu leben mit sich herum. Zunächst schrieb sie mir und fragte, ob es wirklich nötig sei, den emotionalen Ursprung unserer Krankheiten zu kennen, um sie zu heilen.

Ich schrieb ihr zurück, dass es tatsächlich sehr hilfreich sei, den emotionalen Ursprung einer Erkrankung zu kennen, wenn sie affektiver Natur ist, aber das Erkennen der Ursache kann nicht alles sein. Um zu genesen, sei eine Lösung des Problems oder eine Befreiung der Emotion oder des Gefühls, die zu der Erkrankung geführt haben, notwendig.

In einer zweiten Mitteilung schrieb sie mir: "*Alles fing mit einer Häufung von verschiedenen Stressfaktoren an. Verschiedene schwierige Situationen sind zusammengekommen, und jetzt habe ich plötzlich überhaupt keine Ausdauer mehr. Mein Herz fängt bei der kleinsten Anstrengung an zu rasen, ich habe zugenommen und von der geringsten Anstrengung fühle mich überwältigt. Ich würde so gerne wieder zu meiner alten Form zurückfinden, Sport treiben, abnehmen und mich amüsieren. Aber ich habe den Eindruck, dass das alles nichts mehr für mich ist.*"

Ich antwortete ihr mit dieser Frage: "*Kann es sein, dass Sie nach dieser Anhäufung von Schwierigkeiten eine Zeit durchgemacht haben, in der Sie zu nichts mehr Lust hatten? Das könnte zum Teil Ihre chronische Erschöpfung erklären, unter der Sie zu leiden scheinen. Ich sage hier zum Teil, weil ich mich frage, ob hinter dem Ganzen nicht möglicherweise ein Schuldgefühl, am Leben zu sein, steckt, das Sie mit sich herumtragen."*

Corinne antwortete mir: *"Claudia, ich glaube, Sie haben da den Finger auf eine Wunde gelegt, derer ich mir überhaupt noch nicht bewusst war. Denn tatsächlich kann ich das Leben nicht so genießen, wie ich es eigentlich gerne möchte. Ich unternehme alles, um mir die schönsten Dinge zu schaffen, und gleichzeitig habe ich das Gefühl, am Rande meines Lebens zu existieren."*

Corinne machte einen Termin mit mir aus.

Corinne war kein Wunschkind gewesen. Die Schwangerschaft ihrer Mutter verlief nicht sehr gut und bei der Entbindung hatte sie so starke Blutungen, dass sie fast daran gestorben wäre. Hinzu kam, dass ihr Vater am Tag ihrer Taufe zweimal eine Autopanne hatte. Corinne dachte: *"Ich bin für meine Eltern nur ein einziges großes Ärgernis."*

Sie wuchs heran und bekam einen Bruder und eine Schwester. Wenn etwas passierte, in das die Kinder verwickelt waren, wurde immer sie bestraft, auch wenn sie gar nichts dafür konnte. Eines Tages wollte sie sich ein Eis kaufen und hatte sich deshalb einige Münzen aus der Hosentasche ihres Vater geholt, dessen Hose über einem Stuhl hing. Als sie hüpfend das Haus verließ, klimperten die Münzen in ihrer Tasche. Ihr Vater hörte dies und fragte sie, was sie da in der Tasche habe. Sie antwortete, es seien einige kleine Metallscheiben. Ihr Vater wollte sie sehen. Sie war also gezwungen, ihm die Münzen zu zeigen und ihr Fehlverhalten einzugestehen. Ihr Vater war so wütend, dass er auf sie einschlug und sie die Balkontreppe hinunterwarf.

Wir haben uns mit diesem Ereignis beschäftigt. Ich habe ihr geholfen, sich zu entspannen und sich dann das Haus vorzustellen, in dem sie damals gewohnt hat: die Küche, ihr Schlafzimmer, das ihrer Eltern. Und dann den Moment, als sie die Münzen aus der Hosentasche ihres Vaters holt, den Moment, als er sie ausfragt, als er sie schlägt und die Treppe hinunterwirft. Ich fragte sie also, was dieses kleine Mädchen unten an der Treppe empfand. Sie sagte mir: "Sie möchte nicht mehr leben. *Sie denkt, niemand liebt sie. Sie denkt, sie ist nicht würdig, geliebt zu werden."*

Ich bat daraufhin die erwachsene Corinne, die bei mir war, diese kleine sechsjährige Corinne in die Arme zu nehmen und ihr zu sagen, dass sie nichts Schlimmes gemacht habe, sondern einfach nur so große Lust auf dieses Eis hatte. Aber die Kleine wollte sich nicht in die Arme nehmen lassen. Sie wollte einfach nur sterben, weil sie überzeugt war, schlecht zu sein und ihren Eltern nie etwas Gutes gebracht zu haben.

Ich musste sie bis zum Moment ihrer Empfängnis zurückführen, damit sich die erwachsene Corinne dieses Mal an die Seele wenden konnte, die dabei war sich zu inkarnieren. Ich half ihr dabei, dieser Seele (die die kleine Corinne werden würde, die die Eltern nicht sofort haben wollten) zu sagen, dass es sehr wichtig sei, in diesem Moment auf die Welt zu kommen, weil sie zu einem späteren Zeitpunkt wichtige Dinge zu dieser Welt beitragen würde. Die Seele akzeptierte die Tatsache, dass nicht sie es war, die man nicht wollte, sondern dass man einfach einen anderen Zeitpunkt bevorzugt hätte.

Anschließend haben wir uns mit Corinnes Geburt und dem Leiden ihrer Mutter auseinandergesetzt. Wieder bat ich sie, dieses kleine Baby wiederzufinden und ihm zu sagen, dass seine Mutter nicht seinetwegen gelitten hatte. Das Leiden ihrer Mutter hatte etwas mit den Gefühlen zu tun, die sie ihrem Mann gegenüber empfand. Sie hatte sich die ganze Schwangerschaft über alleingelassen gefühlt und bei der Entbindung war ihr Mann auch nicht da, um sie zu unterstützen. Sie fühlte sich völlig verlassen. Das hatte ihr Leiden verursacht. Aber der Anblick ihres kleinen Mädchens hatte ihr die Kraft gegeben, nicht aufzugeben. Ich schlug ihr vor, sich sich selbst in den Armen ihrer Mutter vorzustellen und die Freude zu spüren, die diese beim Anblick ihres hübschen kleinen Mädchens empfand.

Anschließend machten wir mit ihrer Taufe weiter, wo ich ihr vorschlug, das kleine Mädchen zu fragen, ob es etwas dafür könne, dass das Auto seines Vaters zweimal eine Panne hatte, oder ob es vielleicht daran lag, dass das Auto alt und in schlechtem Zustand war. Sie antwortete mir, dass das Auto tatsächlich sehr alt und in sehr schlechtem Zustand gewesen war. Ich fügte hinzu: *"Wenn er nicht zu deiner Taufe, sondern an einen anderen Ort gefahren wäre, glaubst du, dass er dann keine Panne gehabt hätte?" "Nein, er hätte diese Panne trotzdem haben können." "Bist es also du, die ein Ärgernis für deine Eltern ist, oder ist es dieses Auto mit all seinen Mucken?" "Nein, es ist das Auto."*

Anschließend sind wir noch einmal auf das Bild des kleinen Mädchens unten an der Treppe zurückgekommen. Als Corinne es dieses Mal in die Arme nehmen wollte, nahm es das Angebot an und schmiegte sich hinein. Ich leitete Corinne an, dem kleinen Mädchen zu sagen, dass es ein Fehler gewesen war zu glauben, sein Vater würde nichts merken, und dass es es das nächste Mal nicht mehr so machen sollte. Corinne sagte ihm, dass sie es liebe und nicht verurteile. Sie fügte hinzu, dass alle Menschen einmal einen Fehler machten und es wichtig sei, sich zu vergeben. Das kleine Mädchen verstand und dachte nun nicht mehr, dass es nicht würdig sei, geliebt zu werden.

Danach lud ich (die große) Corinne ein, die Kleine bei der Hand zu nehmen und zu ihrem Vater zu führen. Ich bat sie, ihn sich an einem Ort vorzustellen, an dem er allein war. Dann bat ich sie, der kleinen Corinne zu helfen, ihrem Vater alles zu sagen, was sie auf dem Herzen hatte. Sie solle ihr dabei versichern, dass ihr Vater nur die Kleine sähe, aber nicht sie, die große, die direkt an ihrer Seite stünde, um sie zu beschützen.

Die kleine Corinne sagte daraufhin zu ihrem Vater: *"Warum liebst du mich nicht? Warum schlägst du immer nur mich? Die Gewalttätigkeit deiner Schläge hat mir völlig die Lust zum Leben genommen ... ich hatte keine Lust mehr, mich wieder aufzuraffen."* Da sah sie, wie ihr Vater sich zu ihr herabbeugte, ihr seinen Arm um die Taille legte und zu ihr sagte: *"Du bist nicht böse, aber manchmal machst du Dinge, die nicht gut sind, und da mir eine gute Erziehung meiner Kinder am Herzen liegt, gibt es Dinge, wie das Lügen und das Stehlen, die ich einfach nicht toleriere. Ich gebe zu, dass ich dir gegenüber zu gewalttätig war, aber das lag daran, dass ich sehr aufgebracht darüber war, dass meine Tochter lügen und stehlen konnte. Versprich mir, dass du das nie mehr machen wirst, und ich verspreche dir, dass ich nicht mehr so hart mit dir umgehen werde."* Und sie antwortete ihm: *"Ja, Papa, ich verspreche es dir."* Und dann sagte sie: *"Papa, ich liebe dich."* Und ihr Vater antwortete darauf. *"Ich liebe dich auch, meine kleine Corinne."*

Nach dieser Aufarbeitung hatte sich die gespeicherte Schlussfolgerung *"Mich wollte niemand"* verwandelt in *"Man wollte mich haben, aber nicht in dem Moment, als ich kam"*. Die Überzeugung *"Ich bin für meine Eltern nur ein einziges großes Ärgernis"* war jetzt ersetzt worden durch *"Meine Eltern hatten viel Ärger, für den ich aber nicht verantwortlich war"*. Und aus *"Ich bin nicht würdig, geliebt zu werden"* war *"Ich bin liebenswert, aber wie alle Menschen kann ich Fehler machen"* geworden. In den Tagen nach dieser Therapie spürte Corinne, wie die Energie langsam zurückkehrte, was sie seit Monaten nicht mehr gespürt hatte.

Um sich von dem Schuldgefühl zu leben zu befreien, kann man zusammenfassend sagen:

1. Finden Sie ein Ereignis, das Sie glauben lässt:

- dass es besser wäre, wenn Sie nicht da wären, denn man wollte nicht Sie;

- dass Sie einer Ihnen nahestehenden Person Leiden, Sorgen oder gar deren Tod verursacht haben;
- dass es nicht gerecht ist, dass Sie jetzt leben, während jemand, den Sie geliebt haben oder der von den anderen mehr als Sie geliebt wurde, verstorben ist.

2. Entspannen Sie sich und sehen Sie vor Ihrem inneren Auge diese Ereignisse, als ob Sie sie noch einmal erleben würden.

Wenden Sie sich dann an das Kind, das sich schuldig fühlt, am Leben zu sein (aufgrund eines der o. a. Gründe). Sagen Sie ihm die Worte, die es hören muss, um sich nicht mehr schuldig zu fühlen. Gehen Sie so vor, dass es Ihnen glaubt und davon überzeugt ist, dass es sich nichts vorzuwerfen hat.

3. Sie müssen jetzt wieder lernen, sich die Erlaubnis zum Glücklichsein zu geben.

Halten Sie also anfangs jedes Mal, wenn Sie Freude oder Glück empfinden, ein paar Augenblicke inne und sagen Sie sich: **"Das ist das Leben. Ich habe ein Recht auf all das Glück, denn je glücklicher ich bin, desto mehr Freude und Glück kann ich um mich herum säen."**

➢ Wie wir uns von dem Schuldgefühl, geliebte Personen enttäuscht zu haben, befreien können

Als ich mit meiner Tochter Karina schwanger war, war ich überzeugt davon, es würde ein Junge werden. Drei Tage vor der Geburt sah ich in einem Traum, dass ich ein Mädchen geboren hatte. Ich konnte es nicht glauben und sagte mir: *"Ein Mädchen, das ist unmöglich! Ich war sicher, es würde ein Junge werden."*

Ich hatte einen Kaiserschnitt, und als ich dann im Saal neben dem Operationssaal lag, meinte eine Krankenschwester: *"Wachen Sie auf, Sie haben ein wunderschönes kleines Mädchen."* Mir kam es so vor, als würde mein Traum weitergehen. Ich war sehr enttäuscht. Hätte man mir angeboten, sie zu sehen, hätte ich mit Sicherheit gesagt: *"Nein, ich will sie nicht sehen."* Diese Worte drückten meine Enttäuschung aus, wollten aber gleichzeitig sagen: *"Lasst mir Zeit, damit ich mich mit dem Gedanken, eine Tochter zu haben, anfreunden kann."* Ich brauchte nicht lange, um Lust zu haben, sie ganz schnell zu sehen. Sobald ich sie gesehen hatte, habe ich sie geliebt.

Meine Tochter hat mich niemals enttäuscht; was “ent-täuscht” war, war meine Projektion, einen Sohn zu haben.

Unsere Enttäuschungen entstehen größtenteils aus Erwartungen, die man sich selbst schafft. Und dies gilt auch für die anderen. Nicht wir enttäuschen sie, dies sind eher die Projektionen, die sie sich von uns machten. Dies schließt aber nicht aus, dass ihnen dies Kummer bereiten konnte, aber diesen Kummer benötigten sie, um ohne Erwartungen lieben zu lernen.

Wir können nie irgendjemanden enttäuschen,
und die anderen können uns nicht enttäuschen.
Nur unsere Erwartungen können enttäuscht werden.

➢ Wie wir uns von dem Schuldgefühl befreien können, mehr als andere erhalten zu haben

Man könnte denken, es sei nicht gerecht, so viel bekommen zu haben, wo doch uns nahestehende Menschen nicht so privilegiert sind. Um sich von diesem Gefühl der Ungerechtigkeit zu befreien, muss man zunächst wissen, was gerecht ist und was nicht.

Es ist die Unwissenheit, die uns dazu bringt, an die Ungerechtigkeit zu glauben, aber in Wirklichkeit ist nichts gerecht oder ungerecht. Es gibt nur Lebenslektionen, die von Person zu Person oder von Gruppe zu Gruppe verschieden sind. Wenn der eine ein Schuldgefühl mit sich herumträgt, das ihn dazu bringt, sich selbst zu zerstören, und wenn der andere das Leben liebt und sich in jeder Hinsicht das Recht aufs Glücklichsein zugesteht, ist es dann ungerecht, dass der Zweite vom Leben mit Gaben überschüttet wird, während der andere benachteiligt ist?

Es gibt Menschen, die glauben, dass sie, weil sie hier auf Erden leiden, dadurch Zugang bekommen zum Paradies oder zum ewigen Leben. Andere glauben, dass sie ihr Kreuz tragen müssen, um der Liebe Christi würdig zu sein. Andere wiederum glauben, dass sie nichts haben können, wenn andere dies nicht auch haben. Wieder andere haben lieber weniger, um nicht Eifersucht und Neid bei anderen auszulösen.

Jeder hat, was er will, was er verdient hat, was er glaubt, haben zu können, und was er für seine Evolution braucht.

"Jeder hat, was er verdient" muss so verstanden werden, dass man erntet, was man sät oder was man vor dieser Inkarnation gesät hat.

"Jeder hat, was er in seiner Evolution braucht" muss so verstanden werden, dass wir in unserer gegenwärtigen Inkarnation Umständen begegnen, die das, was wir erfahren müssen, erleichtern.

Versteht man die Tiefe dieser Worte, führt das dazu anzuerkennen, dass es keine Ungerechtigkeit gibt.

Etwa im Alter von 5 Jahren sagte mir meine Mutter eines Morgens: *"Heute gehen wir deine Schwester besuchen."* Nach ihrer Trennung hatte meine Mutter es aus Geldmangel nicht geschafft, das Sorgerecht für alle ihre Kinder zu behalten. Sie musste daher akzeptieren, dass diese vom Sozialamt untergebracht wurden. Ich als Jüngste blieb mit ihr bei meiner Großmutter.

Meine Mutter unternahm alle möglichen Anstrengungen, um ihre Kinder wieder zurückzubekommen. Meine Schwester war nur ein Jahr älter als ich, aber ich hatte keine Ahnung, dass ich weitere Geschwister hatte. Ich kam auf die Welt und wuchs bei meiner Großmutter mütterlicherseits auf.

Wir gingen also meine fünfjährige Schwester in der Nonnenschule besuchen, und ich entdeckte ein kleines Mädchen, schmächtig, schüchtern, in einem für sie zu großen Kleid einer Klosterschülerin. Ich fand, dass sie erbärmlich aussah. Ich hatte den Eindruck, dass ich ihr gegenüber wie eine Prinzessin wirken musste. Ich dachte, dass es doch ungerecht sei, dass ich alles hatte und sie nichts. Ein Jahr später befand ich mich dann selbst in einem Pensionat und begann das, was ich später "*meinen Kreuzweg*" nannte.

Immer wenn ich später im Leben das Gefühl hatte, mehr als die anderen und insbesondere mehr als diese Schwester zu haben, kreierte ich mir Situationen voller Leiden oder verwehrte mir das Recht, Erfolg zu haben oder glücklich zu sein.

Bei der Vorstellung meines ersten Buchs in Montréal war diese Schwester anwesend. An jenem Abend kam sie mir besonders traurig vor. Ich hätte gerne einige Zeit mir ihr verbracht, aber meine Freunde hatten ein tolles Fest für mich organisiert, so dass ich nicht viel Zeit für sie hatte. Drei Wochen später hatte ich die Gelegenheit, sie wiederzusehen. An diesem Abend schien sie sehr traurig und sagte zu mir: "*Weißt du Claudia, als ich dich an jenem Abend gesehen habe, so strahlend und mit all den Leuten, die dich bewunderten, sagte ich mir: 'Schau dir nur mal deine Schwester an. Sie hat so viele schwierige Lebensphasen durchgemacht und sich so gut aus der Affäre gezogen. Mach's wie sie. Nimm dein Leben in die Hand und glaub einfach daran, dass das Leben dir etwas Besseres bieten kann, als das, was du hast."*

Und ihre Entscheidung hatte bereits Früchte getragen. Sie verkündete mir, dass sie eine Anstellung mit einem höheren Gehalt gefunden hatte, als sie zu hoffen gewagt hatte, und so zeichneten sich viele positive Veränderungen für sie ab. Sie hatte mir damals zu verstehen gegeben, dass, solange ich mich selbst daran gehindert hatte, Erfolg zu haben und glücklich zu sein, ich ihr damit auch nicht geholfen hatte, aber jetzt, wo ich mir dies erlaubte, hätte ich ihr gezeigt, dass dies möglich war.

Nachdem sie dann eines meiner Bücher gelesen hatte, rief sie mich eines Tages an, um mir zu sagen: *"Du bist ein Vorbild für mich!"*

Man folgt den Gewinnern, nicht den Verlierern.

➢ Wie wir uns von der Überzeugung befreien können, eine geliebte Person habe unter unserem Erfolg gelitten

Es kommt vor, dass wir uns schuldig fühlen, weil wir der Liebling sind oder mehr Leichtigkeit oder Erfolg haben. Dieses Schuldgefühl führt dazu, dass wir immer die Tendenz haben, dem Erfolg aus dem Weg zu gehen oder unsere Erfolgschancen zu sabotieren.

Jean-René ist ein brillanter Architekt. Seit Jahren leidet er unter Schlaflosigkeit. Er glaubt, dass das möglicherweise mit einem katastrophalen Konkurs zusammenhängt, den er erleben musste.

Jean-René und sein Bruder Louis spielen mit ihrem Vater Ball. Louis ist weniger geschickt beim Fangen als sein Bruder. Voller Ungeduld wendet sich der Vater an Louis: *"Was bist du für eine Niete. Sieh doch nur: Dein kleinerer Bruder kann es viel besser als du, und du bist größer. Du bist einfach unfähig."* Diese herabsetzende Bemerkung seines Vaters verletzte Louis, der auf sein Zimmer rannte und heulte. Jean-René dachte damals: *"Wenn mir etwas gelingt, tue ich anderen damit weh."* Sein Vater wollte mit ihm weiterspielen, aber Jean-René hatte keine Lust mehr.

In seinem späteren Leben erlaubte sich Jean-René das Recht auf Erfolg, solange die ihm nahestehende Person genauso großen Erfolg hatte. Andernfalls sabotierte er seine Chancen auf Erfolg.

Sein Bruder schrieb sich an der Fakultät für Architektur ein, und Jean-René tat es ihm nach. Er half seinem Bruder und der revanchierte sich bei ihm. Am Ende des Studiums fand Jean-René einen Superjob in einem großen Architekturbüro, während sein Bruder die Selbstständigkeit wählte.

Gerade als die Geschäfte von Louis richtig gut anzulaufen begannen, hatte er einen Autounfall und wurde dabei getötet. Jean-René war erschüttert. Er dachte, wie ungerecht es doch sei, dass er am Leben war und Louis jetzt tot.

Danach hatte Jean-René mit vielen Schwierigkeiten sowohl auf beruflicher Ebene als auch in seinem Gefühlsleben zu kämpfen. Er hatte nie einen Zusammenhang zwischen seinen Problemen und seinen Schuldgefühlen, nämlich erfolgreich und am Leben zu sein, im Gegensatz zu seinem Bruder, hergestellt. Um sich davon zu lösen, musste er zu dem Erlebnis mit seinem Vater und seinem Bruder zurückkehren, um so den Teil in sich wiederzufinden, der sich schuldig fühlte, weil er lebte, während sein Bruder gestorben war.

Sehen wir uns kurz die Arbeitsschritte an: Im Entspannungszustand sieht er die Szene wieder, wo er mit seinem Bruder und seinem Vater Ball spielt. Er hört seinen Vater wieder zu seinem Bruder sagen, wie ungeschickt er doch sei, und er sieht, wie sein Bruder weinend wegrennt. Und er denkt wieder an die Lehre, die er aus dieser Erfahrung gezogen hat: *"Wenn mir etwas gelingt, tue ich anderen damit weh."* Dann sieht der heute Erwachsene, wie er in diese Szene hineingeht und auf den kleinen Jungen zugeht, um ihn zu trösten und zu fragen:

"Hat dein Erfolg den Schmerz deines Bruders verursacht oder die Bemerkung, die dein Vater gemacht hat?"

Dem kleinen Jungen bleibt nichts anderes übrig, als zu antworten: *"Es war die Bemerkung meines Papas."*

"Wenn dein Papa Louis ermutigt hätte, anstatt ihn schlecht zu machen, glaubst du, dass ihm das auch wehgetan hätte?"

"Nein, aber ich denke, dass ihn das gefreut hätte."

"Was hat dann also Louis verletzt: War es dein Gelingen oder die erniedrigenden Worte deines Papas?"

"Die erniedrigenden Worte."

Diese einfachen Fragen machen es möglich, die ungünstige Gleichung *"Wenn dir etwas gelingt, tust du anderen damit weh"* in folgende umzuwandeln: *"Wenn man verletzende Worte sagt, tut das anderen weh."*

Der erwachsene Jean-René führte sodann den kleinen Jean-René zu seinem Vater hin, um ihm sagen zu können, was er empfunden hatte, als sein Bruder weinend wegrannte und sein Vater dann alleine mit ihm weiterspielen wollte.

Der Kleine sagte: *"Papa, als Louis weinend weggerannt ist, weil du ihm sagtest, er sei eine Null, das hat auch mir wehgetan. Dies nahm mir jede Lust und Freude, mit dir zu spielen."*

Der Vater: *"Ja, ich weiß, manchmal passe ich nicht auf, was ich sage, aber ich wollte ihn nicht verletzen. Ich wollte ihm nur sagen, dass er das genauso gut hinkriegen könnte wie du. Ich war stolz zu sehen, wie gut du den Ball gefangen hast, und ich wollte, dass er es genauso macht. Ich war ungeschickt. Ich werde jetzt zu Louis gehen und ihm erklären, was ich ihm wirklich sagen wollte. Er wird zurückkommen und dann können wir gemeinsam weiterspielen."*

Der Kleine: *"Danke, Papa. Jetzt fühle ich mich schon besser."*

Um ihn schließlich von seinem Schuldgefühl, im Gegensatz zu seinem Bruder am Leben zu sein, zu befreien, habe ich ihn in entspanntem Zustand zu einem Wiedersehen mit seinem Bruder begleitet, um ihm zu sagen, wie er sich nach seinem Tod gefühlt hatte. Schauen wir uns kurz an, was dabei herausgekommen ist.

Jean-René: *"Louis, ich bin so froh, dich wiederzusehen. Ich habe mich nach deinem Tod so unglücklich gefühlt. Ich habe mir nicht erlaubt, wirklich zu leben und glücklich zu sein."*

Louis: *"Aber Jean-René, wenn du gestorben wärst, hättest du dann gewollt, dass ich mir das Leben und Glücklichsein verbiete?"*

Jean-René: *"Aber nein, ganz im Gegenteil, ich hätte gewollt, dass du lebst. Mehr noch, dass du für uns beide lebst."*

Louis: *"Und was glaubst du denn, was ich will? Glaubst du, dass es mich glücklich macht, wenn ich sehe, wie du dir das Recht auf Leben und auf das Genießen all der schönen Dinge im Leben versagst?"*

Jean-René: *"Nein, aber mir wäre es lieber, wenn ich an deiner Stelle gestorben wäre."*

Louis: "Sag doch so etwas nicht, Jean-René. Jeder von uns muss seinen Weg gehen. Du kannst nicht meinen Weg für mich gehen, wie ich es auch nicht für dich könnte."

Jean-René: "Du hast recht, ich verstehe es ja und ich kann jetzt deinen Weggang besser akzeptieren. Geh deinen Weg weiter, sei glücklich, wir werden uns am Ende meines Weges wiedertreffen und dann wieder gemeinsam über alles Mögliche lachen und schöne Augenblicke miteinander verbringen."

Dieses Mal akzeptierte Jean-René den Abschied seines Bruders ohne Schuldgefühl. Nach dieser therapeutischen Arbeit vertraute mir Jean-René an, dass er eine tiefe Freude empfinde, wie es schon seit Jahren nicht mehr vorgekommen sei.

Wir folgen nie den Verlierern, nur den Gewinnern.
Warte also nicht länger darauf, dass die anderen glücklich sind,
um dir die Erlaubnis zu geben, selbst glücklich zu sein.
Sie brauchen dich, um zu lernen, glücklich zu sein.

➢ Wie wir uns von einem Gefühl der Ohnmacht in Verbindung mit einem Schuldgefühl befreien können

Ein Gefühl der Ohnmacht oder Hilflosigkeit weist immer auf verdrängte Gefühle hin, die wir nicht zum Ausdruck gebracht haben. Ein kleines Mädchen wohnt beispielsweise einer Gewaltszene bei. Ihr Vater schlägt ihre Mutter, die weint, schreit und ihn anfleht. Die Kleine fühlt sich mit ihren Gefühlen alleingelassen und völlig unfähig, ihrer Mutter zu helfen.

Jedes Mal, wenn sie später ihren Mann oder ihr Kind leiden sieht, kann sie das nicht ertragen, weil sie das unbewusst an dieses Ereignis erinnert, bei dem sie sich so ohnmächtig fühlte. Um dieses Gefühl der Ohnmacht nicht mehr zu spüren, macht sie zu viel des Guten. Sie entscheidet anstelle ihres Ehemanns oder ihrer Tochter und drängt ihnen ihren Willen auf.

Personen, die sich hilflos gegenüber dem Leiden von anderen fühlen, gehören häufig einer der folgenden Gruppen an:

- Sie suchen sich einen Beruf aus, bei dem sie anderen Menschen helfen können (Arzt, Psychologe, Psychiater, Therapeut etc.).
- Ist ihr Partner oder ihr Kind krank, können sie entweder fliehen oder aber in einen Wutausbruch gegen die leidende Person schlittern.
- Sie haben Probleme mit ihrem Ehepartner, wenn sich dieser etwas zu autoritär mit ihren Kindern aufführt.

Die einen wie die anderen müssen lernen, vom Leiden der anderen Abstand zu nehmen. Viele Therapeuten, Ärzte, Psychologen denken Folgendes, wenn sie mit dem Leiden einer nahestehenden Person konfrontiert sind: "*Wie kommt es, dass ich so vielen Personen helfen kann, aber nicht in der Lage bin, die Leiden der Person zu lindern, der ich am meisten helfen möchte?*"

Um dieses Gefühl der Ohnmacht loszuwerden, muss man akzeptieren, dass jedes Leiden eine Lehre enthält, die es auf dem Weg unserer Evolution zu integrieren gilt, was wir nicht anstelle eines anderen tun können.

Eine Dame, die seit über 40 Jahren den Tod ihres Bruders beweinte, glaubte immer noch, dass er nicht ertrunken wäre, wenn sie dabei gewesen wäre. An einem schönen Sommertag fragte ihr Bruder sie, ob sie zum Schwimmen im See mitkomme. Sie hatte gerade ihre Periode und wollte es ihm nicht sagen. Ihr Bruder drängte sie, doch mitzukommen. *"Geh heute mal ohne mich, ich habe heute keine Lust zum Baden."* So ging er alleine schwimmen und ertrank an jenem Nachmittag. Sie fühlte sich schuldig, ihn nicht begleitet zu haben.

Dieses Schuldgefühl hatte ihr einen Großteil ihres Lebens verdorben. Sie konnte sich schließlich davon befreien, als sie akzeptierte, dass es ein Teil dessen war, was ihr Bruder als Erfahrung auf seinem Evolutionsweg erleben musste. Wäre dies nicht der Fall gewesen, hätte jemand ihn gerettet. Sie musste so lernen, sich von geliebten Wesen zu trennen. Das war ihre Lektion in diesem Leben.

Sich trennen bedeutet nicht, gleichgültig zu sein, nicht einzugreifen oder nicht seine Hilfe anzubieten.

Sich trennen bedeutet, seine Hände und sein Herz offen zu halten für den Vogel, der sich niederlässt, und ihn frei zu lassen, wenn er wieder wegfliegen will.

Sich trennen bedeutet, die Hand dem zu reichen, der leidet, und dabei zu akzeptieren, dass er dies akzeptieren kann oder dass er noch die Erfahrung von Leiden für seine Evolution braucht.

Sich trennen bedeutet, offen gegenüber jeder Veränderung zu sein.

Sich trennen bedeutet, zu geben, ohne etwas als Gegenleistung zu erwarten.

Sich trennen bedeutet, bereit sein zum Aufbruch, auch wenn man lieber bleiben wollte.

KAPITEL VIII

Ängste und ihre Auswirkungen – wie wir uns davon befreien können

Unwissenheit erzeugt Angst. Angst erzeugt Muskelverspannungen. Muskelverspannungen erzeugen Schmerzen. Hingegen erzeugt Wissen geistige Gelassenheit, geistige Gelassenheit erzeugt Ruhe und die körperliche Entspannung verhindert eine Ausbreitung der Schmerzen.

Fenger Drend Strup

Eines Tages begegnet einem Weisen bei einer Pilgerfahrt zu einem kleinen indischen Dorf auf dem Weg Herr Cholera. Der Weise fragt ihn, wo er so früh am Morgen hinwolle. Herr Cholera erklärt ihm, er habe den Auftrag erhalten, 500 Seelen von der Erde zu holen. *"Da an der Pilgerfahrt viele Menschen teilnehmen und die hygienischen Bedingungen zu wünschen übrig lassen, ist das der ideale Ort, um meinen Auftrag auszuführen."*

Auf dieser Pilgerfahrt gab es 1500 Tote. Der Weise musste sich eingestehen, dass Herr Cholera ihn angelogen hatte und sagte sich: *"Warte nur, wenn ich den noch mal erwische."* Genau in dem Moment trifft er ihn wieder. *"Du sagtest, dass du 500 nehmen würdest?" "Ja, ich habe nur 500 genommen!" "Und die anderen?" "Ah! Herr Angst war ebenfalls auf dieser Pilgerreise ... Er nahm die tausend anderen ..."*

Diese wunderbare Geschichte voller Weisheit beweist, dass die Angst vor der Krankheit genauso viel, wenn nicht noch mehr Unheil anrichten kann als die Krankheit selbst. Sobald wir anfangen, einen ängstlichen Gedanken zu haben, markieren wir unsere Zellen mit dieser Angst. Das Schwingungsfeld der kleinsten Teilchen sendet daraufhin Botschaften mit einer Resonanz aus, die die Tendenz hat, das Objekt unserer Angst anzuziehen.

Es ist allgemein bekannt, dass Menschen, die Angst vor Hunden haben, sie erst recht anziehen. Der Betroffene sagt dann: *"Man könnte meinen, der Hund sehe nur mich, und ich sei der Einzige, den er sieht."* Die wahre Gefahr dieser Gedanken der Angst besteht darin, dass sie die Macht haben, Dinge zu erschaffen.

Die Angst erzeugt eine Zurückhaltung, eine Kontraktion unseres ganzen Körpers, und dies sowohl innerlich als auch äußerlich. Die Energie fließt langsamer, wir zögern, wir warten ab, wir trauen uns nicht, wir stellen uns das Schlimmste vor. Unwohlsein stellt sich ein; wir bekommen Herzklopfen und Kopfschmerzen (weil wir uns Sorgen machen, was wohl geschehen wird), die Beine tun uns weh (weil wir Angst haben weiterzugehen), der Ischiasnerv fängt ebenfalls an zu schmerzen (Angst vor dem, was kommen wird), wir reißen uns zusammen und bekommen Verstopfung (Angst loszulassen). Außerdem tut uns dann plötzlich der Ellbogen weh (Angst davor, eine neue Richtung einzuschlagen), wir beobachten, dass unsere Sehschärfe abnimmt und wir alles verschwommener sehen (wir haben Angst, uns in einer schwierigen Situation zu sehen), die Angst wird immer gegenwärtiger und schließlich sind wir total verängstigt.

Unsere Ängste sind für viele Beschwerden, Krankheiten und Phobien (Klaustrophobie, Agoraphobie etc.) verantwortlich. Sie hängen entweder mit einer schmerzhaften Erfahrung in der Vergangenheit zusammen oder mit Vorahnungen von Dingen, die in der Zukunft passieren könnten. Das erklärt auch, weshalb Kinder im Allgemeinen weniger Angst haben als Erwachsene. Oft sagen die Eltern: *"Sie wissen nicht um die Gefahr."*

Aber auch wenn die Kinder anfangs weniger Angst haben als ein Erwachsener, gibt es nichts Leichteres, als einem Kind Angst zu machen, denn es ist leicht zu beeinflussen und zu beeindrucken. Erzählt man einem kleinen Kind beispielsweise Geschichten vom Menschenfresser, der sich von frischem Fleisch ernährt, indem er kleine Kinder verschlingt, wird das Kind so lange Angst vor dieser Gestalt haben, bis sein Unterscheidungsvermögen es begreifen lässt, dass diese Geschichten nur dafür sorgen sollten, dass es gehorcht. Als Erwachsener kann es dann sogar darüber lachen.

Allerdings gibt es auch Ängste, die aufgrund von Bildern, die wir gesehen haben, Dingen, die wir gehört haben, oder Erfahrungen, die wir gemacht haben, tief in uns verwurzelt bleiben. Diese Ängste auszurotten, ist nicht immer einfach. Jedes Mal wenn wir wieder dieselbe Schwingung spüren, stimuliert das limbische Gehirn, das sie gut in unserem emotionalen Gedächtnis abgespeichert hat, den Hypothalamus, der dann seinerseits, zusammen mit seinem Verbündeten, dem vegetativen Nervensystem, durch Einwirkung auf unsere Organe eine Reihe von Reaktionen auslöst.

Annettes Mutter hat einen künstlichen Darmausgang (Kolostomie) bekommen. Bei ihr wurde ein künstlicher After in der Bauchdecke angelegt, damit ihr Darminhalt auf diese Weise ausgeleitet werden kann. Annettes Ehemann findet das furchtbar, was seine Schwiegermutter erleiden musste: *"Ich würde lieber sterben, als mit so einem Sack ausgerüstet zu werden."* Zehn Jahre später wird er an Darmkrebs operiert und ein künstlicher Darmausgang wird notwendig. Er stirbt nur wenige Tage nach der Operation. Zweifellos hatte er eine solche Angst, dass ihm so etwas passieren könnte, dass er dies selbst erschaffen hat ...

Marina hatte eine Phobie, d. h. eine übermäßige Angst vor Messern und Scheren. Ihre Angst ging auf ihre Kindheit zurück, als sie ihren Vater in einen Schlachthof begleitet hatte. Sie sah das Blut der Tiere fließen, nachdem man sie zerteilt hatte. Dieses Bild hatte sich ihrem emotionalen Gedächtnis eingeprägt. Jedes Mal, wenn sie ein Messer sah, sah sie ihr Leben oder das von Menschen, die ihr viel bedeuteten, bedroht. Sie musste sich dieses Ereignis von damals vergegenwärtigen und es "dedramatisieren", um sich so von ihrer Phobie zu befreien.

Auch Ruth hatte große Angst vor Messern. Aber darüber hinaus fühlte sie sich ständig bedroht. Bei ihr war dies eine richtige Zwangsvorstellung geworden, die zu vielen Beschwerden bei ihr führte. Im Verlauf der Therapie stieß sie auf ein Ereignis, das sie vergessen hatte. Sie war damals etwa fünf Jahre alt. Eines Abends vor dem Schlafengehen brachte ihr ihre Mutter ein großes Küchenmesser und bat sie, es unter ihrem Kopfkissen zu verstecken für den Fall, dass ihr Vater zu ihr ins Zimmer käme. Bis zu jenem Zeitpunkt war es Ruth nicht in den Sinn gekommen, dass ihr Vater ihr etwas antun könnte. Aber das unter ihrem Kopfkissen versteckte Messer und die Drohung, dass ihr Vater vielleicht die Absicht haben könnte, sie umzubringen, lösten bei ihr ein Gefühl von Schrecken aus.

Das fünfjährige Kind hat seine rationale Seite noch nicht genügend ausgebildet, um sich zu fragen: *"Kann mein Vater mich wirklich töten wollen?"* Als ich Ruth jetzt diese Frage stellte, antwortete sie: "*Nein, ich weiß heute, dass mein Vater trotz seiner gewalttätigen Momente nie fähig gewesen wäre, irgendjemanden zu töten, schon gar nicht seine Frau und seine Kinder."*

Ich schlug ihr daher vor, dieses Ereignis, als ihre Mutter ihr das Messer brachte, zur Entdramatisierung noch einmal nachzuerleben. Als sie ihre Mutter noch einmal sehen und ihre Angst spüren konnte, sagte ich zu ihr: *"Sehr gut, du wirst jetzt sehen, wie du das Messer an deine Mutter zurückgibst, und du wirst dich sagen hören: 'Mama, das sind deine Ängste. Nimm das Messer wieder an dich. Ich weiß, dass Papa mir nie wehtun wird.'"*

Ruth hatte in ihrem emotionalen Gedächtnis abgespeichert: *"Ich bin in Gefahr, ich muss immer auf der Hut bleiben."* Daran erinnerte sie das Messer. Der für Reaktionen zuständige Teil des Gehirns, das limbische System, ließ sie daher vor allen Dingen die Flucht ergreifen, vor denen sie Angst hatte, denn diese Erfahrung galt es zu vermeiden. Das neue Bild, das dem Unbewussten unterbreitet wurde, sorgte dafür, dass die alte Gleichung "die anderen = Bedrohung" ersetzt wurde durch *"die anderen können Ängste haben* (wie im Falle ihrer Mutter)*, aber ich bleibe gelassen".*

Ruth beobachtete im Anschluss an diese Therapie mit Erstaunen, dass sie beim Anblick von Messern nicht mehr auf dieselbe Weise reagierte und immer mehr Selbstvertrauen und Vertrauen ins Leben bekam.

Tatsächlich leben Tier und Mensch mit der Angst vor dem Sterben. Sie hat zur Folge, dass wir ständig versuchen, uns zu schützen. Die Angst zu leiden ist im Endeffekt der größte Schutzmechanismus gegen die Angst vor dem Sterben. Das erklärt auch, dass die Angst zu leiden praktisch omnipräsent ist und alle anderen Ängste sich von ihr ableiten.

- Warum haben wir so große Angst vor dem Lieben?
  Das liegt wahrscheinlich daran, dass wir im Anschluss an ein Ereignis in der Vergangenheit folgende Gleichung abgespeichert haben "lieben = leiden".

- Warum haben wir Angst, uns zu binden?
  Diese Angst kann auf eine Erinnerung zurückgehen, bei der wir uns in unserer Freiheit eingeengt fühlten. Vielleicht waren wir aber auch Zeugen der eingeschränkten Freiheit unseres Vaters oder unserer Mutter und haben folgende Formeln in unserem Gedächtnis abgespeichert: "Bindung = Bedrohung der Freiheit" oder "gebunden sein = leiden".

- Warum haben wir Angst, unsere Arbeit zu verlieren oder die Person zu verlassen, die wir nicht mehr lieben?
  Das kann damit zusammenhängen, dass wir bereits die Erfahrung von Verlust und Entzug gemacht haben und für uns daher "Verlust oder Entzug = Leiden" ist.

- Warum haben wir solche Angst vor Mangel?
  Vielleicht haben wir den Schmerz des Mangels oder der Entbehrung erfahren?

- Warum haben wir solche Angst, die Menschen, die wir lieben, zu verlieren?
  Vielleicht haben wir bereits den Schmerz einer Trennung und der Einsamkeit oder ein Verlassenheitsgefühl kennengelernt und diese Gefühle mit Leiden assoziiert.

- Warum haben wir so große Angst vor dem Sterben?
  Die Angst vor dem Sterben lässt in uns die Vorstellung von Ende, Auslöschung und Trennung von den Menschen, die wir lieben, aufleben und vor allem die Verbindung mit Leiden. Da wir Angst vor dem Leiden haben, setzen wir alle möglichen Schutzmechanismen in Gang, wenn wir uns bedroht fühlen.

Stellen wir uns eine Familie mit vier Kindern und einem gewalttätigen Vater vor. Alle Familienangehörigen haben Angst vor ihm. Um zu überleben, kann sich jeder einen Schutzmechanismus zugelegt haben, der sich von dem der anderen unterscheidet. Die Mutter hält einfach den Mund und verlangt von den Kindern dasselbe: *"Seid still, provoziert ihn nicht."* Ihr Schutzmechanismus besteht also darin, sich den Frieden zu erkaufen. Sobald der andere etwas lauter wird, ist sie bereit, ihm alles zu geben, was er will, damit er sich nur nicht in Rage redet. Dabei ist sie sich nicht der Macht bewusst, die sie ihm gibt, um sie zu manipulieren, und außerdem versetzt sie ihre Kinder in Angst und Schrecken vor einer väterlichen Explosion.

Einer der Söhne setzt alles daran, körperlich sehr stark zu werden, um dann als Teenager in der Lage zu sein, stärker zu sein als sein Vater und sich wehren zu können, damit dieser ihn nie mehr schlagen kann. Vielleicht nimmt er später eine Arbeit an, für die große körperliche Kraft erforderlich ist. Sein

Schutzmechanismus ist "sehr stark sein, damit nie mehr jemand seine Hand gegen mich erheben kann".

Ein anderer Sohn wendet die Taktik der Flucht oder des Ausweichens an. Er kann klein und mager sein. Jedes Mal, wenn er sich in seinem Leben in einer Konfliktsituation befindet, wird er alles daransetzen, sich dieser Situation so schnell wie möglich zu entziehen. Ob es nun um seine Arbeit, Liebesbeziehungen oder andere gesellschaftliche Verbindungen geht, seine Reaktion wird immer die des Weggehens oder Weggehenwollens sein. Er wird sich isolieren und viele Wechsel in seinen Partnerbeziehungen erleben, d. h. von einem Partner zum anderen und von einem Job zum anderen wechseln. Sein Schutzmechanismus ist: "Rette sich, wer kann."

Die kleine Schwester, die sich in die Ecke gedrängt fühlt und nicht weiß, was sie machen soll, da sie nicht darauf hoffen kann, körperlich so stark zu werden, um ihren Vater auszuschalten, zieht Nutzen aus ihrem Nasenbluten. Wenn ihr Vater sie auch nur bisschen berührt, bekommt sie Nasenbluten. Wenn der Vater sie in diesem Zustand sieht, hört er auf. So ist er neutralisiert. Dieses Nasenbluten führt sogar dazu, dass er sie nicht mehr anzurühren wagt.

Die große Schwester setzt hingegen auf Verführung. Sie wird den Vater verführen, um sein Liebling zu sein und auf diese Weise ebenfalls seinen Gewaltausbrüchen zu entgehen.

Alle Familienangehörigen haben dank dieser Schutzmechanismen gelernt zu überleben, aber alle tragen in sich eine Angst, die sie einen großen Teil ihres Lebens begleiten wird und die sich u. a. in Form von Kopfschmerzen, Magenkrämpfen, Bauchschmerzen und Migräne immer wieder äußern kann, wenn sie sich wieder bedroht fühlen.

➢ Es gibt viele Schutzmechanismen. Übergewicht kann einer davon sein.

Ginette ist mit 13 Jahren übergewichtig geworden. In diesem Alter hat sie bereits einen sehr attraktiven weiblichen Körper, vielleicht sogar zu attraktiv für ihre Brüder und ihren Vater, die jede Gelegenheit benutzen, um sie zu betatschen, was sie in Wut versetzt. Ginette denkt für sich: *"Wenn ich nur dick genug werde, werde ich ihnen nicht mehr gefallen, und dann lassen sie mich in Ruhe."*

Madeleine hat zwei große Enttäuschungen in der Liebe erlebt, die letzte davon durch ihren Mann, den Vater ihrer beiden Kinder. Sie sagt sich, dass sich kein Mann mehr für sie interessieren wird, wenn sie sehr dick wird. So nimmt sie also bis auf über 100 Kilo zu, um sich vor einer Liebesbeziehung zu schützen, bei der sie wieder leiden könnte.

Nach der Hochzeit bekommen manche Männer und manche Frauen Gewichtsprobleme, um sich vor dem Gefühl zu schützen, sich zu jemand anderem hingezogen zu fühlen. Eine Studie hat ganz klar verdeutlicht, dass die meisten Personen in einer Beziehung an Gewicht zunehmen. Mehrere Ursachen können dazu beitragen, wie etwa die Begrenzung unseres Raumes, um dem anderen nicht zu missfallen, aber es kann sich dabei auch um die Angst handeln, sich von einem anderen angezogen zu fühlen. Eine Teilnehmerin an meinen Seminaren bezeichnete ihr Übergewicht einmal als ihre "*Treueversicherung*". Übergewicht kann also eine Form von Schutzmechanismus sein, aber es gibt auch andere, beispielsweise kann Akne bedeuten: "*Kommt mir nicht näher. Wenn ihr mich nur liebt, um mich nachher wieder fallen zu lassen, habe ich keine Lust dazu.*"

Allerdings sollte man jetzt daraus nicht den voreiligen Schluss ziehen, dass alle Gewichtsprobleme etwas mit einem Schutzbedürfnis zu tun haben. Gewichtsprobleme können auch auf andere Programmierungen zurückgehen, wie etwa: "*Ich muss aufpassen ...*" "*Ich nehme so leicht zu.*" "*Ich bin wie meine Mutter. Übergewicht liegt bei uns in der Familie.*" Schon allein die Angst vor dem Dickwerden, die bei vielen Menschen zu einer Kalorienbesessenheit führt, kann ausreichen, um sie zunehmen zu lassen.

Für andere kann das Gewichtsproblem eine Entschuldigung sein. Beispielsweise kann sich eine Person, die mit einem Alkoholiker verheiratet ist, sagen: "*Ich bin dick und er akzeptiert mich, wie ich bin, also kann ich auch seine Alkoholabhängigkeit ertragen. Aber wenn ich schlank wäre, würde ich ihn verlassen.*" Ihr Übergewicht wird zum Grund, warum sie den Mann, mit dem sie sich nicht wohlfühlt, nicht verlassen kann. In Wirklichkeit hat sie vielleicht zu große Angst vor dem Alleinsein oder davor, sich eine Arbeit suchen zu müssen.

Für andere kann das Problem des Übergewichts von ihrem Bedürfnis herrühren, beachtet zu werden, das sehr oft mit einem Lebensverdruss einhergeht. Eine Person, die von gewissen Normen abweicht, zieht die Blicke auf sich, aber dieses Bedürfnis kann völlig unbewusst sein.

Jade ist übergewichtig, nimmt aber ab, wenn sie schwanger ist. Ihr Arzt schiebt das auf den veränderten Stoffwechsel, aber wenn wir uns diesen Fall genauer anschauen, sehen wir, dass Jade ihren Platz nie wirklich für sich in Anspruch genommen hat. Aber die Tatsache, dass sie schwanger ist, ist für sie eine Entschuldigung, die sie benötigt, um sich um sich selbst zu kümmern. – Viele Menschen, die Gewichtsprobleme haben, haben irgendwann einmal das Gefühl, das fünfte Rad am Wagen zu sein und keinen Platz zu haben.

➢ Fliehen vor seinem Leiden

Die Angst zu leiden kann uns dazu verleiten, einer emotionalen Situation entfliehen zu wollen, die wir meinen, nicht durchstehen zu können, weil uns das damit verbundene Leiden unerträglich erscheint. Wir können fliehen in Schwindelanfälle, in Ohnmachtsanfälle, in Lähmungen oder in Todesängste etc., wobei gerade die Todesangst ein interessantes Beispiel ist.

Stellen wir uns ein kleines sechsjähriges Mädchen vor, das alleine mit seinem Vater spielt. Plötzlich klammert sich dieser an Gegenständen fest, atmet sehr schnell, hält sich das Herz und fällt der Länge nach auf den Boden. Der Vater hatte einen Herzinfarkt und stirbt daran. Die Kleine hat sich in dieser Situation so hilflos gefühlt, dass sie vor Angst erstarrt ist. Immer wenn sie sich in ihrem späteren Leben in einer Situation befindet, in der sie sich hilflos oder ohnmächtig fühlt, erinnert sie das unbewusst an diesen in ihrem emotionalen Gedächtnis gespeicherten Zwischenfall. Die Angst, die ihr im Nacken sitzt, bedeutet: *"Ich kann dieses Gefühl nicht ertragen, helft mir, holt mich schnell aus dem, was ich empfinde, heraus, sonst habe ich Angst zu sterben."*

Die Todesangst ist gekennzeichnet durch die mehr oder weniger bewusste Furcht vor dem Sterben, die begleitet wird von einer schmerzhaften Beklommenheit, Herzklopfen und Schwindelanfällen. Die davon betroffenen Menschen wissen in der Regel nicht, was mit ihnen passiert und auch nicht, an wen sie sich noch wenden sollen. Die Todesangst kann uns plötzlich, ohne Vorwarnung, überfallen. Dies kann der Fall sein, wenn wir den Aufzug nehmen, eine Brücke überqueren, durch einen Tunnel gehen oder in jeder anderen verunsichernden Situation.

Die Ursache der Todesangst ist häufig eine traumatische Situation, bei der die Person in diesem Gefühl wie gefangen ist. Jedes Mal, wenn sich diese Person dann wieder in einer Situation befindet, die sie an diese ursprüngliche erinnert, die sie immer noch emotional gefangen hält, verfällt sie in einen Zustand der Panik, der sich in Form von Todesangst, Schwindelanfällen, Übelkeit,

Ohnmachtsanfällen oder Lähmungen äußert. Unbewusst glaubt eine Person, die eine derartige Emotion erlebt hat, dass sie sterben wird. Und dieser Gefahr versucht sie zu entrinnen. Die Flucht wird zu ihrem Überlebensmechanismus.

Anna leidet nach der Krankenhauseinweisung ihres Bruders, der einen Herzinfarkt hatte, an sehr starken Angstanfällen. Die Beklemmungen drohen, sie zu erdrücken. Sie versteht nicht, was mit ihr los ist. Sie ist überzeugt davon, die Krankheit ihres Bruders sowie die Operation, die er jetzt über sich ergehen lassen muss, akzeptiert zu haben. Aber in Wirklichkeit wird sie bei dem Transport ihres Bruders im Krankenwagen zum Krankenhaus an ein Ereignis erinnert, das sie in ihrem emotionalen Gedächtnis abgespeichert hat.

Sie ist vier Jahre alt und es herrscht Krieg. Ihr Vater und fast ihre ganze Familie werden mit anderen Juden auf einen Lastwagen gepfercht. Sie möchte "Papa" schreien, aber ihre Mutter, die sich mit ihr in einer Menschenmenge versteckt hält, drückt ganz fest ihre Hand und gibt ihr damit zu verstehen zu schweigen. Der Weggang ihres Bruders erinnerte sie an den ihres Vaters und löste wieder diese Angst in ihr aus, von dem geliebten Menschen getrennt zu werden.

Wir können flüchten in Schwindelanfälle oder aus einer Wirklichkeit in eine Psychose entfliehen.

Jedes Mal, wenn der Mann von Louisette ihr unangenehme Dinge sagt, löst das bei ihr negative Gefühle aus und sie bekommt Schwindelanfälle. Unbewusst möchte sie am liebsten verschwinden, statt das anhören zu müssen, was in ihren Ohren so klingt wie: *"Ich liebe dich nicht mehr. Du hast mich enttäuscht."*

Guillaume war fünf Jahre alt, als sich seine Eltern trennten. Das Sorgerecht für die Kinder wurde dem Vater zugesprochen. Ihre Mutter besuchte sie gelegentlich. Bei einem dieser Besuche kam sie mit Taschen voller Essen an. Sein wütender Vater schlägt so heftig auf seine Mutter ein, dass Blut spritzt. Für Guillaume waren diese Emotionen zu stark, so dass er den Kontakt mit seiner augenblicklichen Realität verlor. Jedes Mal, wenn Guillaume danach eine starke Emotion erlebt, flüchtet er vor der allzu schwer zu ertragenden Wirklichkeit. Als Erwachsener hat er am meisten Angst davor, ein Psychopath zu sein (oder um es in seinen Worten auszudrücken, er fürchtete, "verrückt zu sein"), da auch seine Mutter mehrmals in die Psychiatrie eingewiesen worden war.

Viele Personen, die wie Guillaume Traumata erlebt haben, die für ihr Alter viel zu schwer zu ertragen waren, müssen bisweilen über viele Jahre hinweg

Antidepressiva einnehmen oder in eine Anstalt eingewiesen werden, wo man ihnen helfen kann, zu dieser Emotion zurückzufinden, in der sie sich blockiert haben, um sie zu überwinden und sich von dem Schutzmechanismus zu befreien, der darin bestand, ihre Wirklichkeit zu verlassen.

Maxime ist in der Schule ohnmächtig geworden. Seine Eltern sind sehr beunruhigt, da es schon das zweite Mal innerhalb kurzer Zeit ist. Maxime ist in seinen jungen Jahren sehr beschützt aufgewachsen. Seine Mutter hatte ihn bis zum Alter von drei Jahren gestillt und fast nie in einen Kinderhort gegeben. Maxime geht dann auf die Schule, aber er fühlt sich sehr verunsichert. Er hat Sehstörungen, die auf seine Angst zurückgehen, von dem entfernt zu werden, was für ihn Sicherheit bedeutet. Er will nicht mehr zur Schule gehen und drückt das durch Aggressivität aus. Da er sich angesichts der Situation, die er nicht verändern kann, machtlos fühlt, flüchtet er sich in die Ohmachtsanfälle.

Bei **Lähmungen** sind die motorischen Funktionen der Muskeln und Sehnen gestört. Sie können die linke oder die rechte Körperhälfte betreffen (Hemiplegie = halbseitige Lähmung), einzelne Gliedmaßen (Monoplegie) oder die beiden unteren Gliedmaßen (Paraplegie). Auch die Hirnnerven können davon betroffen sein. In diesem Fall spricht man von Gesichtslähmung (Fazialislähmung), Augenlähmung, Rachen- und Kehlkopflähmung etc.

Wie im Fall des Übergewichts kann auch die Lähmung andere Ursachen als die Flucht haben. Sie kann eine Weigerung ausdrücken, im Leben weiterzumachen, oder aber die Manifestation eines Schuldgefühls sein. Sie kann auch das Bedürfnis ausdrücken, sich von anderen an die Hand nehmen zu lassen.

Marthe hat ihr ganzes Leben lang sehr hart gearbeitet. Sie hat sich um ihre Mutter gekümmert, die im Alter von 80 Jahren gestorben ist. Ihrer Ansicht nach ist es vollkommen normal, dass die Kinder sich um die alten Eltern kümmern. Nach dem Tod ihres Mannes, um den sie sich bis zu seinem Tod gekümmert hat, lässt sie sich hängen und sagt zu ihrer Tochter: *"Jetzt bist du an der Reihe, dich um mich zu kümmern."* Wenig später erkrankt sie an Alzheimer.

Jean-Marc ist zwei Jahre alt. Seine Eltern nehmen ihn zusammen mit seinen Brüdern zu einem Ausflug im Auto mit. Er sitzt auf der Rückbank. Plötzlich geht die Wagentür auf und Jean-Marc wird aus dem Auto geschleudert. Er kommt mit einem Schädelbruch davon.

Im Alter von 21 Jahren ist er mit Freunden im Auto unterwegs und sitzt wieder hinten. Der Fahrer hat ein bisschen zu tief ins Glas geschaut. Plötzlich verliert er die Kontrolle über das Fahrzeug und es kommt ins Schleudern. Jean-Marc ist vor Angst wie gelähmt. Am nächsten Tag wacht er mit einer Gesichtslähmung auf.

Menschen, die in einem Klima von Angst, Kritik oder Gewalt aufgewachsen sind, haben häufig am besten gelernt, "Kontrolle" auszuüben, um zu überleben. Wenn ihnen die Situation jedoch entgleitet, weil sie sich beispielsweise in ihrer Gesundheit, ihren Gefühlsbeziehungen und in ihrer materiellen Sicherheit bedroht sehen, werden sie von großer Angst ergriffen. Die Angst kann sich in solchen Fällen manifestieren in Form von Tachykardie, Bluthochdruck, Krämpfen, einem Kloß im Hals oder einem sogenannten Stein im Magen, Hitzewallungen, Schweißausbrüchen, Schüttelfrost oder Kältegefühl mit Schauern, die uns den Rücken herunterlaufen.

Hält diese Angst länger an oder wird sie intensiver, kann sie Phobien oder sogar Nosophobien hervorrufen wie zum Beispiel:

- **Objektphobien:** z. B. vor spitzen Gegenständen oder Schneidewerkzeugen, wie Messern oder Scheren (siehe die Fallbeispiele von Marina und Ruth).
- **Tierphobien:** Darunter versteht man die übertriebene Angst vor bestimmten Tieren. Sie hat ihren Ursprung in einem traumatischen Erlebnis, das man in einem Film, einer Erzählung oder bei einer tatsächlichen Begegnung mit dem jeweiligen Tier hatte, bei der wir Opfer eines Angriffs von diesem Tier wurden. (Diese Phobie kann auch aus einer früheren Inkarnation herrühren.)
- **Situationsphobien:** Dazu gehört z. B. die Ereuthophobie, die übersteigerte Angst vor dem Erröten, die praktisch immer auf eine traumatische Situation zurückgeht, in der wir uns geschämt haben oder uns gedemütigt fühlten.

Klaustrophobie

Darunter versteht man die Angst, keine Luft zu bekommen und in einem geschlossenen Raum, wie z. B. in einem Aufzug, der Metro, einem Flugzeug, einer Höhle oder einem Tunnel, eingeschlossen zu bleiben. Die Klaustrophobie kann ihre Wurzeln im Moment unserer Geburt haben. Eine schwierige Entbindung oder eine um den Hals des Babys geschlungene Nabelschnur können die

Symptome der Klaustrophobie erklären. Viele Menschen geben an, Angst vor dem Wasser zu haben, aber häufig handelt es sich auch in diesem Fall um eine Form der Klaustrophobie.

Ein Kind, das zugesehen hat, wie man einen Ertrunkenen aus dem Wasser gefischt hat, kann davon so traumatisiert sein, dass es unfähig ist, irgendwo zu schwimmen, wo es keinen Bodenkontakt mehr hat. Es kann auch das Gefühl haben, von einer geliebten Person erstickt worden zu sein. Die Klaustrophobie ist also der Ausdruck dieser erneuten Angst vor dem Ersticken.

Agoraphobie (Platzangst)

Darunter versteht man eine Angst, die durch bestimmte Orte wie weite Plätze oder Menschenansammlungen ausgelöst wird. Das bewirkt bei den davon betroffenen Personen, dass sie sich nicht mehr aus dem Haus trauen und sich in ihre vier Wänden zurückziehen, wo sie sich in Sicherheit wähnen. Muss der Betroffene jedoch aus irgendeinem unvermeidlichen Grund das Haus verlassen, ist das eine wahre Katastrophe. Er hat dann vor allem Angst: vor den Aufzügen, vor den Leuten, vor den Autos etc.

Viele Menschen haben mir gestanden, dass sie nicht wussten, woran sie litten, bis sie ihren Symptomen einen Namen geben konnten. Diese Personen haben am meisten Angst, die Kontrolle zu verlieren, "verrückt zu werden". Hinter dieser ungeheuren Angst steckt fast immer ein traumatisierendes Gefühl, das nie aufgelöst wurde, weil man ihm einerseits immer entfliehen wollte und andererseits immer versuchte, die Situationen "im Griff" zu haben. Aber wenn man diese beiden Mechanismen aus irgendeinem Grund nicht mehr anwenden kann, kommt die Agoraphobie wieder hoch und Panik breitet sich aus.

Gilberte, zwei Jahre alt, fällt unter Aufsicht einer jungen Babysitterin hin und bricht sich die Schulter. Die junge Frau erzählt nichts über den Unfall des Kindes, weil sie Angst hat, dass man ihr die Schuld gibt. Gilberte schreit tagelang vor Schmerzen, bevor ihre Eltern sich endlich entscheiden, einen Arzt aufzusuchen. Als Erwachsene heiratet Gilberte einen Mann, der ein schweres psychisches Problem hat und der so weit geht, sie mit einem Messer zu bedrohen, sollte sie ihn verlassen. Sie lebt jahrelang mit dieser Todesdrohung. Dann fängt sie allmählich an, Symptome von Angstanfällen zu bekommen. Ihr Körper hält dieses Übermaß an Angst, Kummer und Anspannung nicht länger aus. Die Angst geht über in eine Agorapobie mit Todesangst.

Traumatische Erlebnisse, wie das Verlassenwerden in ganz jungen Jahren, ein Krankenhausaufenthalt mit Operation, der Tod eines Elternteils mit einem verdrängten Schmerz, weil sich das Kind schuldig fühlte, ein verschluckter Gegenstand, an dem das Kind fast gestorben wäre, der Biss eines wild gewordenen Tieres, eine Situation, bei der man fast ertrunken wäre, können zu Phobien wie der Agoraphobie führen.

- **Die Phobie vor Transportmitteln:** Die Bewegungskrankheit oder See- und Luftkrankheit (Kinetose) kann zu Übelkeit und Erbrechen im Auto, Bus, Zug, Schiff, Flugzeug etc. führen. Diese Phobie hängt häufig mit einer Angst vor dem Unbekannten und insbesondere vor dem Tod zusammen.
  Eine Teilnehmerin an einem meiner Seminare litt unter einer solchen Kinetose. Sie musste mit ihrem Mann nach Hawaii reisen und war bei dem Gedanken an diese Reise völlig verzweifelt. Wie sollte sie nur 12 Stunden im Flugzeug ertragen? Vor ihrem Abflug erklärte ich ihr, dass ihre Krankheit sehr oft mit einer Angst vor dem Sterben zusammenhänge. Das machte sie sofort neugierig.
  Während der darauffolgenden Tage erinnerte sie sich, dass ihr Vater sie in der Zeit, als sie im Internat war, jeden Freitagabend abholte. Auf dem Rückweg befuhren sie eine Straße, auf der es oft Unfälle gab und auf der einmal sogar Tote auf der Fahrbahn gelegen hatten. Ihre Angst rührte also von diesen Bildern her. Sie überwand sie, machte die Reise und alles ging gut. Nach ihrer Heimkehr sagte sie mir, dass sie von nun an die Reisen, die ihr Mann ihr anbot, endlich schätzen könne.
- **Die Phobie vor dem Sturz aus dem Fenster:** hierbei handelt es sich um eine Angst vor der Leere, vor dem Nichts, die ein Schwindelgefühl hervorruft.
- **Angst vor Kontrollverlust:** Der Betroffene befürchtet, etwas Schreckliches anstellen zu können, wie etwa eines seiner Kinder umzubringen. Häufig sind Personen davon betroffen, die große Angst vor ihren unvorhersehbaren Reaktionen haben.
  So sagte ein Mann zu seinen Angestellten: *"Sollte ich eines Tages mal in Wut geraten, berührt mich nicht ..."* Dieser Mann lebte in einer ständigen Kontrolle seiner Emotionen, fürchtete aber auch gleichzeitig, diese Kontrolle zu verlieren. Und wenn er seiner Wut freien Lauf ließ, fühlte er sich danach schuldig und schämte sich.

Wie wir uns von Ängsten und Phobien freimachen können

Um unsere Einstellung oder Reaktionsmuster zu verändern oder um uns von dem zu befreien, was uns daran hindert, uns selbst gut zu behandeln, müssen wir drei wesentliche Stufen durchlaufen:

1. Die Bewusstwerdung:
Wir können nicht auf etwas einwirken, dessen wir uns nicht bewusst sind. Wie könnten wir uns von einer Angst befreien, von deren Existenz wir nichts wissen?

2. Das Akzeptieren:
Die Akzeptanz, um die es hier geht, bedeutet, das, was ist, zu erkennen und zuzulassen. Diese zweite Etappe entspricht dem Zusammenhang zwischen Ursache und Wirkung, den man ohne den geringsten Zweifel herstellen kann.

Die ersten Etappen in der Entwicklung der Anonymen Alkoholiker bestehen zum Beispiel in der Akzeptanz ihres Alkoholproblems und in der Erkenntnis, dass sie selbst unfähig sind, sich aus diesem Problemkreis zu befreien.

3. Die Aktion:
Die dritte Stufe besteht aus der Aktion der Befreiung, d. h. die Handlung, die es uns ermöglicht, eine Angst oder einen Leidenszustand in Vertrauen und Wohlbefinden umzuwandeln.

Diese drei Stufen sind für alle Transformations- oder Heilungsprozesse von entscheidender Bedeutung. Sie können damit Ihre Ängste und Phobien anpacken, um sie loszuwerden.

Ein Großteil der Ängste, die wir empfinden, sind unbewusst. Aber wie können wir uns unserer Ängste bewusst werden?

Ich möchte Ihnen hier eine ganz einfache Übung vorstellen. Schreiben Sie spontan alles auf, was Ihnen einfällt, wenn Sie einen Satz beginnen müssten mit: “Ich möchte nicht ...” Beispiele: “Ich möchte nicht krank sein.” “Ich möchte nicht meine Arbeit verlieren.” Lesen Sie anschließend jeden Ihrer Sätze durch und ersetzen Sie das “Ich möchte nicht” durch “Ich habe Angst”. Das gibt Ihnen eine sehr gute Vorstellung von den Ängsten, unter denen Sie leiden.

Sie können diese Übung ruhig jetzt machen, auch wenn Sie die Bedeutung dahinter bereits kennen. Wichtig ist, dass Sie die so aufgedeckte Angst akzeptieren und sich das Recht darauf zugestehen. Wenn man eine Schwierigkeit oder eine Schwäche zugeben kann, ist man bereits auf dem besten Weg, sie zu überwinden.

In einer bestimmten Phase meines Lebens fanden mehrere Personen, dass ich den Snob spielte. Das war ein Schutzmechanismus, um meine Übersensibilität zu verdecken. Hatte ich jedoch Vertrauen zu jemandem, hatte ich kein Problem damit, meine Sensibilität zu zeigen; im umgekehrten Fall hatte ich in der Tat die Tendenz, eine oberflächliche Seite meiner Person zu zeigen. Ich sprach über dieses Problem mit der Chefin des Zentrums für Persönlichkeitswachstum, das ich damals besuchte. Sie meinte nur: *“Na und? Du hast doch ein Recht darauf, dich als Snob aufzuführen.”*

Ich hatte nie daran gedacht, dass ich ein Recht auf eine solche Einstellung haben könnte. Ich akzeptierte sie und sagte mir, dass das Wichtigste nicht war, was die anderen über mich dachten oder redeten, sondern was ich selbst über mich dachte. Dieses Akzeptieren machte es mir möglich, den Grund für meine Haltung zu verstehen und sie damit auch zu überwinden.

Diese Aktion betrifft das Mittel, das Sie einsetzen können:

- um Ihre Angst in den Griff zu bekommen,
- um sich davon frei zu machen,
- um wieder mehr Vertrauen in sich selbst und das Leben zu bekommen.

Vertrauen ist das beste Gegenmittel gegen Angst. Bestimmten Ängsten können Sie direkt begegnen, andere müssen Sie erst einmal zähmen und für wieder andere müssen Sie sich die nötige Zeit lassen, um sie in den Griff zu bekommen. Wichtig ist, dass Sie das Mittel wählen, das Ihnen in der Situation am geeignetsten erscheint.

Hier einige Beispiele:

Sie haben eine neue Anstellung und haben Angst, den Anforderungen nicht zu genügen. Sie können sich dann, falls nötig, hundert Mal denselben Satz vorsagen: ***"Ich habe alles in mir, damit es gelingt, und mir gelingt alles."***

Sie können sich auch vor Ihrem geistigen Auge ein Bild vorstellen. Sie entspannen sich gut und visualisieren dann sich selbst mit Ihrem Chef, der Sie lobt. Wenn Sie es nicht schaffen, sich das bildlich vorzustellen, versuchen Sie, es sich vorzusagen. Das Ergebnis ist dasselbe.

Sie haben sich gerade ein neues Haus gekauft und haben Angst, dass das Geld knapp wird. Sie können sich dann fragen: *"Hat mir jemals irgendetwas von dem, was ich brauchte, gefehlt?"* Überzeugen Sie sich also davon, dass, wenn es bisher nie an etwas gefehlt hat, es Ihnen auch in Zukunft an nichts fehlen wird. Und das stimmt auch. Denn wenn eine Ihrer Lebenslektionen in irgendeinem Zusammenhang mit einem Mangel in Bezug auf Ihre grundlegenden Bedürfnisse gestanden hätte, hätten Sie schon längst unter Geldmangel gelitten.

Eine andere Art und Weise, sich seiner Ängste bewusst zu werden, besteht darin, auf alles zu achten, was Sie zögern lässt oder was Sie sich nicht zu sagen oder zu tun trauen. Ein Beispiel: Man schlägt Ihnen vor, anlässlich eines Spendenabends für humanitäre Zwecke über das Projekt zu sprechen, Sie aber haben große Angst. Sie wissen nicht, ob Sie zusagen sollen. Sie würden gerne etwas für den guten Zweck tun, aber fühlen sich nicht in der Lage, vor einer großen Menschenmenge zu sprechen. Sie können nun kurz innehalten und versuchen, die Angst zu benennen, die Sie bedrückt und zögern lässt. Handelt es sich dabei um die Angst:

- kritisiert zu werden?
- vor dem, was andere sagen oder denken könnten?
- sich lächerlich zu machen?

Vielleicht gibt es in Ihrem emotionalen Gedächtnis eine Erinnerung folgender Art: Sie mussten vor der ganzen Klasse etwas erzählen und haben Mist gebaut. Die Mitschüler haben angefangen zu lachen und Sie haben sich total lächerlich gefühlt.

Wenn eine Handlung auf Angst beruht, wird sie häufig nicht günstig aufgenommen. Wenn wir beispielsweise Angst haben, eine für uns wichtige Person zu verlieren, kann uns das eifersüchtig und besitzergreifend machen, was sich für den anderen beklemmend anfühlt. Und genau das bewirkt, dass das geliebte Wesen nur noch fliehen möchte, um wieder atmen zu können.

Erinnern Sie sich, dass Liebe, um gesund und lebendig zu sein, atmen muss. Wenn man sie erstickt, stirbt die Liebe. Vertrauen erlaubt der Liebe, sich zu entfalten. Akzeptieren Sie einfach, um diese Angst zu überwinden, dass die Menschen, die Ihnen auf Ihrem Lebensweg begegnen, da sind, um Ihnen zu helfen, sich weiterzuentwickeln.

Den Menschen, den wir lieben, zurückzuhalten, bedeutet, ihn zum Weggehen zu drängen. Wenn wir die Momente genießen, in denen der andere da ist, und dankbar sind für alles, was wir jeden Tag miteinander teilen können, wird dadurch die Bindung, die uns vereint, nur noch stärker. Wenn der Mensch, den Sie lieben, eines Tages weggehen muss, werden diese Momente des Glücks, die Ihren Kelch gefüllt haben, es Ihnen ermöglichen, diese Liebe an einen anderen Menschen weiterzugeben. Wenn Sie hingegen diese Momente der Angst widmen, kann dieser Mensch Abschied nehmen, aber in diesem Fall wird Ihr Kelch leer sein, und Sie werden sich an eine andere Person hängen, in der Hoffnung, ihn wieder zu füllen. Wir wiederholen immer dieselben Szenarien, bis wir eine ausreichende gefühlsmäßige Reife erlangt haben, um aufzuhören zu lieben wie ein Kind, das von seiner Mutter abhängig ist.

Um die Angst vor dem, was passieren könnte, zu überwinden, sollten Sie einfach immer annehmen, dass die Veränderung, welcher Art sie auch sein mag, immer zu einer Verbesserung führen wird. Auch wenn die Veränderung am Anfang für Sie vielleicht einen kleinen Rückschritt bedeutet, ist das nur so, um anschließend besser voranzukommen.

Hier noch eine Affirmation, die Ihnen bei unsicheren Situationen helfen kann: ***"Ich habe Vertrauen in meine gegenwärtige Situation, denn Gott, der Geist der Weisheit und der Liebe, ist mit mir, um mich zu führen und zu unterstützen. Alles wird jetzt gut und göttlich für mich. Ich finde die ideale Lösung für meine Situation."***

Und was die Meinung der anderen betrifft, müssen Sie sich darüber im Klaren sein, dass Sie, egal was Sie machen, die anderen nie am Denken hindern können. Erlauben Sie den anderen, eine andere Meinung zu haben oder Ihre Sichtweise nicht zu verstehen, aber handeln Sie nach Ihrem Gefühl und Ihren

Zielen. Denn Sie sind nicht auf die Welt gekommen, um den Erwartungen der anderen zu entsprechen, sondern um Ihrer eigenen Entwicklung willen.

Die Angst vor der Meinung der anderen hängt mit der Befürchtung zusammen, nicht geliebt und geschätzt zu werden. Wenn wir uns selbst schätzen und respektieren, ziehen wir zwangsläufig die Liebe und den Respekt an. Folgende Affirmation kann Ihnen helfen: ***"Ich bin eine wunderbare Person, die anders und genauso wichtig ist wie die anderen. Ich merke, dass ich viel kann und dass die anderen mich sehr schätzen. Ich werde von nun an im Sinne meiner Wünsche und Ziele und im Sinne des Respekts handeln, den ich für mich selbst habe."***

"Wagen" ist das beste Gegenmittel gegen die Angst! Ein indisches Sprichwort besagt: *"Man stirbt, weil man nichts wagt."* Mental haben wir Angst und malen uns oft das Schlimmste aus. In einer Situation, die einem Angst macht, kann man sich zur Beruhigung fragen: "Was wäre das Schlimmste, das mir passieren könnte? Und wenn dieses Schlimmste passieren würde, was könnte ich tun?" Sobald unser Geist eine für ihn zufrieden stellende Lösung gefunden hat, beruhigt er sich.

Wie wir uns von Angst, Beklemmungen und Phobien befreien können

Wir können durch unsere Atmung Einfluss nehmen auf unsere Angst, denn langsames, tiefes Atmen pumpt Sauerstoff ins Gehirn, beruhigt das Herz und wirkt damit auf den Solarplexus (das Zentrum unserer Emotionen). Dazu müssen Sie, egal wo Sie sich gerade befinden, einfach einen Moment innehalten, durch die Nase einatmen und sich dabei vorstellen, wie Kraft und Frieden in Sie einströmen. Halten Sie Ihren Atem einen Moment lang an, atmen Sie dann alle Luft aus und stellen Sie sich dabei vor, dass Angst und Panik Ihren Körper vollkommen verlassen, um Platz zu schaffen für Ruhe und inneren Frieden. Wenn Sie dann wieder im Vollbesitz Ihrer Kräfte sind, müssen Sie nur noch die Ursache auflösen, die diese Angst oder Phobie ausgelöst hat.

Ein zurückbleibendes Gefühl von Angst kann eine Gedankenform erzeugen, die die Person, die sie nährt, verfolgt. Man erzählt, dass eines Tages ein verirrter Reisender unter einem Wunschbaum einschlief. Als er erwachte, merkte er, dass er Hunger hat, und er dachte: *“Oh wie gerne würde ich jetzt etwas essen.”* Sofort tauchten alle möglichen leckeren Speisen auf. Er war so hungrig, dass er gar nicht darauf geachtet hatte, woher all die Gaben kamen. Er aß einfach nur. Als er sich gesättigt fühlte, dachte er: *“Ach, wenn ich nur etwas zu trinken hätte.”* Sofort tauchten vor ihm alle möglichen köstlichen Getränke auf. Satt und glücklich fragte er sich: *“Was ist hier eigentlich los, träume ich oder spielen mir die Gespenster einen Streich?”* Sofort tauchten einige Gespenster auf. Sie waren wild und schrecklich. Der Reisende fing an zu zittern, ließ seinen Gedanken freien Lauf und sagte sich: *“Jetzt ist es so weit! Jetzt ist es so weit! Sie werden mich töten!”* Und die Gespenster töteten ihn.

Diese Gespenster waren nichts anderes als Gedankenformen, die in Elementargeister verwandelt worden waren, denen der Mensch die Macht verleiht, sogar zu töten. Man braucht dazu nur eine Person zu beobachten, die unter Agoraphobie leidet und zu ersticken glaubt - und dann wirklich erstickt. Sie kann sogar daran sterben, wenn sie denkt, dass dies passieren wird. Es ist daher von entscheidender Bedeutung für diese Person, sich bewusst zu werden, dass diese Ängste ein Produkt ihres eigenen Geistes sind.

Wenn Sie unter einer Angst leiden, können Sie Ihre Emotionen mithilfe Ihrer Atmung wieder in den Griff bekommen. Dann stellen Sie sich vor, von einer weißen Lichthülle umgeben zu sein, die Sie von Kopf bis Fuß einhüllt. Wenn Sie Ihre Gefühle wieder ein bisschen in den Griff bekommen haben, können Sie die folgende Affirmation, wenn nötig, bis zu hundert Mal am Tag wiederholen, um diesen Gedankenformen den Befehl zu geben zu verschwinden:

“Ich bin der einzige Gebieter über mein Leben, und jede ungünstige Gedankenform in mir und um mich herum wird mit sofortiger Wirkung freigesetzt und losgelassen. Die Energie des Lebens und der Weisheit ist in mir und alles ist gut. Ich bin jetzt im vollen Besitz meiner Kräfte.”

Egal, welche Lösung Sie wählen, vergessen Sie nie, dass man diese Emotion empfangen muss, sie aber nicht provozieren oder ihr trotzen darf. Eine Angst kann angegangen werden, aber mit Todesängsten oder Phobien müssen wir uns langsam vertraut machen. Durch übereilte Konfrontation verhärtet sich der Schutzpanzer nur noch mehr. Liebe und Sanftmut locken die Schnecke aus ihrem Haus.

Wenn Sie in der Vergangenheit schon starke Emotionen bei sich freigesetzt haben, können Sie die folgenden Schritte alleine vollziehen; andernfalls wäre es auf jeden Fall empfehlenswert, einen kompetenten Therapeuten um Hilfe zu bitten.

Versuchen Sie, in der Vergangenheit das Gefühl wiederzufinden, in dem Sie hängen geblieben sind. Beim Nacherleben dieses schmerzhaften Ereignisses treten Sie mit diesem Gefühl in Kontakt. Es kann sich um ein Gefühl des Zweifels, der Schuld, der Ungerechtigkeit, der Verlassenheit, der Herabwürdigung etc. handeln. Es kann aber auch eine Mischung aus verschiedenen Gefühlen sein.

Sehen wir uns dazu die Geschichte von Adeline an, die unter Angst und Schlaflosigkeit leidet. Darüber hinaus haben ihre Träume fast immer einen dramatischen Anstrich. In ihrem aktuellen Leben fürchtet sie immer, ihr früherer, sehr gewalttätiger Ehemann käme zurück.

Ich fragte sie auch, ob sie sich an irgendeine oder mehrere Situationen in der Kindheit erinnere, bei denen sie große Angst gehabt hatte. Sie erzählte mir, dass sie ihrem Vater gegenüber, der sehr unflexibel und autoritär war, vor Furcht immer wie gelähmt war. Sie fügte hinzu, dass der eiskalte Blick ihres Vaters sie so beeindruckte, dass sie kein Wort mehr herausbrachte.

Ich bat sie, sich an eine bestimmte Situation zu erinnern, in der sie große Angst vor ihrem Vater gehabt hatte. Sie war neun Jahre alt. Es war an einem Sonntag im Sommer. Sie war mit ihrem Fahrrad losgefahren, um einen langen Ausflug zu machen. Sie sollte um 17 Uhr wieder zu Hause sein, aber es war so schön und sie fühlte sich so wohl, dass sie keine Lust hatte, schon nach Haue zu fahren. Als sie schließlich zu Hause ankam, hatte sie mehr als eine Stunde Verspätung.

Ihr Vater erwartete sie, wütend und entnervt. Er schaute sie mit dem eisigen Blick an, den sie so sehr fürchtete, und sagte: *“Du machst nur Dummheiten. Man kann dir nicht das geringste Vertrauen schenken.”* Sie rannte in ihr Zimmer, um sich dort zu verkriechen.

Ich bat nun die große Adeline, sich in dieses Bild zu der kleinen Adeline zu begeben, die heulte und am ganzen Körper zitterte. Ich führte sie, damit sie sich diesem kleinen Mädchen ganz sanft und sachte nähern konnte. Sie strich ihm sanft übers Haar und sagte dann zu ihm: *“Ich bin bei dir, du bist nicht ganz allein. Ich bin jetzt hier und werde dich beschützen. Ich werde nie mehr jemandem erlauben, dir solche Angst zu machen und dich schlecht zu behandeln. Hab keine Angst, komm in meine Arme.”* Die kleine Adeline nahm den Trost und die beruhigenden Worte der großen Adeline an. Als sie sich etwas beruhigt hatte, sagte die große zu ihr: *“Gib mir deine Hand. Wir gehen jetzt zu deinem Vater und sagen ihm, wie sehr er dich durch sein autoritäres Auftreten einschüchtert."* Die Kleine hatte große Angst davor, aber sie wusste, dass die erwachsene Adeline da war, um sie zu beschützen.

Sie visualisierte ihren Vater alleine im Wohnzimmer. Der Vater konnte nur die kleine Adeline sehen, aber diese wusste, dass die große an ihrer Seite war. Also sagte die kleine Adeline zu ihrem Vater: *"Papa, kann ich mit dir reden? Papa, ich habe so große Angst vor dir, dass ich Albträume bekomme ... Wenn ich von hier weg könnte, würde ich irgendwohin gehen, so groß ist meine ständige Angst vor deinem Blick und deinen harten Worten. Mir tut das Herz so weh davon."*

Daraufhin nahm ihr Vater seine Brille ab, ging zu ihr hin und sagte: *"Ach, du lieber Gott, ich hätte nie gedacht, dass ich dir so große Angst machen könnte. Ich weiß, dass ich manchmal viel verlange und autoritär bin, aber das ist nur, weil ich euch Kinder liebe und sichergehen will, dass ich euch gut erziehe. Mir wurde beigebracht, dass ein guter Vater seinen Kindern Disziplin beibringen muss. Ich habe immer gedacht, dass das die richtige Erziehungsweise ist, ich wollte euch nie traumatisieren. Als du gerade mit über einer Stunde Verspätung heimgekommen bist, hatte ich solche Angst, dass dir etwas passiert sein könnte. Deshalb war ich so wütend und entnervt. Verzeih mir, aber ich war mir nicht darüber im Klaren, dass ich dir, nur weil ich es gut meinte, so weh damit tat."* Die kleine Adeline antwortete: *"Papa, ich hätte nie gedacht, dass du mich liebst und dass deine Autorität ein Ausdruck dafür ist, dass dir etwas an mir liegt. Jetzt verstehe ich dich besser. Danke, Papa, ich liebe dich."* Der Vater antwortete darauf: *"Ich dich auch, meine Tochter. Geh jetzt und kümmere dich um deine Sachen."*

Vielleicht fragen Sie sich, wer dabei eigentlich die Rolle des Vaters spielt? Dies kann der Therapeut sein, aber wenn Sie bei diesen Gefühlsaufarbeitungen schon einmal solche Helferfunktionen übernommen haben, können Sie auch beide Rollen spielen, die des Kindes und die des Vaters.

Adeline erklärte mir, dass sie sich nach diesem therapeutischen Prozess erleichtert fühle, als sei eine große Last, die sie jahrelang mit sich herumgetragen hatte, von ihr abgefallen. Sie wusste, dass sie von nun an vor einer erdrückenden Autorität nicht mehr in Furcht erstarren, sondern die richtigen Worte finden würde, um das Herz dieser Person zu rühren.

Es ist gut, sich immer wieder ins Gedächtnis zu rufen, dass die Personen, die am meisten die Kontrolle behalten und sich durchsetzen wollen, aus Angst handeln.

Kontrolle ist in der Angst begründet,
wahre Herrschaft wird aus dem Vertrauen geboren.

Kommen wir noch einmal auf die Geschichte von Anna zurück, dem vierjährigen jüdischen Mädchen, das zusehen musste, wie ihr Vater und die anderen Familienangehörigen verhaftet wurden. Sie hatte zugleich ein Gefühl der Ohnmacht, nicht eingreifen zu können, und ein Gefühl der Ungerechtigkeit gegenüber dem Leben empfunden: *"Ich habe nicht darum gebeten, als Jüdin geboren zu werden."* Darüber hinaus litt sie anschließend unter einem Schuldgefühl, am Leben zu sein, während fast alle Angehörigen ihrer Familie umgebracht worden waren.

Genau dieser Schmerz war es, den sie in sich aufsteigen lassen konnte, dieses Wort *"Papa"*, das sie aus sich herausschreien musste. Sie hatte gleichzeitig ein Ohnmachtsgefühl, weil sie nicht intervenieren konnte, und ein Gefühl von Ungerechtigkeit dem Leben gegenüber: *"Ich habe nicht darum gebeten, als Jüdin geboren zu werden."* Außerdem trug sie ein Schuldgefühl in sich, weil sie lebte, während die meisten Mitglieder ihrer Familie getötet worden waren.

Solange wir den Kummer, die Wut oder die Gefühle, die uns wehtun, nicht aus uns herausbrechen lassen, versuchen wir, vor ihnen zu fliehen, indem wir uns durch Arbeit, Aktivitäten, Alkohol, Drogen oder Antidepressiva betäuben. Dabei ziehen wir aber ständig Ereignisse an, die die negativen Gefühle wieder aufleben lassen, was sich in Schwindelanfällen, Ohnmachtsanfällen, Lähmungen, Angstattacken, Herzrhythmusstörungen und Phobien äußert.

Die einzige Form, uns endgültig davon zu befreien, ist eine geistige Rückkehr in diese Ereignisse, die uns so leiden ließen, um sie zu entdramatisieren. Wir müssen die Hintergründe verstehen, aus denen Emotionen und Gefühle erwachsen konnten, die dann ihrerseits unsere Ängste auslösten.

Denken Sie immer daran,
dass die Angst vor dem Leiden schlimmer ist
als das Leiden selbst.

Die Angst vor dem Leiden kann uns jahrelang blockieren, während der Rückfall in das Leiden selbst meist nur wenige Augenblicke dauert. Wenige Augenblicke, um frei zu sein, das ist das Risiko allemal wert, allerdings sollte es ein berechenbares Risiko sein, nicht eines, das egal wie oder egal mit wem eingegangen wird. Denn wenn wir beim Aufbrechen dieser Gefühle nicht gut aufgestellt sind, können wir wieder darin steckenbleiben, und dann ist eine neuerliche Befreiung meist noch schwieriger.

Der hier beschriebene Prozess kann ganz allmählich und schrittweise vollzogen werden, sobald wir die Kraft dazu haben und bereit sind, den Weg zur wahren Heilung einzuschlagen, anstatt nur eine einfache Linderung anzustreben.

KAPITEL IX

Wut – wie wir sie überwinden können

> Der heitere Mensch genießt das Dasein. Der erregte Mensch reagiert hingegen, verliert die Kontrolle über sich, wird blind und lässt sich von äußeren Ereignissen mitreißen. Sein Leben ist Leiden. Das scheint paradox, aber in Wirklichkeit erfreut sich einzig und allein ein Buddha des Lebens.
>
> Osho Rajneesh

Die Wut kann verschiedene Aspekte annehmen:

- Kritik,
- Entrüstung,
- Frustration,
- Zorn.

Egal, in welcher Form die Wut zum Ausdruck kommt, sie bleibt immer eine aufwühlende Emotion.

Jede Emotion löst eine Reaktion aus, die ausgelebt (durch Schreien, Weinen, Fluchen, verbale oder körperliche Gewalt etc.) oder unterdrückt werden kann. Solche Emotionen lösen zwangsläufig eine innere Erregung aus, die kleine oder große Auswirkungen auf unseren Organismus haben kann, je nach der Art und Intensität des entsprechenden Gefühls. Diese Auswirkungen können von einem einfachen Unwohlsein bis hin zu einer Krankheit wie Krebs reichen. Das Wutgefühl folgt demselben Prozess wie alle anderen Emotionen.

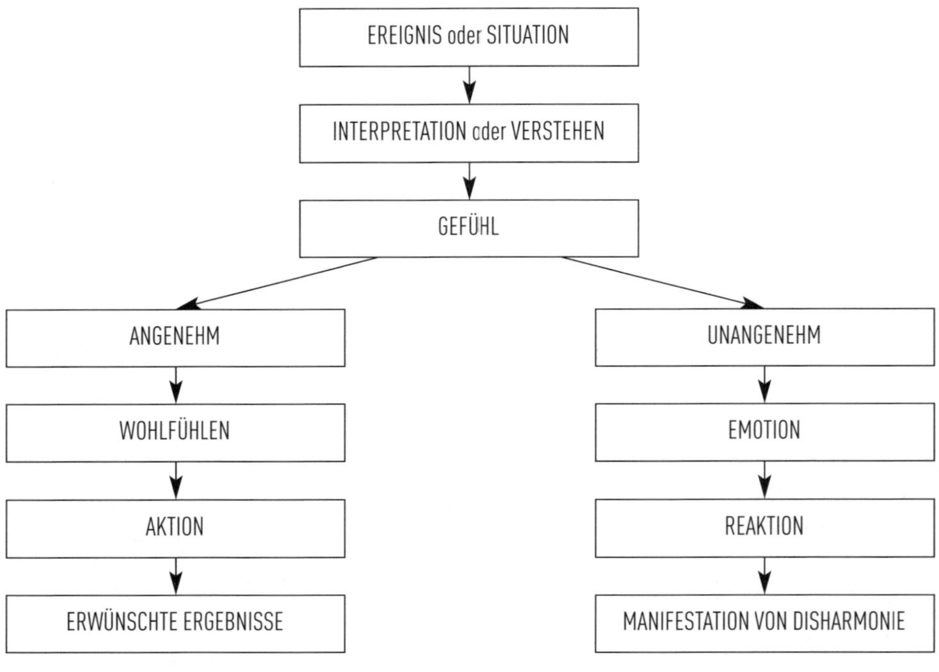

Wie entsteht eine Emotion?

1. Eine Situation oder ein Ereignis tritt ein. Diese Situation wird von den beiden Gehirnhälften unseres Neocortex erfasst und analysiert.
2. Die jeweilige Schlussfolgerung bestimmt die Interpretation oder das Verständnis dieses Ereignisses bzw. dieser Situation.
3. Dieses Verständnis lässt wiederum ein angenehmes oder ein unangenehmes Gefühl entstehen.
4. Ist das Gefühl angenehm, so wird es in unserem emotionalen Gedächtnis zusammen mit all den anderen abgespeichert, die als wiederholenswert klassifiziert wurden; sie haben einen Zustand des Wohlbefindens ausgelöst. Wird es hingegen als unangenehm wahrgenommen, löst es eine Emotion aus, da es eine Unruhe (innere Erregung) entstehen lässt. In diesem Fall wird es im emotionalen Gedächtnis als eine Erfahrung abgespeichert, die es zu vermeiden gilt.

5. Diese Emotion löst eine Reaktion aus, die sich nach außen manifestiert oder auch nicht, was aber auf jeden Fall eine oder mehrere Auswirkungen auf den Organismus hat.

6. Die äußere Reaktion führt zu einer oder mehreren Energieausbrüchen (man kann schreien, weinen, um sich schlagen etc.). Die innere Auswirkung löst ihrerseits organische Manifestationen aus (Energieverlust, Herzklopfen, Fieber, Halsweh, Bauchweh, Durchfall etc.). Nehmen wir ein Beispiel: Zwei Kinder spielen vergnügt miteinander. Eines der beiden stellt aus Reinigungsmitteln einen Sprengstoff her, um eine Rakete zu bauen. Die Flüssigkeit spritzt überall herum und dabei auch auf den kleinsten der beiden. Die Mutter kommt herein und sieht, dass das Hemd des Kleinen lauter Löcher hat von den Spritzern. Sie stürzt sich auf den Älteren und schlägt ihn so fest, wie sie nur kann. Was hat bei ihr diese Wut ausgelöst?

   1. Ereignis: Sie überrascht ihren Ältesten, der eine explosive Mischung in der Hand hält, die spritzt und die die Kleider seines Bruders verbrennt.

   2. Interpretation: "Er hätte die Augen seines Bruders verbrennen können oder alle beide hätten Brandwunden davontragen können."

   3. Gefühl: Die Mutter ist völlig ratlos bei dem Gedanken, was hätte passieren können.

   4. Emotion: Sie wird sehr wütend.

   5. Reaktion: Sie stürzt sich auf den Älteren, den sie für den Verantwortlichen dieser Situation hält, und schlägt ihn.

   6. Manifestation: Sie ist völlig durcheinander und versteht nicht, warum sie ihr Kind hat schlagen können. Das ist normalerweise nicht ihre Art.

Warum hat diese Frau eine so starke Reaktion gehabt, obwohl nur das Hemd des Kleinsten letztendlich etwas abbekommen hat?

Die Mutter war so außer sich, weil es sich um eine Situation gehandelt hat, bei der sie dieselbe Schwingung wie bei einer in ihrem emotionalen Gedächtnis abgespeicherten Erinnerung gespürt hat. Es kann sich dabei um einen Unfall handeln, bei dem ihr Bruder erblindet ist, ihr Vater ums Leben kam oder einfach um die Erinnerung an den kleinen Nachbarjungen, der aufgrund eines unvorsichtigen Vorgehens behindert geblieben ist.

Bestimmte Gefühle, die wir empfinden, können Wut bei uns auslösen. Beispielsweise, wenn wir uns:

- abgelehnt fühlen;
- lächerlich gemacht fühlen;
- ausgenutzt fühlen;
- missbraucht fühlen;
- nicht respektiert fühlen;
- herabgewürdigt fühlen;
- ignoriert fühlen;
- unverstanden fühlen;
- als Opfer einer Ungerechtigkeit fühlen.

Angesichts von Wut steht es uns frei, verschiedene Haltungen einzunehmen:

- **Wir können andere oder Umstände für unsere Wut verantwortlich machen.** Auf diese Weise haben wir jedes Mal, wenn wir wieder von einem Wutgefühl befallen werden, denselben Reaktionsmechanismus.
- **Wir können unsere Wut abreagieren, indem wir sieben Mal um unseren Wohnblock rennen,** aber auch durch das Einschlagen auf ein Kissen oder einen anderen Gegenstand oder durch lautes Schreien können wir uns abreagieren. Damit können wir uns tatsächlich vorübergehend Erleichterung verschaffen, doch die Wut wird erneut auftreten, sobald das störende Gefühl wieder auftritt.
- **Wir können unsere Willenskraft nutzen, um die Wut nicht noch einmal zu erleben.**

Louise und Jean sind seit einigen Jahren verheiratet. Zu Beginn ihrer Beziehung tat Jean alles, um Louise zu gefallen, und vergaß sich selbst oft dabei. Louise war überzeugt, den wunderbarsten aller Männer getroffen zu haben. Doch nach einigen Ehejahren wird Jean immer stiller und zieht sich immer mehr zurück. Louise versteht sein Verhalten nicht. Was ist nur mit Jean los? Tausend Ideen schwirren ihr durch den Kopf: “Hat er sich etwa in eine andere Frau verliebt?” Sie versucht, das Geheimnis zu lüften, indem sie ihn fragt:

"Jean, stimmt irgendetwas nicht?" Er antwortet ausweichend: *"Nein, es ist nichts ..."* Da seine Haltung und seine Antwort nicht zusammenpassen, bohrt Louise weiter: *"Aber Jean, du bist einfach nicht mehr so wie früher. Da ist doch irgendetwas, das ist ganz offensichtlich."* Jean antwortet darauf nur: *"Lass mich in Ruhe, das ist alles, was ich von dir verlange."* Und anschließend verschließt er sich noch mehr und lässt die Mauer aus Schweigen zwischen ihnen noch höher werden, was Louise tief in ihrem Herzen verletzt. Sie hält das nicht mehr aus und versucht, diese Mauer einzureißen, indem sie Jean mit verletzenden Worten provoziert, woraus sich eine Krise entwickelt, bei der Wut und Anschuldigungen in ein wahres Drama ausarten.

Sie zieht bei weitem die Konfrontation dem für sie unerträglichen Schweigen vor. Verletzt durch diesen Wutausbruch verlässt Jean aber das Haus und schlägt die Tür hinter sich zu. Die Zeit vergeht, und Louise hört nichts mehr von Jean. Sie ist beunruhigt und fragt sich: *"Wo mag er nur sein?"* Sie versteht nicht, was mit ihrer Beziehung passiert ist. Wie kann ein so wunderbares Wesen plötzlich so kalt und verschlossen sein? In der Nacht kommt Jean nach Hause zurück und kündigt an, dass er gut überlegt und sich entschlossen habe, endgültig zu gehen. Louise ist völlig außer sich, bittet ihn um Verzeihung, klammert sich an ihn, bittet ihn, ihr noch eine letzte Chance zu geben, und verspricht, ihm nie mehr ein Szene zu machen.

Louise meint es ganz ehrlich, als sie Jean dieses Versprechen gibt. Doch sobald sie sich erneut mit diesem Gefühl der Gleichgültigkeit konfrontiert sieht, in das sie die mangelnde Offenheit der geliebten Person stürzt, wird sie wieder mit denselben Verhaltensmustern reagieren, die durch ihre emotionale Wut hervorgerufen werden. Kein Wille, so stark er auch sein mag, hält einem Wutausbruch stand, der durch das Gefühl hervorgerufen wird, das uns verletzt. Wichtig ist dabei zu verstehen, dass hier nicht bei dem Gefühl von Wut eingegriffen werden muss, sondern bei dem Gefühl, das diese Wut ausgelöst hat.

Wie geht man am besten mit einem Wutgefühl um?

Zunächst müssen Sie sich erst einmal das Recht auf Wut zugestehen, d. h. diese Emotion nicht verleugnen oder unterdrücken. Viele Menschen erlauben sich nicht, ihre Wut auszuleben.

Was führt uns dazu, uns das Erleben dieser Emotion zu verbieten? Möglicherweise hat man uns als Kind in einem Moment, in dem wir sauer waren, gesagt:

"Du bist böse."

"Du bist gemein."

"Du hast den Teufel im Leib."

"Du hast einen schlechten Charakter."

"Du bist hässlich, wenn du wütend bist."

"Es gehört sich nicht, wütend zu sein."

Vielleicht waren diese Worte auch nur an einen Bruder, eine Schwester oder einen Freund gerichtet, aber wir haben das dann als "wütend sein = schlecht sein" interpretiert. Da wir aber nicht wollen, dass die anderen uns für schlecht oder böse halten, erlauben wir uns nicht, dieses Gefühl auszuleben.

Eine andere Möglichkeit ist, dass wir Zeugen von Gewaltszenen waren und wir dann angenommen haben, die Tatsache, Wut zu zeigen, mache uns genauso schlecht und gewalttätig wie die beobachtete Person. Nichts wollen wir aber weniger, als dieser Person zu gleichen.

Auch können wir große Angst haben, die Beherrschung zu verlieren. Oft haben mir Menschen gestanden: *"Ich glaubte, wenn ich meiner Wut freien Lauf lassen würde, könnte ich jemanden umbringen."*

Es ist diese unterdrückte Wut, die zu Gewaltausbrüchen führt, nicht die ausgelebte Wut.

Das Recht auf Wut heißt jedoch nicht, andere anzugreifen oder Luft abzulassen, indem wir verletzende Dinge sagen. Es heißt einfach, diese Emotion in uns zu akzeptieren und einfach zuzugeben, dass wir wütend sind, anstatt andere zu beschuldigen. Wir können ganz einfach jemandem sagen: *"Ich bin gerade wütend."* Oder: "Diese Situation macht mich total wütend."

Wenn wir uns das Recht zugestehen, unsere Wut auszuleben, müssen wir dieses Recht auch anderen einräumen.

Wenn wir unsere Wut an einer Person auslassen, gegen die sich die Wut aber gar nicht hätte richten sollen, ist es immer gut, sich wieder zu fangen und sich bei dieser Person zu entschuldigen: *"Ich möchte mich dafür entschuldigen, dass ich die Wut, die ich gerade empfinde, auf dich (Sie) projiziert habe. Sie war nicht auf dich (Sie) persönlich gemünzt, sondern auf die Situation, die ...“*

Dann versuchen Sie herauszufinden, welches Gefühl Ihre Wut ausgelöst hat. Sie können sich folgende Frage stellen: *Wie habe ich mich in der Situation gefühlt?*

Wenn Sie das Gefühl haben, nicht respektiert zu werden, gehen Sie einen Schritt weiter und fragen Sie sich, ob es nicht schon andere Situationen gab, in denen Sie einen Mangel an Respekt Ihnen gegenüber gespürt haben.

Nehmen wir einmal folgendes Beispiel: Ein kleines Mädchen benutzt das Sofa im Wohnzimmer als Bett. Ihr älterer Bruder sieht immer bis spät in die Nacht fern. Die Kleine ist im selben Zimmer und müde, hat aber zu große Angst vor ihrem Bruder, um ihm irgendetwas zu sagen. Als Erwachsene erlebt sie dann jedes Mal, wenn sie das Gefühl hat, dass ihre Bedürfnisse nicht respektiert werden, dieselbe Wut wie damals. Aber jetzt unterdrückt sie sie nicht mehr. Sie lässt sie heraus. Ihre Wut wird zum Mittel für ihre Gebietsabgrenzung. Solange sie nicht lernt, sich von anderen respektieren zu lassen, wird sie ihre Wut einsetzen, um ihre Rechte einzufordern.

Wie oft respektieren wir uns selbst nicht aus Angst, jemandem wehzutun, ihn zu enttäuschen oder nicht geliebt zu werden. Darüber hinaus wagen wir häufig nicht, um etwas zu bitten, weil wir uns schuldig fühlen zu leben. Ein Beispiel: Sie haben akzeptiert, eine Person im Auto mitzunehmen. Immer lässt diese Person Sie warten, weil sie nie rechtzeitig fertig ist. Jedes Mal, wenn Sie auf sie warten, spüren Sie Wut in sich aufsteigen, aber Sie sagen kein Wort. Doch eines Tages lässt eine Kleinigkeit die angestaute Wut überkochen und Ihre Reaktion ist der Situation nicht angepasst. Die Person versteht nicht, welche Laus Ihnen über die Leber gekrochen ist, aber für Sie war dies der berühmte Tropfen, der das Toleranzfass überlaufen ließ. Sich Respekt zu verschaffen, bedeutet Grenzen zu setzen, und zwar lange bevor dieses Anhäufen Sie in die Luft gehen lässt. Im o. a. Fall heißt dies, dass Sie der Person klar sagen müssten, dass es ein mangelnder Respekt Ihnen gegenüber ist, wenn sie verspätet ist. Und wenn sie ab jetzt zur festgelegten Zeit nicht da ist, dann warten Sie nicht mehr ...

Je mehr wir uns respektieren, desto mehr respektieren wir die anderen und diese anderen uns.

Als dritten Schritt überprüfen Sie, ob Ihr Wutgefühl sich nicht auf ein früheres Ereignis bezieht, *bei dem Sie sich verletzt fühlten.* Wenn das der Fall ist, befreien Sie sich davon. Und wie? Nehmen wir noch einmal das Beispiel von Louise und Jean.

Wie kann sich Louise von ihren Wutausbrüchen befreien, wenn sie mit der Verschlossenheit von Jean konfrontiert wird? Dazu muss sich Louise fragen, wie sie sich fühlt, wenn Jean sich tagelang verschließt. Antwort: *"Ich fühle mich, als gäbe es mich gar nicht, als sei ich in seinen Augen absolut nichts wert."* Louise muss sich dann weiter fragen: *"Habe ich in der Vergangenheit schon einmal so ein Gefühl gehabt?"* Antwort: *"Ja, mit meiner Mutter, wenn ich das Bedürfnis hatte, mit ihr über Dinge zu reden, die mich beunruhigten, und sie mir nur antwortete: 'Ach, lass mich in Ruhe, ich habe keine Zeit und ich bin müde ...' Oder später, als ich mir so gewünscht hatte, dass sie zu der Veranstaltung käme, bei der ich mitmachte, und sie unter dem Vorwand nicht kam, sie hätte zu viel zu tun."*

Anschließend kann sich Louise in eines dieser Ereignisse zurückversetzen, bei dem sie die Gleichgültigkeit ihrer Mutter gespürt hatte. Sie wird dann versuchen, Kontakt aufzunehmen mit der kleinen Louise, die dieses Gefühl erlebt, das sie so traurig und gleichzeitig so wütend macht. Sie wird zu diesem kleinen Mädchen hingehen, um ihm zu sagen, dass es nicht mehr allein ist und dass sie, die große Louise, jetzt da ist, um ihm zuzuhören, um es anzuschauen, dass sie sehr stolz auf es ist und dass es jetzt jedes Mal, wenn es das Bedürfnis hat, sich mit jemandem auszusprechen, zu ihr (der Großen) kommen kann, die jetzt da ist, um ihm ihre ganze Aufmerksamkeit zu schenken. Wenn die kleine Louise sich geliebt fühlt, spürt sie, dass sie für jemanden existiert, der sich dafür interessiert, was sie erlebt und macht.

Die große Louise wird sie dann zu ihrer Mutter hinführen, damit sie ihr alles sagen kann, was sie auf dem Herzen hat. (Das ist der Moment, in dem sie alle Wut herauslassen kann, die sie immer in sich aufgestaut hat.) Sie visualisiert dazu ihre Mutter, alleine an einem Ort, bereit, ihr zuzuhören.

Die kleine Louise: *"Mama, ich muss mit dir reden. Kannst du mir bitte zuhören?"*

Die Mutter: *"Ja, was gibt's denn so Wichtiges?"*

Die kleine Louise: *"Mama, warum interessierst du dich nie für mich, für das, was ich tue, oder für das, was ich gerne mit dir teilen möchte? Du hast nie Zeit oder bist immer zu beschäftigt oder zu müde. Wenn es aber um deine Schwester oder um deine Freunde geht, hast du immer Zeit. Wenn du wüsstest, wie einsam ich mich fühle, so schrecklich einsam. Ich habe den Eindruck, dass niemand weiß, was ich wirklich durchmache. Es stimmt natürlich, dass du mir alles gibst, aber das Wichtigste, das habe ich nicht. Weißt du, es gibt Tage, da möchte ich einfach nur verschwinden, sterben, mit allem ein für alle Mal ein Ende machen."*

Die Mutter: *"Aber Louise, meine kleine Louise. Ich hätte nie gedacht, dass du so leiden könntest. Ich war überzeugt, du seist glücklich. Dein Vater und ich geben dir doch alles, was du willst. Ich dachte nicht, dass dir die Tatsache, dass ich nicht zu deinen Tanzaufführungen gekommen bin, so viel ausmachen würde. Ich sagte mir, da ist sie ja mit ihren Freundinnen zusammen und hat Spaß, was macht es da noch aus, ob ich da bin oder nicht? Wenn ich gewusst hätte, dass es für dich so wichtig ist, wäre ich natürlich gekommen. Verzeih mir, dass ich nicht versucht habe, dich besser zu verstehen. Es stimmt schon, dass ich mich manchmal von meinen Sorgen so sehr vereinnahmen lasse, dass die Welt um mich herum nicht mehr existiert für mich. Ich werde in Zukunft aufmerksamer sein."*

Die kleine Louise: *"Ich verzeih dir, Mama. Ich bin glücklich, dass du endlich verstanden hast, dass ich deine Gegenwart, deine Bereitschaft, mir zuzuhören, und deine Liebe mehr gebraucht hätte als all die materiellen Dinge."*

Die Mutter: *"Ach, mein Schätzchen, das hast du doch immer gehabt, aber vielleicht nicht in dem Maße, wie du es gebraucht hättest."*

Die kleine Louise: *"Das ist wahr, Mama. Aber von jetzt an wird alles anders."*

Die Mutter nimmt die kleine Louise in ihre Arme und drückt sie an ihr Herz. Danach kann die große Louise zu der kleinen sagen: *"Wenn sich die anderen vor dir verschließen, denk immer daran, dass ich stets für dich da bin."*

Wie bei jeder Emotion ist es immer das Verständnis (die Schlussfolgerung) einer Situation oder eines Ereignisses, das schließlich ein angenehmes oder unangenehmes Gefühl zurücklässt. Und jene Gefühle, die uns wehtun, erzeugen ihrerseits eine Emotion, die verschiedene Reaktionen auslöst, deren Manifestationen wir erleiden.

Ein Wutgefühl kann Bluthochdruck erzeugen, der unser Blut anheizt und zu Fieber, Brennen, Geschwüren, Entzündungen und manchmal zu Leber- und Magenbeschwerden führen. Wenn Sie also von jetzt an ein Brennen oder Sodbrennen verspüren oder unter einer Entzündung wie Mittelohrentzündung, Angina, Schleimbeutelentzündung, Bronchitis oder Scheidenentzündung leiden, dann suchen Sie zuerst nach dem eventuell vorhandenen Wutgefühl, um sich von ihm befreien zu können.

Die Symbolik des Körpers hilft uns, die Verbindung zwischen der Erkrankung und ihrer Lokalisierung herzustellen. So haben beispielsweise eine Mittelohrentzündung, eine Bronchitis und eine Scheidenentzündung nicht dieselbe Bedeutung und zwar aus dem simplen Grund, weil die davon betroffenen Organe unterschiedliche Funktionen erfüllen. Die Mittelohrentzündung hat eher etwas zu tun mit einer Wut über etwas, das Sie hören, denn davon wird das Ohr betroffen. Die Bronchitis hat die Merkmale einer Wut, bei der es um Ihren Lebensraum geht, während eine Scheidenentzündung im Zusammenhang mit einer Wut über Ihren Sexualpartner stehen kann.

➢ Wie wir uns von Kritik, Enttäuschung, Frustration, Groll, Rache- und Hassgefühlen befreien können

Was wir an anderen kritisieren, ist sehr häufig der Teil von uns, den wir nicht akzeptieren. Ein Beispiel: Ich kritisiere die Leute, die ich ungerecht finde, aber ich selbst lasse immer anderen den Vortritt. Bin ich gerechter? Ich kritisiere Menschen, die lügen, aber ich lasse mir weismachen, dass alles in meinem Leben bestens ist, obwohl das gar nicht stimmt. Bin ich ehrlicher? Ich kritisiere Personen, die sich nicht um ihre eigenen Angelegenheiten kümmern. Aber ich verbringe meine Zeit damit, anderen Leuten Ratschläge zu geben, die mich nicht darum gebeten haben. Bin ich respektvoller?

Ein Teilnehmer an meinen Kursen fragte mich einmal, wie er mit seinem Schwager, den er nicht ausstehen konnte, weil er ihn für so unehrlich hielt, Frieden schließen könnte. Er fragte mich: *"Heißt das, dass ich selber unehrlich bin?"* Ich antwortete ihm: *"Das hat nichts damit zu tun, dass du unehrlich bist. Aber kann es sein, dass du dich gut fühlst, wenn du etwas Ehrliches tust, und dass es vorkommt, dass du etwas machst, was nicht ganz so ehrlich ist, und du dich dann nicht ganz so gut fühlst?"* Er antwortete, dass das stimme. Was ihn also an seinem Schwager störte, war seine eigene Seite, die er nicht mochte, wenn sie zum Vorschein kam. Er fragte mich: *"Was kann ich machen, damit ich diese Eigenschaft bei meinem Schwager akzeptieren kann, damit wir es schaffen, wenigstens wieder miteinander zu reden?"* Ich sagte ihm: *"Kann es sein, dass dein Schwager vielleicht gerade dabei ist, auf seinem Entwicklungsweg zu lernen, dass es nichts bringt, von anderen profitieren zu wollen?"* Da lächelte er mich an. Er hatte begriffen, dass jeder von uns Erfahrungen macht, um zu entdecken, dass unser Entwicklungsweg derjenige ist, der zur Liebe, zum Glück und zum Erfolg hinführt. Wir schlagen zunächst andere Wege ein, die uns davon abbringen, bis wir diesen Weg erkennen, den die Buddhisten *"Dharma"* nennen.

Manchmal gehen wir aber auch zum anderen Extrem über, um nicht so zu handeln wie eine Person, die wir kritisiert haben. Wir können beispielsweise zulassen, dass andere auf unser Territorium übergreifen, weil wir eine gewalttätige Person abgelehnt haben und uns nicht wie sie verhalten wollen. Wir verdrängen unsere Wut und wenden die Gewalt gegen uns selbst.

Wenn wir unsere Mutter wegen ihrer Unordnung kritisiert haben, können wir, um nur ja nicht so zu sein wie sie, einen Großteil unserer Zeit damit zubringen, Ordnung im Haus zu schaffen, auch wenn wir uns eigentlich entspannen könnten.

Wenn Sie sich von nun an dabei ertappen, wie Sie jemanden kritisieren, versuchen Sie herauszufinden, welche Seite von sich selbst Sie damit kritisieren. Lernen Sie, sich so zu akzeptieren, wie Sie sind; Sie haben das Recht, anders zu sein als andere, nicht immer auf der Bühne stehen und funktionieren zu müssen. Fragen Sie sich, ob Sie Ihr Bestes gegeben haben. Wenn Sie sich selbst gegenüber nachsichtiger werden, werden Sie auch den anderen gegenüber, die ständig um Sie herum sind oder die Sie neu kennenlernen, toleranter sein.

➢ Wie wir uns von Enttäuschung und Frustration befreien können

Das Bedürfnis nach Liebe bringt uns dazu, uns anderen anzuvertrauen, und dies einerseits, um eine Meinung über uns zu bekommen, und andererseits, um das zu bekommen, was wir zum Glücklichsein brauchen.

Wenn wir es uns richtig überlegen, müssen wir uns eingestehen, dass wir uns oft von Leuten Anerkennung oder Zustimmung erhofft haben, die sich selbst nicht schätzen und sich nie selbst anerkannt haben. Wir wollen dem Bild entsprechen, von dem wir glauben, dass die anderen es gut finden, und wissen letztendlich selber nicht mehr, wer wir wirklich sind. Wir vergleichen uns mit diesen oder jenen, die wir für besser halten als uns selbst, und werten uns selbst damit ab. Durch dieses Verhalten sind wir enttäuscht über uns selbst und über das, was wir erreichen. Wir möchten perfekt sein und verlangen es auch von den anderen. Wenn sie unseren Kriterien nicht entsprechen, sind wir enttäuscht und frustriert.

Die Enttäuschung hängt sehr häufig zusammen mit der Vorstellung oder der Erwartung, die wir in ein kommendes Ereignis setzen, wie beispielsweise einen Jahrestag, Weihnachten etc. Jedes Mal, wenn wir uns von einer Person oder einem Ereignis etwas Bestimmtes erhoffen oder erwarten, laufen wir Gefahr, enttäuscht zu werden. Um diese Art von Enttäuschung zu vermeiden, ist es oft besser, die Dinge klarzustellen, die wir uns wünschen, und herauszufinden, ob sie möglich sind. Wir müssen begreifen, dass wir umso weniger Gefahr laufen, enttäuscht zu werden, je weniger Erwartungen wir haben.

Ein Großteil unserer Enttäuschungen und Frustrationen kommt aber auch daher, dass wir nicht in der Lage sind, uns selbst das zu beschaffen, was wir zum Glücklichsein brauchen, und dies von anderen erwarten. Die Tatsache, dass wir uns wünschen, dass die anderen unsere Bedürfnisse nach Glücklichsein befriedigen, bringt automatisch Erwartungen gegenüber den anderen mit sich. Wenn sie diesen Erwartungen entsprechen, sind wir glücklich. Wenn nicht, sind wir enttäuscht, frustriert, traurig oder wütend und wollen uns rächen. Außerdem merken wir nicht, dass diese Erwartungen die Freiheit der anderen einschränken und sie zu ersticken drohen. Sie entfernen sich also von uns, um wieder atmen und ihre Freiheit zurückgewinnen zu können.

Wie können wir aus dieser Abhängigkeit ausbrechen, um uns von Enttäuschungen und Frustrationen zu befreien, die uns immer weiter in ein Labyrinth aus Kummer und Wut führen?

Schauen wir uns das Ganze einmal in einem Schema an: *(siehe Seite 205)*

Die Antwort ist einfach: indem wir unsere eigene Meinung wieder gelten lassen, d. h. indem wir uns das Recht einräumen, anders zu sein, den Erwartungen der anderen nicht zu entsprechen, und indem wir unser Glück selbst in die Hand nehmen.

Wenn wir verstehen, dass es besser ist, uns selbst das zu geben, was wir brauchen, um glücklich zu sein, anstatt wie ein leerer Kelch immer darauf zu warten, dass die anderen ihn füllen, dann werden wir wirklich zu einem vollen Kelch, aus dem wir anderen sogar noch etwas abgeben können. Dann werden uns die anderen respektieren und Lust bekommen, dieses Glück mit uns zu teilen.

Als erfüllte Menschen machen wir uns frei von den Dingen, die uns die anderen geben können, und unser Leben verläuft somit in vollster Zufriedenheit. Dann finden wir großen inneren Frieden.

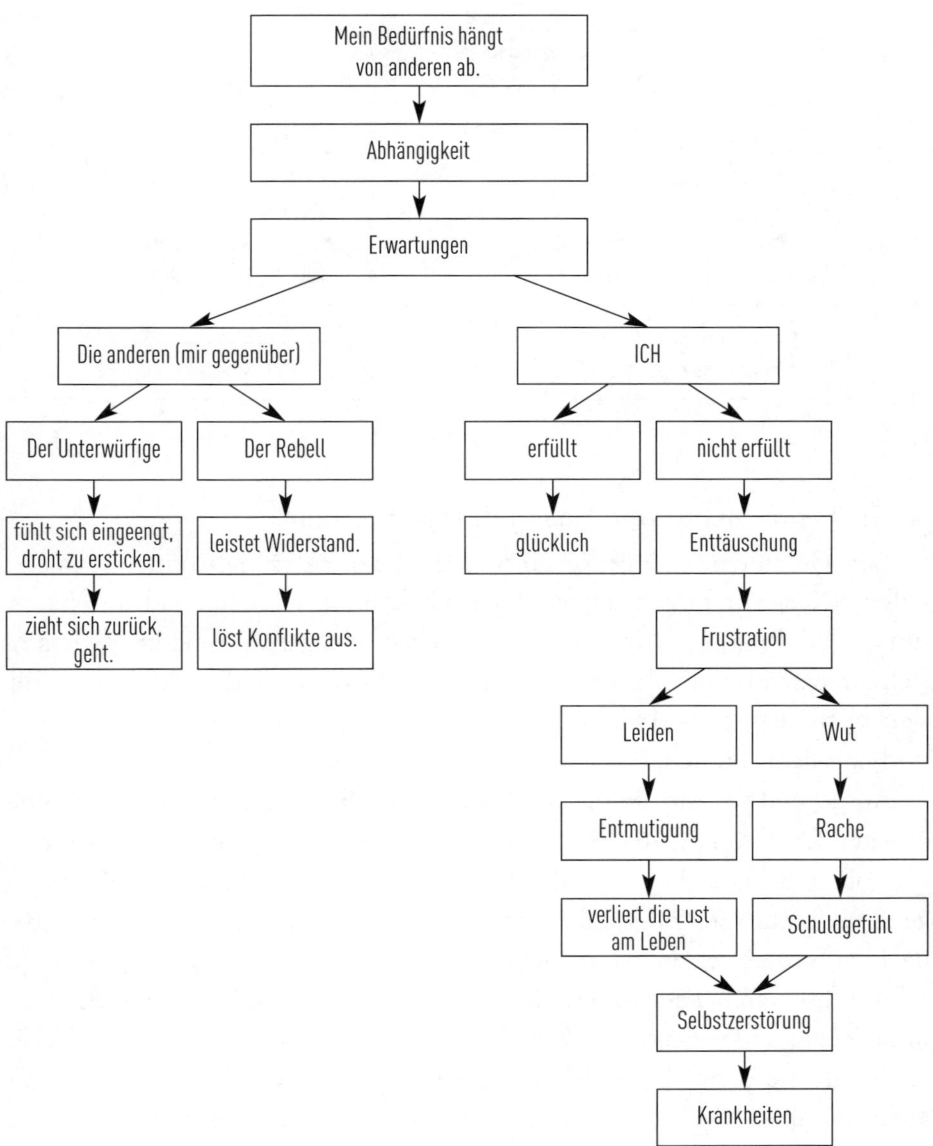
Mein Bedürfnis hängt von anderen ab.
Abhängigkeit
Erwartungen
Die anderen (mir gegenüber)
ICH
Der Unterwürfige
Der Rebell
erfüllt
nicht erfüllt
fühlt sich eingeengt, droht zu ersticken.
leistet Widerstand.
glücklich
Enttäuschung
zieht sich zurück, geht.
löst Konflikte aus.
Frustration
Leiden
Wut
Entmutigung
Rache
verliert die Lust am Leben
Schuldgefühl
Selbstzerstörung
Krankheiten

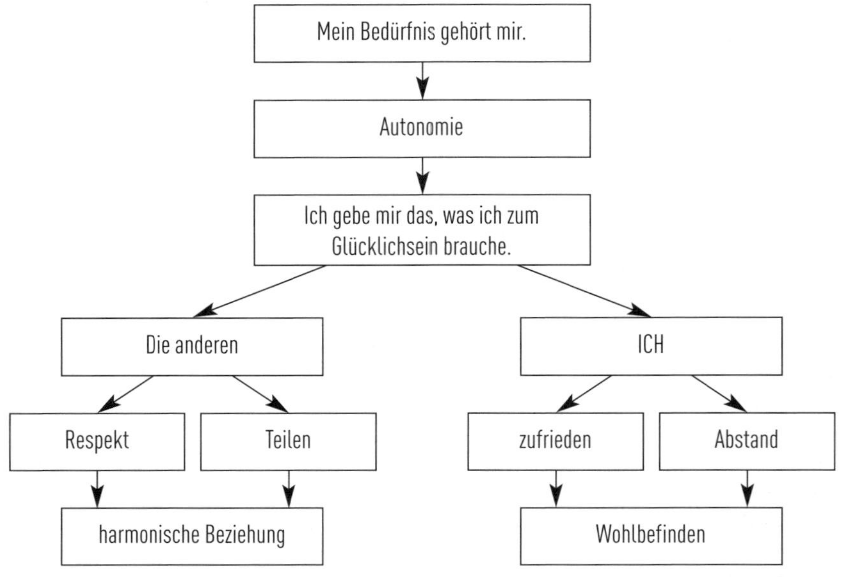

➢ Sich von Rache- und Hassgefühlen befreien

Eine Geschichte erzählt von einem Mann, der in der Metro einen schmerzhaften Schlag von hinten auf den Rücken bekommt. Wütend dreht er sich um, um auf die Person, die ihn verletzt hat, einzuschlagen. Da merkt er, dass es sich um einen Blinden handelt, der ihn beim Tasten nach der Haltestange mit seinem Blindenstock erwischt hat. Der Mann vergaß ganz schnell seine Wut und half dem Blinden.

Ausgehend von diesem Beispiel könnte man die, die uns wehtun, als Blinde ansehen. Dies könnte uns helfen, unsere Haltung ihnen gegenüber zu ändern. Wie oft sind Leute zu mir in die Therapie gekommen, die Rachegefühle gegenüber ihrem Vater oder ihrer Mutter aufgrund einer Geste oder eines unbedachten Wortes hegten, das sie verletzt hatte. Wenn ich sie dann fragte, ob sie selbst schon einmal einem ihrer Kindern gegenüber ungeduldige Gesten oder unbedachte und verletzende Worte geäußert hatten, bestätigten sie das meist. Ich fragte sie dann, ob es ihnen vielleicht gefallen würde, wenn ihr Kind aufgrund dieser Momente ein ganzes Leben lang sauer auf sie wäre. Die Antwort war immer "Nein", und diese Personen wurden anschließend viel verständnisvoller.

Es gibt keine Bösen, es gibt nur Leidende und Unwissende. Jesus sagte selbst: "*Vater verzeihe ihnen, denn sie wissen nicht, was sie tun.*" Haben wir diese große Botschaft der Liebe begriffen? Es ist einfach, die zu lieben, die nett zu uns sind, die wie wir denken, die Dinge sagen, die uns Freude bereiten. Aber den zu lieben, der uns aufgrund seiner Unwissenheit und durch sein Leiden verletzt, zu verstehen, was er erlebt hat und, wenn möglich, ihm die Hand zu reichen – das ist bedingungslose Liebe. Das will aber trotzdem nicht heißen, dass wir ihm erlauben, uns schlecht zu behandeln. Doch Hass- und Rachefühle zerfressen ohnehin mehr die Person, die sie hegt und pflegt, als diejenigen, gegen die sie gerichtet sind. Das beste Mittel dagegen ist die Vergebung. Sich selbst und anderen zu verzeihen.[11]

Das beste Mittel gegen Wut ist, sich selbst zu respektieren, seine Grenzen zu setzen und seine Gefühle auszudrücken, statt die anderen und die Situationen kontrollieren zu wollen.

Deshalb müssen wir uns selbst lieben und unser Glück in die eigene Hand nehmen, anstatt es von anderen zu erwarten. Das ist übrigens unsere größte Verantwortung, denn je glücklicher wir sind, desto mehr Freude können wir um uns verbreiten. Umgekehrt, je unglücklicher wir sind, desto leichter fällt es uns, Dinge zu sagen oder zu tun, die wir später bereuen werden.

---

[11] *Um zu verinnerlichen, wie man vergibt, empfehle ich Ihnen mein Buch: "Guérir de son passé" ("Heile deine Vergangenheit")*

KAPITEL X

Schamgefühle und ihre Manifestationen – wie wir sie überwinden können

Jede Schwierigkeit ist eine Gelegenheit, einen Schritt nach vorne zu machen, um ständig in allem das Positive zu suchen, selbst in den ›kompliziertesten‹ Situationen, aus denen es scheinbar keinen Ausweg gibt.

André Harvey

Schämen Sie sich für irgendetwas?

Die Antwort auf diese Frage ist für die meisten von uns "Nein". Aber Achtung! Sehen wir da vielleicht vor lauter Bäumen den Wald nicht mehr? Blicken Sie ein bisschen zurück und antworten Sie auf folgende Fragen:

Nr.	Frage	Ja	Nein
	in der Vergangenheit		
1.	Kommen Sie aus einer eher bescheidenen oder armen Familie?	☐	☐
2.	Haben Sie abgelegte Kleider von anderen Personen getragen?	☐	☐
3.	Haben Sie Essen oder Essensmarken von einem Wohlfahrtsverband bekommen?	☐	☐
4.	Sind Sie ein uneheliches Kind?	☐	☐
5.	War Ihr Vater oder Ihre Mutter Alkoholiker(in), im Gefängnis oder in irgendeiner Form von einer geistigen Krankheit betroffen?	☐	☐

6. Hatten Sie behinderte Geschwister? ☐ ☐
7. Sind Sie irgendwann einmal von einem Lehrer vor der ganzen Klasse angeschuldigt, heruntergemacht oder lächerlich gemacht worden? ☐ ☐
8. Haben Sie irgendwann einmal im Klassenzimmer auf den Boden gepinkelt oder an einem öffentlichen Ort erbrochen? ☐ ☐
9. Hatten Sie sexuelle Beziehungen, die von anderen verurteilt wurden? ☐ ☐
10. Sind Sie sexuell missbraucht worden? ☐ ☐
11. Hatten Sie irgendwann einmal das Gefühl, böse zu sein, weil Sie einer anderen Person wehgetan hatten oder weil die erhaltene Strafe so groß war, dass Sie wirklich geglaubt haben, etwas ganz Böses getan zu haben ? ☐ ☐
12. Haben sich andere über Sie lustig gemacht, weil Sie sehr groß, sehr klein, sehr dick, sehr dünn waren oder Pickel hatten oder stotterten oder einfach weil Sie schüchtern und zurückhaltend waren? ☐ ☐
13. Wenn Sie eine Frau sind: Hat man sich über Ihren Busen lustig gemacht? Sie als Bügelbrett oder als wahre Milchkuh bezeichnet? ☐ ☐
14. Sind Sie vor der Ehe schwanger geworden in einer Zeit, als das für die Familie eine große Schande bedeutete? ☐ ☐
15. Wenn Sie ein Mann sind: Hat man "vergleichende" Bemerkungen über Ihre Geschlechtsorgane gemacht? ☐ ☐
16. Hatten Sie schon einmal eine sexuell übertragbare Infektion? ☐ ☐

Aktuell

17. Sind Sie homosexuell? ☐ ☐
18. Sind Sie Alkoholiker? ☐ ☐
19. Sind Sie übergewichtig? ☐ ☐
20. Sind Sie schüchtern oder verklemmt? ☐ ☐
21. Haben Sie Angst, dass man sich über Sie lustig macht? ☐ ☐
22. Haben Sie Angst, dass man Sie demütigt? ☐ ☐
23. Haben Sie Angst, nicht genug Geld zu haben oder völlig mittellos dazustehen? ☐ ☐
24. Haben Sie Angst davor, sich nackt zu zeigen? ☐ ☐
25. Sind Sie eher ein Perfektionist? ☐ ☐
26. Ist Respekt für Sie etwas ganz Entscheidendes, d. h. würden Sie es nicht akzeptieren, dass Ihre Kinder oder andere Personen es Ihnen an Respekt mangeln lassen? ☐ ☐

27. Leiden Sie unter einer der folgenden Manifestationen? ☐ ☐

    1. Flecken im Gesicht ☐ ☐
    2. Erröten des Halses beim Reden ☐ ☐
    3. Blaseninkontinenz ☐ ☐
    4. Chronischer Durchfall ☐ ☐
    5. Gonorrhö oder Herpes ☐ ☐
    6. Scheckhaut (Vitiligo) ☐ ☐
    7. Zellulitis und Krampfadern ☐ ☐
    8. HIV-Positivität oder AIDS ☐ ☐

Das alles sind Situationen, die bei Ihnen ein Schamgefühl auslösen können. Es versteht sich von selbst, dass die Wahrscheinlichkeit, dass Sie ein Schamgefühl in sich tragen, umso größer ist, je mehr der o. a. Fragen Sie mit "Ja" beantwortet haben. Aber wie kommt es, dass Sie heute dieses Gefühl vielleicht nicht mehr spüren? Das liegt daran, dass wir Kompensationsmechanismen eingeschaltet haben, um dieses unangenehme Gefühl nicht mehr zu haben, das uns an eine Situation erinnert, in der wir uns minderwertig vorkamen. Diese unsere Kompensationsmechanismen können viele Formen annehmen. Hier einige Beispiele:

- *Je mehr wir uns dafür geschämt haben, dass die anderen uns "Almosen" gegeben haben, desto großzügiger wollen wir selbst sein.*
- *Je mehr wir uns dafür geschämt haben, schlecht angezogen zu sein, umso mehr wollen wir heute schöne Kleider und schönen Schmuck tragen.*
- *Je mehr wir uns dafür geschämt haben, ein bescheidenes Zuhause zu haben, desto mehr wollen wir ein Luxushaus und, wenn möglich, mehr als ein Haus haben. Wenn wir das erreichen, werden wir alle unsere Fähigkeiten nutzen, um mit dem, was wir haben, etwas Schönes daraus zu machen.*
- *Je mehr wir uns wegen unserer schulischen Leistungen gedemütigt fühlten, umso leistungsorientierter werden wir.*
- *Je mehr wir uns von der Autorität erdrückt fühlten, desto mehr versuchen wir, die anderen zu dominieren.*

- *Je mehr wir uns gedemütigt und lächerlich fühlten, desto mehr versuchen wir, den anderen Respekt für uns aufzudrängen.*
- *Je mehr wir das Gefühl hatten, böse zu sein, desto mehr wollen wir anderen gegenüber gut sein.*
- *Je gewöhnlicher wir uns gefühlt haben, desto mehr wollen wir anerkannt werden.*

Zu diesen Beispielen können wir, je nachdem, was wir selbst erlebt haben, mit Sicherheit noch einige hinzufügen. Diese Kompensationsmechanismen haben uns wahrscheinlich unsere Schamgefühle vergessen lassen, aber unsere Lebensumstände lassen sie wieder hervortreten.

Wer kennt nicht einen Reichen, der aufgrund von schlechten Investitionen seine ganzen materiellen Güter, die er angehäuft hatte, verloren hat und gezwungen war, Insolvenz anzumelden? Wer hat nicht versucht, seiner Umwelt vor lauter Scham zu entfliehen, weil er die Beherrschung verloren und einen brutalen Wutausbruch hatte? Denn genau das macht die Scham: Sie löst in uns immer den Wunsch aus, zu fliehen oder uns zu verstecken oder uns zu isolieren. Manchmal sind es unsere Kinder, die in uns dieses Schamgefühl wieder aufleben lassen. Wie beispielsweise im Falle einer Frau, für die es eine Schande war, vor ihrer Ehe schwanger zu sein. Sie zog in eine andere Stadt oder in ein anderes Land, um dieses Gefühl nicht mehr zu spüren. Jetzt lebt sie gut integriert in ihr Umfeld, ist respektiert von ihren Mitbürgern und erfährt nun aus der Zeitung, dass ihr Sohn in einen großen Drogenhandel verwickelt ist; oder aber die Polizei kommt zu ihr nach Hause, um ihre Tochter abzuholen, weil sie einer Diebesbande angehört.

Bei manchen Eltern kann es sich auch um ein homosexuelles oder transsexuelles Kind handeln. Oder bei anderen, die sich ihrer abgetragenen Kleider geschämt haben und die heute immer sehr gut gekleidet sind, kann das Schamgefühl wieder hochkommen, wenn sie ihren Ehepartner oder ihre Kinder sehen, die schlecht gekleidet sind oder schlampig herumlaufen.

Wenn wir Angst haben, uns wegen uns nahestehender Menschen zu schämen, können wir ihnen gegenüber sehr "kontrollierend" werden. So wollen wir, dass unser Ehemann die Kleider trägt, die wir ihm für einen bestimmten Abend gekauft haben. Wir könnten sogar seine Kleider unter einem Vorwand verschwinden lassen, um sie durch andere von besserer Qualität zu ersetzen ...

Ein Schamgefühl kann in uns den Wunsch aufkommen lassen, alles stehen und liegen zu lassen, weit weg zu gehen und ein neues Leben anzufangen. Gegenüber unserer Familie und unseren Freunden können wir uns unwürdig fühlen, weil wir Entscheidungen getroffen haben, die ihren Erwartungen an uns widersprechen. Ein Beispiel:

- Wir haben unsere Ehe beendet, um eine homosexuelle Beziehung zu leben.
- Wir haben eine Geliebte oder einen Liebhaber.

Menschen, die sich immer heruntermachen und abwertend über sich selbst denken, können Angst haben, sich anderen gegenüber zu enthüllen. Diese Selbstablehnung kann dazu führen, dass sie unter Akne oder chronischem Durchfall und manchmal auch unter Anorexie leiden.

Ein Kind, das mit einer körperlichen Behinderung geboren wird, kann spüren, was die Leute empfinden, wenn sie es anschauen. Es kann sich schuldig fühlen, geboren zu sein, und damit kann es sich auch schämen, auf der Welt zu sein. Es möchte perfekt sein, damit seine Mutter stolz auf es sein kann, aber gleichzeitig möchte es seine Scham und sein Schuldgefühl, am Leben zu sein, verstecken. Das kann dazu führen, dass es anorektisch wird.

Das Schamgefühl ist fast immer von einem Schuldgefühl begleitet, insbesondere dem Schuldgefühl, am Leben zu sein.

Dieses Gefühl hat zur Folge, dass wir uns in Alkohol, Drogen, Arbeit, Essen, Verführung oder auch in unsere mentale Seite flüchten. Um nichts in der Welt wollen wir spüren, was dieses Gefühl in uns erweckt. Das erklärt auch unsere Angst vor einer längeren Beziehung, bei der die andere Person unsere Fehler entdecken könnte, vor deren Aufdeckung wir uns so fürchten. Wir überzeugen uns also davon, dass man lieber einsam ist und nur gelegentlich Beziehungen hat.

Manchmal hat das Schamgefühl auch zur Folge, dass wir uns zerstören.

Jeannot ist fünf Jahre alt und geht in den Kindergarten. Er fragt die Erzieherin, ob er auf die Toilette gehen kann, weil er dringend austreten muss. Diese sagt, er solle bis zur Pause warten. Jeannot schafft es nicht und macht in die Hose. Seine Erzieherin ist wütend auf ihn. Sie schickt die anderen Kinder zum Spielen nach draußen und führt Jeannot auf die Toilette, um ihm zu helfen, sich sauber zu machen. Vom Hof aus können die anderen Kinder durch das offene Fenster genau sehen, wie die Erzieherin wütend Jeannots Hintern sauber macht. Jeannot schämt sich so sehr! Jahre später entdeckt er, dass er sich zu anderen Jungen hingezogen fühlt. Er schämt er sich für seine Homosexualität. Im Alter von 23 Jahren hat er AIDS.

Scham kann uns dazu bringen, Geheimnisse zu bewahren, die uns jahrelang belasten und schließlich in Form von Bluthochdruck zum Ausdruck kommen.

Elyse hat ihr Kind ins Waisenhaus gegeben. Als ihre Eltern entdecken, dass sie nach der Rückkehr von einer Reise schwanger ist, verstecken sie sie während der ganzen Zeit ihrer Schwangerschaft und verbieten ihr, jemals mit irgendjemandem über diesen Vorfall zu reden. Elyse wurde ihr Problem mit ihrem Bluthochdruck los, als sie sich endlich entschloss, ihr dunkles Geheimnis preiszugeben.

Wie Sie Ihr Schamgefühl loswerden können

1. Indem Sie sich dieses Ihnen innewohnenden Gefühls anhand der Manifestationen (wie Erröten, Bluthochdruck, Flecken im Gesicht) oder anhand Ihrer Fluchtreaktionen, um das Gefühl der Scham nicht mehr zu empfinden, bewusst werden.

2. Indem Sie entdramatisieren, was Sie dramatisiert hatten

Ein Beispiel: Sie sind acht Jahre alt und fragen Ihren Lehrer, ob Sie auf die Toilette gehen dürfen. Er antwortet, Sie sollen noch warten und stattdessen lieber nach vorne an die Tafel kommen. Vor der Klasse an der Tafel kommt noch die Angst dazu und der Schließmuskel der Blase gibt nach. Zu Ihren Füßen breitet sich eine Urinpfütze aus. Der wütende Lehrer beschimpft Sie vor der ganzen Klasse. Sie schämen sich so sehr, dass Sie am liebsten sterben und verschwinden würden.

Schließen Sie die Augen und visualisieren Sie mental das Kind, das Sie damals waren. Sagen Sie ihm, dass dieser Unfall auch jedem anderen Kind in derselben Situation hätte passieren können. Erklären Sie ihm, dass der Blasenschließmuskel bei Kindern noch nicht so stark ist wie bei Erwachsenen und dass der Lehrer das vielleicht nicht wusste.

Wenn das Kind weint, dann trösten Sie es. Sagen Sie ihm, dass sein Lehrer nicht wusste, was er da sagte, denn er hat wahrscheinlich nur so reagiert, weil er sich schuldig fühlte, ihm nicht erlaubt zu haben, auf die Toilette zu gehen. Nehmen Sie dieses kleine Kind in den Arm und sagen Sie ihm, dass das nur eine Erfahrung war, für die man sich nicht schämen muss.

3. Indem Sie das Tabu ablegen, das für dieses Schuldgefühl verantwortlich ist

Wenn eine Frau schwanger wurde, bevor sie verheiratet war, war dies früher eine große Schande. Heute ist das für eine alleinstehende oder in einer offenen Beziehung lebende Mutter ganz anders! Was ist der Unterschied zwischen gestern (vor mehr als 40 Jahren) und heute? Der einzige Unterschied liegt in dem Begriff "*Urteil*". In der Vergangenheit urteilte man über eine Frau, die außerhalb des Sakramentes der Ehe schwanger wurde. Heute, zumindest in den abendländischen Ländern, urteilt niemand mehr darüber.

Eine über 50-jährige Frau schämte sich immer noch für Berührungen, die sie im Alter von sieben Jahren ertragen musste. Ein Nachbar hatte sie unter einem Vorwand, ihr Bonbons zu geben, zu sich gelockt und von ihr verlangt, Hand an ihn zu legen. Sie hatte diesem Mann zwar vergeben, aber nicht sich selbst für ihren aktiven Anteil, das Handanlegen. Ich fragte sie, wie sie sich gefühlt hätte, wenn er sie gebeten hätte, ihm den Rücken zu kratzen. Sie antwortete mir: *"Ich hätte mich weder schuldig gefühlt noch mich geschämt."* Die Stelle der Berührung spielt also keine Rolle, sondern nur das Tabu, das mit dieser Stelle verbunden ist; das ließ die Scham entstehen.

Allerdings gibt es einen wesentlichen Unterschied zwischen sexuellen Berührungen, Inzest und Vergewaltigung.

4. Indem Sie sich Ihre Würde zurückholen

Viele Menschen, die Inzest oder Vergewaltigung erlebt haben, haben häufig das Gefühl, dass der Täter ihnen ihre Würde genommen hat. Er hat ihnen nicht durch eine Berührung oder einen Missbrauch ihren Stolz genommen, sie selbst sind es vielmehr, die ihren Stolz nicht mehr spüren können, weil das Schamgefühl an dessen Stelle getreten ist.

Befreien Sie sich von diesem Schamgefühl und nehmen Sie wieder Kontakt zu Ihrer Würde auf. Akzeptieren Sie, dass die Person, die Sie missbraucht hat, nicht gemerkt hat, wie weh sie Ihnen damit tat. Vielleicht hatte sie auch so ein großes Bedürfnis nach Zuneigung, dass sie es in der Sexualität gesucht hat.

Ein Vergewaltiger ist häufig ein Kind, das einen Bruch auf der affektiven Ebene mit seiner Mutter erlitten hat. Wenn er sich mit Gewalt eine Frau nimmt, ist es das Kind in ihm, dass jetzt eine Frau festhält, weil es seine Mutter nicht festhalten konnte.[12]

Egal, welche Erfahrungen wir machen, und egal, wie schmerzhaft sie auch sein mögen, sie stellen immer eine Lektion dar, die wir integrieren müssen.

Im vorliegenden Fall mussten Sie vielleicht lernen:

- zu vergeben.
- sich selbst zu vergeben (weil Sie sich in diese Situation begeben haben).
- die Angst zu überwinden, damit andere es Ihnen gegenüber nicht an Respekt mangeln lassen.

Manche Kinder konnten die Annäherungsversuche ihres Vaters nicht zurückweisen, weil sie Angst hatten, sonst keine Liebe und keinen Schutz mehr zu erfahren.

5. Indem Sie die Projektionen begreifen, die die anderen haben in Bezug auf Sie

Wenn sich in der Vergangenheit ein Kind oder einer Ihrer Angehörigen über Sie lustig gemacht hat: *"Du bist fett, du bist hässlich, du hast Froschaugen, du bist ein Klappergestell, du siehst aus wie ein Aussätziger (weil Sie Pickel hatten)"*, dann ist es möglich, dass Sie heute große Angst haben, mit anderen Menschen Beziehungen einzugehen, aus Angst, wieder gedemütigt zu werden.

Was Sie wissen müssen, ist, dass solche Urteile nichts anderes sind als Projektionen, um keinen Kontakt mit dem aufnehmen zu müssen, was uns wehtut oder was wir nicht akzeptieren. Wenn beispielsweise jemand sagt: *"Ich finde, dass die Jugend von heute immer gewalttätiger wird"*, macht er eine Projektion, um seine eigene Gewalt nicht zu sehen. Dies drückt also aus: "*Wenn es die anderen sind, die so sind, dann bin nicht ich es.*"

Wer versuchte, Sie zu demütigen oder sich über Sie lustig zu machen, projizierte sein eigenes Schamgefühl auf Sie. Es war seine Methode, um sein eigenes Gefühl der Demütigung und der Herabsetzung abzuschwächen.

---

[12] *Dieser Abschnitt soll nicht als Verharmlosung oder Entschuldigung der Täter aufgefasst werden, die häufig selbst unsichere Menschen sind, die ihren Opfern dennoch einen bleibenden seelischen Schaden zufügen.*

Beispielsweise kann ein mageres Kind sich über ein dickes lustig machen. Oder wenn es eine Brille hat, macht es sich über die mit Pickeln lustig. Manchmal fühlt sich ein Kind auch von seinem Vater gedemütigt; es fühlt sich vorübergehend leichter, indem es selbst wieder einen Klassenkameraden demütigt.

In einer Entspannungsübung versuchen Sie, dieses Kind oder diesen Erwachsenen wiederzufinden, der Sie gedemütigt hat. Vergeben Sie ihm, indem Sie sein Leiden verstehen. Akzeptieren Sie diese Andersartigkeit, die Sie von den anderen unterschied. Verstehen Sie, das jede Person anders ist und ihre Schwächen und Stärken hat. Werden Sie sich aller positiven Eigenschaften bewusst, die Sie besaßen, und seien Sie stolz auf das, was Sie damals waren und was Sie heute sind.

6. Indem Sie einer Person Ihres Vertrauens die großen Geheimnisse anvertrauen, die Sie nie gewagt haben, jemandem zu enthüllen. Was wir geheim halten, ist häufig das, wofür wir uns am meisten schämen.

7. Indem Sie sich von dem Schuldgefühl befreien, das fast immer mit dem Schamgefühl einhergeht.

Und wie? Indem Sie Ihre Motivation überprüfen: Wir sind nur dann schuldig, wenn wir mit unseren Worten, Taten oder Erfahrungen ganz gezielt die Absicht hatten, jemanden zu verletzen oder ihm zu schaden. Ohne diese Absicht können wir nicht schuldig sein.

8. Indem Sie sich Ihre Handlungen, verletzenden Worte oder Gefühle verzeihen, derer Sie sich schämen.

Um das zu erreichen, müssen Sie akzeptieren, dass alles, was Sie gemacht haben, nur eine Erfahrung auf Ihrem Entwicklungsweg darstellte. Wenn Sie beispielsweise Ihren Ehepartner betrogen haben und sich deswegen schämen, so akzeptieren Sie diese Handlung als eine Erfahrung auf der Suche nach Liebe. Vielleicht wollten Sie herausfinden, ob Sie immer noch jemandem gefallen können? Vielleicht hat Sie ein Gefühl der Verlassenheit oder der Isolation dazu gedrängt, sich Trost in den Armen einer anderen Person zu suchen. Anstatt sich also Schuld zuzuweisen, können Sie daraus Ihre Lektion lernen, die es Ihnen erlaubt zu wachsen und Ihr Liebesniveau zu erhöhen.

Es gibt nichts Gutes und nichts Schlechtes.
Es gibt nur angenehme und unangenehme Erfahrungen,
die unsere Meister in der Schule des Lebens sind.

9. Indem Sie sich Situationen stellen, in denen Sie Scham empfinden, anstatt immer nur vor ihnen zu fliehen.

Ein Beispiel: Sie haben sich mit Ihrer Nachbarin gestritten. In Ihrer Wut haben Sie ihr Dinge an den Kopf geworfen, die Sie nicht so gemeint haben. Und jetzt schämen Sie sich vor den anderen Nachbarn, so die Kontrolle verloren zu haben. Ihre normale Fluchtreaktion wäre, Ihr Haus zu verkaufen und in ein anderes Viertel zu ziehen. Um mit dieser Scham zurechtzukommen, sollten Sie sich bei Ihrer Nachbarin für Ihre Reaktion entschuldigen und sie bitten, Ihnen deswegen nicht böse zu sein. Mit allen Menschen geht im Leben mal der Gaul durch.

10. Indem Sie sich erlauben:

- nicht immer unfehlbar zu sein;
- nicht immer perfekt zu sein;
- nicht immer Topleistungen zu bringen;
- Fehler machen zu dürfen;
- schmerzhafte Erfahrungen machen zu dürfen;
- auch Entscheidungen zu treffen, die nicht günstig für Sie sind.

Sehen Sie stattdessen jedes Ereignis in Ihrem Leben als eine Gelegenheit an, um wichtige Lektionen für Ihre Entwicklung zu integrieren.

11. Indem Sie sich von dem frei machen, was andere über Sie sagen oder denken könnten, denn die Wahrnehmungen jeder Person basieren auf ihren Wünschen, Defiziten und Ängsten.

Das Wichtigste ist, dass Sie mit sich selbst im Einklang sind und Ihren Wert und die Seiten von sich kennen, die Sie gerne verbessern möchten. Was Ihnen helfen kann, ist, auf Ihr höheres Bewusstsein oder Ihren inneren Meister zu hören, der sich immer in Gewissheit und einem Gefühl von Frieden zeigt.

12. Indem Sie sich Ihrer Reaktionen bewusst werden, die fast immer der Nachhalleffekt eines tief in Ihrem emotionalen Bewusstsein verwurzelten Gefühls sind.

Wenn Sie dieses Gefühl sich ausdrücken lassen und es durch angemessene Handlungen unterstützen, wird dies positive Auswirkungen sowohl auf Ihre Gesundheit als auch auf Ihr Wohlbefinden haben.[13]

[13] *Mehr Informationen hierüber in meinem Buch "Métamedicine des relations affectives, guérir de son passé".*

KAPITEL XI

Rekonstruktion der Geschichte unserer Krankheiten und Beschwerden

Sobald wir uns der Ursache unserer Beschwerden oder Krankheiten bewusst geworden sind, hat der Heilungsprozess bereits begonnen. Dann muss nur noch eine angemessene Vorgehensweise oder Lösung gefunden werden, um die Rückkehr zur Harmonie zu ermöglichen.

Um die Geschichte Ihres Leidens zu rekonstruieren, empfehle ich Ihnen, diese zunächst aufzuschreiben. Denn es ist einfacher, über etwas ganz Konkretes nachzudenken.

➢ Erster Schritt: Welche Rolle spielen das betroffene Organ oder der entsprechende Körperteil?

Um einen ersten Einblick zu bekommen, schlagen Sie zunächst im Index hinten in diesem Buch nach, der Sie auf die Beschreibung des Organs/Körperteils verweist sowie auf die Körpersymbolik. Zum Beispiel:

- Die Schultern verkörpern unsere Fähigkeit, Lasten zu tragen und zu ertragen.
- Der Magen symbolisiert unsere Bereitschaft, Dinge anzunehmen.
- Die Leber verkörpert unsere Adaptationsfähigkeit.

➢ Zweiter Schritt: Was bedeutet dieses Leiden, der Grund Ihres Unwohlseins?

Wenn es sich um spezifische Beschwerden oder eine ganz bestimmte Krankheit handelt, schauen Sie wieder im Index nach. Ein Beispiel: Handelt es sich um eine Laryngitis, können Sie direkt unter Laryngitis (Entzündung der Kehlkopfschleimhaut) nachlesen.

Handelt es sich hingegen um eine Arthritis, so können die Finger, die Wirbelsäule, die Knie, die Knöchel etc. davon betroffen sein. Die Arthritis in den Fingern und in den Knien hat nicht dieselbe Bedeutung, aus dem einfachen Grunde, weil die Finger und die Knie verschiedene Funktionen erfüllen. Berücksichtigen Sie in diesem Fall die Erkrankung (hier: Arthritis) und das betroffene Körperteil.

Ist das Symptom im Index nicht aufgeführt, z. B. Jucken der Fußsohle, lesen Sie nach, was unter dem Thema Füße steht. Was hingegen das Jucken oder den Juckreiz betrifft, finden Sie die Bedeutung dazu unter dem Kapitel "Die Haut und Hautschuppen".

Um Ihnen die Suche ein bisschen zu erleichtern, habe ich hier die wichtigsten Manifestationen, die bei uns auftreten können, zusammengefasst. Wenn Sie nicht genau beschreiben können, was Sie empfinden, wählen Sie die Beschreibung, die Ihrem Empfinden am nächsten kommt.

MANIFESTATIONEN	WAHRSCHEINLICHE BEDEUTUNG
Allergie	etwas, das wir nicht akzeptieren oder das eine traurige oder unglückliche Erinnerung in uns auslöst.
Allgemeines Unwohlsein	generelle Verwirrung. Wir wissen nicht mehr, wo wir stehen. Wir wissen nur, dass wir uns in einer Situation schlecht fühlen und keine Lösung sehen.
Angst	Flucht, um nicht einer Emotion zu verfallen, die nun wieder in Erscheinung tritt.
Arthritis, Arthrose	Abwertung der eigenen Person.
Atemlosigkeit	Anstrengung, weil wir unter Motivationsmangel oder Mutlosigkeit leiden
Blähungen	Angst vor dem Loslassen. Wir klammern uns an das, was uns Sicherheit gibt, aber nicht gut für uns ist.
Blutungen	Verlust der Lebensfreude.
Degenerationskrankheiten	Aufgeben einer Situation, für die wir keine Lösung sehen.
Epilepsie	Schwierigkeit, sein Leben im Griff zu haben, Flucht vor einer schmerzlichen Situation und Überlebensmechanismus.

Erstickungsanfall, Atemnot	Bedürfnis nach Raum, Autonomie, das Recht zu leben und zu sein. Fibromyalgie – gegen uns selbst gerichtete Gewalt.
Fieber, Brennen, alles, was Wut, Ärger, Irritation auslöst	erzeugt Irritation über uns selbst, eine Person oder eine Situation.
Frieren, Schüttelfrost, Kältegefühl	Unsicherheit, Einsamkeit, Gefühl, mit seinem Leiden oder seiner Verantwortung alleine dazustehen; bisweilen Verbindung zum Tod, wie bei der Kälteallergie.
Gelenkschmerzen	Flexibilitätsmangel, Abwertung unserer Vorgehensweise.
Gelenksteife	Fieber, Brennen, alles, was uns irritiert, aufheizt, Eiterrisiko.
Jucken	Angst, Nervosität, Ungeduld oder Verzweiflung.
Krämpfe, Zwicken	Spannung, die wir bei uns selbst erzeugen oder die eine Situation bei uns provoziert.
Krebs	starker emotionaler Schock oder Emotionen.
Lähmungen, Narkolepsie	Flucht wegen einer Situation, die wir schwierig finden oder die uns leiden lässt.
Müdigkeit	Motivationsverlust oder völlige Motivationslosigkeit.
Multiple Sklerose	Abwertung und Ausrede.
Nekrose oder Gangrän	ein Teil von uns will nicht mehr leben.
Nervöse Ticks	große innere Anspannung aufgrund von verdrängten Gefühlen.
Osteoporose	Selbstabwertung.
Rote oder braune Flecken	Demütigung, Scham.
Schmerz, anhaltender oder stechender	Angst, Schuldgefühl, Selbstbestrafung oder Bedürfnis nach Aufmerksamkeit.
Schwellung, Ödem	sich eingeschränkt, gehemmt fühlen in dem, was wir machen oder erreichen wollen.
Schwerfälligkeit, Gewicht, Ankylose	Gefühl der Machtlosigkeit gegenüber einer Sache, die wir nicht akzeptieren können oder unter der wir leiden.
Schwindel- oder Ohnmachtsanfälle	Gefühl der Machtlosigkeit gegenüber einer Sache, die wir nicht akzeptieren.
Übelkeit	Ablehnung von allem, was wir nicht annehmen. Affektiver Verlust und das Gefühl, getäuscht worden zu sein.
Übermäßige Beweglichkeit eines Gelenks	zu große Flexibilität und Beeinflussbarkeit, die dazu führt, dass wir unsere Ideen zurückstellen oder unsere Entscheidungen infrage stellen.
Unfall	Schuldgefühl, bisweilen notwendige Bremse.
Tinnitus	Druck, den wir auf uns ausüben, um unsere Emotionen zurückzuhalten oder um unsere Ziele zu erreichen.
Vitiligo	emotionaler Verlust und das Gefühl, getäuscht worden zu sein.
Zittern	Nervosität, Angst oder große innere Spannung.

➢ Dritter Schritt: Lokalisation des Schmerzes

Der Schmerz betrifft:

- Ein besonderes Organ oder Körperteil, wie beispielsweise den Hals, den Magen oder das Knie?
- Verschiedene Organe eines Systems, deren Funktionen eng zusammenhängen, wie etwa Gebärmutter, Eileiter und Eierstöcke?
- Einen Teilbereich, wie etwa einen Finger, eine Zehe, den oberen Teil der Speiseröhre, den mittleren Teil des Rückens etc. Nehmen wir als Beispiel die Arthritis der Finger. Hier müssten die betroffenen Finger berücksichtigt werden. Betrifft die Arthritis beispielsweise den Mittelfinger, so kann das ein Anzeichen dafür sein, dass wir uns in sexueller Hinsicht wegen Kleinigkeiten minderwertig fühlen. Betrifft die Arthritis hingegen die Hände, so kann es sich um ein Minderwertigkeitsgefühl hinsichtlich dessen handeln, was wir mit diesen Händen tun.
- Betrifft der Schmerz bei Augen, Ohren, Brüsten, Armen, Beinen oder Eierstöcken etc. nur eine/s oder beide?
- Befindet sich das Organ/Körperteil auf der rechten oder linken Körperseite?

Bei einem Rechtshänder betreffen Beschwerden in erster Linie die Organe oder Körperteile, denen er eine Priorität einräumt (rechtes Auge, rechtes Ohr, rechter Nasenflügel, rechter Arm und rechte Hand, aber linkes Bein). Die anderen doppelten Organe, die bei einem Rechtshänder auf der linken Körperseite liegen, stellen den weiblichen Aspekt dar, seine *Yin*-Seite, d. h. seine emotional gefärbte Seite, während die Organe der rechten Körperhälfte den männlichen Aspekt, seine *Yang*-Seite mit logischer und rationaler Prägung darstellen. Beim Linkshänder ist es umgekehrt.

Eine Vielzahl von Untersuchungen über die Beziehung zwischen der Händigkeit und der funktionellen Organisation des Gehirns haben die Forscher zu dem Schluss kommen lassen, dass Linkshänder möglicherweise von der funktionellen Spezialisierung der einzelnen Gehirnhälften weniger geprägt sind als Rechtshänder. Das bedeutet, dass bei ihnen die Gehirnhälften ihre Zuständigkeiten weniger klar trennen als bei Rechtshändern. Deshalb fällt es einem Linkshänder auch leichter, beidhändig zu werden. Das führt wiederum dazu, dass wir manchmal einen angepassten Linkshänder mit einem Rechtshänder verwechseln. Eine gute Methode, um einen Rechtshänder von einem Linkshänder zu unterscheiden, besteht jedenfalls darin, ihn beim Applaudieren zu beobachten. Der Rechtshänder klatscht mit der rechten Hand auf die linke, und der Linkshänder macht es umgekehrt.

➢ Vierter Schritt: Wann wurden die ersten Symptome beobachtet, wobei der Kontext, in dem Sie sich zu diesem diesem Zeitpunkt befanden, ebenfalls zu beachten ist.

Handelt es sich um ein neues Leiden, gehen Sie einfach bis auf 24 Stunden vor dem Auftreten der Beschwerden zurück: Haben Sie eine Emotion oder ein Gefühl der Hilflosigkeit oder der Ungerechtigkeit empfunden oder waren es eher Spannung, Unsicherheit, Verwirrung o. Ä.?

Sie müssen auch die Tageszeit berücksichtigen, in der die Erkrankung erstmals aufgetreten ist: morgens, tagsüber, abends oder nachts. Der Morgen entspricht unserer Geburt oder einer neuen Situation, die wir erleben, während die Nacht etwas mit dem Unbewussten und mit den aufbrechenden Dingen zu tun hat, die normalerweise verleugnet oder verdrängt werden. Ein Unwohlsein, das tagsüber auftritt, hat etwas mit dem zu tun, was wir gegenwärtig in unserem sozialen Umfeld (Familie, Schule, Arbeit, Gesellschaft) erleben. Tritt die Erkrankung abends auf, betrifft sie das, was sich im Laufe des Tages angesammelt hat oder was uns in Bezug auf die Zukunft beunruhigt.

Im Falle einer Krankheit versuchen Sie, bis auf 1 bis 3 Monate vor Auftreten der ersten Symptome zurückzugehen. Versuchen Sie, die emotionale Situation zu ergründen, die Sie gestört hat, und beschreiben Sie sie dann anhand der Gefühle, die Sie damals hatten. Zum Beispiel:

- Verlust einer geliebten Person,
- Trennung oder Scheidung,
- Verlust des Arbeitsplatzes,
- eine große Enttäuschung,
- ein Betrug,
- Verlust einer großen Geldsumme,
- Veränderung einer Situation,
- ein schwerer Konflikt,

- eine Situation, die Sie ungerecht fanden,
- ein emotionaler Schock,
- panische Angst,
- ein großes Schuldgefühl
- usw.

Wenn es sich um eine Beschwerde oder eine Krankheit handelt, die Sie schon in der Vergangenheit hatten, versuchen Sie herauszufinden, in welchem Alter und in welchem Zusammenhang sie zum ersten Mal auftrat.

➢ Fünfter Schritt: Finden Sie heraus, ob diese Krankheit oder Beschwerde möglicherweise eine Reaktion auf ein ähnliches Ereignis aus Ihrer Vergangenheit ist

Tritt die Krankheit in regelmäßigen Abständen immer wieder auf oder immer in einer bestimmten Situation oder an einem bestimmten Ort?

Die bestimmte Situation kann folgende sein:

- Jedes Mal, wenn Sie jemand anruft.
- Jedes Mal, wenn Ihre Mutter zu Besuch kommt.
- Jedes Mal, wenn ein Thema angeschnitten wird, auf das Sie besonders empfindlich oder aggressiv reagieren.

Ein besonderer Ort kann folgender sein:

- Ihr familiäres Umfeld,
- Ihr Arbeitsumfeld,
- in einem Fahrzeug (Auto, Flugzeug, Schiff),
- in der Stadt oder auf dem Land.

Sind diese Beschwerden oder diese Krankheit schon in der Vergangenheit aufgetreten?

Wenn ja, wann und in welcher Situation ist die Erkrankung zum ersten Mal aufgetreten? Gibt es eine Analogie zwischen Ihrer jetzigen Situation und der damaligen?

Hier ein Beispiel: Auf einer Reise durch Indien bekam ich zum ersten Mal eine Amöbiasis (oder Tropenruhr, eine Infektion durch eine krankheitserregende Amöbe, begleitet von starkem Durchfall). Ich ging zu einem Arzt und nahm Medikamente ein, bis die Infektion verschwand.

Einige Wochen später brach die Amöbiasis mit großer Intensität erneut aus. Dieses Mal versuchte ich herauszufinden, welche Gefühle und Emotionen ich bei der ersten Infektion gehabt hatte. Ich fühlte mich in einem Ashram wie eingesperrt, weil ich dort nur noch auf mein Flugticket wartete, um wegfliegen zu können. Das zweite Mal fühlte ich mich in einem Hotelzimmer in Delhi eingesperrt. Ich wartete auf Geld, um meine Reise fortsetzen zu können.

Ich ging noch weiter in die Vergangenheit zurück und fragte mich, ob ich mich schon einmal an einem Ort eingesperrt gefühlt hatte und mit Durchfall darauf reagiert hatte. Ich stieß tatsächlich auf eine Situation im Alter von neun Jahren, als mich meine Mutter über die Sommerferien in ein Ferienlager geschickt hatte. Da das Lager sehr weit von uns zu Hause weg war, fühlte ich mich dort wie eine Gefangene und reagierte mit starkem Durchfall.

Jedes Mal also, wenn ich mich in irgendeiner Situation eingesperrt fühlte, stimmte sich mein Körper auf eine Schwingungsfrequenz ein, die einen fremden Gast (Bakterien, Parasiten etc.) anzog, den ich dann ablehnte.

Gab es eine Zeit, in der dieses Unwohlsein aufgehört hatte?

Was war der Unterschied zwischen dem Moment, in dem dieses spürbar war, und dem, in dem es verschwunden war?

Eine Person litt unter Psoriasis an Beinen und Armen, wenn sie arbeitete, aber die Krankheit verschwand, wenn sie in Urlaub oder schwanger war. Sie führte das auf die Tatsache zurück, dass sie im Urlaub und während der Schwangerschaften entspannter war. Also reduzierte sie ihre Arbeitszeit und ruhte sich mehr aus. Da die Psoriasis trotzdem nicht verschwand, entschied sie sich für eine Therapie. Sie entdeckte dabei, dass sie sich bei der Arbeit die Pflicht auferlegte, allen Wünschen der Kunden gerecht zu werden. Hinter diesem Wunsch, ihren Kunden zu gefallen, verbarg sich aber die Angst, diesem Anspruch nicht gewachsen zu sein. Im Urlaub oder während ihrer Schwangerschaften war diese Angst nicht da. Als sie die Ursache entdeckte, änderte sie ihre Einstellung, hörte auf, so viel von sich zu verlangen, und die Psoriasis verschwand.

➢ Sechster Schritt: Welche Vorteile können Sie aus dieser Situation ziehen?

- Dass Sie endlich die Ruhepause einlegen, die Sie so dringend nötig haben?
- Dass Sie zu Hause bleiben können und mehr von Ihrem Ehemann und von Ihren Kindern haben?
- Dass Sie den Arbeitsplatz oder den Job wechseln können, der Ihnen nicht mehr zusagt?
- Dass Sie Ihr sicheres Gehalt behalten können, auch wenn Sie von einer nicht mehr geliebten Arbeit freigestellt sind?
- Dass Sie aus einer Situation ausbrechen können, in der Sie sich in einer Sackgasse fühlen?
- Dass Sie eine Arbeit auf später verschieben können, die Sie nicht interessiert oder von der Sie nicht wissen, wie Sie sie anpacken sollen?
- Dass Sie anderen eine Verantwortung überlassen, die Sie glauben, nicht übernehmen zu können, oder vor der Sie Angst haben?
- Dass Sie die Gefühle der anderen Ihnen gegenüber prüfen können?
- Dass die anderen Sie umsorgen und Ihnen Aufmerksamkeit schenken?
- Dass Sie eine Ausrede haben, etwas abzulehnen, weil Sie sonst aus Angst, nicht geliebt zu werden, nie wagen, "Nein" zu sagen.
- Dass Sie dadurch wieder Ihrer Familie oder Ihren Kindern näher sein können?
- Dass Ihnen dadurch das Verzeihen zuteil wird, das Sie sich so sehr wünschen?

Wenn Sie sich der Vorteile bewusst werden, die Sie aus Ihrem Unbehagen oder Ihrer Krankheit ziehen, schauen Sie auch auf den Preis, den Sie zahlen. Ist dieser Vorteil es wert, krank zu sein, oder wäre es nicht besser, nach einer anderen Lösung zu suchen, mit der Sie die von Ihnen angestrebten Ergebnisse ebenfalls erzielen könnten, ohne dabei Ihrer Gesundheit zu schaden.

➢ Siebter Schritt: Woran hindert Sie diese Krankheit oder dieses Unwohlseins?

Hier einige Beispiele:

- Projekte in Angriff nehmen oder einfach Dinge, die Ihnen gefallen und die Sie glücklich machen? Wenn das der Fall ist, so suchen Sie nach dem Schuldgefühl, weil Sie Spaß haben, weil Sie mehr haben als Ihnen nahestehende Personen oder weil Sie sogar ein Schuldgefühl haben, dass Sie leben.
- Selbstständig zu sein. Gestehen Sie sich Ihre gefühlsmäßige Abhängigkeit oder Ihre Schwierigkeit ein, Dinge anzunehmen. Machen Sie sich keine Sorgen darüber, geliebt zu werden, sondern überlegen Sie sich eher, wie Sie geliebt werden wollen und wie die anderen Ihnen das geben können, was Sie brauchen, um glücklich zu sein. Wenn Sie immer Angst hatten, um Hilfe zu bitten oder anderen etwas zu schulden, seien Sie jetzt mutig genug, einfach zu sagen, dass Sie Hilfe brauchen. Oder akzeptieren Sie, dass jemand für Ihre Bedürfnisse sorgt.
- Am Reden? Vielleicht fühlen Sie sich schuldig, zu viel zu reden, oder vielleicht haben Sie ein Bedürfnis, mehr zuzuhören?
- Am Verstehen? Vielleicht haben Sie sich anderen gegenüber verschlossen, während Sie eigentlich ein Interesse daran hätten, aufmerksamer und offener zu sein.
- Am Handeln (arbeiten, eine Situation angehen)?

Vielleicht versuchen Sie zu fliehen, obwohl es besser wäre, sich die Situation aus verschiedenen Blickwinkeln anzuschauen, um geeignete Lösungen zu finden.

➢ Achter Schritt: Mit welcher mentalen Einstellung lässt sich die Krankheit oder das Unwohlsein am ehesten vergleichen?

- Mit einem Bedürfnis nach Aufmerksamkeit?
- Mit einer Einflussnahme?
- Mit einer Programmierung?
- Mit einer Flucht?
- Mit einem Bedürfnis nach Hilfe, das Sie nicht ausdrücken können?

- Mit Selbstzerstörung?
- Mit einem Gefühl von großem Einfluss?
- Mit einem Gefühl der Ungerechtigkeit?
- Mit einem Schamgefühl?

(Siehe auch die vorherigen Kapitel über die Möglichkeiten, sich davon zu befreien.)

➢ Neunter Schritt: Was wollen diese Krankheit oder dieses Unwohlsein Ihnen zu verstehen geben?

- Dass Sie die Angst, sich auszudrücken, überwinden und sie angehen müssen?
- Dass Sie flexibler sein müssen?
- Dass Sie sich der Situation anpassen müssen?
- Dass Sie den Dingen Ihren Lauf lassen müssen?
- Dass Sie den Druck, den Sie sich machen, wegnehmen müssen?
- Dass Sie mehr Vertrauen in sich und in das Leben entwickeln müssen?

Sollten Sie, nachdem Sie all diese Schritte durchlaufen haben, immer noch nicht die Ursache Ihres Leidens begriffen oder die Lektion erfasst haben, die Sie integrieren müssen, bitten Sie Ihr höheres Bewusstsein, Sie zu diesem Verständnis hinzuführen. Und achten Sie dann aufmerksam auf die Antwort, die Ihnen durch eine plötzliche Erkenntnis gegeben werden kann, aber auch durch ein Buch, einen Vortrag oder einfach beim Gespräch mit einem Freund.

➢ Zehnter Schritt: Wie sieht die günstigste Lösung für Sie aus, nachdem Sie die Ursache Ihrer Krankheit oder Ihrer Beschwerden herausgefunden haben?

Der Baum der Heilung des Buddhismus empfiehlt:

- klar zu sehen, wo das Leiden sitzt;
- zu entscheiden, dass Sie genesen wollen;
- zu handeln;
- zu reden mit dem einzigen Ziel, geheilt zu werden;

- dafür zu sorgen, dass Ihre Lebensweise nicht im Widerspruch zu der Behandlung steht; dafür zu sorgen, dass Ihre Behandlung in einem erträglichen Rhythmus erfolgt;
- meditieren zu lernen in entsprechender Geisteshaltung.

➢ Elfter Schritt: Welche Beobachtungen und Verbesserungen haben Sie nach dieser Aktion oder Entscheidung gemacht?

Wenn Sie keine Verbesserung oder kein Verschwinden der Krankheit oder Beschwerden beobachten, dann haben Sie entweder die Ursache Ihres Problems nicht erkannt oder Sie müssen noch irgendetwas dazulernen. Suchen Sie weiter, und bitten Sie Ihr höheres Bewusstsein, Ihnen dabei zu helfen.

➢ Zwölfter Schritt: Welche Lektion können Sie aus dieser Krankheit lernen?

Wenn Sie das begriffen haben, bedanken Sie sich für die Lektion, um diese Beschwerden oder diese Krankheit in Ihre persönliche Entwicklung zu integrieren. Sorgen Sie dafür, dass dieses Ungleichgewicht in Ihrem Leben Ihre Gesundheit in Zukunft nicht mehr beeinträchtigt.

Selbstanalyse-Blatt

Betroffenes Organ: ____________________

Symbolische Bedeutung: ____________________

____

Auf welcher Körperseite (links oder rechts): ____________________

____

Manifestation (Zyste, Blutung, Schmerz, Unwohlsein etc.): ____________________

____

Auftreten der ersten Symptome (Alter, Ort, Monat, Jahr): ____________________

____

Dauer (seit wann): ____________________

Situation oder damit zusammenhängendes Ereignis: ____________________

____

Wahrscheinliche Ursache: ____________________

____

Empfohlene Aktion oder Entscheidung: ____________________

____

Lektion: ____________________

____

Beobachtungen nach der umgesetzten Aktion oder Entscheidung: ____________________

____

____

Hier einige Beispiele:

Selbstanalyse-Blatt

Betroffenes Organ: *Bein*

Symbolische Bedeutung: *Fähigkeit, Dinge anzugehen*

Auf welcher Körperseite (links oder rechts): *links (emotionale Seite)*

Manifestation (Zyste, Blutung, Schmerz, Unwohlsein etc.): *Ischiasnervschmerzen*

Auftreten der ersten Symptome (Alter, Ort, Monat, Jahr): *27 Jahre, Paris, im September 2003*

Dauer (seit wann): *seit drei Jahren*

Situation oder Ereignis mit derselben Schwingung: *Kauf einer Wohnung*

Wahrscheinliche Ursache: *Angst, nicht genug Geld zu haben oder die Kreditzahlungen nicht leisten zu können. Finanzielle Unsicherheit.*

Empfohlene Aktion oder Entscheidung: *Vertrauen. Ich lege alle meine Ängste in die Hand der göttlichen Energie und bitte sie, für meine Bedürfnisse zu sorgen. Ich höre auf, mir den Kopf zu zerbrechen.*

Lektion: *Die Angst blockiert die Energie, während das Vertrauen sie frei fließen lässt.*

Beobachtungen nach der umgesetzten Aktion oder Entscheidung: *Die Schmerzen verschwinden in den Tagen nach der getroffenen Entscheidung.*

Selbstanalyse-Blatt

Betroffenes Organ: *Hals*

Symbolische Bedeutung: *Kommunikation*

Auf welcher Körperseite (links oder rechts): *–/–*

Manifestation (Zyste, Blutung, Schmerz, Unwohlsein etc.): *Pharyngitis (Entzündung der Rachenschleimhaut)*

Auftreten der ersten Symptome (Alter, Ort, Monat, Jahr): *–/–*

Dauer (seit wann): *seit 3 Tagen*

Situation oder Ereignis mit derselben Schwingung: *Konflikt mit meinem Abteilungsleiter*

Wahrscheinliche Ursache: *unterdrückte Wut*

Empfohlene Aktion oder Entscheidung: *Herausfinden, was mich so wütend gemacht hat. Verändern des Verständnisses der Äußerungen, die er mir gegenüber gemacht hat. Ausdrücken, dass ich mit seiner Kritik nicht einverstanden bin, ohne Angst vor seinen Kommentaren oder dem Verlust meines Arbeitsplatzes.*

Lektion: *Mich ausdrücken und Kritik annehmen lernen, ohne mich in meinem Wert herabgesetzt zu fühlen.*

Beobachtungen nach der umgesetzten Aktion oder Entscheidung: *innere Ruhe, Verschwinden der Symptome*

TEIL 3

Die Symbolik unseres Körpers erklären und verstehen

Der menschliche Körper ist nicht aus den Launen der Götter heraus geformt worden. Jeder Körperteil, jedes Organ spielt eine ganz bestimmte Rolle zur Erhaltung, zur Anpassung und zum Schutz des gesamten Organismus.

Wenn wir die Symbolik des Körpers kennen, d. h. was seine Gewebe und Organe bedeuten, sind wir noch besser in der Lage, seine Sprache im Falle von Krankheiten zu entschlüsseln. Darüber hinaus werden wir dadurch bei der Befragung zum Krankheitsverlauf geschickter, wir können also die richtigen Fragen stellen, um die wahrscheinliche Ursache unseres Unwohlseins, unserer Beschwerden und Krankheiten aufzudecken.

Die Körpersymbolik lenkt den Blick nach innen, um herauszufinden, welche Ursachen für das Auftreten einer Erkrankung verantwortlich waren. Es ist daher unerlässlich, stets auch das gesamte Umfeld zu berücksichtigen, in dem die Beschwerden oder Krankheiten auftreten, denn dieselbe Manifestation kann bei verschiedenen Personen ganz unterschiedliche Ursachen haben. Genauso können ganz ähnliche Ursachen bei verschiedenen Menschen ganz verschiedene Manifestationen auslösen.

KAPITEL XII

Körperstütze und Bewegungsapparat

Der Körper verfügt über ein Gerüst, das sowohl statische als auch dynamische Funktionen erfüllt, unser Knochengerüst, das eine gute Körperstütze ist, gleichzeitig aber auch Bewegungen zulässt. Es verfügt außerdem über einen Motor, der die mechanischen Bewegungen und damit die Fortbewegungen erst möglich macht, d. h. über ein dynamisches System. Dieser Motor ist unsere Muskulatur.

Knochen

Die Knochen stellen unsere Organisationssysteme dar, innerhalb derer wir leben, oder anders ausgedrückt: die Autorität sowie den materiellen, gefühlsmäßigen und sozialen Rückhalt. Sie stehen außerdem mit unserer Denkstruktur und unserer Selbstachtung in Verbindung.

Erkrankung der Knochen und des Knochenmarks

Je nach Ort des Auftretens und nach Art der Ausprägung kann sie hindeuten auf:

- einen Mangel an Flexibilität sich selbst oder anderen gegenüber (wenn die Gelenke betroffen sind). In diesem Fall verlangen wir von uns selbst, perfekt und leistungsfähig zu sein, und denken, wir seien nichts wert, wenn uns das nicht gelingt;

- ein Schuldgefühl oder den Wunsch, das, was man uns vorschrieb oder was wir uns selbst auferlegten, zu bremsen, wenn es sich um eine Verrenkung oder einen Knochenbruch handelt;
- ein Gefühl von Ohnmacht und Wertlosigkeit, wenn es sich um Skoliose, Osteoporose, Knochen- und Gelenkschmerzen, Knochen- oder Knochenmarkskrebs oder Multiple Sklerose handelt;
- einen Mangel an gefühlsmäßigem und materiellem Rückhalt, wenn die Wirbelsäule betroffen ist;
- ein Schuldgefühl, Spaß und Vergnügen zu haben, wenn uns diese Krankheit daran hindert, Aktivitäten nachzugehen, die uns glücklich machen können.

Knochenbrüche

Wenn wir uns einen Knochen brechen, kann das auf ein Schuldgefühl hindeuten oder auf den Wunsch, eine bestimmte Tätigkeit einzustellen oder eine Situation, die man nicht mehr ertragen konnte, aufzugeben, denn sie bot keine Lösung mehr. Es kann sich auch um eine Rebellion handeln gegen eine bestimmte Person oder gegen ein Gesetz, das man nicht umgehen konnte. Außerdem ist es sehr aufschlussreich, an welcher Stelle wir uns den Knochen gebrochen haben. Hier einige Beispiele:

- am Schlüsselbein: Dies kann mit dem Gefühl zusammenhängen, dass uns etwas aufgezwungen wurde.
- am Arm oder am Handgelenk: Dies kann mit der Arbeit zusammenhängen.
- an der Kniescheibe: Dies kann auf eine Weigerung zurückgehen, sich einer Person oder Situation, von der man sich dominiert fühlt, zu unterwerfen.
- am Bein: Dies kann den Wunsch anzeigen, eine Situation, die uns Angst macht, zu beenden oder auch eine Revolte, die nun nicht mehr in die Richtung geht, für die man sich ursprünglich engagiert hatte.
- Wenn der Bruch bei einem Vergnügen zustande kommt, kann es sein, dass wir es uns nicht erlauben, Spaß zu haben.

Habe ich mich vor diesem Bruch schuldig gefühlt?

Habe ich das Bedürfnis, eine Pause einzulegen?

Habe ich eine Situation erlebt, die mir missfiel?

Gehirnerschütterung und Schädelbruch

Eine Erschütterung des Gehirns infolge eines starken Schlags auf den Kopf kann zu einem Schädelbruch führen und Ohnmachts- oder Schwindelanfälle oder eine Hirnblutung zur Folge haben. Sie kann die Folge eines Schuldgefühls sein, das wir hegen aufgrund einer Entscheidung, die wir gerne vermieden hätten. Eine Erschütterung des Gehirns kann aber auch auf eine intellektuelle Selbstabwertung hinweisen.

War ich mit einer schwierigen Entscheidung konfrontiert, die ich gerne vermieden hätte?

Habe ich die Tendenz, zu sagen oder zu denken, dass ich eine totale Null bin, dass ich nichts erreichen kann oder das ich nichts verstehe?

Osteoporose

Hier handelt es sich um eine Reduzierung der Lamellensysteme des Knochens, die das Knochengewebe porös erscheinen lässt. Osteoporose kann die Folge eines Gefühls der Entmutigung sein, weil wir uns über lange Zeit von einer "verschlossenen" Person, die wir nicht erreichen können, herabgesetzt und bisweilen erdrückt fühlen. Die Personen, die unter dieser Krankheit leiden, haben häufig das Gefühl, ihr ganzes Leben nur gelitten zu haben.

Was hat mich dazu gebracht, mein Licht so unter den Scheffel zu stellen?

Was könnte ich tun, um mein Selbstwertgefühl zu steigern?

Osteomyelitis

Die Osteomyelitis ist eine durch Bakterien, Mykobakterien oder Pilze verursachte Entzündung des Knochens, die meist auf eine Wut gegenüber einer Autorität hinweist.

Habe ich große Wut oder Zorn gegenüber einer Person empfunden, die für mich eine Autorität darstellt?

Knochenkrebs

Knochenkrebs wird durch einen bösartigen Knochentumor ausgelöst. Zellen entarten und zerstören das umliegende gesunde Gewebe, wodurch die Knochen spröde und zerbrechlich werden. Sehr häufig hängt dies mit einem tiefen Gefühl der Erniedrigung zusammen, weil man sich verstümmelt, entblößt oder völlig wertlos vorkommt.

Elisabeth ist seit fast 11 Jahren mit Jean-Marc verheiratet. Sie haben zwei Kinder. Über ein Jahr musste Elisabeth häufig Geschäftsreisen unternehmen, um den Anforderungen ihres neuen Jobs gerecht zu werden. Eines Tages soll sie wieder in eine andere Stadt fliegen; am Flughafen erfährt sie, dass alle Flüge wegen schlechten Wetters abgesagt sind. Elisabeth wartet am Flughafen in der Hoffnung, den ersten verfügbaren Flug zu ihrem Zielort zu nehmen. Aber nichts bewegt sich und so kehrt sie am Nachmittag wieder nach Hause zurück. Als sie in ihr Schlafzimmer geht, findet sie dort ihren Mann mit einer anderen Frau. Das ist ein Schock für sie. Obendrein eröffnet ihr ihr Mann, dass er sie nicht mehr liebe und beschlossen habe, sie zu verlassen. Elisabeth kann es einfach nicht glauben. Sie fühlt sich am Boden zerstört, ohnmächtig und in den Augen dieses Mannes, den sie liebt, völlig wertlos.

Einige Monate nach diesem emotionalen Schock zwingen sie Schmerzen in der Brust, einen Arzt aufzusuchen. Diagnose: Krebs in der linken Brust. Im darauffolgenden Jahr trifft sie jedes Mal, wenn sie mit ihrem Exmann über die Kinder oder die damit zusammenhängenden Probleme sprechen will, auf eine Wand an Verschlossenheit, was ihre Gefühle der Auflehnung und der Ohnmacht noch verstärkt. Sie fühlt sich wieder völlig erniedrigt. Der Krebs entwickelt sich zu einem Knochenkrebs.

Habe ich die Tendenz, mich zu erniedrigen?

Habe ich mich herabgesetzt gefühlt in dem, was ich realisieren wollte, oder in meiner persönlichen Wertschätzung?

Gelenke

Die Gelenke sind die bewegliche Verbindung zwischen den Knochen, sie ermöglichen unsere Körperbewegungen. Ohne Gelenke wären wir unbeweglich wie ein Baum.

Die Gelenke verkörpern also Aktion und Flexibilität. Ein Schmerz an einem bestimmten Punkt eines Gelenks hat daher etwas mit der Aktion zu tun, die das betreffende Organ ausübt. Beispielsweise die Bewegungen, die wir mit unseren Händen und Armen dank der Schultern, Ellbogen, Handgelenke und Finger ausführen, die meistens mit unserer Arbeit zusammenhängen. Wenn wir also uns selbst und anderen gegenüber bei unserem Tun nicht flexibel genug sind, kann man Schmerzen in den Armgelenken verspüren. Um es genauer zu sagen: Wenn es uns an Flexibilität fehlt oder wenn wir den Wert dessen, was wir mit unseren Händen schaffen, herabsetzen, kann dies insbesondere unsere Finger oder Handgelenke betreffen.

Unsere Hüftgelenke, Kniegelenke, Knöchel und Zehen hängen dagegen mit all den Handlungen zusammen, die wir ausführen, um im Leben voranzukommen. Haben wir also Angst voranzukommen, sind wir nicht flexibel genug, eine andere Richtung einzuschlagen, oder halten wir die eingeschlagene Richtung nicht für gut und werten uns deswegen selbst ab, spüren wir Schmerzen in den Beinen und Beingelenken.

Arthritis

Ganz allgemein bezeichnet dies jede akute oder chronische Entzündung der Gelenke. Man unterscheidet die Arthritis rheumatica, auch Polyarthritis genannt, und die Infektarthritis.

Arthritis rheumatica – rheumatische Arthritis

Das ist die wichtigste Form von Gelenkerkrankungen, die immer mehrere Gelenke betrifft. Sie hängt häufig mit der Rigidität unseres Denkens zusammen, weil wir uns nicht akzeptieren oder weil wir zu hohe Anforderungen an uns selbst und andere stellen. Dieser Mangel an Verständnis oder Toleranz uns selbst oder unserer Umwelt gegenüber führt dazu, dass wir uns selbst abwerten und andere kritisieren.

Gisèle leidet unter Polyarthritis am Hals und am Rücken. Da ihr Mann der einzige Ernährer der Familie ist, fühlt sie sich verpflichtet, alle häuslichen Arbeiten zu verrichten, und sieht sich deshalb als das Dienstmädchen ihrer Familie. Ihr Sohn studiert in einer anderen Stadt, und jeden Sonntagabend verlässt er sein Elternhaus mit vielen kulinarischen Leckerbissen, die seine Mutter ihm zubereitet hat.

Eines Tages kochte sie nichts für ihn. Er meinte nur: "*Du wirst knauserig auf deine alten Tage.*" Dies verletzte sie zutiefst und sie dachte bei sich: "*Nach allem, was ich all die Jahre getan habe, ist das der Dank, den ich dafür bekomme. Ich soll knauserig sein, obwohl ich doch nie an mich selbst gedacht habe.*" Dieses Ereignis hatte zur Folge, dass sich ihre Polyarthritis in den Hals- und Schultergelenken verstärkte.

Als ich sie zur Therapie traf, fragte ich sie: “*Wer hat dich gebeten, dich für die Familie zu opfern?*” “*Ich selbst. Oft genug hat mein Mann den Vorschlag gemacht, eine Haushaltshilfe zu nehmen, aber ich hatte zu große Angst davor, dann als Faulpelz dazustehen.*” Also zwang sie sich dazu, alles zu machen, machte aber ihrer Familie innerlich einen Vorwurf daraus. Ich sagte ihr: “*Wie hättest du reagiert, wenn dein Sohn zu dir gesagt hätte: ‘Mama, was ist denn los? Du hast mir doch sonst immer so gute Dinge zum Mitnehmen gekocht. Ich verstehe nicht, warum du mir dieses Mal nichts vorbereitet hast. Wirst du mit dem Alter vielleicht knauserig?’*” Sie antwortete mir: “*Ich hätte begriffen, dass er über mein völlig anderes Verhalten erstaunt ist und sich fragt, warum ich wohl so handele.*” Gisèle verstand dies und befreite sich von diesem Gefühl, in dem sie blockiert war. Sie lernte, Dinge zu ihrem eigenen Vergnügen zu machen und nicht, um sich zu entschuldigen oder sich Liebe zu erkaufen. Sie stimmte endlich der Idee zu, eine Haushaltshilfe zu nehmen, um mehr Zeit für sich selbst zu haben. Die Arthritis verschwand daraufhin.

Neige ich dazu, mich mit anderen zu vergleichen und mich abzuwerten?

Habe ich mich gedemütigt oder herabgewürdigt gefühlt und daraus geschlossen, dass ich nicht würdig bin, geliebt zu werden?

War ich der Meinung, perfekt sein zu müssen, um geliebt zu werden?

Polyarthritis – rheumatische Polyarthritis

Es handelt sich hier um eine Erkrankung, die immer mehrere Gelenke betrifft, die schmerzhaft, geschwollen oder steif werden. In schweren Fällen können die Gelenke davon deformiert werden. Diese Form der Polyarthritis kann in Verbindung mit einem Schuldgefühl oder einer generellen Selbstabwertung der eigenen Person stehen.

Habe ich mich schuldig gefühlt, nichts tun zu können, um einer stark leidenden Person zu helfen? Oder habe ich ihr gegenüber eine Wahl getroffen, die ich später bedauerte?

Fühle ich mich schuldig, am Leben zu sein, während der- oder diejenige, die ich liebte, tot ist? Oder fühle ich mich schuldig dafür, alles im Leben zu haben, um glücklich zu sein, während meine Mutter nie glücklich war?

Denke ich, ich sei weniger fähig als andere und könnte, egal, was ich mache, nie mit ihnen gleichziehen?

Spondylitis ankylosans – Morbus Bechterew

Die auch als Bechterew-Strümpel-Marie-Krankheit bekannte chronische Entzündung der Wirbelsäulengelenke, verbunden mit einer schmerzhaften Ankylose (Gelenksteife), betrifft insbesondere die Gelenke zwischen dem Kreuzbein (Os sacrum) und dem Darmbein (Os ilium).

Oft handelt es sich dabei um eine allgemeine Selbstabwertung mit einem Bedürfnis nach Unterstützung, wenn die Krankheit die Rückenwirbel betrifft. Betrifft dieses Leiden speziell die Gelenke zwischen Kreuzbein und Darmbein, kann es sich um eine Selbstabwertung in sexueller Hinsicht handeln, d. h. es kann sich dabei sowohl um unser Geschlecht als auch um unsere Sexualität handeln.

Erika leidet seit ihrem 14. Lebensjahr unter der Bechterew-Krankheit. Sie ist das dritte Kind einer Familie mit drei Kindern. Erika hat nie das Gefühl gehabt, das richtige Geschlecht zu haben. Ihrer Ansicht nach hätte sie der Junge sein sollen, den sich ihre Eltern so sehr wünschten. Sie tut alles, um ihren Eltern zu gefallen, um wiedergutzumachen, dass sie sie mit ihrer Geburt enttäuscht hat.

Arthritis urica – Gicht

Die Gicht manifestiert sich einerseits in Form von akuten Anfällen mit Gelenkschmerzen und andererseits durch chronische Leiden, bedingt durch den übermäßigen Anstieg von Uratablagerungen im Gewebe. In den meisten Fällen beginnt sie mit Schmerzen in der großen Zehe. Dieser Schmerz tritt meistens nachts auf und nimmt gegen Morgen hin ab. Die große Zehe verkörpert die Persönlichkeit, unser Ego. Die Gicht kann auf eine Haltung hinweisen, andere Menschen oder auch Situationen kontrollieren zu wollen. Bei Frauen kann sich dies in Form eines Bedürfnisses nach Bestätigung ausdrücken und bei Männern durch den Wunsch, respektiert zu werden. Personen, die an Gicht leiden, sollten lernen, loszulassen sowie anderen Menschen und Ereignissen zu vertrauen.

Habe ich die Angewohnheit, meinen Mitmenschen zu sagen, was sie tun und lassen sollen?

Habe ich die Tendenz, in Wut zu geraten, wenn Menschen nicht das respektieren, was ich von ihnen erwarte?

Neige ich dazu, Dinge forcieren zu wollen oder die anderen in die Richtung zu drängen, die ich mir wünsche, weil ich mich dann sicherer fühle oder das Gefühl habe, beachtet zu sein?

Infektiöse Arthritis

Die bakteriellen Gelenkentzündungen betreffen in der Regel nur ein Gelenk, häufig jedoch ein wichtiges, wie das Knie- oder das Hüftgelenk. Diese Form von Arthritis kann darauf zurückgehen, dass wir uns von einer Autorität herabgesetzt fühlen, der gegenüber wir uns nach außen hin unterwürfig gezeigt; aber innerlich empfinden wir Wut und Auflehnung.

Camille leidet an einer Infektarthritis im Knie. In ihrer Kindheit empfindet sie die Position, die der Mann gegenüber der Frau einnimmt, als ungerecht. Sie sieht, wie unterwürfig sich ihre Mutter sowohl gegenüber ihrem Vater als auch gegenüber den Gesetzen der Kirche benimmt, die den Frauen jede Form von Verhütung verbieten. Als Erwachsene erlebt Camille bei der Arbeit einen ähnlichen Autoritätskonflikt. Um ihren Job zu behalten, muss sie sich Anweisungen unterordnen, die sie als entwürdigend und ungerecht empfindet, aber diesen Zustand hält sie nicht lange aus. Sie wirft ihre Arbeit mit einer wahnsinnigen Wut hin und ist überzeugt davon, das Opfer einer großen Ungerechtigkeit zu sein.

Habe ich mich vielleicht von einer Person, die für mich eine Autorität darstellte, herabgewürdigt gefühlt?

Habe ich mich als Opfer einer "Kontrolle" gefühlt, die die anderen möglicherweise über mich ausübten?

Wenn es das Knie betrifft: Hindern meine Wut und mein Aufgebrachtsein mich daran, dieser Person recht zu geben oder diese Situation zu akzeptieren?

Arthrose

Die Arthrose ist eine chronische, degenerative und nicht entzündliche Gelenkerkrankung. Sie kann ein oder mehrere seitensymmetrische Gelenke betreffen. In diesem Fall ist von Polyarthrose die Rede.

Arthrose deutet meistens auf eine bereits lang andauernde Abwertung hin. Hier einige Beispiele:

Eine Halswirbelarthrose kann von einer Abwertung in der Wahl, die ich getroffen habe, herrühren.

Habe ich die Tendenz, mich abzuwerten, wenn ich mich, aus Angst vor einem Irrtum, nicht entscheiden kann? Oder wenn, sollte ich es trotzdem mal tun, ich nicht immer die richtige Wahl treffe?

Eine Hüftarthrose kann das Ergebnis einer Abwertung der gewählten Richtung sein.

Fühlte ich mich abgewertet, weil ich nicht studieren konnte, wie ich es mir eigentlich gewünscht hätte?

Habe ich mich unter Wert verkauft, weil ich diese Richtung eingeschlagen habe statt einer anderen, die vielleicht günstiger für mich gewesen wäre?

Laurette hat Arthrose in Beinen und Hüften. Nachdem sie 37 Jahre mit einem tyrannischen Mann gelebt hat, verlässt sie ihn und findet sich alleine und krank in einem kleinen Apartment wieder. Sie ist wütend auf sich, dass sie diesen Mann überhaupt geheiratet hat, obwohl sie doch einen anderen liebte. All diese Verbitterung über den nicht richtigen Weg drückte sich in dieser Arthrose aus. Um zu heilen, müsste Laurette aufhören zu denken, dass sie den falschen Weg eingeschlagen hat, und vielmehr akzeptieren, dass dies so war, weil sie sich nicht ausreichend liebte und deswegen diesen Mann angezogen hat, den sie während so vieler Jahre ertragen hat. Und sie darf erkennen: Es ist nicht zu spät, sich selbst lieben zu lernen.

Kalziumablagerungen in den Gelenken

Sie können die Folge von unbeweglichem Denken sein, das ich gegenüber einer Person oder einer Situation, bei der es um Machtbefugnisse geht, habe und in der ich dem anderen nicht recht geben will.

Habe ich einer Person, gegen die ich Groll hege, den Tod oder Ruin gewünscht?

Muskeln

Die Muskeln stehen für Anstrengung und Motivation. Sie sind aus speziellen Zellen aufgebaut, die sich zusammenziehen können und es so ermöglichen, dass unsere Muskeln sich anspannen können. Auf diese Weise steuern die Muskelgewebe die Bewegungen des Körpers. Oder anders ausgedrückt: Man könnte auch sagen, dass sie den Gedanken in Aktion verwandeln. Daneben sind unsere Muskeln auch Energiespeicher.

Myopathien – Muskelerkrankungen

Muskelerkrankungen stehen häufig im Zusammenhang mit einem Motivationsverlust, insbesondere wenn es sich um einen Verlust des Muskeltonus (Myatonie) oder der Muskelkraft (Myasthenie) oder auch um eine Selbstabwertung hinsichtlich der geleisteten Anstrengungen handelt.

Habe ich das Gefühl, dass alle meine Anstrengungen, die ich für eine bestimmte Sache unternommen habe, nutzlos waren?

Erschöpfung

Wenn sie nicht auf ein Übermaß an Aktivitäten zurückzuführen ist, ist sie häufig ein Zeichen von Motivationsmangel oder -verlust. Sie kann außerdem eine Art von Flucht sein vor dem, was uns belastet oder unter dem wir leiden. Man möchte schlafen und beim Aufwachen sehen, dass sich unser Leben verändert hat.

Warum bin ich bei dieser Arbeit nicht mehr motiviert oder warum verspüre ich keine Motivation mehr, die von mir eingeschlagene Richtung weiterzuverfolgen?

Dies ist nun der Moment, sich einer neuen Herausforderung zu stellen, sich ein Ziel zu setzen, das wir erreichen wollen, oder eine Hoffnung zu erwecken, an die wir uns klammern können.

Myalgien – Muskelschmerzen

Man sagt, dass Angst lähmt. Das stimmt besonders, wenn es um die Muskeln geht. Deshalb hängt auch der größte Teil der Muskelschmerzen mit Angst zusammen. Schmerzen in den Beinmuskeln sind zum Beispiel in der Regel ein Ausdruck unserer Angst, etwas anzugehen. Die Myalgien können aber auch auf eine große Müdigkeit und ein Bedürfnis nach Ruhe hinweisen.

Habe ich Angst, etwas nicht zu schaffen, nicht genug Zeit oder Geld zu haben?

Krämpfe

Wenn die Angst stärker wird, löst sie Krämpfe aus, also unwillkürliche und schmerzhafte Muskelkontraktionen. Die Krämpfe hängen mit der durch die Angst erzeugten Anspannung zusammen. Je nach dem Ort des Auftretens geben sie einen Hinweis auf die Art der Anspannung, so hängen Krämpfe in den Fingern beispielsweise häufig damit zusammen, dass ich mir über Details Sorgen mache und Perfektion erreichen will. Krämpfe am Kopf sind ein Zeichen dafür, dass ich zu angespannt bin, weil ich mir zu viele Sorgen mache.

Wovor habe ich Angst?

Was lässt mich in diesem Moment angespannt sein?

Muskelriss

Plötzlicher, gewaltsamer Riss einer Vielzahl von Muskelfasern.

Bin ich etwa in Aufruhr, weil alle Anstrengungen, die ich unternehme, nicht die gewünschten Resultate liefern?

Myositis

Hierbei handelt es sich um eine Entzündung des Muskelgewebes. Oft ist sie ein Ausdruck von Wut, die wir angesichts von bestimmten Anstrengungen empfinden, die wir unternehmen müssen, oder angesichts einer Arbeit, zu der wir uns verpflichtet fühlen, für die wir aber nur wenig oder gar keine Motivation übrig haben.

Fibromyalgie – Muskelfaserschmerz

Es handelt sich hierbei um die Symptomatik von diffusen muskuloskelettalen Schmerzen. So sagen unter Fibromyalgie leidende Patienten, dass es ihnen "überall" wehtue. Sie leiden unter schweren Schlafstörungen mit Kribbeln und Taubheitsgefühl. Häufig wird die Fibromyalgie ausgelöst von einer Abwertung der Anstrengungen, die wir machen, um verstanden zu werden, was noch durch unsere Empfindung verstärkt wird, dass es unsere Schuld sei, wenn andere uns nicht lieben ...

Die Person, die unter dieser Krankheit leidet, mag denken: *"Ich werde mir niemals Gehör verschaffen ...",* und gleichzeitig glaubt sie, dass sie es nicht wert sei, geliebt zu werden, was sie dazu verleitet, sich selbst gegenüber sehr streng zu sein, was bis zu Gewalt gehen kann.

Laurence ist 11 Jahre alt, als ihr Vater beginnt, sich an ihr zu vergehen. Er sagt ihr, sie sei es, die seine Leidenschaft entfache. Da Laurence sich gerne kokett gab, glaubte sie, dass es in der Tat ihre Schuld und sie somit für die Fehler ihres Vaters verantwortlich war.

Laurence wurde älter und nahm eines Tages an einem Seminar teil, in dem sie sehr viel über die Bedeutung des Verzeihens erfuhr gegenüber der Person, die sie leiden ließ, was sie dieser auch sagen sollte. Sie suchte also ihren Vater auf und sagte ihm, dass sie ihm das Leiden, das er ihr vor langer Zeit zugefügt hatte, verziehen hätte. Ihr Vater war darüber sehr ungehalten und warf ihr vor, diese Lügengeschichte erfunden zu haben, um ihn zu diskreditieren. Und er erzählte seiner ganzen Familie, was sie ihm vorwarf. Diese Geschichte hatte zur Folge, dass die ganze Familie ihr den Rücken zudrehte und sich weigerte, mit ihr Kontakt zu haben. Erneut hatte sie das Gefühl, dass alles nur ihre Schuld sei, und sagte sich erneut: *"Ich hätte niemals wieder an diese Geschichte erinnern sollen, ich hätte besser geschwiegen. Ich habe damit einen Konflikt und Zwietracht in meiner Familie ausgelöst."* In ihrem Schuldgefühl tat sie sich Gewalt an mit den Vorwürfen, die sie sich ständig machte. Und dabei tauchten dann Muskelfaserschmerzen auf, die sie so furchtbar leiden ließen.

Fühle ich mich schuld an den Schwierigkeiten, die ich im Kontakt mit anderen Menschen erlebe?

Dachte ich: "Es ist meine Schuld, wenn die anderen mich nicht mögen."?

Is es für mich schwer, meine Sensibilität zu akzeptieren, denn für mich ist sensibel identisch mit schwach sein?

Sehnen und Bänder

Sehnen und Bänder symbolisieren unsere Bindungen, denn sie dienen der Verbindung zwischen einem Muskel und einem Knochen, zwei Knochen oder auch zwei Organen. Ein Problem mit den Sehnen oder Bändern kann auf einen Wunsch hindeuten, sich von dem zu befreien, was uns zurückhält. Man kann sich zurückgehalten fühlen in einem ungeliebten Umfeld, vielleicht aufgrund fehlender Mittel, um es verlassen zu können. Wir können uns an eine Person gekettet fühlen, die eine Autoritätsperson ist, an ein Engagement, das man akzeptiert hat, oder an Verantwortlichkeiten.

Von wem und von was wollte ich mich befreien?

Sehnenentzündung

Die Sehnenentzündung tritt in Verbindung mit einer Entzündung der Schutzhülle um die Sehne auf, was zu Schmerzen an den Sehnen führt.

Meistens hat dies mit dem Wunsch zu tun, zu etwas anderem überzugehen, aber das fehlende Vertrauen in uns selbst hält uns in einem Job oder in einer leidvollen Beziehung fest.

Hab ich die Nase voll von der Arbeit, die ich mache? Oder will ich nicht mehr dafür verantwortlich sein?

Schultern

Die Schultern verkörpern unsere Fähigkeit, Lasten zu tragen, also auch Verantwortung. Wenn unsere Schultern wehtun, müssen wir herauszufinden versuchen, was uns zu sehr belastet. Es kann sein, das wir uns zu viel Arbeit aufladen, um geliebt zu werden oder um die Ziele zu erreichen, die wir uns gesteckt haben. Manche Personen haben in ihrem emotionalen Gedächtnis abgespeichert, dass sie viel Verantwortung auf sich nehmen müssen, um geliebt zu werden. Häufig trifft das auf die ältesten Kinder einer Familie zu. Bisweilen laden wir uns auch die Verantwortung für das Glück der anderen auf und fühlen uns dann angesichts ihres Leidens völlig machtlos, was uns veranlasst, deren Probleme auf uns nehmen zu wollen. So ist es auch bei Jeannette, sie hat Schmerzen in den Schultern. Anfangs dachte sie, dass es von ihrer Arbeit käme. Aber jetzt hat sie schon seit sechs Monaten keinen Job mehr, und die Schmerzen in den Schultern werden sogar schlimmer. Das ist auch der Grund, weshalb sie mich aufsucht.

Im Laufe der Therapie kommt heraus, dass ihre Mutter in ihren Augen immer traurig war. Sie hätte so gerne den Kummer der Mutter auf sich genommen, um sie davon zu befreien, aber es ist ihr nie gelungen. Im Moment sind es die Probleme ihrer Tochter, die sie sich aufgebürdet hat. Ich bringe sie dazu, sich einzugestehen, dass die Tatsache, dass sie ihrer Mutter den Kummer abnehmen wollte, dieser nie geholfen hat, dies aber für sie selbst eine ungeheure Bürde darstellte. Sie akzeptiert also, sich sowohl von den Problemen ihrer Mutter als auch von denen ihrer Tochter zu lösen und sich stattdessen dafür zu entscheiden, ihnen ihre eigene Verantwortung zu überlassen und ihnen Vertrauen ins Leben einzuflößen, das uns immer im richtigen Moment den Menschen, das Buch oder das Ereignis über den Weg schickt, das wir brauchen, wenn wir uns ehrlich von einem Leiden befreien wollen.

Trage ich die Verantwortung für das Glück der anderen, den Erfolg des Unternehmens, für das ich arbeite, oder den schulischen Erfolg meiner Kinder, die Heilung meiner Patienten oder die Zufriedenstellung meiner Kunden?

Werte ich mich ab, weil ich dies nicht leisten kann?

Bursitis

Bursitis ist eine Schleimbeutelentzündung an Schulter oder Ellenbogen. Sie ist der Ausdruck einer verhaltenen Wut, die uns sagen oder auch nur innerlich denken lässt: *"Ich werde alles schlagen."* Nehmen wir als Beispiel meinen Sohn, der als Zwanzigjähriger seine Tage vor dem Fernseher verbrachte und nichts tat, während ich keine Zeit hatte, mich auch nur ein bisschen zu entspannen. Ich spürte eine verhaltene Wut. Solch eine Wut kann auch mit einem Ereignis in Zusammenhang stehen, bei dem man sich gedemütigt gefühlt hat.

Ein unter Bursitis leidender Seminarteilnehmer erklärte mir, dass Wut für ihn einer Explosion von Aggressivität und Gewalt gleichkomme, dass er sie allerdings niemals selbst auslebe. Da er sich selbst keine Form von Aggressivität erlaubte, war er überzeugt, dass dieses Thema ihn nicht betraf. Als ich ihn dann fragte, ob er schon mal so etwas wie Verärgerung erlebt hätte, meinte er: *"Oh ja! Sogar schon sehr oft!"*

Micheline hat eine Schleimbeutelentzündung. Gegen Ende des Herbstes hatte sie eine Saisonkarte zum Skifahren gekauft. Nur war der Winter regnerisch und die Skibedingungen katastrophal. Je später es in der Skisaison wurde, desto mehr machte sie sich den Vorwurf, diesen Skipass gekauft zu haben. Sie hätte sich schlagen können, so viel Geld unnötig ausgegeben zu haben.

Halte ich meine Wut gegenüber einer Person oder einer Situation zurück?

Mache ich mir selbst Vorwürfe wegen eines Handelns meinerseits?

Achselhöhlen

Die Achseln bilden den Hohlraum unter den Schultern am Übergang zwischen Arm und Brustkorb. Benutze ich z. B. Krücken, so positioniere ich diese in diesen Hohlraum. Die Achseln repräsentieren demnach die Unterstützung, die, die ich erhalte, und die, die ich anderen zukommen lasse.

Eine **Schuppenflechte auf Achselhöhe** kann auf den Wunsch hindeuten, sich von einer Person zu entfernen, die uns ihre Hilfe aufdrücken möchte, oder auch ein Schulgefühl anzeigen, weil wir einer geliebten Person nicht genügend Hilfe angeboten haben.

Habe ich das Gefühl, eine mir teure Person nicht ausreichend unterstützt zu haben? Oder habe ich nicht die Unterstützung erfahren, die ich gebraucht hätte?

Juckreiz an den Achselhöhlen kann mit einer Verärgerung zusammenhängen wegen einer Hilfe, die man Ihnen anbieten will, die aber nicht derjenigen entspricht, die Sie bräuchten.

Ist es möglich, dass die Hilfe, die man mir anbieten möchte, nicht der von mir gewünschten entspricht?

Geschwollene Lymphknoten der Achselhöhlen können durch das Gefühl, sich "schlagen" zu müssen, hervorgerufen werden. Lymphknoten gehören zum lymphatischen System, welches das Verteidigungssystem unseres Körper darstellt. Oft sagt man zu Frauen mit Brustkrebs: "*Du musst dagegen kämpfen ...*"

Welches ist die Situation, gegen die ich kämpfen soll?

Wie könnte ich die Waffen strecken?

Kapuzenmuskel (Trapezius)

Der Kapuzenmuskel ist der paarige Rückenmuskel, der zur Annäherung des Schulterblatts an die Wirbelsäule dient. Außerdem dient er zum Hochziehen der Schultern. Wenn wir in dem Bereich Schmerzen haben, kann das auf Angst vor der Reaktion eines anderen hindeuten. Das bringt uns dazu, uns Dinge aufzubürden, anstatt uns auszudrücken. Anstatt mich z. B. der Gefahr auszusetzen, Probleme mit meinem Ehemann zu bekommen, weil ich ihn bitte, auch seinen Teil zur Hausarbeit beizutragen, übernehme ich alles. Oder ein anderes Beispiel: Anstatt mich von meiner Mutter mit Schuldgefühlen überhäufen zu lassen, wenn ich ihr etwas abschlage, tue ich, um was sie mich bittet. Wenn wir im Bereich des Kapuzenmuskels ein Brennen verspüren, so macht uns die Situation wütend.

Habe ich Angst, um etwas zu bitten oder etwas abzulehnen, weil es mir zu viel wird?

Habe ich Angst davor, nicht mehr geliebt zu werden, wenn ich meine Bedürfnisse zum Ausdruck bringe oder mich weigere, etwas zu tun?

Sehnenentzündung (Tendinitis)

Hierbei handelt es sich um eine mikroskopische Verschlechterung, die mit einer degenerativen Veränderung der Festigkeit der Sehnenfasern einhergeht, was bei einem Unfall schnell zu einem Riss führen kann.

In den meisten Fällen hängt sie mit dem Wunsch zusammen, zu einer anderen Sache überzugehen, aber unser Mangel an Selbstvertrauen hält uns in einem Job oder einer Beziehung fest, unter der wir leiden.

Habe ich von der Arbeit, die ich mache, die Nase voll?

Was würde ich in dieser Situation machen, wenn ich die Wahl hätte?

Schlüsselbein

Das Schlüsselbein ist ein langer Knochen, der einem sehr langgezogen S ähnelt und der den vorderen Teil des Schultergürtels bildet. Es stellt eine Stütze dar. Bekomme ich von anderen Menschen statt Unterstützung eher deren Ansprüche zu spüren, kann ich Schmerzen am Schlüsselbein verspüren oder es mir auch brechen, wenn ich nicht mehr möchte, dass andere sich auf mich stützen.

Schmerzen am Schlüsselbein

Sie können im Zusammenhang mit einem Gefühl stehen, sich von anderen Entscheidungen oder Empfehlungen aufzwängen zu lassen, denen wir uns unterwerfen müssen und die uns daran hindern, unsere Bedürfnisse und Gefühle zu äußern.

André hat stechende Schmerzen am Schlüsselbein. Er hatte einen Vater, der immer mit derselben Leier kam: *"Ich zahle und damit bestimme ich auch, was geschieht. Ich kann also über alles bestimmen. Du hast da nichts mitzureden. Und wenn dir das nicht passt, kannst du ja gehen."* Als Erwachsener traut sich André nicht zu sagen, was ihm nicht gefällt. Und als er es schließlich doch wagt, antwortet ihm seine Frau: *"Wenn du nicht zufrieden bist, such dir eine andere Frau, die dir besser passt, aber lass mich in Frieden."* Er fühlt sich so ohnmächtig, anderen verständlich zu machen, was er will, dass ihm sein Schlüsselbein immer mehr Schmerzen bereitet.

Habe ich das Gefühl, gegen eine Wand zu laufen, weil der andere mir seine Ideen aufzwingt, während er andererseits dicht macht und meine gar nicht hören will?

Schlüsselbeinbruch

Das ist ein Zeichen für eine Auflehnung gegen alles, was nach Dominanz aussieht. Dieser Bruch drückt aus: *"Ich habe die Nase voll, der Spielball deiner Entscheidungen oder Launen zu sein."*

Fühle ich mich dominiert?

Fühle ich mich von den Befehlen, Ideen und Erwartungen der anderen dominiert oder erdrückt?

Schulterblatt

Das Schulterblatt ist ein dünner flacher Knochen im oberen Teil des Schulterbereichs.

Schmerzen am Schulterblatt

Diese zeigen eine Überbelastung an Arbeit an, die wir uns aufladen, um geschätzt oder anerkannt zu werden oder um uns das Schuldgefühl zu nehmen, mehr als andere zu haben. Es kann ebenfalls ein Hinweis auf unsere Schwierigkeit sein, das Leben zu genießen. Entweder bürden wir uns viel Arbeit auf oder wir verbringen viel Zeit mit Arbeit, statt uns zu entspannen und zu amüsieren.

Was bringt mich dazu, so viel von mir zu verlangen?

Habe ich meine Eltern unaufhörlich arbeiten gesehen, ohne sich je Zeit zu nehmen, um sich zu amüsieren?

Arme

Die Arme verkörpern unsere Fähigkeit, Dinge anzupacken und auszuführen. Sie sind die Verlängerung des Herzens, weil sie es uns erlauben, jemanden, den wir lieben, in die Arme zu nehmen. Sie dienen auch zur Ausübung von Befehlen, wie etwa der Arbeit. Das Gefühl, sich zu viel aufgeladen zu haben, oder ein Eindruck von Ohnmacht kann zu Schmerzen in den Armen führen.

Brennen in den Armen

Dies kann der Ausdruck einer Wut über eine Situation sein, die wir nicht annehmen und von der wir hier in Québec sagen: *"Ca, je ne le prends pas." ("Das nehme ich nicht an.")*

Nicole leidet unter einem Brennen in den Armen. Sie hat über 15 Jahre lang ein Team von Verkäufern geleitet. Ohne ihr den Grund zu erklären, nehmen ihr ihre Arbeitgeber ihr Team weg und übergeben es einer anderen Person. Ihr geben sie eine andere Aufgabe, die sie überhaupt nicht interessiert. Enttäuscht und frustriert kündigt sie und bietet ihre Dienste einer Konkurrenzfirma an. Nach ihrem Weggang gehen die Verkaufszahlen alarmierend zurück. Die Verantwortlichen bemerken dies und bemühen sich, sie für den Job zurückzugewinnen. Jedes Mal, wenn sie anrufen, verspürt sie ein unkontrollierbares Brennen in den Armen.

Der Grund für ihre Wut war vor allem, dass ihr wahrer Wert nicht im richtigen Moment erkannt wurde. Sie dachte: *"Sie merken also jetzt erst, da ich weggegangen bin, was ich in all den 15 Jahren geleistet habe."* Das machte sie so wütend.

Juckreiz an den Armen

Juckende Arme sind häufig ein Anzeichen für Ungeduld bei einer Sache, die wir gerade tun. Wir können das Gefühl haben, zu lange zu brauchen, nicht schnell genug zu sein.

Eine Patientin mit juckenden Armen erklärte mir, sie habe das Gefühl, sich nicht schnell genug in den Griff zu bekommen. Das kann sich ebenfalls auf eines unserer Kinder beziehen, das uns unfähig erscheint, endlich eine Entscheidung hinsichtlich seiner Berufswahl zu treffen oder das sich anscheinend nie akzeptieren wollte. Eine solche Situation kann sich ebenfalls durch einen Juckreiz der Brüste manifestieren.

Was soll meiner Ansicht nach schneller gehen in Bezug auf eine Arbeit?

Möchte ich mich schneller in den Griff bekommen?

Gefühllosigkeit in den Armen

Gefühllosigkeit drückt den Wunsch aus, sich gefühllos gegenüber einer Situation zu machen. Wenn es die Arme betrifft, kann man sich fragen:

Möchte ich mich gefühllos machen gegenüber dem Bedürfnis, in die Arme genommen zu werden oder jemanden in meine Arme zu nehmen?

Eine Frau erzählte mir, dass seit ihrer Scheidung ihre Arme nachts immer taub wurden. Sie hatte beschlossen, ihr Herz den Männern zu verschließen, was natürlich ausschloss, von einem Mann in die Arme genommen zu werden. Aber der Wunsch danach war bei ihr weiterhin sehr groß. Diesem Gefühl gegenüber wollte sie taub werden, um es nicht mehr zu spüren.

Ödeme an den Armen

Wenn man sich bei dem, was man gerne tun möchte, eingeschränkt fühlt, kann dies der Körper zeigen, indem er in Form von Ödemen (Schwellungen) mehr Raum einnimmt als normal.

Wer oder was hindert mich daran, das zu tun, was ich mir wirklich wünsche?

In welcher Situation fühle ich mich begrenzt in meinem Handeln?

Ellbogen

Die Ellbogen symbolisieren eine Richtungsänderung. Schmerzen am Ellbogen können auf einen Mangel an Flexibilität in Bezug auf uns selbst, andere oder eine Situation hindeuten, in der wir uns abwerten können. Eine Person, die Schmerzen am Ellbogen hatte, setzte sich selbst herab, weil sie einfach nicht die richtige Person traf, die zu ihr passte. Eine andere war sauer auf sich, weil sie nach einer langen Therapie immer noch mit Wut reagierte.

Werte ich mich ab in Bezug auf eine Richtungsänderung, die ich vollzogen habe oder die ich gerne machen möchte?

Habe ich Angst, alleine oder mittellos dazustehen oder alleine alt zu werden?

Epicondylitis

Dabei handelt es sich um eine Entzündung der Sehnen, die am äußeren Knochenauswuchs (Apophyse) am unteren Teil des Oberarmknochens ansetzen. Diese Erkrankung hängt eng mit einer Wut auf alles zusammen, was uns festhält oder abhängig macht.

Viviane leidet unter einer Epicondylitis. Sie kommt wegen starker Schmerzen im rechten Arm zu mir. Anfangs glaubte sie, es handele sich um ein rein körperliches Problem, aber nachdem sie alle möglichen Behandlungen, Spritzen und Medikamente erfolglos ausprobiert hat, denkt sie, dass es sich vielleicht doch um eine Ursache handeln könnte, die ihr nicht klar ist. Viviane mag ihren Job nicht mehr besonders, aber er stellt ihre Sicherheit dar. Außerdem weiß sie nicht, in welche Richtung sie sonst gehen sollte.

Diese Erkrankung gibt ihr die Möglichkeit, nicht zu arbeiten und die Zeit für Aktivitäten zu nutzen, die ihr Spaß machen, ohne dadurch finanzielle Nachteile zu haben. Es ist interessant, dass ihr Arm an dem Tag, an dem sie zur Kontrolluntersuchung zum Arzt muss, immer sehr geschwollen und schmerzend ist. Sie muss sich mit dem Gedanken anfreunden, dass sie ihren Urlaub teuer bezahlt, und lieber eine Lösung für ihren Wunsch nach beruflicher Veränderung suchen.

Wen oder was möchte ich verlassen oder aufgeben?

Psoriasis am Ellbogen

Die Psoriasis oder Schuppenflechte ist eine Hautkrankheit, die gekennzeichnet ist durch rote Flecken, die von vielen weißlichen, spröden und trockenen Schuppen bedeckt sind, die bevorzugt an Ellbogen, Knien und Kopfhaut auftreten. Von Schuppenflechte sind hauptsächlich Personen befallen, die eine Trennung gerade sehr emotional erleben, vor allem, wenn ein Gefühl von Schuld noch hinzukommt.

Julie hat ihr kleines Dorf verlassen, um in der Stadt zu arbeiten. Ihre Mutter hofft auf ihre Rückkehr und erhöht den Druck auf sie, jedes Mal wenn sie nach Hause zu ihr kommt. Julie fühlt sich schuldig, ihre Mutter leiden zu sehen.

Hélène arbeitet als Sekretärin in einem Unternehmen. Sie hätte gerne, dass man sich über das zusätzliche Arbeitspensum im Klaren ist, dass die Kündigung ihrer Kollegin ihr verursacht hat, und sie zeigt sich deswegen den Kunden gegenüber sehr ungeduldig. Hélène merkt gar nicht, dass niemand so viel von ihr verlangt. Sie selbst ist es, die sich diese zusätzliche Arbeit aufhalst, weil sie glaubt, sie müsse in jeder Hinsicht den Erwartungen der anderen entsprechen, um geliebt und geschätzt zu werden, aber gleichzeitig macht sie sich Vorwürfe, so irritierbar zu sein.

Ist es möglich, dass ich eine Situation nur ertrage aus Angst, eine neue Richtung einzuschlagen, und dies lässt bei mir den Eindruck entstehen, nicht mehr am richtigen Platz zu sein, was ich auch durch Ungeduld ausdrücke, was ich mir dann anschließend vorwerfe?

Habe ich einen Konflikt mit einer mir nahestehenden Person, die meine neue Orientierung nicht akzeptiert oder versteht?

Handgelenke

Die Handgelenke verkörpern die Flexibilität zwischen Annehmen, Befehle ausführen, die ich erhalte, und Loslassen.

Schmerzen im Handgelenk

Sie weisen häufig auf einen Widerstand gegen das hin, was von uns verlangt wird. Es kann sich dabei um eine neue Aufgabe handeln, die uns abschreckt, oder um die Angst, dem anvertrauten Projekt nicht gewachsen zu sein.

Ginette war in meinem Büro Sekretärin und Empfangsdame. Als ich mit dem Schreiben meines zweiten Buches begann, übertrug ich ihr einen neuen

Verantwortungsbereich, nämlich die Datenerfassung meiner Texte. Nach einiger Zeit bekam sie stechende Schmerzen im rechten Handgelenk. Sie dachte, es läge an den vielen Stunden, die sie am Computer zugebracht hatte. Aber sie sagte sich, wenn das wirklich die Ursache wäre, müsste ihr auch das linke Handgelenk wehtun. Sie wurde sich darüber klar, dass ihr das wie eine Unmenge zusätzlicher Arbeit vorkam, auf die sie zwar keine Lust hatte, aber sie glaubte, keine Wahl zu haben. Als sie begriff, dass sie die Wahl hatte, ihre Einstellung zu ändern und diese neue Aufgabe als eine ausgezeichnete Gelegenheit anzusehen, um etwas zu lernen, hörten ihre Schmerzen auf. Sie verbrachte nun die Stunden am Computer mit Vergnügen, weil sie spürte, dass sie auf ihre Weise dazu beitrug, anderen Menschen mit diesem Buch zu helfen.

Was gefällt mir nicht an den Dingen, die von mir verlangt werden?

Welche Einstellung kann ich annehmen, um flexibler zu sein?

Juckreiz am Handgelenk

Habe ich ein Gefühl von Ungeduld, weil ich weder handeln noch eingreifen kann?

Zysten am Handgelenk

Zysten, die nach einem körperlichen Trauma (Unfall, Operation) auftreten, können in vielen Fällen mit einem Team von Reparateuren verglichen werden, die an Ort und Stelle geschickt werden, um dort das Gewebe wiederherzustellen.

Ohne Trauma kann es sich um einen Berg von angehäuftem Kummer handeln. Eine Zyste am Handgelenk kann Ausdruck von Sorge sein, nicht das getan zu haben, was wir so gerne machen wollten. Oder wir müssen eine Arbeit tun, mit der wir nicht zufrieden sind.

Ist das wirklich die Arbeit, die ich gerne machen möchte?

Gebrochenes Handgelenk

Meistens handelt es sich dabei um einen Bruch oder Riss der Speichenspitze nach einem Sturz auf die Hand.

Dies hängt meistens mit dem Eindruck zusammen, zu viel tun zu müssen. Dieser Unfall kommt uns zu Hilfe, denn er erlaubt es uns, den andern zu sagen:

"Gebt mir eine Chance, ich hab' ja nur eine Hand!" Vielleicht brauchen wir eine Pause, ein Loslassen oder nur ein Erlernen, wie wir um Hilfe bitten können?

Habe ich die Tendenz, mir zu viel aufzuladen?

Fühlte ich mich schuldig wegen einer Handlung, die getan habe?

Hände

Die Hände symbolisieren unsere Fähigkeit zu geben, zu erbeten oder Funktionen auszuüben.

Schmerzende Hände

Habe ich Angst, Hilfe anzunehmen oder darum zu bitten?

Habe ich Angst vor der Reaktion meines Umfeldes, wenn ich so etwas tue (rechte Hand für einen Rechtshänder, linke für einen Linkshänder)?

Ekzeme an den Händen

Menschen, die unter einem Ekzem an den Händen leiden, haben häufig das Gefühl, am falschen Ort zu sein, nicht das zu machen, was ihnen gefällt, oder aber sie fühlen sich durch ihr Umfeld behindert oder entmutigt, in eine Arbeit zu investieren, die ihnen am Herzen liegt. Wenn die Haut rissig wird und zu bluten anfängt, kann darüber hinaus ein Verlust an Lebensfreude vorliegen, weil wir uns gezwungen fühlen, eine Aufgabe zu erfüllen, die uns keinerlei Befriedigung verschafft. Es kann auch sein, dass eine Person sich von uns entfernt, die wir gerne in unserer Nähe behalten wollten.

Was hindert mich daran, tatsächlich das zu machen, was ich mir wünsche?

Gibt es eine Person, die mir entkommt und die ich zurückhalten möchte?

Ein Mann mit einem Ekzem an den Händen sagte mir: *"Ich weiß, dass ich kein Ekzem an den Händen mehr haben werde, wenn ich endlich dort angelangt bin, wo ich sein sollte."* Als er tatsächlich schließlich das machte, was er sich immer gewünscht hatte, verschwand sein Ekzem vollständig.

Es gibt Personen, die immer das getan haben, was andere von ihnen erwartet haben, und deswegen wussten sie auch nicht, was sie tun könnten, um glücklich zu sein. Ihr Ekzem drückt das Gefühl aus, weit entfernt zu sein von dem, was man wirklich ist. Die Lösung ist, das, was Ihnen entspricht, zu suchen, statt sich so zu geben, wie Sie meinen, dass andere Sie sehen wollen.

Roseline hat bei Herbstbeginn ein Ekzem an den Händen und mit dem beginnenden Sommer verschwindet es wieder. Roseline schreibt diesen Effekt der Sonne zu, die ihr guttut. Ich frage sie, was sie im Herbst macht und im Sommer nicht. Sie erzählt mir, dass sie im Herbst an der Universität Kunst studiert. Dies ist ihre große Leidenschaft. Ihre Familie und ihr Umfeld versuchen, sie davon abzubringen: *"Du glaubst doch wohl nicht, dass du jemals deinen Lebensunterhalt mit deinen Zeichnungen verdienen kannst. Denk doch einmal ernsthaft darüber nach! Auf einen erfolgreichen Künstler kommen zehntausend, die am Hungertuch nagen."* Diese ständige Kritik verunsichert sie. Sie hat Angst, so viel zu investieren und dann nicht davon leben zu können.

Finger

Die Finger symbolisieren die Details im alltäglichen Tun. Perfektionisten haben häufig Probleme mit ihren Fingern.

Verletzungen, Verbrennungen, Schnitte an den Fingern

Diese haben häufig etwas mit einem Schuldgefühl wegen kleiner Details bei den Dingen zu tun, die wir im Alltag verrichten. Wir ärgern uns darüber, ein bisschen zu schnell gewesen zu sein, verspätet zu sein, nicht das richtige Werkzeug benutzt zu haben, es nicht besser hingekriegt zu haben etc.

Hier ein Beispiel: Wir sind mit der Vorbereitung des Essens zu spät dran. Wir fühlen uns schuldig und verletzen uns beim Gemüseschneiden oder verbrennen uns an einem Topf.

Krämpfe in den Fingern

Sie gehen auf eine Spannung zurück, die durch den Gedanken, alles bis ins kleinste Detail perfekt haben zu wollen, erzeugt wird.

Die Finger krachen lassen

Das kann auf eine bestimmte Form von verdrängter Aggressivität hindeuten.

Juckreiz an den Fingern

Sie sind ein Ausdruck von Ungeduld mit uns selbst wegen Kleinigkeiten. Und wir erwarten eine gewisse Schnelligkeit oder Detailtreue auch von den anderen. Wenn sie die Dinge nicht so machen, wie wir oder wie wir es von ihnen erwarten, löst das bei uns eine große Ungeduld aus, die sich in Form von juckenden Fingern äußern kann.

Marie kratzt sich die Finger wund, bis es blutet. Als Kind glaubte sie, perfekt sein zu müssen, um geliebt zu werden. Sie war von ihrer ebenso perfektionistischen Mutter viel kritisiert worden. In den fünf Jahren Ehe mit Paul geht Marie jeden Abend mit verbundenen Händen ins Bett. Denn der starke Juckreiz ließ sie sich die Haut von den Fingern kratzen. Marie wollte die perfekte Hausfrau, Köchin, Geliebte und Mutter sein. Sie zwang sich zu so vielem, um perfekt zu sein, dass sie keine Sekunde Zeit mehr hatte, sich zu entspannen und zu vergnügen.

Sie versuchte, in den winzigsten Kleinigkeiten perfekt zu sein und war doch ungeduldig mit sich selbst und ihrer Umwelt. Darüber hinaus fühlte sie sich schuldig, weil sie immer ihre Kinder und ihren Mann anschrie, die alles versuchten, um ihr so gut wie möglich zu helfen. Ihre Hände hörten auf zu jucken, als sie begriff, dass sie nicht perfekt sein musste, um geliebt zu werden, und dass sich das Gegenteil einzustellen drohte, wenn sie mit ihrer Perfektionssucht so weitermachen würde. Sie reduzierte den Druck, den sie sich immer gemacht hatte, verordnete sich eine schöne Zeit und ließ so ihre kleine Familie aufatmen. Sie verstand ihre Mutter und vergab ihr. Der Juckreiz verschwand, und wenn er bisweilen zurückkommt, weiß Marie wenigstens, was zu tun ist: Sie entspannt sich, und alles beruhigt sich wieder.

Steife Finger

Steife Finger können mit der Angst zusammenhängen, sich zu täuschen, aber auch auf eine Starrköpfigkeit oder Unflexibilität hinsichtlich kleiner Dinge zurückgehen. Dieses Problem tritt besonders häufig zusammen mit Arthritis auf.

Habe ich Angst vor Kritik?

Habe ich Angst davor, gedemütigt und nicht geliebt oder geschätzt zu werden, wenn das, was ich mache, nicht perfekt ist?

Neige ich dazu, mich zu kritisieren oder zu viel von mir zu verlangen?

Der Daumen

Der Daumen dient zum Ausüben von Druck oder zum Schieben; der Daumen nach oben zeigt Anerkennung und der nach unten Missbilligung an. Er steht für Druck und Halt und symbolisiert den Austausch. Auf Körperebene entspricht er den Lungen. Wenn uns der Daumen wehtut, bezieht sich das auf die Qualität unseres Austausches mit anderen Menschen. Vielleicht fühlen wir uns zu sehr bedrängt oder nicht ausreichend unterstützt? Wenn wir uns am Daumen verletzen, kann das heißen, dass wir uns schuldig fühlen, andere zu sehr zu drängen. Beim Kind kann der in der Faust eingeschlossene Daumen ein Zeichen für Introversion sein und einen Wunsch zu sterben ausdrücken, weil es seine Lungen, die Leben sind, zu ersticken droht.

Der Zeigefinger

Der Zeigefinger ist ein Symbol für Autorität und Urteil. Eine Person, die oft mit dem Zeigefinger zeigt, ist jemand, der die Autorität von anderen abgelehnt hat, sie nun aber selbst ausübt. Ein Freund, den ich auf diesen Zusammenhang hinwies, antwortete mir: "*Der Finger meines Vaters.*"

Schneidet man sich in den Zeigefinger, ist das ein Zeichen, dass wir uns wegen unserer eigenen autoritären Verhaltensweisen anderen gegenüber schuldig fühlen. Sich schwer am Zeigefinger zu verletzen kann der Ausdruck eines strengen Urteils über uns selbst sein.

Der Mittelfinger

Der Mittelfinger verkörpert die Sexualität und das Vergnügen. Er entspricht unseren Geschlechtsorganen. Sexualität und Kreativität gehen Hand in Hand. Wenn jemand Schmerzen im Mittelfinger hat oder wenn der Finger ramponiert ist, kann das ein Hinweis auf eine sexuelle Minderung oder Traurigkeit über etwas sein, das uns Spaß macht.

Ein Mann, der bei einem Unfall das obere Glied seines Mittelfingers verloren hatte, gestand mir, dass ihn die Arbeit fünfzehn Jahre lang um die Freude gebracht hatte, mit seiner Familie zusammen zu sein.

Der Ringfinger

Der Ringfinger steht für unsere Beziehungen und Bindungen. Es ist der Finger, an dem wir den Ring tragen. Ein schmerzender oder verletzter Ringfinger ist häufig ein Anzeichen, dass es Schwierigkeiten in einer Paarbeziehung gibt oder gegeben hat.

Der kleine Finger

Der kleine Finger stellt die Familie dar und entspricht dem Herzen. Wenn dieser Finger also wehtut oder verletzt ist, deutet das häufig auf Disharmonie in der Familie oder auf Liebesmangel hin.

Rücken und Wirbelsäule mit ihren 33 Wirbeln

Der Rücken und die Wirbelsäule symbolisieren Schutz, Halt und Unterstützung, aber auch unsere Verankerung im Leben.

Bruch der Wirbelsäule

Mehrere Ursachen sind hier möglich: Man gibt sich nicht das Recht, Erfolg zu haben oder glücklich zu sein. Oder man wollte eine Arbeit, die man nicht mehr mochte, reduzieren. Oder aber dies ist der Ausdruck einer tiefgehenden Abwertung von sich selbst.

Skoliose

Bei der Skoliose handelt es sich um eine seitliche Krümmung der Wirbelsäule, die auf Schwierigkeiten hinweisen kann, aufrecht durchs Leben zu gehen, sei es, weil wir uns einer Autorität beugen oder weil wir uns völlig selbst abwerten.

Lordose

Hierbei handelt es sich um eine physiologische ventral konvexe (= nach vorne gerichtete) Biegung der Hals-und Lendenwirbelsäule. Sie kann vorübergehend sein, wie zum Bespiel bei einer schwangeren Frau. Wenn die Krümmung sehr ausgeprägt ist (Hyperlordose), kann sie pathologisch werden. Kinesiologen und Haltungsspezialisten können hier weiterhelfen.

Fühlte ich mich gedemütigt oder abschätzig behandelt?

Habe ich das Gefühl, dass man mir ständig in den Hintern tritt, damit ich immer mehr tue?

Kyphose

Darunter versteht man die rückwärts gerichtete (= dorsal konvexe) Krümmung der Wirbelsäule, die im Rückenbereich normal ist, aber pathologisch wird, wenn sie zu ausgeprägt ist (Rundrücken, Buckel). Sie kann von einer angeborenen Fehlbildung herrühren oder die Folge von bestimmten Krankheiten sein, wie Wirbeltuberkulose, eine Entzündung der Wirbelgelenke (Spondylarthritis) oder Probleme bei der Knochenbildung.

Habe ich mich erdrückt gefühlt durch die Schwere des Lebens oder die Schwierigkeiten, denen ich in meinem Leben begegnet bin?

➢ Die Wirbelsäule wird in fünf Bereiche unterteilt :

1. Der Zervikalbereich und der Hals

Die Halswirbel stellen unsere Ideen dar, unseren intellektuellen Wert, unsere Fähigkeit, Entscheidungen zu treffen und aus Möglichkeiten auszuwählen.

Schmerzen im Halswirbelsäulenbereich können auf eine intellektuelle Abwertung, Angst vor dem Neuen und Unbekannten oder Angst vor falschen Entscheidungen hinweisen.

Finde ich mich nicht intelligent genug oder fühle ich mich wertloser als andere?

Habe ich Angst, mich bei der richtigen Wahl zu irren?

Könnte ich mich selbst durch eine getroffene Wahl abwerten?

Schmerzen im Halswirbelsäulenbereich beim Neigen des Kopfes

Habe ich eine Situation der Schande, der Demütigung oder der Niederlage erlebt?

Gibt es eine Situation, in der ich mich weigere zu kapitulieren?

Schmerzen im Halswirbelsäulenbereich beim Drehen des Kopfes

Welche Situation möchte ich nicht sehen?

Marguerite leidet seit drei Jahren an einem hartnäckigen steifen Hals, der es ihr nicht erlaubt, den Kopf zu drehen. In der Therapie erzählt sie mir, dass sie seit einigen Jahren in einer schwierigen Situation lebt wegen einer Erbschaft, bei der ihre Schwester bevorzugt wurde gegenüber ihren Brüdern, die ihr drohten, nicht mehr mit ihr zu reden, wenn sie weiterhin mit ihrer Schwester reden würde.

Um des lieben Friedens willen entfernt Marguerite sich sowohl von ihrer Schwester als auch von ihren Brüdern, aber sie fühlt sich in dieser Situation sehr unwohl. Nach der Therapie beschließt sie, mit ihren Geschwistern zu reden und ihre Beziehung zu ihrer Schwester wieder aufzunehmen. Ihre Nackenschmerzen verschwinden.

Paul hat Nackenschmerzen. Bei einem Abendessen in der Familie stellt er seinem Bruder Carl seine neue Gattin vor. Carl gehört einer religiösen Vereinigung an, die die Möglichkeit einer Wiederheirat oder einer neuen Paarbeziehung rigoros ausschließt, wenn die erste Ehe nicht annulliert ist. Paul hat große Angst davor, dass Carl irgendetwas sagen könnte, was einen Streit auslösen könnte. Ohne sich dessen bewusst zu sein, versucht er, alles "unter Kontrolle zu halten".

Am nächsten Morgen beim Aufwachen hat er große Schmerzen im Nackenbereich. Er erklärt sich dies damit, dass er mit dem Kopf beim Schlafen schlecht gelegen hat. Die Tage vergehen, aber der Schmerz bleibt und langsam fängt er an, sich zu wundern. Nackenschmerzen durch schlechtes Liegen wären normalerweise schon längst verschwunden.

Schiefhals (Torticollis)

Der Schiefhals ist eine Kontraktion der Halsmuskeln, die darauf hindeuten, dass wir etwas nicht ins Auge sehen, weil wir Angst vor den zu ergreifenden Maßnahmen haben. Es kann dabei um eine Arbeit gehen, für die wir uns nicht mehr interessieren, oder um einen Ehepartner, für den wir keine Liebe mehr empfinden etc.

Gibt es eine Situation, die ich gerne ignoriere, weil sie mich zwingen würde, einen Schritt zu tun, vor dem ich Angst habe?

Nackensteife

Hier geht es meistens um die Angst, die "Kontrolle" über etwas zu verlieren (unseren Gefühlen freien Lauf zu lassen). Bisweilen hängt sie auch mit Starrköpfigkeit zusammen.

Versuche ich, alles zu kontrollieren, um mich sicher zu fühlen?

2. Der Rückenbereich

Der Rückenbereich der Wirbelsäule zieht sich durch den Brustkorb und schützt die inneren Organe. Sie besteht aus 12 Rückenwirbeln. Es ist die Region der Zuneigung und des Rückhalts.

Krummer Rücken

Oft handelt es sich hier um eine globale Abwertung, bei der man spürt, dass man nicht die Kraft hat, mit seinem Leben zurechtzukommen.

Schmerzen im Rückenbereich

Diese Schmerzen sind oft der Ausdruck von Langweile, von Einsamkeit und von der Schwierigkeit, unsere Gefühle in Worte zu fassen. Man fühlt sich weder anerkannt noch gefühlsmäßig unterstützt, hinzu kommt noch die Angst, im Stich gelassen zu sein.

Zeigt sich dies beim Aufbruch zu einer Reise, dann kann diese Abreise wieder eine Verlassenheitsangst wie bei einer Trennung aktivieren.

Fühle ich mich alleine, unverstanden oder verlassen von der Person, von der ich Liebe erwarte?

Sie können auch in Verbindung stehen mit einem Gefühl der Ohnmacht gegenüber einem Leiden oder der Verlassenheit eines geliebten Wesens. Diese Ohnmacht kann noch durch ein Schuldgefühl verstärkt sein. Wir können zum Beispiel glauben:

- dass unsere Mutter wegen unserer Geburt gelitten hat;
- dass unsere Kinder wegen unser beruflichen Karriere oder unserer Scheidung leiden.

Trage ich das Leid und die Verzweiflung einer mir lieben Person (Vater, Mutter, Gatte, Kind usw.)?

Brennen im Rückenbereich

Diese Symptome hängen häufig mit einer Wut zusammen, weil wir uns auf der affektiven Ebene nicht unterstützt fühlen. Wir denken dann womöglich, dass wir alles alleine machen müssen: uns um die Kinder kümmern, uns um ihre Erziehung und die Schule kümmern, uns um den Haushalt kümmern etc., während unser Partner, der mit seinen Aktivitäten zu beschäftigt ist, uns in keiner Weise hilft.

Habe ich beschlossen, dass die Dinge genau so laufen müssen, wie ich es will?

Was sind die Lösungen, die ich nicht in Betracht gezogen habe und die mir helfen, mir meine Bürde zu erleichtern?

3. Der Lendenwirbelbereich

Der Lendenwirbelbereich befindet sich auf Höhe der Nieren, was viele Leute sagen lässt, sie hätten Nierenscherzen, wenn sie von ihren Rückenschmerzen in diesem Körperbereich sprechen.

Schmerzen im Lendenwirbelbereich oder Lumbalgie

Lumbalgie hängt häufig mit einer Unsicherheit auf der materiellen Ebene zusammen. Wir haben Angst, unsere Arbeit zu verlieren, unsere Schulden nicht bezahlen zu können, uns keinen Urlaub oder das Haus, das wir uns wünschen, nicht leisten zu können. Wir können uns im Vergleich zu anderen, die mehr verdienen als wir oder mehr Erfolg haben als wir, minderwertig vorkommen.

Was beunruhigt mich auf der materiellen Ebene?

Was könnte mir mehr Sicherheit geben?

Lumbalgie kann auch mit einem Gefühl der Ohnmacht zusammenhängen, eine Situation in unserem Leben ändern zu können. Viele Frauen, deren Mutter die Rolle eines Dienstmädchens für ihren Vater übernahm, haben ihre Weiblichkeit abgelehnt und ihren männlichen Teil mehr entwickelt, um die Freiheit zu genießen, die den Männern scheinbar immer zusteht. Diese Frauen haben oft Menstruationsschmerzen, begleitet von Rückenschmerzen im Beckenbereich, wenn ihr Körper sie daran erinnert, dass sie Frauen sind.

Lumbago

Im Volksmund auch "Hexenschuss" genannt, stellt Lumbago eine Form von Auflehnung dar, weil ich mich in Bezug auf die Schwierigkeiten und die Bürde meines Lebens hilflos fühle.

Habe ich das Gefühl, finanziell eine zu große Last tragen zu müssen?

Schmerzen am lumbosakralen Übergang (L5, S1)

Der fünfte und letzte Lendenwirbel ist beweglich, wird aber von kräftigen lumboiliakalen Bändern geschützt. Unter diesem fünften Wirbel verbinden sich 5 Kreuzbeinwirbel zum Sakrum. Diese Lendenwirbelgegend betrifft unsere finanziellen Bedürfnisse, während das Sakrum das Paar und die Sexualität betrifft.

Schmerzen in diesem Bereich stehen meistens in Verbindung mit finanziellen Sorgen wegen unseres Partners.

Habe ich Angst, dass mein Partner seinen Job aufgibt oder diesen verliert?

Bin ich beunruhigt über die Art und Weise, wie mein Lebenspartner mein Geld ausgibt?

Habe ich Angst, dass mein Partner und ich nicht genügend Geld haben, um ein Projekt, das mir sehr am Herzen liegt, zu realisieren?

Bandscheibenvorfall

Es handelt sich dabei um ein Vortreten einer Bandscheibe aus dem Wirbelkanal, die einem Herausschieben nach hinten des gallertartigen Bandscheibenkerns entspricht. Dieser Vorfall ereignet sich hauptsächlich zwischen dem vierten und fünften Lendenwirbel oder zwischen dem fünften und dem Sakrum und klemmt dabei den Ischias ein. Dies hängt häufig damit zusammen, dass man sich wegen finanzieller Probleme in einer Situation eingeklemmt fühlt. Dabei kann es sich um den Job handeln, den man aufgeben, Schulden, die man begleichen, Alimente, die man bezahlen, oder Gehälter der Angestellten, die man überweisen muss. Heilung ist hier nur möglich, wenn man aufhört, die Verantwortung anderer zu übernehmen und wenn man Vertrauen in das Leben entwickelt.

Hans ist an einem Bandscheibenvorfall operiert worden. Er arbeitet bei einem Regierungsprojekt, um jugendlichen Schulabbrechern zu helfen. Seine interessanten Ideen werden allerdings en bloc abgelehnt, weil sie nicht zu den bereits beschlossenen Programmen passen. Hans hätte große Lust, seine eigene Schule aufzumachen, aber ihm fehlen die Mittel dazu.

Hans hatte sich zu viele Probleme dieser jungen Leute aufgebürdet. Das Gefühl der Machtlosigkeit, das er empfand, hatte zur Folge, dass er am liebsten die ganze Welt und ihre Regeln geändert hätte. Als er die Verantwortung an die Jugendlichen weitergab, begriff er, dass sie es waren, die den Behörden sagen mussten, dass ihnen das Programm nicht passte. Denn schließlich war das Programm ja gemacht worden, um ihnen zu helfen. Hans ließ los und wurde völlig von seinem Bandscheibenvorfall geheilt.

Hernien (Brüche) können sich auch in verschiedenen anderen Körperzonen ereignen. Es handelt sich dabei um das Heraustreten von Eingeweiden aus ihrer normalen Körperhöhle heraus.

An der Leiste: **Leistenbruch.** Er hat seine Ursache meistens darin, dass man sich in seiner Paarbeziehung eingeklemmt fühlt. Man kann sich wegen eines Mangels an Freiheit eingeengt fühlen.

Am Nabel: **Nabelbruch.** Bei einem Säugling kann dies damit zusammenhängen, dass er sich bei der Geburt eingeklemmt fühlte. Bei einem Kind oder Erwachsenen kann eine solche Hernie auf ein Gefühl des Eingeengtseins in der Beziehung zur Mutter hinweisen. Eine Heilung ist möglich durch das Erlernen der inneren Versicherung, sich nicht mehr überwältigen zu lassen.

Was hält mich gefangen? Etwa die Angst, nicht zu gefallen, jemandem wehzutun oder eine Verpflichtung aufzugeben?

4. Der Kreuzbein- oder Sakralbereich

Dieser Bereich besteht aus den fünf Kreuzbeinwirbeln, die verschmelzen, um das Sacrum zu bilden. Hier erweitern sich die Querfortsätze zu dem Sacrum, das sich mit dem Hüftknochen verbindet, um das eigentliche Becken zu bilden. Probleme in dieser Körperregion haben mit Sexualität, mit der Paarbeziehung und mit der Zeugung zu tun.

Fühle ich mich, sexuell gesehen, herabgesetzt?

Bin ich zu sehr mit dem Kind oder den Kindern beschäftigt, denen ich das Leben geschenkt habe?

5. Der Steißbeinbereich

Der Steißbeinbereich verkörpert unsere Grundbedürfnisse, unser Überleben. Wenn wir Schmerzen am Steißbein haben, ist das oft ein Zeichen für große Sorgen um unsere Grundbedürfnisse (Nahrung, Wohnung etc.) und um die, die wir ernähren. Habe ich Angst, meine Grundbedürfnisse nicht mehr befriedigen zu können, wenn ich meinen Job oder meinen Partner verlasse?

Mache ich mir Sorgen um mein eigenes Überleben oder das meiner Kinder?

Sich am Steißbein verletzen

Auf einer Reise nach Indien war ich eines Tages in einer etwas schwierigen finanziellen Situation. Ich machte mir Vorwürfe, in diese Situation geraten zu sein. Und dieses Schuldgefühl, ausgelöst von meinen Ängsten um mein Überleben, gipfelte schließlich in einem Unfall: Ich lief eine steile Böschung hinab und fiel aufs Steißbein. Die lang anhaltenden Schmerzen verschwanden an dem Tag, an dem ich das Geld erhielt, um Indien verlassen zu können.

Werfe ich mir vor, mich in eine so gefährliche Situation manövriert zu haben?

Hüften

Die Hüften symbolisieren unsere Entschlossenheit, Dinge anzugehen. Ein Problem oder Schmerzen in den Hüften haben meistens etwas mit Unentschlossenheit zu tun.

Wir befinden uns in einem Dilemma, bei dem ein Teil von uns vorpreschen will und der andere Teil Angst hat und somit bremst. Daraus entsteht ein Bewegungskonflikt, der die Hüften, aber auch die Beine beeinträchtigen kann.

Jeannette hat Hüftschmerzen. Jeannette ist seit über zwei Jahren mit Georges zusammen, der ihr anbietet, mit ihm in sein großes Haus an einem See zu ziehen. Jeannette hat große Lust dazu, aber gleichzeitig auch große Angst. Wenn sie alles aufgibt, was für sie Sicherheit bedeutet, und wenn Georges, der schon einmal ein Alkoholproblem hatte, wieder zu trinken anfängt, könnte sie ihn nicht aushalten. Es war schon schwer genug für sie, ihren ersten Mann zu verlassen, der Alkoholiker war. Diese Angst hindert sie daran, sich voll auf ihre Liebesbeziehung einzulassen.

Diese Ängste und Sorgen beziehen sich fast immer auf eine Entscheidung, die eine große Auswirkung auf unser Leben haben könnte. Es kann sich dabei um einen Umzug, eine Ehe, die Geburt eines Kindes, die Gründung des eigenen Unternehmens, eine Trennung etc. handeln.

Gibt es eine neue Situation, bei der ich Angst habe, mich darauf einzulassen, oder die ich nicht in Angriff nehmen will, weil dies den Ablauf meines Lebens verändern könnte?

Was kann mir Schlimmes passieren?

Gesäß

Die Hinterbacken sind Muskeln, die an der Gehfunktion beteiligt sind. Darüber hinaus sind sie ein Schutzpolster für unsere Knochen beim Sitzen.

Das Gesäß ist für den Körper das, was der Daumen für die Hand und die große Zehe für den Fuß ist. Es symbolisiert Macht. Deshalb kann jemand mit einem breiten Becken und einem großen Gesäß eine Person sein, die ihre Macht stärken möchte - und dies vielleicht, weil sie sich nicht richtig anerkannt fühlt. Wenn das Gesäß weit oben sitzt, besteht oft ein Wunsch, seine Macht zu erhöhen. Ein kleiner und flacher Hintern kann auf einen Wunsch hindeuten, unerkannt zu bleiben; man will nicht auffallen. Schöne runde Gesäßbacken, die dabei nicht ausladend sein müssen, können auf eine Tendenz hinweisen, Macht über andere haben zu wollen. Diese Person kann durchaus Führungseigenschaften haben oder aber auch herrschsüchtige Züge aufweisen. Mit zunehmendem Alter hängt das Gesäß ein bisschen durch und zeigt somit einen Verlust an Macht an.

Pickel, Furunkel oder Abzesse am Gesäß

Bin ich wütend, weil ich mich in einer Situation machtlos fühle?

Bin ich verstimmt aus Ärger, weil ich eine so lange Zeit sitzenbleiben musste, obwohl ich doch lieber etwas anderes tun würde?

Schmerzen am Gesäß

Ein schmerzendes Gesäß kann mit der Befürchtung zusammenhängen, seine Zeit zu verlieren. Unter diesem Problem leiden in der Regel Personen, die einer sitzenden Tätigkeit nachgehen, oder Schüler und Studenten, die lange Stunden damit zubringen müssen, ihren Lehrern und Professoren zuzuhören, während sie lieber etwas anderes machen würden.

Eine Teilnehmerin an einer meiner Konferenzen kam am Ende zu mir und fragte mich, was wohl der Grund für die Schmerzen am Gesäß und an den Beinen sein könnte, wenn sie zu lange saß. Dies sei auch jetzt bei dieser Konferenz der Fall. Ich fragte sie, ob sie sich vielleicht schuldig fühle, wenn sie sich Zeit für sich selbst nehme. Sie gab zu, dass sie sich praktisch nie Zeit nahm, sich hinzusetzen, und manchmal sogar im Stehen aß, um Zeit zu sparen. Für sie war Sitzen gleichbedeutend mit Zeitverlieren und war typisch für die Schlappen und Faulen.

Gehe ich davon aus, dass es bedeutet, Zeit zu verlieren oder faul zu sein, wenn ich mich ausruhe?

Was geschieht, wenn ich zu arbeiten aufhöre, in Pension gehe, nicht mehr weitermachen will?

Eine Freundin hatte Schmerzen am Gesäß. Sie hatte ihre Eltern oft sagen hören, dass aufzuhören zu arbeiten das Gleiche wäre wie sterben. Sie bekam ihre Schmerzen am Gesäß, als sie in den Ruhestand ging. Als sie diese Verbindung erkannt hatte, sagte sie nicht mehr, sie sei im Ruhestand, sondern sie beginne gerade eine dritte Karriere. Und ihre Gesäßschmerzen waren verschwunden ...

Juckreiz am Po

Warte ich ungeduldig darauf, endlich diesen Ort verlassen zu können?

Als ich von meiner zweiten Indienreise zurückkehrte, hatte ich es so eilig, meinen Mann wiederzusehen, dass mein Po und meine Schenkel die meiste Zeit während des Fluges wahnsinnig juckten.

Ischiasnerv

Der Ischiasnerv ist der größte Nerv des ganzen Organismus. Er zieht sich von der Lendenwirbelregion über die Gesäßmuskeln das ganze Bein hinunter.

Schmerzen am Ischiasnerv

Die verschiedenen Punkte, wo es schmerzt, sind sehr aufschlussreich. Schmerzt der Ischiasnerv beispielsweise im Gesäß oder in einem Teil davon vom Oberschenkel bis ins Bein hinunter, so kann das bedeuten, dass wir Angst haben, etwas von unserer Macht zu verlieren. Diese Macht kann sich auf Geld oder Prestige beziehen. Sie zu verlieren, kann uns das Gefühl geben, nichts mehr wert zu sein.

Sitzen die Schmerzpunkte vorwiegend in den Oberschenkeln und in den Beinen, deuten sie auf die Angst hin, sich in eine unsichere Situation hineinzubegeben, die uns erschreckt, wie etwa die Angst, eine Trennung zu erleben, seinen Arbeitsplatz zu verlieren, nicht genug Zeit für eine Arbeit zu haben, von der unser Erfolg abhängen kann, etc. Sind die Schmerzpunkte im Gesäß, siehe weiter oben.

Was beunruhigt mich in diesem Moment am meisten?

Sage ich mir: "Was kann passieren, wenn ...?"

Was habe ich am meisten Angst zu verlieren oder zu vermissen?

Beine

Die Beine bedeuten unsere Fähigkeit voranzukommen. Schmerzen in den Beinen hängen oft mit der Angst zusammen, eine neue Situation anzugehen.

Ödem in den Beinen – Wasser in den Beinen

Unter einem Ödem, auch Gewebswassersucht genannt, versteht man eine diffuse Schwellung des Unterhautgewebes aufgrund einer Ansammlung seröser Flüssigkeit. Häufig geht es darauf zurück, dass wir uns da, wo wir sind, eingeschränkt fühlen. Ein Beispiel: Ich möchte in meinem Leben oder in meiner Wohnung Dinge verändern, den Beruf wechseln, aber ich verfüge weder über die notwendigen Mittel noch über die erforderlichen Diplome. Wir können uns auch durch eine Person, unser Umfeld oder sogar durch die Zeit eingeschränkt fühlen. Am Ende des Tages können wir geschwollene Beine haben, weil wir nicht aufhören, an all das zu denken, was wir eigentlich noch tun müssten, statt schlafen zu gehen.

Marie-Helène, die ein großes Buchhaltungsunternehmen leitet, klagt seit mehr als sechs Monaten über schmerzende Beine und ein Ödem, wofür sie dem Fliesenboden in ihrem Büro die Schuld gibt. In der Therapie stellt sich heraus, dass sie Buchhalterin geworden ist, um einen Traum ihres Vaters zu erfüllen, obwohl sie davon träumte, Tänzerin zu werden. Sie fühlte sich nicht in der Lage, ihren Beruf aufzugeben, war ihr doch klar, dass das Tanzen ihr kein gleichwertiges Gehalt garantieren konnte. Und so fühlte sie sich in ihrem Wunsch eingeschränkt, diese Sache, die ihr so am Herzen liegt, in Angriff zu nehmen.

Niemals wird dir ein Traum geschenkt ohne die Möglichkeit, ihn zu realisieren.

Richard Bach

Wenn sie sich so sehr wünschte, Tänzerin zu sein, dann hatte sie auch die Fähigkeit dazu. Ihre Erfahrung als Buchhalterin und Leiterin einer großen Firma konnten ihr helfen, eine eigene Tanzschule zu eröffnen. Das motivierte sie, aktiv zu werden. Sie ging schrittweise vor und arbeitete zunächst nur noch halbtags, um eine Tanzausbildung zu machen. Die Schmerzen in den Beinen und das Ödem verschwanden.

Habe ich Angst, eine neue Situation anzugehen?

Fühle ich mich hin- und hergerissen zwischen meinem Wunsch voranzukommen und der Angst, zu missfallen oder zu enttäuschen?

Schwere Beine

Was belastet mich im Augenblick in meinem Leben?

Meine Einsamkeit?

All die Arbeit, die ich zu Ende bringen muss?

Vielleicht die Beziehung zu einer mir nahestehenden Person?

Meine finanziellen Schwierigkeiten?

Abszess am Bein

Bei einem Abszess handelt es sich um eine abgekapselte Eiteransammlung in Geweben oder Organen. Meistens ist er auf eine Wut zurückzuführen, die schon seit einiger Zeit in uns brodelt. Tritt er am Bein auf, kann er Wut darüber ausdrücken, dass wir uns bei dem, was wir unternehmen wollen, gebremst fühlen. Das kann sich beispielsweise auf Veränderungen in unserer Wohnung, auf Studien, auf eine Reise, auf eine neue Arbeitsstelle etc. beziehen.

Olga hat einen Abszess am Bein. Olga und William leben seit einigen Jahren in dem Haus, das ihnen Williams Mutter vermacht hat. Olga findet die alten Möbel, die sie geerbt haben, furchtbar. Doch jedes Mal, wenn sie William den Vorschlag macht, in dem Haus Veränderungen vorzunehmen oder neue Möbel zu kaufen, um die alten zu ersetzen, weigert er sich kategorisch. Für William verkörpern sie seine Kindheit, während sie für Olga nur eine ständige Frustration darstellen, die eine große Wut in ihr schürt, die sich durch einen Abszess am Bein manifestiert. Olga ist der Typ von Mensch, der nie gewagt hat, seinen Platz im Leben einzunehmen. Am Ende willigt William ein, ein Zimmer zum Gedenken an seine Mutter so zu lassen, wie es ist, und den Rest des Hauses zu renovieren.

Bin ich wütend auf eine Person oder Situation, die mich ausbremst oder daran hindert weiterzukommen?

Thrombose am Bein

Irene wollte eigentlich Nonne werden, aber äußere Umstände brachten sie zum Heiraten. Aber ihre Ehe endete in einer Trennung. Um sich zu trösten, wendet sie sich einer religiösen Bewegung zu, die predigt, dass das Glück nicht von dieser Welt sei, und die ihr rät, so wie Christus ihr Kreuz zu tragen, wenn sie als "Erwählte" ins Paradies eingehen möchte. Irene verzichtet auf alles, das ihr irgendwie Freude machen könnte, glaubt sie doch, dass das Leben eine Etappe voller Leiden ist, um so die ewige Glückseligkeit zu erreichen (siehe: Venenentzündung).

Was hindert mich daran, mehr Lebensfreude zu haben?

Was kann ich tun, um Freude in mir und um mich herum aufrechtzuhalten?

Oberschenkelknochen (Femur)

Der Oberschenkelknochen ist jener lange Knochen, der ganz allein das Gerüst des Oberschenkels bildet. Am oberen Ende ist er durch ein Gelenk mit dem Darmbein verbunden und am unteren Ende mit dem Schienbein. Der Oberschenkelknochen stellt die Kraft der Aktion dar.

Ein Bruch des Oberschenkelknochens steht oft in Verbindung mit einem Konflikt mit einem Bruder, einer Schwester, einem Ehepartner oder einem Vorgesetzten. Er kann zum Ausdruck bringen, dass man von diesen Konfrontationen die Nase voll hat oder aber sich dieser Person gegenüber schuldig fühlt.

Wurde ich mit unliebsamen Dingen konfrontiert?

Ein Bruch des Schenkelkopfes ist häufig bei älteren Personen zu beobachten und drückt deren Verlangen aus, dass jemand sich um sie kümmert.

Will ich, dass sich jemand um mich kümmert, weiß ich aber nicht recht, wie darum bitten?

Knie

Das Knie ist ein wichtiges Gelenk, denn es verkörpert die Fähigkeit, uns zu beugen und zu neigen, also Flexibilität. Bei Schmerzen im Knie geht es meistens um Gehorsamkeitskonflikte, entweder weil wir uns weigern, uns zu beugen, oder weil wir uns vor Angst, zu missfallen oder nicht geliebt zu werden, zu stark beugen.

Angèle hat seit Jahren Schmerzen im Knie. Als sie klein war, war ihre Mutter nie zufrieden. Ihr Vater hingegen schien recht tolerant und gut zu sein. Sie schwor sich, nie so anspruchsvoll aufzutreten wie ihre Mutter. Wenn wir aber Angst haben, wie eine bestimmte Person zu handeln, kommt es häufig vor, dass wir ins andere Extrem verfallen. So war es auch bei Angèle. Obwohl sie mit einem Alkoholiker verheiratet war, beklagte sie sich nie über irgendetwas, auch wenn sie wegen ihm alles Mögliche durchmachen musste. Jede gemeinsame Reise endete aufgrund seiner Alkoholabhängigkeit in einem Albtraum. Eines Tages schlug er ihr wieder eine Reise vor. Sie war davon überhaupt nicht angetan, aber aufgrund dessen, was sie sich als Kind geschworen hatte, willigte sie dennoch ein.

Auf der Reise kamen sie eines Tages spätabends in eine Stadt und konnten kein Hotel finden. Sein Bedürfnis, etwas zu trinken, war so stark, dass er sich auf die Suche nach einem Bistro machte. Er parkte das Auto und sagte zu Angèle, sie solle im Auto auf ihn warten, er käme bald zurück. Er kam dann in den frühen Morgenstunden vollkommen betrunken zurück. Sie war völlig außer sich, alleine im Auto in einer fremden Stadt. Sie dachte: *"Das werde ich ihm nicht so bald verzeihen."*

Als Angèle zu mir in die Therapie kam, glaubte sie, ihrem Ehemann vergeben zu haben, aber in Wirklichkeit weigerte sie sich innerlich, dieses Ereignis von der letzten Reise einfach so unter den Tisch fallen zu lassen. Angèle begriff, dass sie sich, nur um ihrer Mutter nicht zu ähneln, geweigert hatte, dem anderen seine Grenzen aufzuzeigen. Sie verstand, dass sie dadurch ihrem Mann erlaubt hatte, sie so respektlos zu behandeln. Sie verzieh ihm, aber tolerierte seine Exzesse nicht mehr.

Fällt es mir schwer, die Bemerkungen und Vorschläge anderer zu akzeptieren?

Bin ich vielleicht zu sehr oder zu wenig nachgiebig?

Schwierigkeiten beim Kniebeugen

Ein Mangel an Flexibilität, weil ich recht zu haben glaube, kann zu Schwierigkeiten beim Beugen der Knie führen.

Francine hat ein Knie, das sie seit Jahren nicht beugen kann. Sie hat sich sogar einer Operation unterzogen, die allerdings nur wenig Erleichterung brachte. In den Therapiesitzungen wird klar, dass Francine nie ihren Stiefvater und den Platz akzeptiert hatte, den er bei ihrer Mutter eingenommen hat. Als sie dann begriffen hatte, dass er sie immer geliebt hatte, aber eben auf seine Art und Weise, und dass er ihrer Mutter das Leben sehr erleichtert hatte, verzieh sie ihm und war bereit, sich nun vor der Autorität zu beugen, die er für sie verkörperte. Ihr Knie wurde wieder viel flexibler. Sie erzählte mir später, dass sie sich wieder hinknien konnte, was seit Jahren nicht mehr möglich gewesen war.

Bei den meisten Religionen stellt das Knien einen Akt der Demut dar.

Bin ich überzeugt davon, eine Situation oder Entscheidung akzeptiert zu haben, während ich in Wirklichkeit nur zurückgesteckt habe, um mein Gesicht zu wahren oder den Frieden zu erkaufen?

Die Knie streiken

Bin ich zu leicht beeinflussbar, zu flexibel?

Kommt es vor, dass ich nicht genug an meinen Ideen festhalte?

Die Knie sind taub, Taubheitsgefühl

Habe ich mich davon überzeugt, dass mich etwas nicht stört und ich mich der Entscheidung beuge, während dies in Wirklichkeit nicht so ist?

Arthritis und Arthrose im Knie (siehe: Arthritis)

Habe ich möglicherweise Schwierigkeiten, Kritik anzunehmen, weil ich mich dadurch herabgesetzt fühle?

Wasser in den Knien

Gibt es in meinem Umfeld jemanden, der immer recht haben will, was mich wütend macht?

Verletzungen am Knie, Knieverletzung

Fühle ich mich schuldig, weil ich recht haben will?

Würde ich eine Situation, die man mir aufgezwungen hat, gerne einschränken?

Schmerzen am Kniekorpel

Was zwinge ich mir auf? Und warum?

Verstauchung am Knie

Wollte ich mich einer Verpflichtung oder Belastung entziehen?

Die Kniescheibe

Die Kniescheibe ist ein beweglicher Knochen auf der Vorderseite des Knies. Schmerzen an der Kniescheibe deuten oft auf einen Mangel an Flexibilität gegenüber einer Autorität oder einem gültigen Gesetz hin. Wenn wir uns die Kniescheibe zertrümmern, ist das häufig ein Zeichen für eine Auflehnung gegen eine Autorität, vor der wir uns weigern, uns zu beugen.

Welcher Situation oder Person gegenüber weigere ich mich, mich zu unterwerfen?

Waden

Die Waden sind der Motor unserer Beine. Sie stellen unsere Fähigkeit dar, uns schnell zu bewegen. Wenn wir Schmerzen in den Waden haben, ist das häufig das, was man den Krampf des Läufers nennt. Dies hängt damit zusammen, dass uns die Dinge zu schnell zu gehen scheinen, wir möchten das Tempo drosseln. Es kann aber auch sein, dass wir uns Sorgen machen, weil uns die Zeit fehlt, um eine Arbeit zu beenden.

Habe ich Angst, nicht genug Zeit zu haben?

Fühle ich mich gegen meinen Willen in eine Richtung gedrängt, wobei ich mir nicht sicher bin, dass ich ihr gewachsen bin?

Habe ich den Eindruck, dass die Dinge zu schnell gehen? Beispielsweise, ich habe einen Mann vor kurzem kennengelernt und schon spricht er von Heirat.

Patrick hatte starke Schmerzen in den Waden. Hockeyspielen macht ihm großen Spaß und er gilt als der beste Spieler seiner Mannschaft. Sein Trainer, der sein Potenzial erkennt, drängt ihn, bei Wettkämpfen mitzumachen. Aber beim Wettkampf mit seinen langen Wartezeiten verliert er völlig die Freude am Spiel, die er verspürte, als er einfach nur zum Spaß spielte. Die starken Wadenschmerzen, die ihn am Spiel hinderten, waren seine Bremsen gegen den Druck, unter dem er litt.

Knöchel

Die Knöchel ermöglichen die Drehbewegung des Fußes. Sie verkörpern die Flexibilität in Bezug auf eine Richtung oder eine Richtungsänderung.

Schmerzen in den Knöcheln

Sie gehen häufig mit einem Gefühl der Blockierung, Behinderung oder Entmutigung einher, das uns daran hindert, einen Weg einzuschlagen, der uns am Herzen liegt. Wir können das Gefühl haben, dass Leute uns Sand ins Getriebe streuen wollen. Es sei denn, wir selbst haben Angst, in eine neue Richtung vorzustoßen, oder haben Zweifel an der von uns eingeschlagenen Richtung.

Was hindert mich daran, die Richtung einzuschlagen, die ich mir wünsche?

Was hindert mich daran, gelassen die gewählte Richtung weiterzuverfolgen?

Verletzungen der Fußgelenke

Diese Art von Verletzungen sind häufig ein Hinweis auf ein Schuldgefühl hinsichtlich der Richtung, die wir eingeschlagen haben. Wenn wir uns beim Spiel oder bei einer Freizeitbeschäftigung verletzen, erlauben wir uns wohl nicht, uns zu amüsieren und Spaß zu haben. Und dies vielleicht, weil wir gesehen haben, wie unsere Eltern immer nur gearbeitet und sich nie etwas gegönnt haben, oder weil wir an all die Dinge denken, die wir eigentlich tun müssten, während wir unsere Zeit mit Entspannen verbringen.

Fühle ich mich schuldig, dass ich den von mir gewünschten Weg verfolge, ohne auf die anderen oder deren Ratschläge Rücksicht zu nehmen?

Habe ich mich minderwertig gefühlt, als ich sowieso dachte: "Dem kann ich nicht das Wasser reichen."?

Verstauchung oder Verrenkung des Fußgelenks

Dabei handelt es sich um ein Gelenktrauma, ausgelöst durch eine gewaltsame Bewegung, bei der es im Falle einer leichten Verstauchung zu einer Bänderzerrung und in schweren Fällen zu einem Bänderriss kommt. Besonders das Fuß- und das Kniegelenk sind davon betroffen. Die Gelenkbänder bedeuten das, was uns festhält.

Wovon wollte ich mich befreien? Sei es eine Verpflichtung, ein Engagement oder eine Kontrolle, die eine andere Person mir gegenüber ausübt?

Muss ich etwas kürzertreten?

Geschwollene Fußgelenke

Halte ich mich zurück, in der Richtung, die ich mir wünsche, weiterzugehen?

Füße

Die Füße stellen unseren Fortschritt im Leben dar. In Indien werden die Füße der großen Meister verehrt, doch in Wirklichkeit ist es ihr spiritueller Fortschritt, der damit verehrt wird. Füße und Gangart sind Ausdruck der Art und Weise, wie eine Person im Leben vorankommt.

Ich war dabei, als eines Tages ein mit mir gut befreundeter Podologe seinen Beruf vorstellte und dabei am Beispiel mehrerer Fußabdrücke erklärte, welches die mit dem jeweiligen Abdruck verbundene Persönlichkeit war. Ich war erstaunt über einen Abdruck, bei dem die Zehen ganz fehlten. Ich fragte ihn, ob bei dieser Person die Zehen amputiert worden waren. Er antwortete mir: *"Nein, überhaupt nicht. Siehst du, diese Person hat in ihrem Leben nie einen Fuß auf den Boden bekommen. Er hat das Leben nie akzeptiert."*

Dieser Freund hatte auf seine Art und Weise eine interessante Verbindung hergestellt von Metamedizin und Podologie. Ein anderer Podologe meinte: *"Vereinen wir unser Wissen!"*, was wir dann auch getan haben und was meine Kenntnisse über die Füße erheblich erweitert hat.

Schmerzende Füße

Schmerzende Füße stehen häufig im Zusammenhang mit dem Gefühl, nicht vorwärtszukommen, auf der Stelle zu treten. Man kann sich bei dem, was man tun möchte, festgefahren fühlen.

Habe ich das Gefühl, mich im Kreis zu drehen, im Leben kein Ziel zu haben?

Eingeschlafene Füße treten häufig nach einer Zeit der Inaktivität auf (z. B. beim Aufstehen, am Morgen oder nach langem Sitzen).

Habe ich Angst, eine Arbeit oder eine Aktivität nach längerer Pause wieder aufzunehmen?

Plattfüße

Plattfüße entstehen durch das Absinken des Traggewölbes des Fußes. Eine Kursteilnehmerin hatte dieses Problem. Ich fragte sie, ob sie das Gefühl habe, es mangele ihr an Unterstützung. Sie antwortete mir: *"Ich habe in meinem Leben nie Unterstützung erfahren, weder von meiner Mutter noch von meinem Vater und auch nicht von meinem Ehemann."* Kinder, die mit Plattfüßen auf die Welt kommen, haben häufig eine Mutter, die sich während der Schwangerschaft nicht genug unterstützt gefühlt hat.

Es kann allerdings auch ein Zusammenhang zu dem bestehen, was diese Seele vor ihrer Empfängnis erlebt hat. Diese Kinder beginnen ihr Leben und fühlen sich von Anfang an ohne ausreichenden Rückhalt (häufig vor allem vonseiten des Vaters). Je nachdem, was sie danach erleben, kann das Problem dann verschwinden oder schlimmer werden.

Brauche ich irgendwelche Ermunterung oder Unterstützung, wenn ich etwas unternehmen will?

Menschen, die Probleme mit Plattfüßen haben, müssen mehr Vertrauen in sich selbst und in das Leben bekommen, um das loslassen zu können, was für sie Sicherheit bedeutet. Dann können sie Erfahrungen machen, die es ihnen ermöglichen, auf ihrem Entwicklungsweg zu wachsen.

Klumpfuß

Beim Klumpfuß, auch "Pferdefuß" genannt, handelt es sich um eine Missbildung des ganzen Fußes, die es der Person nicht erlaubt, den Fuß normal auf den Boden aufzusetzen. Der Klumpfuß kann angeboren oder erworben sein. Er kann beispielsweise auch nach einer Krankheit wie Poliomyelitis auftreten. Es kann sein, dass die davon betroffene Person nie wirklich einen Fuß auf den Boden des Lebens setzen wollte. Sie kann dazu neigen, mehr in einer Fantasiewelt, die sie sich selbst geschaffen hat, als in einer realen Welt zu leben. Vielleicht geht es auch um eine Flucht vor ihren Verantwortungen oder um die Weigerung, etwas aus den Erfahrungen einer früheren Inkarnation (z. B. durch einen Selbstmord) zu lernen.

Hohlfuß

Der Hohlfuß ist gekennzeichnet durch ein fast völliges Fehlen des Fußgewölbes beim Fußabdruck. Die übertriebene Wölbung des Fußgewölbes erinnert an die Stellung eines Embryos in Fötalhaltung. Sie deutet auf Personen hin, die sich häufig gegen die Außenwelt verschließen, weil sie Sicherheit und Schutz brauchen. Sie scheinen immer in Eile zu sein, sind also hyperaktiv. Sie nehmen sich nicht die Zeit, einen Fuß auf den Boden zu bekommen. Aus Angst scheinen sie ständig auf dem Sprung zu sein.

Vor wem oder was habe ich zur Zeit Angst?

Was kann ich machen, um zur Ruhe zu kommen?

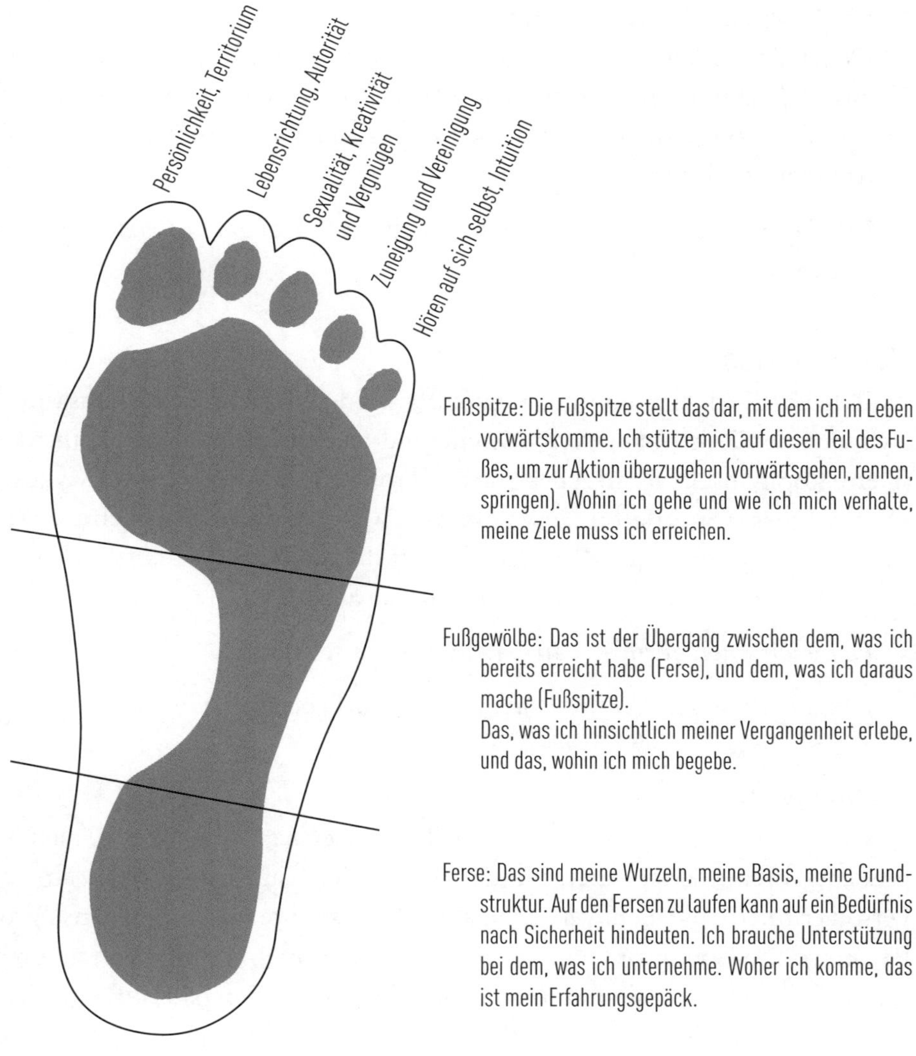

Schlurfen

Dies kann ein Zeichen von Schüchternheit sein, aber auch ein Hinweis, dass es uns keinen Spaß macht, im Leben voranzukommen.

Mit nach innen gedrehten Füßen gehen

Dies deutet in der Regel auf eine introvertierte Person hin, die sich weigert zu wachsen. Man möchte immer ein Kind bleiben.

Habe ich Angst, die Verantwortung für mich nicht übernehmen zu können?

Haut von der Fußsohle entfernen

Dieses Phänomen hängt häufig mit einem Schamgefühl zusammen, einer Nichtakzeptanz unserer Person. Wir wollen jemand anderes sein. Wir fühlen uns unfähig, so wie wir sind, im Leben Erfolg zu haben. Wir möchten in eine andere Haut schlüpfen.

Möchte ich jemand anderes sein, um besser in meinem Leben voranzukommen?

Sportlerfuß

Es handelt sich hier um eine Erkrankung, bei der Hautläsionen hauptsächlich zwischen den Zehen, auf der Fußsohle und an der Fußinnenkante auftreten (Dermatophytose). Verursacher sind mikroskopisch kleine Pilze (Mykose). Oft wird dieser Sportlerfuß ausgelöst vom Weggang einer oder mehrerer Personen aus unserem sehr nahen Umfeld. Oft drückt er aus: "*Voranzugehen tut mir zu weh; ohne ihn, ohne sie und ohne sie alle ...!*"

Halte ich mich zurück, statt nach vorne zu schauen?

Fühle ich mich in dem, was ich in meinem Leben tue, eingeschränkt?

Geschwollene Füße

Geschwollene Füße oder Ödeme haben oft etwas damit zu tun, dass wir uns ausgebremst oder eingeschränkt fühlen. Ich kann mich noch an eine Person erinnern, die nicht verstehen konnte, wieso ihre Füße immer anschwollen, obwohl sie wenig zu Fuß ging. Sie war Sekretärin und fühlte sich in ihrem Beruf eingeengt, und sie träumte davon, ein eigenes Geschäft aufzumachen. An dem Tag, an dem sie ihre Stelle als Sekretärin aufgab, um ihren Laden zu eröffnen, hörten ihre Füße auf anzuschwellen.

Hindere ich mich selbst am Vowärtskommen?

Fühle ich mich bei dem, was ich im Leben mache, eingeschränkt?

Blasen an den Füßen

Hierbei handelt es sich um eine Ablösung der Epidermis, die sich mit durchsichtiger seröser Flüssigkeit anfüllt.

Gibt es Hindernisse auf dem Weg, den ich einschlagen möchte?

Dornwarzen

Es handelt sich hier um winzige Epidermistumore, die isoliert oder geschichtet auftreten. Sie hängen oft mit einem Schamgefühl zusammen (wenn wir z. B. Fußgeruch haben) oder mit Selbstabwertung (wenn immer wieder Hindernisse unseren Weg blockieren).

Habe ich eine Situation erlebt, bei der ich mich für meine Füße geschämt habe?

Wiederhole ich oft Sätze wie: "Das wird nie klappen." "Da läuft überhaupt nichts." Und so weiter?

Absenken des Fußgewölbes

Das Fußgewölbe repräsentiert den Übergang von dem, was ich erreicht habe (die Ferse) und was ich damit anfange (vorderer Teil des Fußes); was ich erlebe in Bezug auf meine Vergangenheit und dort, wohin ich mich begebe.

Habe ich die Tendenz, meine Emotionen unterdrücken zu wollen, um leichter etwas unternehmen zu können?

Ferse

Die Ferse verkörpert unsere Wurzeln, unsere Basis, unsere Grundstruktur, auf die wir uns stützen, um im Leben besser voranzukommen.

Schmerzen in der Ferse

Sie vermitteln oft das Gefühl, keinen festen Boden unter den Füßen zu haben. Ein Beispiel: Ich liebe meine Arbeit nicht mehr, aber ich weiß nicht, was ich stattdessen machten könnte. Eine finanzielle Abhängigkeit von einer anderen Person in Bezug auf meine Grundbedürfnisse kann ebenfalls Unsicherheit erzeugen, die ebenfalls Schmerzen in der Ferse zur Folge haben kann.

Habe ich das Gefühl, keinen Boden unter den Füßen zu haben?

Kalkaneussporn – Fersensporn

Dabei handelt es sich um einen dornartigen Knochenauswuchs (auf dem Röntgenbild sichtbar) aus dem Fersenbein (Kalkaneus). Dieser Sporn geht auf ein Gefühl von Abwertung zurück, weil wir nach all den gemachten Anstrengungen kaum mehr Boden unter den Füßen zu haben.

Arthur leidet an einem Kalkaneussporn. Er arbeitet seit Jahren für dieselbe Firma. Neue Besitzer kaufen die Firma auf und beschließen, die sozialen Vorteile der Angestellten einzuschränken. Arthur hat den Eindruck, dass nun wieder alles von vorne beginnt. Er hat eine wahnsinnige Wut im Bauch und ist empört bei dem Gedanken, dass er nach all seinen Anstrengungen und all den Jahren nichts Besseres erreichen kann.

Fühle ich mich denen unterlegen, die erfolgreicher waren als ich?

Habe ich das Gefühl, nach all meinen Anstrengungen keinen Schritt weitergekommen zu sein?

Schmerzen an der Achillessehne

Wollte ich auf eine neue Situation zustreben, fühlte mich aber gleichzeitig ausgebremst von Menschen, die auf mich bauen und die ich weder enttäuschen will noch durch meine Neuorientierung leiden lassen will?

Achillessehnenabriss

Wollte ich mich von meinen familiären Wurzeln lösen, um auf meine Art und Weise weiterzukommen?

Zehen

Wie die Füße unseren Fortschritt im Leben darstellen, verkörpern die Zehen die Art und Weise, wie wir in die Zukunft gehen.

Die große Zehe

Sie symbolisiert unsere Persönlichkeit, unser Ego.

Gicht in der großen Zehe

(siehe Gicht Seite 243).

Die zweite Zehe

Sie symbolisiert die Richtung, die wir im Leben verfolgen. Wenn sie ganz gerade ist, weiß die Person, wo sie hingehen will. Das deutet auf Entschlossenheit hin. Wenn sie hingegen nicht gerade ist, kann das ein Hinweis auf Unentschlossenheit in Bezug auf die Richtung sein, die wir gerade verfolgen oder in Zukunft verfolgen wollen.

Die dritte Zehe

Symbolisiert Sexualität, Vergnügen und Kreativität.

Die vierte Zehe

Hängt mit Zuneigung in Beziehung zu unseren Eltern und unserem Lebenspartner zusammen.

Die kleine Zehe

Symbolisiert das Hören auf unsere innere Stimme.

Einem meiner Kursteilnehmer musste nach einem Unfall die kleine Zehe amputiert werden. Nachdem er verstanden hatte, wofür die kleine Zehe steht, stellte er den Zusammenhang zu Erlebnissen dar, die er in seiner Jugend gehabt hatte ... Er hatte die Vorahnung gehabt, dass eine ihm nahestehende Person sterben werde, und der Unfall ereignete sich dann auch wenige Tage später. Er hatte damals große Angst und verschloss sich gegen alle Gefühle, indem er Sicherheit in seiner rationalen Seite suchte.

Hammerzehen

Bei dieser Fehlstellung ist das Endgelenk eines Zehs extrem gebeugt. Sie ist häufig ein Zeichen für Unsicherheit in Bezug auf unseren Willen, Fortschritte im Leben zu machen. Diese Unsicherheit kann uns dazu verleiten, alles kontrollieren zu wollen oder uns an das zu klammern, was wir schon kennen.

Hallux valgus – Ballenzeh

Hier verschiebt sich der erste Mittelfußknochen schrittweise nach außen in Richtung des anderen Fußes. So wird der Vorfuß breiter und der Ballen wölbt sich vor; der große Zeh biegt sich zu den anderen Zehen, die sich dadurch ebenfalls verformen können.

Dies tritt bei Menschen auf, die Schwierigkeiten haben, ihren Platz im Leben zu behaupten (weil sie sich verpflichtet fühlen, den Wünschen und Erwartungen der anderen nachzukommen), und die nicht wissen, wo ihr rechter Platz ist (dies ist oft der Fall bei Emigranten).

Habe ich Schwierigkeiten, meinen Platz einzunehmen?

Frage ich mich manchmal, wo mein Platz ist?

Bedeutet für mich, meinen Platz einzunehmen, mich aufzudrängen?

Zehenkrämpfe

Wenn wir uns Sorgen um Einzelheiten unserer Zukunft machen, kann es sein, dass wir Krämpfe in den Zehen bekommen.

Verletzungen an den Zehen

Das ist häufig ein Zeichen von Schuldgefühl wegen künftiger Details.

Eingewachsene Nägel

Dies hängt oft mit einem Schuldgefühl oder Bedauern wegen einer eingeschlagenen Richtung zusammen.

Annie hat einen eingewachsenen Nagel. Sie wollte Krankenschwester werden, aber sie gibt ihre Ausbildung wegen ihrer Heirat auf. Nach ihrer Scheidung bereut sie nun, ihre Ausbildung damals nicht gemacht zu haben, weil sie dann zumindest ein besseres Gehalt hätte.

Welche Dinge bereue ich in Bezug auf meinen eingeschlagenen Lebensweg?

Onychomykosis – Pilzkrankheit der Nägel

Habe ich die Person oder Personen verloren, die mir wichtig waren, die mein "Reich" darstellten, mit dem oder denen ich durch mein Leben wandeln wollte?

KAPITEL XIII

Der Kopf und die Sinnesorgane

Kopf

In unserem Kopf befindet sich der Zentralcomputer, der es uns ermöglicht, den Kontakt zur materiellen Welt herzustellen; die Sinnesorgane sind die Empfangskanäle.

Der Kopf stellt unsere Autonomie dar, aber auch unsere Individualität durch das Gesicht sowie unsere Spiritualität, weil er die höheren Energiezentren (Chakren) beherbergt, dank derer wir unser Leben selbst bestimmen und uns unserer göttlichen Natur bewusst werden können.

Kopfschmerzen

Kopfschmerzen können verschiedene Ursachen haben. Sie können von kurzer Dauer sein, ausgelöst durch eine zu große gedankliche Aktivität oder durch einen zu großen Druck, weil man alles verstehen will. Das kommt häufig bei Studenten vor. Es kann aber auch sein, dass wir uns in den Kopf gesetzt haben, die Lösung eines Problems ganz allein zu finden, statt jemand anderen um Hilfe zu bitten. Die Kopfschmerzen können sehr stark sein, so dass einem der Kopf zu platzen scheint. Diese Art der Kopfschmerzen kommt fast immer von verdrängten, unterdrückten Emotionen.

Es ist aufschlussreich, in meinen Seminaren zur Befreiung des emotionalen Gedächtnisses das Verhalten von Personen mit Kopfschmerzen zu beobachten. Sie haben so sehr gelernt, ihre Gefühle zu kontrollieren, dass sie überhaupt nicht wissen, was sie tun sollen, wenn eine Emotion in ihnen hochkommt. Je mehr sie sie zurückhalten, desto mehr Kopfschmerzen haben sie. Ich brauche sie dann nur ganz sanft und liebevoll aufzunehmen und ihr Gefühl von Schmerz oder Wut kann hochkommen. Wenn die Emotion dann einmal frei geworden ist, verschwinden die Kopfschmerzen. Kopfschmerzen können den Eindruck erwecken, als sei das Gehirn eine gallertartige Masse, die sich ruckartig verschiebt. Dieser Eindruck wird durch ein Hirnödem hervorgerufen. Wie bei jeder Art von Ödem verbindet sich damit ein Gefühl von Bemächtigung: Wir fühlen uns gezwungen, Dinge zu tun, die unsere eigenen Bedürfnisse und unsere Freiheit einschränken. Zum Beispiel fühlen wir uns gezwungen, irgendwohin zu gehen, zu warten, etwas zu sagen, zu gefallen, nett zu sein, sexuelle "Leistungen" zu erbringen, gut gekleidet zu sein, zu lächeln usw. Dies tritt vor allem bei Personen auf, denen es schwerfällt, sich zu situieren, und die mit anderen zu tun haben, die gern für sie entscheiden. Die Kopfschmerzen bieten ihnen die Möglichkeit zu sagen: *"Lasst mich in Ruhe (lasst mir Raum), ich habe Kopfschmerzen."*

Sehr heftige Kopfschmerzen

Regelmäßig wiederkehrende und heftige Kopfschmerzen hängen meistens mit Angst und Unsicherheit zusammen. Manchmal spüren wir eine drohende Gefahr auf uns lasten. Die Redensart "ein Damoklesschwert schwebt über uns" drückt genau dieses Gefühl aus. Kopfschmerzen, die mit Nackenschmerzen beginnen, können die Folge einer Situation sein, in der wir uns bedroht gefühlt haben.

Das war bei Samaël der Fall. Wenn er Kopfschmerzen hatte, traute er sich nicht, den Kopf zu drehen, weil ihm das starke Schmerzen im Nacken verursachte. Seine Kopfschmerzen hatten bei ihm mit 12 Jahren angefangen. Wie die meisten Jugendlichen in diesem Alter drückte er seine Individualität dadurch aus, dass er sich gegen die Erwartungen seiner Eltern auflehnte.

Eines Abends überraschte Samaël seinen Vater und seine Mutter, die sich darüber unterhielten, ob sie ihn nicht in einer Anstalt für Schwererziehbare unterbringen sollten, wenn er sich weiterhin so widerspenstig zeige. Er bekam so große Angst, dass er daraufhin seine eigene Individualität aufgab und sich unterordnete. Seine Eltern kamen nie wieder auf diese Anstalt zu sprechen, aber die Angst saß tief in ihm: *"Wenn ich mich nicht an das anpasse, was die anderen und die Gesellschaft von mir erwarten, laufe ich Gefahr, meine Sicherheit und meine Freiheit zu verlieren."*

Obwohl seit diesem Vorfall fast dreißig Jahre vergangen waren, war Samaël noch immer von dieser Angst beherrscht. Sie verursachte ihm immer dann heftige Kopf- und Nackenschmerzen, wenn er sich zu einem bestimmten Verhalten gezwungen fühlte, weil er seine Sicherheit und seine Freiheit nicht verlieren wollte. Als Samaël sich von der Unsicherheit befreite, die ihn überfiel, wenn er den Erwartungen der anderen nicht zu entsprechen glaubte, und er sich folglich das Recht einräumte, so zu sein, wie er war, verschwanden seine Nacken- und Kopfschmerzen.

Kopfschmerzen, die sich zur Migräne entwickeln

Eine Person, die an dieser Form von Kopfschmerzen litt, war mehrmals missbraucht und vergewaltigt worden. Für sie stellte allein schon die Tatsache, das Haus zu verlassen, eine Bedrohung dar. Nachdem sie den Ursprung ihrer migräneartigen Kopfschmerzen begriffen hatte, gelang es ihr, sich nicht mehr bedroht zu fühlen. Und sie bemerkte, dass die heftigen Kopfschmerzen, an denen sie seit mehreren Jahren gelitten hatte, nachließen und schließlich ganz verschwanden.

Was verunsichert mich, erhöht meine innere Spannung oder kann eine Bedrohung für mich darstellen?

Bedeutet, mich zu irren, eine Gefahr? Gefahr von Ablehnung, Ausschluss oder gar Verbannung ...?

Migräne

Die Migräne ist ein heftiger Schmerz auf nur einer Seite des Kopfes. Er tritt schlagartig auf und ist in der Regel von Übelkeit und manchmal von Erbrechen begleitet. Migräneanfälle sind mit dem Gefühl von Bedrohung verbunden. Einige Beispiele: Ein Verkaufschef sollte mit seinen Mitarbeitern einen gewissen Prozentsatz an Verkäufen für seine Firma erreichen. Jeden Monat lebte er in der Angst, diese Vorgabe nicht zu erreichen, und er erlebte dies wie eine Drohung: "Wenn ich dieses Resultat nicht erreiche, droht mir die Entlassung." Der Pilot einer Luftfahrtgesellschaft musste sich alle sechs Monate einer Kontrolluntersuchung unterziehen. Diese Untersuchung erlebte er als eine Bedrohung, denn er dachte: "Wenn meine Untersuchung nicht perfekt ist, riskiere ich, meinen Pilotenschein zu verlieren." Eine Frau befragte mich wegen ihrer Migräneanfälle, die immer mit ihrer Regel einsetzten. Ich fragte sie: "Bedeutet für dich Frausein so viel wie Gefahr?" Sie begann zu weinen. Sie war vergewaltigt worden ...

Eine ausgezeichnete Chirurgin litt jedes Mal unter Migräne, wenn sie eine Operation mit einem hohen Risikograd durchführen musste. Sich zu irren bedeutete für sie Gefahr!

Was könnte für mich eine Bedrohung darstellen?

Übelkeit und Erbrechen drücken unsere Ablehnung einer Situation aus. Es geht dabei möglicherweise um:

- die eigene Stellung als Frau, dann tritt die Migräne während der Menstruation auf;
- die eigene Sexualität in Verbindung mit sexueller Belästigung oder schlechten sexuellen Erfahrungen;
- eine Situation der Dominanz oder der Ohnmacht, die wir in der Kindheit erlebt haben; in diesem Fall bekommen wir immer dann Migräne, wenn wir uns gezwungen fühlen, an einen Ort zu gehen, den wir nicht mögen, oder Dinge zu tun, zu denen wir keine Lust haben.

Schließlich kann Migräne auch ein Schuldgefühl, überhaupt zu leben, ausdrücken. Immer wenn wir Glück oder Freude empfinden, scheint eine Stimme in unserem Inneren zu sagen: *"Du hast all dieses Glück eigentlich gar nicht verdient, du dürftest eigentlich gar nicht da sein."* Diese Stimme ist unser Schuldgefühl. Die Migräne nimmt uns jegliches Vergnügen.

Fühle ich mich schuldig, im Vergleich zu meinen Verwandten (Vater, Mutter, Bruder oder Schwester) so viel vom Leben zu bekommen?

Neuralgie

Die Neuralgie ist ein stechender, starker Schmerz, der sich im Versorgungsgebiet eines oder mehrerer Nerven ausbreitet. Sie wird von einem Kribbeln und Sensibilitätsstörungen entlang der Nervenstränge begleitet. Neuralgie kann mit einer Emotion zusammenhängen, die wir nicht zulassen wollen. Wir bleiben ganz Kopf und versuchen so, uns für alles, was unsere Sensibilität berühren könnte, unempfindlich zu machen.

Annie und ihre Neuralgieattacken. Sie hatte ein Kind bekommen, das sie aufgrund der Umstände zur Adoption freigeben musste. Das machte ihr sehr zu schaffen. Immer wenn sie einen kleinen Jungen, etwa so alt wie ihrer, sieht, tritt diese Emotion auf, aber sie will sie auf keinen Fall zulassen und beeilt sich, etwas anderes zu tun, um nicht daran zu denken. Diese Phasen von Neuralgie sind der Ausdruck ihres unterdrückten Kummers.

Habe ich eine emotionsgeladene Situation erlebt, die ich aus Angst unbedingt unter dem Deckel halten will?

Fühle ich mich noch immer schuldig wegen einer einmal getroffenen Entscheidung?

Meningitis – Hirnhautentzündung

Meningitis ist eine Entzündung der Hirn- und/oder Rückenmarkshäute, der sogenannten Meninge, Membranen, die Gehirn und Rückenmark umschließen. Meistens werden diese Entzündungen von einer Virusinfektion ausgelöst als Folge einer Grippe, einer Kinderkrankheit oder einer Impfung. Die Entwicklung dieser Keime in diesem speziellen Körperbereich ist nur dann möglich, wenn eine starke Angst vor dem Tod herrschte. Zum Beispiel kann ein Säugling oder ein kleines Kind eine große Todesangst erlebt haben, wenn niemand aus seinem Umfeld auch nur ahnte, wie schlecht es ihm ging.

Habe ich so etwas wie Zorn erlebt, weil niemand mein Leiden erhörte?

Sie kann mit einem Schuldgefühl dem Leben gegenüber in Zusammenhang stehen:

- weil wir glauben, dass unsere Geburt unsere Mutter leiden ließ oder dass sie deswegen krank wurde;
- weil wir glauben, dass es besser gewesen wäre, wenn wir selbst statt einer anderen Person gestorben wären;
- weil wir keine Lösung gefunden haben, um eine Person zu retten (zum Beispiel eine nahestehende Person, die sich umgebracht hat). (*Siehe:* Lebensüberdruss)

Habe ich im Zusammenhang mit meiner Geburt oder dem Tod einer Person, die mir lieb war, ein Schuldgefühl, am Leben zu sein?

Hirntumor

Ein Hirntumor kann von einem emotionalen Schock herrühren oder von der Unfähigkeit, unabhängig und nach unseren Vorstellungen zu leben.

Wurde meine Denkweise etwa von einer mir nahestehenden Person behindert?

Hugo ist Einzelkind und das Ein und Alles seiner Mutter. Sie beschützt ihn unaufhörlich und entmündigt ihn fast, weil sie zu große Angst hat, ihn zu verlieren. Das geht so weit, dass Hugo nicht mehr selbstständig denken kann. Seine Mutter entscheidet darüber, was er studieren, welche Freunde er haben, wo er wohnen soll. Egal, was er sagt, seine Mutter beweist ihm immer wieder, dass sie recht hat.

Erscheint ein solcher Tumor als Folge eines Krebsleidens, kann es sich um die Hyperaktivität des Gehirns einer Person handeln, die um jeden Preis geheilt sein möchte.

Fühle ich mich etwa in meiner Wahl eingeengt und gezwungen, mich Behandlungen zu unterziehen, die ich nicht wünsche?

Geisteskrankheiten

Die Geisteskrankheiten hängen mit einem Lebensüberdruss zusammen. Ihre Ursachen können zwar ganz unterschiedlich sein, aber allen gemeinsam sind entweder eine Lebensunlust oder Selbstmordgedanken oder auch der Rückzug in eine Welt, wo man nur mit Mühe oder überhaupt nicht erreicht werden kann.

Paranoia und Schizophrenie sind häufig die Folge einer Dominanz, durch die das Kind sich nicht in der Lage fühlt, seine Persönlichkeit und Autonomie zum Ausdruck zu bringen. Es kann die Wahnvorstellung entwickeln, verfolgt zu werden, denn oft hat es sich in der Beziehung zu einem der beiden Elternteile genau so gefühlt. Man hat ihm immer dann die Flügel gestutzt, wenn es gerade losfliegen wollte. Um zu überleben, kann das Kind oder der junge Erwachsene den Rückzug in eine "autistische", also in eine nach außen hermetisch abgeriegelte Innenwelt wählen.

Paranoia

Die Paranoia ist eine Geisteskrankheit, bei der fixe Ideen oder Wahnvorstellungen auftreten. So kann es beispielsweise vorkommen, dass die betroffene Person glaubt, die anderen wollten ihr Böses oder das Leben würde alles daransetzen, das von ihr Geschaffene zu zerstören, weshalb sie ständig in der Defensive bleibt. Ihr Verhalten, ihre Sprache und Denkweise sind davon nicht berührt. Man kann diese Person so lange für gesund halten (im Übrigen ist sie oft hochbegabt), bis sie sich ihren speziellen Hirngespinsten hingibt, die mit der Zeit zum zentralen Thema werden und um die ihre ganze Vorstellungswelt kreist. Die Paranoia befällt meistens Menschen mit einer sehr stark ausgeprägten Sensibilität, die leicht verletzbar sind. Von ihrer Umgebung werden diese oft als egoistisch, stolz, streitsüchtig, verbittert und humorlos wahrgenommen. Aber dabei handelt es sich um ihre Schutzmechanismen, weil sie schon die kleinste Kleinigkeit verletzen kann.

Bernard leidet unter Paranoia. Er ist ein ausgezeichneter Ingenieur, niemand käme auf die Idee, dass er unter dieser Krankheit leidet, so großes Vertrauen scheint er in sich zu haben. Ich habe ihn bei einem meiner Seminare kennengelernt. Als er bei der Vorstellung der Teilnehmer an der Reihe war, behauptete er: *"Ich bin das, was man einen lebendigen Toten nennen könnte."* Ich traute meinen Ohren nicht. Wie konnte ein so schöner Mann, der mir so brillant und sogar ein bisschen selbstgefällig vorkam, sich auf diese Weise beschreiben?

Bernard war in seiner Familie der Jüngste. Seine Mutter hatte ihn zu sehr behütet, fast erdrückt und ihm nicht die geringste Eigeninitiative zugesprochen. Mit sieben Jahren hatte er einem Nachbarn, der eine chemische Reinigung betrieb, seine Mitarbeit angeboten. Der Besitzer hatte eingewilligt, dass er ihm ein bisschen zur Hand ging, gegen ein geringes Entgelt. Bernard kam von dieser ersten eigenen Erfahrung überaus zufrieden nach Hause, weil er ein bisschen Geld verdient und es ihm so viel Freude bereitet hatte, diesem Mann zu helfen. Als seine Mutter das hörte, rief sie den Mann an, beschimpfte ihn und sagte, er solle sich schämen, ein Kind auszubeuten. Bernard verlor seinen "Job", und jedes Mal, wenn er sich in eine neue Aktivität stürzte, machte seine Mutter ihm alles kaputt und sagte: *"Mach es wie deine Brüder."* Bernard gab seine Persönlichkeit auf und versuchte, nur noch wie die anderen zu sein. Da dies bei den anderen funktionierte, aber bei ihm nicht, lehnte er sich selbst ab und zerstörte sich jedes Jahr mehr durch Alkoholismus. Schließlich kam es so weit, dass er Angst vor sich selbst und seinen Reaktionen hatte.

Schizophrenie

Die Schizophrenie ist eine Gefühlsregung aus dem Bereich der Psychosen. Sie ist gekennzeichnet durch eine Abspaltung des psychischen Lebens, die zu tiefgreifenden Persönlichkeitsveränderungen führt, sowie durch den Verlust des lebensnotwendigen Kontakts zur Außenwelt, den Rückzug in eine autistische Innenwelt, Sprachstörungen, Inkohärenz, Schweigsamkeit und widersprüchliches, unverständliches, unmotiviertes und gleichgültiges Verhalten.

Die Ursache für Schizophrenie findet sich oft in erdrückenden familiären Verhaltensweisen, wobei das Opfer im Allgemeinen das schwächste Element ist. Eine Dame kam zu mir zur Beratung, weil ihr einziger Sohn schizophren war. Er war 34 Jahre alt, aber sie behandelte ihn noch wie ein zweijähriges Kind. Sie erzählte jedem, der es hören wollte, von den Schwierigkeiten ihres Sohns mit medizinischen Einrichtungen, vor allem mit der Psychiatrie. Diese Frau hatte sich, nachdem sie von ihrem Mann verlassen worden war, ganz ihrem Kind gewidmet und es mit ihrer Allgegenwart erdrückt.

Inzwischen ging sie sogar so weit, sich über die Krankheit ihres Sohnes Aufmerksamkeit zu verschaffen. Ihr Sohn hatte seinerseits keine Form von Autonomie entwickeln können und war so von seiner Mutter oder den von ihr ausgesuchten Personen völlig abhängig geworden. Auf Drängen seiner Mutter hin bot ich ihm ein Treffen an, aber er wollte auf keinen Fall seine Welt verlassen, in der er seine einzige Sicherheit und Überlebensmöglichkeit sah.

Habe ich mich beim Versuch, wie jemand anderes zu sein, selbst aufgegeben?

Habe ich das Gefühl, dass jemand anderes über mich bestimmt? Wie kann ich da herauskommen?

Autismus, Psychosen, Neurosen und Depressionen werden im Kapitel "Lebensverdruss - wie wir uns davon befreien können" behandelt.

Stirn

Die Stirn symbolisiert unsere Denkweise. Beispielsweise gehört eine kantige Stirn im Allgemeinen zu Personen, die vor allem logisch, analytisch und rational vorgehen. Ist sie dagegen eher gerundet, weist das auf eine intuitive, sehr fantasievolle Persönlichkeit hin. Eine fliehende Stirn haben diejenigen, die zu einer kühnen Denkweise neigen.

Abszess an der Stirn

Habe ich Wut empfunden, weil man meine Ideen nicht berücksichtigt oder von vornherein in Gänze abgelehnt hat?

Pickel auf der Stirn

Habe ich Ungeduld verspürt, weil ich meine Ideen einer oder mehreren Personen nahebringen wollte, die dafür nicht aufgeschlossen waren?

Verletzungen an der Stirn

Fühle ich mich schuldig, weil ich nach meiner Vorstellung gehandelt habe?

Gesicht

Das Gesicht stellt unsere Individualität dar. Jedes Gesicht ist einzigartig. Es ist der Teil von uns, der den anderen zugewandt ist. Alles steht darin geschrieben: Kummer, angestaute Traurigkeit, Misstrauen, Schalk, Introvertiertheit oder Extrovertiertheit, Weltoffenheit, Widerstand, Freude, Frieden, Glück, Heiterkeit, Mitleid und Liebe. Mit unserem Gesicht nehmen wir Kontakt zu unserer Umgebung auf. Die Gesichtshaut kann den Wunsch widerspiegeln, die anderen anzuziehen oder abzustoßen. Die mit der Haut zusammenhängenden Probleme werden im Kapitel "Die Haut und ihre Anhängsel" behandelt.

Nervöse Ticks

Es handelt sich dabei um kurze, automatische, unfreiwillige und wiederholte Muskelbewegungen, die oft eine große innere Spannung widerspiegeln, in vielen Fällen aufgrund unterdrückter Gefühle. Ich kannte einen Mann voller nervöser Ticks. Er sagte mir, wenn er ein Gefühl verspüre, würde er dieses in eine kleine Schublade in seinem Inneren einordnen. Bei einer Sitzung mit mir gab er dann zu, dass er seit einigen Jahren keine Schubladen mehr habe und nicht wisse, wohin mit seinen Gefühlen.

Was lässt mich so angespannt sein?

Gesichtslähmung

Habe ich das Gefühl, meine Identität verloren zu haben?

Habe ich eine Kränkung erlebt, die mich wirklich verletzt hat?

Augenlider

Die Augenlider schützen unsere Augen, dienen aber auch dazu, sie zu schließen, als ob ein Vorhang zugezogen würde, um sich entspannen oder schlafen zu können. Die Augenlider stehen also für Erholung, Ruhe und Abstand (man geht schlafen und bricht den Kontakt ab).

Lidreizung

Eine Person, die eine Lidreizung hat, will von mir die Ursache dafür wissen. Ich frage sie, ob sie irritiert reagiere, wenn sie den Wunsch nach Ruhe verspüre. Sie antwortet: *"Der Sonntag müsste eigentlich ein Tag der Ruhe sein; weil ich aber mit meinen Kindern allein bin, erledige ich an diesem Tag alles, was ich in der Woche nicht geschafft habe. Ich höre also nie auf zu arbeiten."* Diese Situation machte sie nervös.

Ich schlug ihr vor, sich auf jeden Fall Zeit zum Ausruhen zu nehmen, und das tat sie dann auch. So gewann sie mehr Energie für ihre anderen Aktivitäten und das Problem verschwand.

Fühle ich mich frustriert, weil ich mich wegen einer zu großen Arbeitsbelastung nicht ausruhen kann?

Eine andere Person hatte eine Allergie auf den Augenlidern. Ich fragte sie, ob es etwas im Zusammenhang mit dem Ausruhen gebe, was sie nicht akzeptiere. Ihr fiel nichts ein, bis ich ihr sagte, dass ihre Lider die Vorhänge sind, die man vor dem Schlafengehen zuzieht. Daraufhin erzählte sie mir, sie hätten vor fast zwei Jahren ihr neues Haus bezogen und sie könne es einfach nicht mehr ertragen, dass es an den Fenstern keine Vorhänge gebe.

Ekzeme der Augenlider

Obere Augenlider

Fühle ich mich um Ruhe oder Schlaf gebracht?

Untere Augenlider

Fühle ich mich daran gehindert, eine geliebte Person zu sehen?

Hagelkorn (Chalazion) und Zyste am Augenlid

Diese kleinen, meist runden Auswüchse befinden sich am äußeren Rand des Unterlids (Hagelkorn) oder auf dem Augenlid (Zyste). Es handelt sich dabei um zu kleinen Knötchen verdickten Schmerz, genährt durch das, was man sieht. Wird aus dem Schmerz Wut, kann eine Bindehautentzündung daraus entstehen.

Stéphanie hat eine Zyste auf dem linken Lid. Seit ihrer frühesten Kindheit deckt sie ihr Vater immer zu, wenn sie im Bett ist. Als sie ihn eines Abends bittet, sie zudecken, sagt ihr Vater zu ihr: *"Du bist jetzt 14 Jahre alt und wirst so langsam zu groß für diese Art von Aufmerksamkeit. Von heute an wirst du wie alle Großen ins Bett gehen, ohne dass du einen Papa zum Zudecken brauchst."* Stéphanie versteht und findet, dass er recht hat. Gleichzeitig macht es sie traurig, dass es diesen schönen Moment zusammen mit ihrem Vater nicht mehr geben wird. Da bildet sich eine Zyste auf ihrem Lid. Darin steckt all der Kummer, den sie ihrem Vater nicht zu zeigen wagt, da sie sich sagt, dass er ja recht hat.

Es war wirklich an der Zeit für sie, auf dieses kindliche Bedürfnis zu verzichten. Als sie mit ihrem Vater darüber sprach, dass sie sich traurig fühlte, versprach er ihr zum Ausgleich eine liebevolle Geste vor dem Schlafengehen. Und ihre Traurigkeit verschwand ebenso wie ihre Zyste.

Was macht mich traurig an dem, was ich sehe?

Habe ich eine Trennung, einen Todesfall erlebt?

Blutschwamm – Hämangiom am Lid

Bei dem Blutschwamm handelt es sich um eine Missbildung, die durch eine Wucherung der Blutgefäße entsteht.

Möchte ich die Augen angesichts einer schmerzvollen Situation verschließen?

Zum Beispiel: die Trennung meiner Eltern, die Krankheit meines Vaters, die Drogenprobleme meines Sohnes oder meine Paarbeziehung.

Gerstenkorn

Furunkel der Pilotalgdrüse durch ein Wimpernhaar. Lange dachte ich, dass die Gewaltszenen, die ich bei mir zu Hause sah, hierfür verantwortlich seien. Bei meinen weiteren Untersuchungen habe ich dann festgestellt, dass es sich dabei möglicherweise um die Schande in dem Gesehenen handelt. Da erinnerte ich mich auch daran, dass ich zu der Zeit, als ich mit Gerstenkörnern zu tun hatte, Schwierigkeiten mit den Regeln der französischen Grammatik hatte. Ich machte also viele Rechtschreibfehler. Mein Lehrer demütigte mich laufend vor der ganzen Klasse, weil er wahrscheinlich dachte, mich so zu größeren Anstrengungen anspornen zu können. Als ich die Heilerin traf, der ich meine Heilung zu verdanken glaubte, war das Schuljahr schon fast zu Ende. Dann wechselte ich die Schule und erlebte keine demütigenden Situationen mehr wegen der Rechtschreibung. Ich habe nie wieder ein Gerstenkorn bekommen.

Was von dem, was ich immer wieder beobachte oder sehe, löst in mir ein Gefühl der Scham oder Wut aus?

Hängelider

Welche Traurigkeit trage ich eigentlich in mir?

Diese Traurigkeit kann mit dem Tod oder der Abreise eines geliebten Menschen zusammenhängen, mit dem Leiden einer Person, der wir nicht helfen konnten, oder auch mit einer Situation, die wir nicht ändern konnten, obwohl sie uns traurig stimmte.

Geschwollene Augenlider

Welche Tränen halte ich zurück?

Bei welchem Schmerz habe ich mir nicht erlaubt zu weinen?

Häufiges Liderzucken

Was von dem, was ich in meinem Leben sehe, lässt mich so angespannt sein?

Möchte ich leistungsfähiger sein, als ich bin?

Augen

Die Augen symbolisieren unsere Fähigkeit, zu sehen und unseren Blick auf uns selbst, die anderen und das Leben zur richten. Große Augen weisen auf einen total neugierigen Geist hin, während kleine Augen Zurückhaltung und manchmal Misstrauen (also einen eher analytischen Geist) anzeigen. Das rechte Auge ist, bei einem Rechtshänder, das der Dankbarkeit und des Emotionalen. Das linke Auge ist für die Verteidigung zuständig, es wacht, um Gefahren zu vermeiden. Bei Linkshändern ist es umgekehrt.

Katarakt – Grauer Star

Der Graue Star ist eine Trübung an einer Stelle des Auges, die eigentlich durchsichtig sein sollte, um das Licht bis zur Netzhaut durchdringen zu lassen.

Das Bild wird von der Netzhaut erfasst, die ihrerseits mit dem Sehnerv des Auges verbunden ist, was es dem Gehirn erlaubt, die so empfangenen Bilder zu interpretieren. Fehlende Klarsicht geschieht sowohl auf der Höhe der Hornhaut wie auch auf der Augenlinse oder dem Glaskörper und hat eine langsame, bisweilen aber auch schnelle Sehbehinderung zur Folge.

Der Graue Star ist sehr oft der Ausdruck von Traurigkeit in dem, was man sieht. Er ist besonders häufig bei alten Menschen zu beobachten, denn sie erfahren, wie langsam ihre Schönheit verblasst, oder sie sehen sich alleine alt werden, weil sie ohne ihre Kinder oder Enkel, die im Ausland wohnen, leben müssen. Oder aber sie haben ein Kind mit einem Gebrechen oder ihre Tochter ist nach dem Tod ihres Mannes die einzige verbleibende Familienstütze.

Was betrübt mich und was hätte ich am liebsten nicht sehen sollen?

Was in meinem Leben finde ich so traurig, dass ich deswegen für die Zukunft Befürchtungen habe?

Bewahre ich in meinem Innersten traurige Bilder meiner Vergangenheit, die ich befürchte, erneut zu erleben?

Bindehautentzündung oder Infektion eines Auges oder beider Augen

Dabei handelt es sich um eine Entzündung der Schleimhäute, die die Innenfläche des Auges und der Lider überziehen.

Zu einem Abendseminar über Metamedizin bringt eine Mutter ihr drei Monate altes Baby mit, da sie weit weg wohnt und es stillen muss. Die Kleine hat eine Infektion am rechten Auge. Die Mutter erzählt mir, dass sie eine Erkältung hatte und die Infektion auf das Auge der Kleinen übergesprungen sei. Diese stark vereinfachte Erklärung ist unzulänglich, denn die Muttermilch versorgt das Kind mit den notwendigen Antikörpern, um einer solchen Infektion vorzubeugen. Ich frage die Mutter, ob ihre Tochter nicht vielleicht irgendetwas gesehen habe, was sie wütend gemacht habe. Daraufhin erinnert sich die Mutter, dass ihr die Kleine einige Tage zuvor fast aus ihrem Kindersitz gefallen wäre. Und sie fügt hinzu: "*Es ist nichts wirklich Schlimmes passiert, aber als Reaktion hat sie mit mir geschmollt.*" Und dann ist die Augeninfektion aufgetreten. Am Ende des Seminars war das zugeschwollene Auge der Kleinen wieder ganz offen und die Infektion verschwunden.

Habe ich vielleicht Schwierigkeiten, das, was ich sehe oder nicht mehr sehe, zu akzeptieren?

Habe ich etwas gesehen, das mich wütend gemacht hat?

Keratokonjunktivitis sicca – Sjörgen-Syndrom

Hierbei leidet man unter einer trockenen Bindehaut und Hornhaut.

Habe ich Angst davor, einen Menschen oder mir nahestehende Freunde zu verlieren? Oder habe ich Angst, einen Ort, mit dem ich sehr verbunden bin, nicht mehr wiederzusehen?

Habe ich mir verboten zu weinen?

Myopie – Kurzsichtigkeit

Fehlsichtigkeit, die die Sehschärfe auf weitere Entfernung verringert. Vielleicht fühlen wir uns bedroht oder nicht genug geschützt. Die unmittelbare Zukunft macht uns Angst.

Zum Beispiel, wenn ein Elternteil fehlt (wenn er verreist ist oder die Familie verlassen hat) und das Kind nicht weiß, ob er zurückkommt. Ähnliches gilt für eine Situation, wenn es sich in Gefahr wähnt. Es kann auch seine Weitsicht aufgeben zugunsten der Nahsicht, um so besser dem begegnen zu können, was es als eine Bedrohung für sich ansieht. Ein vierjähriges Kind hatte einen Vater, der über 60 war. Dieser hatte es sich zur Gewohnheit gemacht, dem Kind, wenn er sich nicht ganz wohl fühlte, zu sagen: "Papa ist alt!" Das Kind verstand dies so, als würde er bald sterben. Es bekam Probleme mit dem linken Auge (das "Gefühlsauge") und wurde schließlich kurzsichtig.

Mylène ist kurzsichtig. Die ersten Anzeichen dafür machen sich im Alter von neun Jahren bemerkbar. In der Schule wird ständig über die Zerstörung der Wälder durch sauren Regen gesprochen, über einen drohenden Atomkrieg, die Auflösung der Ozonschicht um die Erde etc. Da Mylène eine überaus lebhafte Vorstellungsgabe besitzt, ist sie sehr besorgt über das, was passieren könnte. Unbewusst hat sie Angst vor ihrer Zukunft. Als ihr das klar wird und sie beschließt, dem Leben zu vertrauen, verbessert sich ihre Sehfähigkeit nach und nach.

Im Rahmen eines Vortrags riet ich den Kurzsichtigen herauszufinden, in welchem Alter sie zum ersten Mal das Gefühl hatten, Korrekturlinsen zu brauchen, und welche Situation ihnen Angst machte. Nach dem Vortrag erzählte mir eine Frau, sie habe mit ungefähr zwölf Jahren eine Brille tragen müssen und erinnere sich noch ganz genau, warum sie damals Angst vor der Zukunft hatte. Sie sah, dass sie einen Busen bekam, und das bedeutete für sie, dass ihre Kindheit zu Ende ging. Aber sie hatte Angst vor dem Erwachsenwerden, weil sie sah, dass ihre Eltern ständig wegen irgendwelcher Probleme besorgt waren. Außerdem hatte sie damals eine Knotenrose (Erythema nodosum) am Bein, die Ausdruck ihrer Angst war, die ersten Schritte in der Erwachsenenwelt zu tun. Es war dies das erste Mal, dass sie diese Zusammenhänge erkannte.

Was macht mir im Zusammenhang mit der Zukunft Angst? Etwa die Krankheit meines Partners oder die eines mir Nahestehenden?

Bin ich in meinem täglichen Leben konfrontiert mit einer Bedrohung, die mich wachsam sein lässt?

Was konnte für mich eine Bedrohung darstellen in dem Zeitraum, in dem bei mir die ersten Probleme mit der Kurzsichtigkeit auftraten?

Altersweitsichtigkeit (Presbyopie)

Darunter versteht man die Unfähigkeit, die Gegenstände in der unmittelbaren Umgebung klar zu erkennen. Eine Besucherin eines meiner Vorträge fragte mich: *"Ist es nicht normalerweise so, dass alle Frauen über 40 weitsichtig sind?"* Wenn das normal wäre, würde es auf alle Frauen über 40 zutreffen. Sicherlich nimmt die Akkomodationsfähigkeit des Auges mit dem Alter ab, wodurch sich erklären lässt, dass man auf kurze Entfernung schlechter sehen kann. Aber warum sollte das vor allem Frauen betreffen und warum dann nicht alle Frauen?

Das konnte ich mir nicht erklären, bis ich schließlich bemerkte, dass meine Sehkraft für kurze Entfernungen irgendwann in meinem Leben nachgelassen hatte. Zu diesem Zeitpunkt war ich nach einer Reihe von Vorträgen und Seminaren in Europa sehr erschöpft. Ich sah abgespannt aus. Ich sah mich älter werden - und genau das wollte ich nicht sehen. Dann vergingen weitere Jahre und ich sah, dass ich ein paar Kilo zulegte.

Je weniger ich mich damit abfand, älter zu werden, umso ausgeprägter wurde meine Weitsichtigkeit. Ich sprach mit meinem Augenarzt darüber und er bestätigte mir, dass Frauen viel früher weitsichtig werden als Männer. Und manche von ihnen bekommen das Problem der Weitsichtigkeit überhaupt nicht. Oft handelt es sich dabei um Frauen, die sich so gut wie keine Sorgen um ihr Aussehen machen. Allerdings darf man daraus nicht schließen, dass die Weitsichtigkeit allein mit der Angst zu altern zusammenhängt. Sie bezieht sich vielmehr auf alles um uns herum, was wir nicht sehen wollen oder wovor wir Angst haben.

Was in meiner unmittelbaren Umgebung will ich nicht sehen?

Meine überflüssigen Pfunde?

Die Krampfadern oder Zellulitis an meinen Beinen?

Oder ist es meine Arbeit, die ich nicht mehr liebe, oder sogar mein Mann?

Macht mir im Augenblick meine finanzielle Situation Sorgen?

Oder der nahende Ruhestand?

Strabismus – Schielen

Es handelt sich dabei um ein Abweichen der Augenachsen von der Parallelstellung beim Blick in die Ferne, also um eine Augenmuskelgleichgewichtsstörung. Das Schielen kann konvergierend oder divergierend sein, je nachdem, ob die Gesichtslinien nach innen oder nach außen abweichen. Schielen kann damit zusammenhängen, dass man die Dinge nicht so sehen will, wie sie wirklich sind, weil sie einem bedrohlich vorkommen. Dies liegt oft daran, dass ein Kind in einer Situation große Angst vor dem hatte, was plötzlich passieren könnte.

Jennifer schielt seit ihrer Geburt. Die Entbindung erfolgte schon zu Hause, aber dann rief ihr völlig aufgeregter Vater die Polizei, die das Neugeborene ins Krankenhaus brachte, wobei sie es ganz fest in eine kleine Decke wickelten, so dass es fast keine Luft mehr bekam. Schon in den ersten Augenblicken ihres Lebens fühlte Jennifer sich bedroht, das Leben könnte ihr wehtun. Später sagte ihr dann ein Onkel, der herzkrank war, dass sie als Erwachsene Herzprobleme bekommen würde. Jennifer wuchs in der ständigen Angst heran, dass etwas passieren könnte, wodurch sie leiden würde.

War dieses Kind etwa zu schnell von seiner Mutter getrennt worden?

Astigmatismus

Diese Sehstörung führt zu einer unscharfen Sicht sowohl in der Nähe als auch in der Ferne. Der Astigmatismus hängt oft mit dem Gefühl zusammen, verwirrt, unsicher in der Wahl des Handelns oder der einzuschlagenden Richtung zu sein.

Fühlte ich mich unsicher bezüglich der Richtung, die ich einschlagen sollte und von der mein Umfeld wollte, dass ich sie einschlage?

Hypermetropie – Weitsichtigkeit

Hierbei handelt es sich um eine Fehlsichtigkeit, bei der das Sehbild hinter der Netzhaut entsteht. Diese Hypermetropie verlangt von den Augen der betroffenen Person **Anpassungsanstrengungen**, um die Dinge zu sehen.

Die Übersichtigkeit kann die Folge von Anstrengungen sein, die die betroffene Person unternimmt, um sich den Erwartungen ihres Umfeldes anzupassen, die allerdings im Widerspruch zu ihren eigenen Wünschen stehen können. Deshalb ist es nicht selten, dass man Menschen begegnet, die sowohl **kurzsichtig** (Bedrohung im Hier und Jetzt und Angst vor dem Morgen) als auch **hyperweitsichtig** (Anstrengungen, um auf die Pläne zu reagieren, die unsere Angehörigen mit uns haben) sind, was in uns Verwirrung hervorruft, was bei uns zu **Astigmatismus** führen kann.

Mache ich große Anstrengungen, um die Dinge so zu sehen, wie die anderen wollen, dass ich sie sehe?

Retinopathie, Pigmentdegeneration der Netzhaut

Diese Entzündung der Netzhaut betrifft die zentrale Makula, die für die Sehschärfe zuständig ist. Die Schädigung führt zu einer zunehmenden Einschränkung des Blickfeldes und schließlich zum Erblinden.

Diese Makuladegeneration kann als Folge eines mit starken Emotionen verbundenen Ereignisses auftreten.

Am Ende eines Vortrags wollte ein Mann von mir wissen, woher die Makuladegeneration bei seinem fünfjährigen Jungen wohl kommen könne. Ich fragte ihn, ob sein Sohn sich vielleicht vor einer unmittelbar bevorstehenden Situation sehr fürchte. Er antwortete: *"Seine Mutter hat Krebs."* Wahrscheinlich hatte dieses Kind große Angst davor, seine Mutter sterben zu sehen.

Wovor habe ich am meisten Angst?

Habe ich vielleicht ein traumatisches Erlebnis gehabt?

Glaukom – Grüner Star

Der Grüne Star entsteht durch einen überhöhten Druck des Kammerwassers im Auge. Dies kann den Sehnerv schädigen und zur Erblindung führen. Dies kann damit zusammenhängen, dass wir das Leben nicht wirklich sehen wollen, weil wir vor langer Zeit emotional unter Druck gesetzt wurden und noch nichts vergeben haben. Das Glaukom tritt häufig bei älteren Personen auf, die sagen: "Jetzt ist es genug."

Was ist für mich in dem, was ich sehe, die Ursache eines großen emotionalen Drucks?

Ulcus corneae – Hornhautgeschwür

Darunter versteht man eine Verdünnung der Oberflächensubstanz der Hornhaut, die im Allgemeinen schlecht heilt.

Linda hatte schon verschiedene Probleme mit den Augen, aber in den letzten Jahren litt sie an einem Hornhautgeschwür. Alle Augentropfen zeigten keine Wirkung und sie hatte heftige Schmerzen. Zwei Jahre zuvor war sie wegen Schielens operiert worden, aber das Ergebnis war enttäuschend. Immer wenn sie ihre Augen ansah, ärgerte sie sich über die Ärzte. Der Ärger über das, was sie sah, hatte das Geschwür hervorgerufen.

Erlebe ich Wut in mir bei dem, was ich sehe?

Als ihr das klar wurde und sie einsah, dass die Ärzte ihr Bestes gegeben hatten und dass das, was sie selbst in ihrem Inneren fühlte, zu diesem Ergebnis geführt hatte, befreite sie sich von ihrem Ärger und das Geschwür verschwand völlig.

Keratitis

Hierbei handelt es sich um eine Entzündung der Hornhaut, die, wie das Geschwür, mit großem Ärger über das, was man sieht, zusammenhängt.

Neuritis optica – Sehnerventzündung

Die Entzündung des Sehnervs geht mit einer raschen Verringerung des Sehvermögens auf einem Auge und Schmerzen in der Augenhöhle einher. Diese Art der Neuritis steht oft in Zusammenhang mit einer Situation, die man sieht und die uns wehtut. Bisweilen taucht diese Krankheit gleichzeitig mit den Symptomen der Multiplen Sklerose auf. Ferner muss man erkennen, ob das, was uns zum Leiden bringt, eine Beziehung hat mit einem Gefühl von Ohnmacht, von Abwertung oder von Misserfolg.

Marlène leidet an einer solchen Entzündung des Sehnervs. Mit 18 Jahren, eines Abends auf dem Weg nach Hause, hält ein Lieferwagen neben ihr, zwei Männer zwingen sie einzusteigen und ein dritter fährt das Auto. Sie bringen sie an einen verlassenen Ort und vergewaltigen sie, einer nach dem anderen. Marlène spürt tief in ihrem Inneren eine so große Wut, dass sie ihr ganzes Leben lang keinen Mann mehr sehen will. Mehr noch: Sie will das Leben selbst nicht mehr sehen.

Was sehe ich, das mich zum Leiden bringt?

Schwarze Punkte

Wenn wir schwarze Punkte sehen, bedeutet dies, dass wir Hindernisse auf dem Weg sehen, den wir einschlagen wollen. Wir können auch übertrieben viele Aktivitäten haben. Wird diese Nachricht des Körpers nicht wahrgenommen, kann dies zur Sehnerventzündung führen.

Augenallergie

Was stört mich an dem, was ich sehe?

Sehe ich etwas, was mich an ein trauriges Ereignis in meinem Leben erinnert?

Was möchte ich sehr gern wiedersehen und was fehlt mir im Augenblick in meinem Leben?

Ohren

Die Ohren stellen unsere Aufnahmefähigkeit dar. Dank der Ohren können wir dem anderen zuhören, Informationen empfangen und verschiedene Töne hören. Ein Problem mit einem oder beiden Ohren hängt damit zusammen, welche Worte wir von den anderen hören oder nicht hören.

Bei einem Rechtshänder hat das rechte Ohr mit dem Gefühlsleben zu tun, das linke mit eher rationalen Informationen. Bei einem Linkshänder ist es umgekehrt.

Ohrenschmerzen (Otalgie)

Was fürchte ich zu hören?

Was höre ich nicht, obwohl ich es gern hören möchte?

Was muss ich hören, obwohl es mir missfällt?

Otitis

Unter Otitis versteht man im Allgemeinen eine Ohrenentzündung. Je nachdem, wo und wie sie auftritt, spricht man von einer Entzündung des äußeren Gehörgangs (Otitis externa), einer Mittelohrentzündung (Trommelfell), einer Innenohrentzündung oder Labyrinthitis und von akuter, chronischer, seröser oder eitriger Otitis. Wenn die durch eine Mittelohrentzündung bedingte

Infektion auf die Hohlräume des Warzenfortsatzes übergreift (also den Knochenfortsatz des Schläfenbeins, dessen Hohlräume mit dem Mittelohr verbunden sind), handelt es sich um eine Mastoiditis. Alle Formen der Otitis hängen mit Verärgerung, Enttäuschung oder Wut über etwas zusammen, was man zufällig gehört hat (akute Otitis) oder was man ständig hört (chronische Otitis).

Sie weiten sich zur Mastoiditis aus, wenn das, was wir hören, uns allmählich "zu den Ohren herauskommt", weil wir es nicht mehr ertragen können. Besonders kleine Kinder sind anfällig für Mittelohrentzündungen. Hängt das vielleicht damit zusammen, dass sie verärgert oder wütend darüber sind, dass man ihnen ständig sagt, was sie tun und lassen sollen? Oder vielleicht damit, was sie zu Hause hören: Otitis findet sich häufiger in Familien, in denen sich die Eltern streiten.

Erwachsene mit einer einfachen oder doppelten (ein oder beide Ohren betreffende) Otitis sollten sich fragen, ob sie etwas gehört haben, was sie verärgert hat.

Eine junge Frau, die bei der Armee arbeitete, befand sich in einer Gruppe von Männern, denen es großen Spaß machte, sehr geschmacklose Witze über Sex zu reißen. Sie konnte das nicht länger ertragen und bekam eine Otitis.

War ich wegen etwas, was ich gehört habe, verärgert oder wütend?

Seröse Otitis

Hierbei handelt sich um eine Ansammlung wässeriger Flüssigkeiten hinter dem Trommelfell, die langfristig zu Taubheit führen kann.

Erlebe ich so etwas wie Traurigkeit in dem, was ich höre, nicht höre, aber gerne hören möchte, oder nicht mehr höre?

Ohrenschmalzpfropfen

Das Kind, das unter solchen Propfen leidet, kann das Gefühl haben, dass seine Eltern von ihm erwarten, dass es perfekt ist. Es ist möglich, dass es sich vor ihren Erklärungen, ihrer Moral und ihrer Kritik, die in ihm ein Schuldgefühl erwecken, verschließen möchte. Eine Lösung könnte sein, den Druck abzubauen und eine für das Kind perfekte Erziehung zu suchen, damit es seine Kindheitserfahrungen ausleben kann. Man muss ihm zugestehen, nicht immer ein braves Kind zu sein ...

Wen oder was möchte ich nicht mehr hören?

Schwerhörigkeit und Taubheit

Darunter wird eine Verringerung oder der völlige Verlust der Hörfähigkeit verstanden. Dies ist meistens ein Zeichen für ein inneres Abschließen.

In meiner Familie hieß es, Taubheit sei erblich. Auf dem Rückweg von einem Fest bei meiner Familie machte mein Mann diese Bemerkung: *"Hast du eigentlich bemerkt, Claudia, dass bei dir zu Hause alle sprechen und niemand zuhört?"* Diese Erkenntnis war mir eine Hilfe, denn ich selbst hatte ein kleines Hörproblem. Ich fing an, besser auf das zu hören, was die anderen sagten - und mein Gehör verbesserte sich deutlich.

Die Schwerhörigkeit kann auch darauf zurückgehen, dass wir uns vor etwas verschließen.

Wir schotten uns ab, um den anderen nicht zuzuhören, um nicht beeinflusst oder abgebracht zu werden von dem, was wir tun wollten. Der Satz *"Hör nur auf dich selbst, denn deine Ohren gehören dir"* beschreibt recht gut dieses Verhalten. Man verschließt sich, um nicht mehr verletzt zu sein.

Die Schwerhörigkeit begann bei Lisette bei ihrer zweiten Heirat. Sie hatte jahrelang auf diesen Mann gewartet, weil er anderweitig gebunden war. Nicht ganz ein Jahr nach der lang ersehnten Heirat war er eines Abends so verärgert, dass er sie angriff und schlug. Das traf sie im Innersten ihrer Seele. Danach verschloss sie sich ihm gegenüber und dachte: *"Ich will dich nie wieder 'Ich liebe dich' sagen hören, wenn du mich dann hinterher doch verletzt."* Obwohl es ihrem Mann leid tat und er versprach, sie nie wieder zu schlagen, öffnete sie ihm nicht mehr ihr Herz.

Henri ist auf dem linken Ohr taub. Ich frage ihn, was er auf keinen Fall hören wolle. Er erzählt mir, dass er schon als Baby öfter an Otitis litt. Er dachte, ein Baby könne keine Wut ausleben. Seine Mutter hatte sich vor seiner Geburt so sehr ein Mädchen gewünscht. Bei seiner Ankunft war sie enttäuscht und wiederholte jahrelang, dass sie gern ein Mädchen bekommen hätte, statt nur Jungen zu haben. Immer wenn seine Mutter sagte, dass sie so gern ein Mädchen gehabt hätte, tat dies Henri sehr weh und erweckte in ihm ein Schuldgefühl, am Leben zu sein.

Auch Lizon hat Probleme mit dem Hören. Sie ist sechs Jahre alt und hat eine dreijährige Schwester. Als sie an einem Sommernachmittag neben ihrer Mutter am Tisch sitzt, hört sie die Reifen eines Wagens quietschen und dann das Geräusch eines Aufpralls. Ihre Mutter schaut aus dem Fenster und stößt einen Verzweiflungsschrei aus. Ihre kleine Schwester ist gerade von einem Auto angefahren worden. Sie war sofort tot. Ihre Mutter ist untröstlich. Aus

Kummer erlebt sie anschließend eine Depression nach der anderen (wahrscheinlich weil sie sich schuldig fühlt, dass sie die Kleine unbeaufsichtigt gelassen hat). Lizon denkt im Stillen: *"Wäre ich doch gestorben, Mama hat Sophie so sehr geliebt."* Und jedes Mal, wenn sie ihre Mutter weinen hört, taucht in ihr das Schuldgefühl, am Leben zu sein, wieder auf. Dieses Leid, von dem sie nichts mehr hören will, führt dann zu ihrer Schwerhörigkeit.

Eine schwerhörige ältere Dame sagte: *"Ich habe genug gehört."* Ihre Schwerhörigkeit war ihre Abschottung gegenüber allem, was ihr wehgetan oder sie enttäuscht hatte. Sie zog es vor, nichts mehr zu hören.

Was will ich nicht mehr hören?

Habe ich mich verschlossen, um nicht mehr zu leiden?

Leide ich unter der Verschlossenheit eines geliebten Wesens, das alle Brücken zu mir abgebrochen hat?

Vertigo – Schwindel

Es handelt sich dabei um das Gefühl zu sehen, wie Dinge unserer Umgebung sich in den drei Dimensionen des Raums bewegen. Das Schwindelgefühl wird begleitet von dem Gefühl zu fallen, so dass wir zurückweichen. Schwindel ist nicht dasselbe wie Schwindelanfälle oder Ohnmacht (oder Lipothymie, ein Angstgefühl, das Bewusstsein zu verlieren), sondern vielmehr eine Gleichgewichtsstörung im Zusammenhang mit dem inneren Ohr und dem Kleinhirn. Es hängt meistens mit dem Verlust des Bezugspunktes zusammen. Dieser Bezug kann eine Person sein, die nicht mehr da ist (Scheidung, Tod ...), eine Arbeit, der man jahrelang nachging, ein Lebensstil usw.

Florence ist im sechsten Monat schwanger und es fällt ihr immer schwerer, den gewohnten Rhythmus einzuhalten, doch sie sagt sich, dass sie die, die sie brauchen, nicht im Stich lassen darf. In dieser Situation hat sie das Gefühl, die Orientierungspunkte verloren zu haben, mit deren Hilfe sie die ganzen Jahre über funktioniert hatte.

Habe ich das Gefühl, meinen Referenzpunkt verloren zu haben?

Labyrinthitis – Innenohrentzündung

Es handelt sich hierbei um eine Entzündung des Innenohrs.

Habe ich eine wichtige Veränderung erlebt, wobei ...

- *ich nicht mehr wusste, was ich tun sollte?*
- *ich das Gefühl hatte, etwas nicht mehr zu erreichen?*
- *ich nicht mehr auf die Bedürfnisse meines Körper hörte?*

Tinnitus – Ohrensausen, Ohrengeräusch

Beim Tinnitus handelt es sich um ein Geräusch im Inneren des Ohres, das der betroffenen Person wie ein Brummen, Pfeifen, Gebimmel oder wie ein Gefühl von verstopften Ohren vorkommt. Diese Geräusche entstehen durch ein Ungleichgewicht des Luftdrucks zwischen innerem und äußerem Ohr mittels der Eustachischen Röhre.

Dieses Ungleichgewicht stellt sich sehr oft ein nach einer Veränderung unseres Lebensraumes, unseres körperlichen Zustandes, unserer Hoffnungen und Pläne oder der familiären oder sozialen Atmosphäre usw. Es ist möglich, dass wir nach einer solchen Veränderung einen Druck in uns aufgebaut haben, um nicht das zu hören, was wir empfinden. Zum Beispiel:

- Wir haben das Bedürfnis, ein bisschen anzuhalten, um etwas mehr Zeit zum Leben zu haben.
- Wir möchten mehr angenehme Augenblicke mit der geliebten Person teilen.
- Wir empfinden Traurigkeit wegen der Abreise oder dem Tod eines geliebten Wesens.
- Wir fühlen Ohnmacht, weil wir einem leidenden Nahestehenden nicht helfen konnten.
- Wir haben Angst, dass es an Geld fehlt, dass die Autonomie verloren geht.

Habe ich eine Veränderung in meinem Umfeld, in meiner Situation oder in meinen Beziehungen erlebt?

Was ist genau dieser Druck, den ich ausübe, um das, was ich empfinde, nicht zu erfassen?

Wegen der immer größeren Verbreitung elektromagnetischer Wellen, und dabei insbesondere denen des 5G-Netzes, leiden immer mehr Menschen unter einem elektromagnetischen Phänomen oder EMF-Syndrom. Die häufigsten Anzeichen hierfür sind Tinnitus wegen zu starker Wellen, Schlaflosigkeit wegen der ständigen Stimulation des Nervensystems, Angstsymptome, Stress, Kopfschmerzen, Übelkeit, Magenprobleme, Ermüdung, das Gefühl, innerlich zu verbrennen, Schwindelgefühle, Kribbeln ...

Lösungen:

Sich von elektromagnetischen Quellen entfernen wie Handy, Internet, Wifi. Vermeiden von blauem Licht der LED-Technologie.

Menière-Syndrom

Hier handelt es sich um eine Gleichgewichtsstörung im Innenohr mit Schwindel, Ohrensausen und vermindertem Hörvermögen.

Die Menière-Krankheit kann die Folge eines Zusammentreffens mehrerer innerer Konflikte sein. Die Schwindelanfälle können mit dem Gefühl zusammenhängen, seine Bezugspunkte verloren zu haben und nicht mehr zu wissen, wo man ist. Das Ohrensausen kann daher kommen, dass wir uns zwingen, immer weiterzumachen, obwohl wir das Bedürfnis verspüren, eine Weile aufzuhören, oder den Druck verspüren, nicht auf unsere Emotionen zu hören. Und schließlich kann der Verlust des Hörvermögens eine Ablehnung bedeuten von dem, was in uns geschieht oder was unser Umfeld uns suggeriert.

Habe ich das Gefühl, nicht mehr zu wissen, wo ich stehe oder was ich tun soll? Und gleichzeitig baut sich in mir ein großer Druck auf, um mein mir selbst gestecktes Ziel zu erreichen, ohne allerdings darauf zu achten, was mein eigentliches Bedürfnis ist?

KAPITEL XIV

Die Haut und ihre Anhangsgebilde

Haut

Die Haut stellt, zusammen mit den Hautanhangsgebilden, die Schutzhülle unseres Körpers dar sowie darüber hinaus ein wichtiges Sinnesorgan, das auf Berührung reagiert. Jedes Hautproblem hat also etwas mit unseren Kontakten und unseren Beziehungen zu den anderen zu tun.

Eine sanfte Haut drückt den Wunsch aus, liebenswürdig zu sein.

Eine raue Haut lässt hingegen auf eine gewisse Schroffheit im Umgang mit den anderen schließen und kann in etwa besagen: *"Ich habe keine Lust, nett zu euch zu sein, damit ihr mich liebt. Nehmt mich, wie ich bin, denn ich habe nicht vor, mich zu ändern, um euch zu gefallen."*

Pickelige Haut kann den Wunsch ausdrücken, nicht berührt und in Ruhe gelassen zu werden. Sie kann mit fettiger Haut einhergehen. Fettige Haut drückt ein "Zuviel" aus. Man kann sich überwältigt vorkommen und nach mehr Raum verlangen, um sich um sich selbst kümmern zu können.

Trockene Haut ist meistens ein Ausdruck von Einsamkeit und mangelndem Kontakt mit anderen.

Der Geruch der Haut verrät die von unseren Zellen verströmten Gedanken. Eine Person, die gut riecht, befasst sich mit schönen Gedanken. Jemand, der viel schwitzt, ohne dabei schlecht zu riechen, ist nervös und verunsichert.

Menschen, die unter Platzangst leiden, schwitzen im Allgemeinen stark. Menschen, die sogar nach einer Dusche noch einen **unangenehmen Geruch** verströmen, unterdrücken möglicherweise ihre Wut und sind hasserfüllt. Menschen, die sich nicht mehr waschen und ihre Kleidung vernachlässigen, manifestieren eine Form von Selbstzerstörung, die aus einem depressiven Zustand oder einem Verlassenheitsgefühl entstanden sein kann. Die Person kann sich gehen lassen, um so die anderen für ihren Niedergang verantwortlich zu machen.

Jean-Marc hatte ein Problem mit seinem schlechten Körpergeruch. Er teilte mir in einem Brief mit, wie unglücklich er über dieses Geruchsproblem sei. Er hatte keine Freunde mehr, weil alle ihn mieden. Er erklärte mir, dass die Leute, egal wo er auftauchte, sich bei seinem Erscheinen immer die Nase zuhielten. Er hatte keine sexuellen Kontakte mehr und war total einsam. Er wagte sich nicht mehr aus dem Haus, nicht einmal, um einen Therapeuten aufzusuchen. Ich erlaubte ihm, zu mir in die Beratung zu kommen.

Jean-Marc war ein uneheliches Kind. Seine Mutter projizierte ihre ganze Frustration über ihr Leben auf ihn. Sie schlug und misshandelte ihn. Schließlich wurde er in ein Kinderheim gegeben, weil sie sich nicht mehr um ihn kümmern wollte. Jean-Marc hatte viel Hass auf seine Mutter angestaut und sich geschworen, ihr nie zu verzeihen, was sie ihm angetan hatte. Als er sich nach und nach darüber klar wurde, was seine Mutter alles erlitten hatte, und er verstand, dass er diese Mutter hatte, um verzeihen zu erlernen, konnte er sich von diesem Gewicht aus Hass befreien, den er ihr gegenüber empfand. Sein unangenehmer Körpergeruch verschwand, und dies bedeutete das Ende seiner Einsamkeit.

Verbrennungen oder Verletzungen der Haut

Hier handelt es sich um eine Form von Selbstbestrafung oder Selbstzerstörung, die auf ein Schuldgefühl zurückgeht.

Hautjucken

Juckende Haut ist gekennzeichnet durch ein unangenehmes Kribbeln der Haut, das uns uns kratzen lässt. Dies kann auf eine gewisse Angst hinweisen, aber auch ein Zeichen von Ungeduld sein.

Wenn der Juckreiz so stark ist, dass wir uns die Haut aufkratzen, deutet das eher auf Verzweiflung hin. Wir können verzweifelt über eine Situation sein, die wir gerade durchmachen, oder aber wegen einer Person aus unserem näheren Umfeld.

Auch der Ort, an dem der Juckreiz auftritt, ist aufschlussreich. Hier einige Beispiele:

am Kopf:	*Bin ich beunruhigt, weil ich nicht weiß, wie ich all das, was ich im Kopf habe, formulieren soll oder weil ich keine Lösung erkennen kann?*
an der Brust:	*Bin ich beunruhigt wegen meiner Kinder oder meines Ehepartners?*
an den Armen:	*Bin ich ungeduldig bei dem, was ich gerade mache, oder über den Ablauf der Dinge, die zu tun sind?*
an den Fingern:	*Bin ich beunruhigt über winzige Details, weil ich will, dass alles perfekt ist?*
am Hintern:	*Habe ich es eilig aufzustehen, um etwas anderes zu machen?*
am After:	Dies hängt oft mit Sorgen um uns nahestehende Personen zusammen, für die man mehr tun möchte, oder mit einer ärgerlichen Situation, die andauert. *Was hindert mich daran, die Kontrolle über diese Person oder Situation aufzugeben?*
an den Beinen:	*Habe ich das Gefühl, dass die Dinge nicht schnell genug gehen?*
an den Füßen:	*Habe ich das Gefühl, mich im Kreis zu drehen und meine Zeit zu verschwenden?*

Übermäßiges Schwitzen

Dies kann auf eine Zunahme der Außen- oder Innentemperatur (Fieber) zurückgehen. Ohne eine solche Temperaturzunahme kann es auf einen Angstzustand hinweisen. Wir sind beunruhigt, fürchten, in eine Falle zu tappen, haben Angst, bei einem Fehler erwischt zu werden oder dass es uns an Kompetenz mangelt.

Was verunsichert mich gerade in diesem Moment meines Lebens?

Sonnenallergie

Sie kann mit einem Schamgefühl verbunden sein, weil man seinen Körper zur Schau stellt, oder aber mit einem Schuldgefühl, weil man sich Ferien leistet.

Der Winter ist meine Zeit fürs Schreiben. Seit Jahren verbringe ich ihn unter der Sonne der Karibik. Jedes Mal, wenn ich dort ankam, habe ich zu Beginn meines Aufenthalts eine, wie ich glaubte, Sonnen- oder Sonnencremeallergie bekommen. Diese manifestierte sich durch Juckreiz hauptsächlich an den Armen und ein bisschen auch an den Beinen. All diese Symptome verschwanden, als ich ihre Ursache begriff: Ich fühlte mich schuldig, weil ich mir diese schöne Zeit am Strand gönnte, während ich doch so viel zu tun hatte, um mit meinem Buch weiter voranzukommen.

Schäme ich mich, meinen Körper zu zeigen?

Habe ich ein Schuldgefühl, weil ich mir eine angenehme Zeit gönne, obwohl ich so viel zu tun hätte?

Fühle ich mich schuldig, weil ich mir diese Ferien erlaubt habe, während mir nahestehende Personen sich dies nicht erlauben können?

Kalte Hände und Füße

Sie gehen auf eine schlechte Durchblutung aufgrund eines Einsamkeits- oder Verlassenheitsgefühls zurück.

Pickel

Das sind kleine, rote Vorwölbungen, die Eiter enthalten können. Sie stehen häufig mit Ungeduld in Verbindung. Wenn sie eitrig sind, deutet das auf eine gewisse Wut hin, die in uns kocht oder kochte.

Furunkel und Abszesse

Sie bestehen aus einer Konzentration von Eiter, die eine Vorwölbung in einem Gewebe oder Organ bilden. Häufig ist Wut ihre Ursache. Wichtig ist auch die Stelle, an der sie am Körper auftreten. Ein Furunkel am Rücken kann ein Hinweis auf Wut darüber sein, dass wir uns nicht genügend unterstützt fühlen. Auf den Schamlippen deuten sie häufig auf eine Wut auf den Sexualpartner hin.

Polypen

Diese kleinen Wucherungen entwickeln sich auf den Schleimhäuten von Nase, Mund oder Darm. Polypen treten häufig dann auf, wenn wir das Gefühl haben, in einer Beziehungssituation "festzusitzen", aus der wir am liebsten ausbrechen würden.

Denis hat Polypen in der Nase. Er ist ein Einzelkind. Auf ihn setzt die Familie ihre großen Hoffnungen. Er fängt also ein Jurastudium an, um seiner Mutter zu gefallen. Weniger als ein Jahr vor Abschluss seines Anwaltsdiploms, wirft er sein Studium hin und wird Elektrotechniker. Da er ein brillanter Techniker ist, drängt ihn seine Frau, ein eigenes Geschäft aufzumachen. Dieses Mal ist es die Familie seiner Frau, die bereit ist, das Unternehmen zu subventionieren, das Denis aber überhaupt nicht will. Erneut fühlt er sich wieder in die Enge getrieben durch das, was andere für ihn wollen.

Denis muss erkennen, dass die ihm nahestehenden Personen ihm aus ihrer Liebe für ihn heraus helfen wollen, das zu bekommen, was ihrer Meinung nach das Beste für ihn ist. Aber er darf auch erkennen, dass die Wahl selbst ihm obliegt. Indem er es wagt, vor seinen Nächsten er selbst zu sein, und damit auch das Risiko eingeht, sie zu enttäuschen, befreit er sich von dem Gefühl der Einflussnahme durch andere. Seine Polypen verschwinden damit.

Habe ich das Gefühl, in einer Situation festzustecken, weil ich Angst habe, Missfallen zu erregen, andere zu verletzen oder einen Konflikt auszulösen?

➢ Ekzem

Ein Ekzem ist eine Erkrankung der Oberhaut mit Rötung (E. erythematosum) und Bläschenbildung (E. vesiculosum). Es hat häufig mit Emotionen in Zusammenhang mit Einsamkeit, Entfernung oder Trennung zu tun.

Bei ganz kleinen Kindern tritt ein Ekzem häufig nach zu schnellem Abstillen auf. Es kann sich dabei um das Abstillen an sich oder die Entwöhnung von der Gegenwart der Mutter handeln, die ihre Arbeit wieder aufnimmt. Bei den Größeren kann eine Angst in Bezug auf das familiäre Umfeld die Ursache sein, weil es dort häufig zu Spannungen oder Streit kommt oder weil sich die Eltern vielleicht trennen wollen.

Jean-François ist zwei Jahre alt. Seit er im Kindergarten ist, leidet er an Ekzemen, insbesondere kratzt er sich beim Schlafengehen. Wenn seine Mutter nicht auf sein Weinen reagiert, kratzt er sich so lange, bis es blutet. Er hat diese Reaktion bis zu dem Tag, an dem ihm seine Mutter erklärt, warum sie ihn in den Kindergarten gegeben hat und dass sie ihm von jetzt an mehr Zeit widmen werde. Und das Ekzem verschwand vollkommen ...

Ekzem an den Händen

(*Siehe:* Hände)

Ekzem an den Füßen

Wir können uns daran gehindert fühlen, mit einer geliebten Person zusammen zu sein.

Line hat ein Ekzem an den Füßen. Sie war nach Pakistan gereist, um sich dort mit ihrem Vater zu treffen, aber die Stadt, in der er sich befand, war für Ausländer verboten. Sie musste also nach Delhi zurückkehren und dort auf ihn warten. Als man sie zurückgeschickte, überzogen sich ihre Füße mit Ekzemen. Als ich mit ihr darüber diskutiere, gesteht sie mir, dass sie das schlimmste Ekzem hatte, als sich ihre Eltern trennten.

Ekzem an einem Körperteil oder am ganzen Körper

Wenn dies der Fall ist, kann es sein, dass wir uns von einer Person, unserer Quelle der Zuneigung, abgeschnitten, abgelehnt oder völlig verlassen fühlen.

Habe ich unter Trennungsschmerz oder dem Verlust eines mir lieben Wesens gelitten?

Habe ich Angst, von einer Person, an der mir viel liegt, getrennt zu werden oder sie zu verlieren oder alleine zurückzubleiben?

Psoriasis – Schuppenflechte

Psoriasis oder Schuppenflechte ist eine Hautkrankheit, die gekennzeichnet ist durch rote Flecken, die von vielen weißlichen, spröden und trockenen Hautschuppen bedeckt sind. Psoriasis hängt meistens mit Emotionen zusammen, die in Verbindung stehen mit einer Trennung oder einem Schuld- oder Ohnmachtsgefühl. Betrifft diese Krankheit die Lederhaut, dann kann es sich zusätzlich um ein Gefühl von Schande handeln.

Bei Kindern geht es bei Schuppenflechte fast immer um familiäre Konflikte, infolge derer sich das Kind von einem Teil der Familie abgeschnitten fühlt.

Sylvie hat am ganzen Körper Schuppenflechte; sie leidet schon seit Jahren darunter, doch die letzte wichtige Krise kam vor einem Monat und fiel mit einem Besuch ihrer Mutter zusammen. Damals hatte ihre Mutter gesagt, wie sehr sie darunter leide, ihre Enkelin so selten zu sehen. Seit die Kinder das Haus verlassen haben, fühlt sich die Mutter ziemlich einsam. Sie wünscht sich so sehr, dass ihre Tochter wieder in ihr Heimatdorf zurückkehrt.

Und als sie dann noch sagt: *"Wie schade, dass ich nicht die Chance habe, meine Enkelin aufwachsen zu sehen."*, fühlt sich Sylvie wieder einmal durch ihre Mutter mit Schuldgefühlen überhäuft, und das bringt sie total auf die Palme. Der Psoriasisanfall ist dieses Mal noch schlimmer, weil er dieselbe Schwingungsfrequenz wie frühere Ereignisse hat, bei denen sie sich schuldig fühlte, ihre Mutter verlassen zu haben.

Habe ich eine Situation der Trennung erlebt, in der ich mich nicht verstanden und vielleicht sogar schuldig gefühlt habe?

Psoriasis auf der Kopfhaut

Die Schuppenflechte auf der Kopfhaut hängt meistens mit Konflikten zusammen, bei denen wir uns unverstanden oder uns von uns Nahestehenden oder unser Studenten- oder Arbeitsgruppe getrennt fühlten. Danach war es womöglich schwierig, harmonische Beziehungen mit diesen Gruppen zu unterhalten.

Ein kleines Mädchen im Internat wird fälschlicherweise des Diebstahls bezichtigt. Die Verantwortliche empfiehlt den anderen Internatsschülern, sich vor ihr in Acht zu nehmen. Das Kind lebt in einem Klima der Trennung von ihrer Gruppe und bekommt Schuppenflechte am Kopf.

Habe ich einen Konflikt erlebt, bei dem ich mich abgelehnt, gedemütigt oder aus einer Gruppe ausgeschlossen fühlte?

Habe ich das Gefühl, in dem, was ich ausdrücke, nicht recht verstanden zu werden? Oder würde ich dieses Gefühl gerne mit einer mir nahestehenden Person teilen?

Urticaria – Nesselausschlag, Nesselsucht

Die Nesselsucht ist ein Hautausschlag mit rosafarbenen oder weißlichen Knötchen (wie beim Verbrennen mit Brennnesseln), der von Juckreiz und Brennen begleitet ist. Sie kann auch mit einer Allergie einhergehen. Das Auftreten von Urticaria hängt häufig mit einer Situation zusammen, in der wir uns abgeschnitten fühlen von dem, was wir uns wünschen würden, und die uns dazu zwingt, Umstände zu ertragen, die uns rasend machen.

Welche Situation kann ich nicht länger ertragen?

Herpes Zoster – Gürtelrose

Ist eine virusbedingte Erkrankung mit einem bläschenförmigen Ausschlag im Versorgungsgebiet eines Spinalnervs. Gürtelrose begleitet oft Gefühle, die aus einer Situation entstehen, die uns tief verletzt oder bekümmert hat.

Léa möchte von mir mehr erfahren über ihre Gürtelrose, die sich vom Rücken bis unter den Busen hinzieht. Ich frage sie: *"Hattest du vor dem Auftauchen dieser Krankheit eine emotional geladene Situation mit einem deiner Kinder erlebt?"* Und da erzählte sie mir, dass alles bei ihrer Rückkehr von einem Besuch bei ihrem Sohn begonnen habe. Dabei hatte sie erlebt, wie hart ihre Schwiegertochter mit ihrem Enkel umging. Diesen kleinen Jungen so leiden zu sehen, tat ihr weh, und sie hätte ihm gerne geholfen. Ich fragte weiter: *"Wie fühltest du dich bei deiner Abreise?"* Unter Tränen antwortete sie mir: *"Ich hatte das Gefühl, ihn im Stich zu lassen."*

Habe ich eine Trennungssituation erlebt, in der ich mich unfähig fühlte, der leidenden Person zu helfen?

Lendengegend

Habe ich starke Emotionen erlebt wegen eines großen Problems bezüglich meiner Lebensgrundlagen, die ich über Jahre errichtet oder erspart hatte: Haus, Spareinlagen, Investitionen?

Warzen

Hier handelt es sich um kleine Tumore der Epidermis, die isoliert oder gruppiert auftreten. Sie sind der Ausdruck einer heftigen Abneigung gegen alles, was nicht harmonisch ist. Sie haben meistens etwas mit einer ästhetischen oder funktionellen Abwertung des betroffenen Organs zu tun.

Ein junges Mädchen, das ungeschickt war, weil man sie gezwungen hatte, die rechte Hand zu benutzen, obwohl sie Linkshänderin war, hatte beide Hände von Warzen bedeckt.

Warzen im Gesicht können ein Hinweis darauf sein, dass wir einen unserer Züge nicht leiden können, beispielsweise unsere Nase.

Warzen am ganzen Körper können auf eine Ablehnung unserer Umgebung oder einer uns nahestehenden Person hinweisen, weil wir uns ihrer schämen.

Was finde ich nicht schön, was lehne ich an meinem Körper ab oder was widert mich an einer anderen Person, Situation oder an einem Ort an? (Siehe auch "Plantarwarzen".)

Hämatom – Bluterguss – blauer Fleck

Blutergüsse treten häufig bei Personen auf, die sich wegen nichts und wieder nichts schuldig fühlen. Sie bestrafen sich selbst, indem sie gegen alle möglichen Gegenstände stoßen. Dasselbe gilt für Schnitte und Verbrennungen: Je schlimmer sie sind, desto ausgeprägter ist das Schuldgefühl.

Habe ich mich wegen irgendetwas schuldig gefühlt?

Mario hat die Fußsohlen voller Seeigelstacheln. Er befindet sich gerade im Urlaub am Strand und schwimmt auf der Suche nach Muscheln um die Felsen herum. Plötzlich wird er von einer sehr starken Strömung ergriffen. Um ihr zu entkommen, klettert er auf einen Felsen, der mit Seeigeln übersät ist. Er hat die Hände und vor allem die Füße voller schwarzer Stacheln. Mario war alleine in den Urlaub gefahren, weil seine Frau keinen Urlaub bekommen hatte, um ihn zu begleiten. Er hatte sich schuldig gefühlt, alleine wegzufahren. Erinnern wir uns daran, dass die Beine und die Füße unsere Fähigkeit verkörpern, neue Situationen anzugehen.

➢ Akne

Akne ist eine Erkrankung der Haut mit Komedonen-, Knötchen-, Pustel- und Abzessbildung, insbesondere im Bereich des Talgdrüsenapparats und der Haarfollikel.

Akne auf der Stirn und am Kinn

Diese Form der Akne tritt besonders häufig bei Jugendlichen auf, die sich nicht integriert fühlen und die sich, ästhetisch gesehen, abwerten. Diese Selbstabwertung kann auch durch unfreundliche Bemerkungen ihrer Mitschüler bedingt sein.

Ist es möglich, dass ich es schwer habe, mich in eine Gruppe zu integrieren und dass ich mich ausgestoßen fühle?

Schwere Akne im Gesicht

Im Gesicht deutet das Auftreten von schwerer Akne auf eine Selbstablehnung hin. Wir werten uns im Vergleich zu anderen ab und finden uns hässlich, zu dick, zu mager, unbedeutend, blöd, schlecht, nicht so gut wie ... etc. Da man sich ablehnt, möchte man auch nicht, dass jemand sich einem nähert. Ist diese Akne dann noch von Menstruationsschmerzen begleitet, denkt sie: “*Ich hätte kein Mädchen werden sollen."* Die Person, die so leidet, lehnt somit ihre Weiblichkeit ab.

Lina ist ein junges Mädchen von 17 Jahren, dass sich nicht akzeptiert. Sie leidet unter zystischer Akne im Gesicht. Eines Tages fahren ein paar Jungs im Auto vorbei, sehen sie von hinten und schreien: *"Na, du coole Braune"*, denn sie hat sehr schöne braune Haare. Als sie sich zu den Jungen umdreht, rufen die: *"Oh!"* Sie hält dies für einen Kommentar der Ablehnung ihrer Person und zieht sich noch mehr vor den anderen zurück. Zu jenem Zeitpunkt möchte sie ihre Schulausbildung abbrechen. Je mehr sie sich selbst ablehnt, desto schlimmer wird die Akne und desto mehr zieht sie sich zurück. Als sie endlich lernt, sich wieder zu akzeptieren, klingt die Akne nach und nach ab.

Françoise leidet seit 25 Jahren unter Akne. Sie hat alles ausprobiert: Cremes, Antibiotika, nichts hat geholfen. An dem Tag, an dem sie anfing, sich so zu lieben, wie sie war, begann ihre Akne zu verschwinden.

Was kann ich machen, damit es mir gelingt, mich zu lieben und zu akzeptieren?

Waren meine Eltern enttäuscht über mein Geschlecht?

Akne am Körper

Tritt die Akne vorwiegend am **Rücken** auf, kann das mit der Tatsache zusammenhängen, dass wir uns aus Angst vor Ablehnung viel Verantwortung aufladen. Wenn wir aber nicht imstande sind, sie auf uns zu nehmen, sind wir es, die uns ablehnen. Menschen, die an Akne leiden, übernehmen häufig gegenüber einer Person, die die Rolle des Opfers spielt, die Rolle des Retters. Die Machtlosigkeit, dem anderen helfen zu können, kann dazu führen, dass sie sich selbst ablehnen.

Habe ich die Verantwortung für das Glück anderer Menschen auf mich genommen?

Lehne ich mich ab, weil ich unfähig bin, den Erwartungen der anderen zu entsprechen?

Befindet sich die Akne auf der Brust, geht es um unseren Lebensraum.

Lehne ich mich ab, weil ich schüchtern bin und meinen Platz nicht energisch genug einfordere?

Glaube ich, dass es besser gewesen wäre, wenn ich nicht auf die Welt gekommen wäre?

Unästhetische Cellulitis

Diese Cellulitis ist eine Entzündung des Unterhautzellgewebes und ist durch unregelmäßige Fettverteilung und Ödeme gekennzeichnet (Wasser- und Toxinretention an Bauch, Po und Beinen). Die Lymphe drainiert den Überschuss an Flüssigkeiten, die sich in den Geweben befinden. Eine mangelnde Zirkulation der Lymphe kann zu einem Ödem oder zu unästhetischer Cellulitis führen. Menschen, die lange Zeit sitzend arbeiten müssen, laufen am meisten Gefahr, Cellulitis anzusetzen oder einen geschwollenen Bauch zu haben wegen des Lymphstaus in ihren Beinen oder ihrem Bauch. Gehen, Laufen, Springen oder Schwimmen garantieren eine gute Durchblutung. Diese Form der Cellulitis kann auch mit einer ästhetischen Selbstabwertung zusammenhängen.

Was könnte ich machen, um mich in ästhetischer Hinsicht nicht mehr selbst abzuwerten?

Sklerodermie

Diese Krankheit ist eine Verdickung und eine Verhärtung der Haut und des Unterhautgewebes und führt zum Verlust der Mobilität der Knochen, Gelenke und Muskeln. Die betroffene Person kann manchmal sehr hart zu sich selbst oder einem Menschen in ihrem unmittelbaren Umkreis sein. Bisweilen kann der Betroffene sogar sein Selbstwertgefühl völlig verlieren und sich verachten. Es kann sich dabei um eine Person handeln, die selbst Gewalt erlebt und anderen gegenüber Gewalt angewendet hat.

Eine Kursteilnehmerin litt an Sklerodermie. Sie war von Natur aus ein verschlossenes Wesen, aber innerlich glühte sie vor Zorn auf andere Menschen und auf bestimmte Ereignisse. Da sie an sich selbst extrem hohe Ansprüche stellte, tat sie dasselbe logischerweise auch mit ihrer Umwelt. Missfiel ihr eine Situation, entfachte dies in ihr einen Zorn, der sie zu verbrennen drohte. Dieser innere Zorn beeinträchtigte ihr erstes Energiezentrum, das Wurzelchakra, das mit den Nebennieren in Verbindung steht und so die festen Teile ihres Körpers betraf, also die Haut, die Knochen und die Muskeln. Nachdem sie gelernt hatte, sich selbst und anderen gegenüber verständnisvoller und toleranter zu sein, spürte sie, wie ihre Haut langsam weicher wurde und sie sogar feste Nahrung zu sich nehmen konnte, was seit Jahren nicht mehr der Fall gewesen war.

Kann es sein, dass ich zu mir selbst hart bin?

Habe ich mich vielleicht gegenüber den anderen oder dem Leben verhärtet?

Multiple Sklerose – MS

Multiple Sklerose ist eine neurologische Degenerationskrankheit des Zentralnervensystems, die sich in Form von progressivem Zerstören des Myelin, des Nervenmarks, das die Nerven schützt (Gehirn, Rückenmark und Sehnerv), äußert und somit die Passage der Nervenleitungen behindert.

Die Multiple Sklerose hängt zusammen mit einer Verweigerung dessen, was man empfindet, und dem Wunsch, den anderen zu beweisen, wozu man fähig ist, obwohl man selbst daran zweifelt. Wenn es sein muss, kann man bis zur Erschöpfung gehen, um dieses sich selbst gesteckte Ziel zu erreichen. Und genau da tauchen die ersten Symptome auf, Alarmzeichen wie ein Kribbeln oder Einschlafen von Händen oder Beinen. Auch die Sensibilität kann verlorengehen und man spürt weder heiß noch kalt; ferner kann dies auch der Anfang oder die Entwicklung einer optischen Neuritis sein.

Menschen mit diesen Symptomen der Multiplen Sklerose können sogar so weit gehen, dass sie die Diagnose ihres Arztes ablehnen und nachweisen wollen, dass er unrecht hat und dass sie schnell wieder auf die Beine kommen werden. Diese Personen sind mit einem Aspekt von sich konfrontiert, der sie beruhigen will: "Ich kann noch dieses oder jenes tun!" – und einem anderen, der in Angst vor der Entwicklung der Krankheit lebt. Was diese Menschen nicht wissen, ist die Tatsache, dass diese Angst zur Intensivierung der Symptome beiträgt.

Welches ist das Leiden oder die Angst, vor dem oder der ich fliehen möchte?

Ist dies etwa die Angst, nicht richtig eingeschätzt zu werden, Schiffbruch erlitten zu haben oder nur eine Niete zu sein?

Gehe ich ständig an die Grenzen von dem, was mein Körper ertragen kann, um mir oder anderen zu beweisen, dass ich etwas erreichen kann?

Vitiligo – Weißfleckenkrankheit

Bei dieser Krankheit handelt es sich um eine Pigmentstörung, die zu scharf umgrenzten depigmentierten Flecken führt, die von einem hyperpigmentierten Randsaum umgeben sind. Vitiligo geht in den meisten Fällen auf starke Emotionen über den Verlust einer geliebten Person zurück oder über deren Weggang, der schlecht verkraftet wurde. Dazu kommt häufig noch ein Gefühl, ausgenutzt worden zu sein.

Marie-Reine hat Vitiligo nach der Trennung von ihrem Mann bekommen. Ihr Mann hat es so angestellt, dass sie finanziell praktisch nichts bekommt, während er viel besitzt.

Jean-Daniel ist mit einer älteren Dame befreundet, die er wie eine Mutter liebt. Umgekehrt ist er für sie der Sohn, den sie nie gehabt hat. Sie hat ihn als Erben für ihr Haus und alles, was darin ist, eingesetzt. Diese Dame hat einen Infarkt, was Jean-Daniel schwer trifft. Nach dem Infarkt ändert sie ihr Testament ab, überzeugt von einer ihrer Freundinnen, dass Jean-Daniel es nur auf ihr Geld abgesehen habe. Sie stirbt kurze Zeit darauf. Jean-Daniel leidet nicht nur unter dem Schmerz der Trennung von dieser Freundin, die für ihn die Mutter verkörperte, die er gerne gehabt hätte, sondern auch unter dem Gefühl, um die versprochene Erbschaft gebracht worden zu sein.

Habe ich eine Situation erlebt, die nicht klar war und wegen der ich mich schämen sollte?

Lupus erythematodes

Diese Hauterkrankung hat eine sich ausbreitende und destruktive Tendenz. Es gibt zwei Typen:

Lupus erythematodes chronicus, die durch ein Erythem gekennzeichnet ist (rote Flecken hauptsächlich im Gesicht in typischerSchmetterlingsform als Verkleidung für den Wolf, nach dem die Krankheit benannt ist). Bei diesem Lupustyp begegnet man in den meisten Fällen einer Attacke auf seine Integrität.

Lupus erythematodes disseminatus, die verbreitete Hauttuberkulose, zeigt ähnliche Auswirkungen im Gesicht. Sie wird allerdings von schweren Verschlechterungen des Allgemeinzustandes begleitet (Fieber, Gelenkschmerzen, Nieren-, Herz- und Pleurabeschwerden). Die Krankheit kann sich über viele Jahre entwickeln und führt bei den Betroffenen oft zu einer Mutlosigkeit wegen des ständigen Kampfes ums Überleben.

Jasmine wohnt nahe bei ihren Eltern. An einem Sonntag, als sie sich einen entspannenden Morgen gönnte, hörte sie das Geräusch eines Rasenmähers. Sie schaute aus dem Fenster und sah ihren Vater, der ihren Rasen mähte, ohne dass sie ihn darum gebeten hatte. Sie fühlte, wie Wut in ihr aufstieg. Als sie gerade dabei war, in Wut zu geraten, riss sie sich zusammen und dachte bei sich, wie böse es doch sei, solche Gedanken über ihren Vater zu haben, der ihr doch nur helfen wollte. Jasmine hat das Gefühl, dass sie sich niemals wirklich von ihrer Familie loslösen kann, die stets für sie entscheidet.

Bin ich müde von meinem Kampf um Anerkennung und Respekt?

➤ Die Gesichtshaut

Das Gesicht symbolisiert unsere Persönlichkeit. Alles ist uns ins Gesicht geschrieben: Traurigkeit, Misstrauen, Sanftmut, Härte etc. Die Gesichtshaut spiegelt unsere Beziehungen zu den anderen wider. Jemand, der sich nicht akzeptiert, kann an Akne leiden. Jemand, der sich schämt, kann Flecken auf der Gesichtshaut haben. Jemand, der sich schuldig fühlt, weil er schön oder anders als andere ist, kann versuchen, diese Schönheit zu zerstören.

Verbrennungen, Verletzungen oder Flecken im Gesicht

Hier ist häufig eine Verbindung zu einem Schuldgefühl (schön zu sein, seinen Ehepartner betrogen zu haben) vorhanden, zu dem außerdem noch ein Schamgefühl kommen kann: sich schämen, weil man homosexuell ist, missbraucht worden ist, eine Geschlechtskrankheit hat, HIV-positiv ist etc.

Yohan hat schwere Verbrennungen im Gesicht. Er ist homosexuell, hat aber seine Andersartigkeit nie akzeptiert und fühlt sich deswegen sehr schuldig.

Grace trägt ihren Namen zurecht (er bedeutet "Anmut"), denn sie ist sehr schön und alle machen ihr Komplimente. Mit 13 wird sie von ihrem Vater sexuell missbraucht. Grace schämt sich deswegen und schiebt es auf ihre Schönheit, weil ihr Vater ihr gesagt hatte, er finde sie schön und begehre sie. Mit 18 verlobt sie sich mit einem Mann, mit dem sie seit einiger Zeit eine Beziehung hat und den sie zu heiraten hofft. Sie hat große Angst, dass er entdeckt, dass sie keine Jungfrau mehr ist. Und dies erzeugt in ihr ein großes Schuldgefühl. Auf dem Weg zum Hotel, wo sie die Nacht verbringen wollen, haben sie einen Unfall. Grace wird gegen die Windschutzscheibe geschleudert und muss mit über 300 Stichen genäht werden.

Belastet mich ein Schuld- oder Schamgefühl?

Rötungen – rote Flecken – Erröten

Rötungen gehen auf eine flächen- und zahlenmäßige Zunahme der kleinen Hautgefäße zurück.

Die plötzlich auftretenden roten Flecken sind ein Ausdruck von Emotionen, ausgelöst durch Schüchternheit, Wut oder Scham. Wenn sie anhaltende Flecken bilden, können sie mit einem Gefühl in Verbindung stehen, das unsere Integrität in Frage gestellt wird und wir im Anschluss daran Schwierigkeiten haben, mit unserer Umgebung weiterhin eine harmonische Beziehung aufrechtzuerhalten.

Braune Flecken im Gesicht

Es handelt sich dabei um flache Pigmentflecken der Haut, die meistens dunkelbraun gefärbt sind. Sie hängen häufig mit Situationen zusammen, in denen wir uns in unserer Integrität angegriffen fühlen und uns deshalb schämen, gedemütigt fühlen und Rachegefühle hegen.

Marlène ist in der Schule, als eine ihrer Mitschülerinnen zur Lehrerin sagt: *"Mein Apfel, den ich für die Pause mitgenommen hatte, ist verschwunden."* Die Lehrerin lässt die Fächer aller Schüler durchsuchen und der Apfel wird in Marlènes Fach gefunden. Marlène ist völlig sprachlos über diesen Fund, denn sie hat den Apfel ihrer Mitschülerin nie und nimmer genommen. Sie wird als Diebin hingestellt und schämt sich sehr. Darüber hinaus bestellt die Lehrerin ihre Mutter zu sich in die Schule, die sie dann vor der Lehrerin ohrfeigt. Nach diesem Zwischenfall bekommt Marlène überall am Körper rote Flecken und noch Jahre später bleiben bei ihr davon braune Flecken im Gesicht zurück.

Habe ich eine Situation erlebt, in der ich mich gedemütigt oder missbraucht gefühlt habe oder die bei mir ein Schamgefühl hinterlassen hat?

Dermografie des Gesichts – Selbstverstümmelung

Diese Form der Verstümmelung geht auf ein Schuldgefühl, auf Selbstverachtung oder auf ein völliges Wertlosigkeitsgefühl zurück. Wir verachten uns, weil wir einer Person durch unsere Unfähigkeit wehtun, unser Herz für sie, die uns liebt und alles für uns tun würde, zu öffnen. Wir denken: *"Sie verdient etwas Besseres als mich, sie verdient nicht, dass ich ihr so viel Leid zufüge."*

Was hat dazu geführt, dass ich mich selbst so leiden lasse?

Glaube ich, dass ich es nicht wert bin, geliebt zu werden?

Wofür fühle ich mich schuldig?

➢ Hautkrebs

Epithelioma basocellulare – Basaliom – weißer Hautkrebs

Unter einem Basaliom versteht man ein Karzinom des Hautepithels, das häufig auf der Nase oder im Augenwinkel auftritt. Es handelt sich häufig um einen Ausbruch von unterdrückten Gefühlen, um unser Gesicht zu wahren.

Hindert mich das, was andere über mich oder mir Nahestehende denken oder sagen könnten, daran, offen zuzugeben, was ich erlebe oder empfinde?

Melanom – schwarzer Hautkrebs

Dieses bösartige Melanom entwickelt sich aus Melanin erzeugenden Zellen. Melanine sind ein braunes bis schwarzes Pigment, das von den Melanozyten synthetisiert wird, die uns damit vor den schädlichen Auswirkungen der Sonnenstrahlen schützen wollen.

Ein Mensch mit einem malignen Melanom hat sich möglicherweise in seiner Integrität oder in dem, was ihm heilig ist, angegriffen oder bedroht gefühlt. Er hat sich dann anschließend vielleicht nach außen hin verschlossen, um sich zu schützen, und hat so die überwältigenden Gefühle nicht abfließen lassen.

Habe ich mich vielleicht in meiner Integrität angegriffen oder im intimsten Bereich meines Wesens überrumpelt gefühlt?

Habe ich das Gefühl, dass das, was mir am heiligsten ist, beschmutzt wurde?

Es kann sich um meine Paarbeziehung, meine Einstellung zu meinem Kind, meine religiöse Zugehörigkeit usw. handeln.

Epithelanhangsgebilde

Die Anhangsgebilde sind spezifische Ausbildungen der Haut. Während sie bei den Tieren sehr ausgeprägt sind, reduzieren sie sich beim Menschen auf Kopfhaare, Körperhaare und die Nägel. Wie die Haut dienen sie zum Schutz, zum Wärmen und zu verschiedenen anderen Körperfunktionen, wie etwa zum Kratzen.

Die Haare

Die Haare verkörpern zum einen Schönheit und Kraft und zum anderen unsere Bindungen zu den uns nahestehenden Personen. Mein Vater sagte immer: *"Die Haare sind die Krone der Frau."* Und er hatte Recht, denn die Haare befinden sich nahe beim Kronenchakra. Das ist auch der Grund, weshalb sich die Anhänger bestimmter Sekten oder Religionen den Kopf als Zeichen der Demut und des Verzichts auf die materielle Welt kahl rasieren. Andere Sekten sind hingegen der Meinung, dass die Haare und der Bart die Antennen unserer Spiritualität darstellen. Ist die Haarpracht einer Person eindrucksvoll und wächst schnell, ist dies ein Zeichen von Vitalität, während eine geringe Haarpracht im Gegensatz dazu auf einen Mangel an Vitalität hinweist. Ausgehend von den Teilnehmern an meinen Gruppen kann ich bestätigen, dass das ziemlich zutreffend ist. Allerdings muss beachtet werden, dass blonde Haare in der Regel feiner sind. Sie können daher weniger dicht erscheinen als ein dunkler Haarschopf.

Haarausfall

Haarausfall hängt häufig mit starken Spannungen in unserem Leben zusammen. Der Ausdruck *"Das ist ja zum Haare raufen"* beschreibt diesen Zustand treffend, in dem man nicht mehr weiß, wo einem der Kopf steht. Eine interessante Beobachtung ist in diesem Zusammenhang, dass viele Frauen nach der Geburt eines Kindes viele Haare verlieren. Die Anspannung oder die Angst vor der Geburt haben daran sicher einen großen Anteil, aber auch die Sorge und Beunruhigung über diesen Säugling, dessen Weinen man nicht immer versteht.

Alopezie – Haarausfall

Diesen Haarmangel findet man häufig im Zusammenhang mit einem ganzen "Gefühlscocktail", der gekennzeichnet ist durch eine Trennungssituation, ein Minderwertigkeitsgefühl und ein Gefühl der Schutzlosigkeit.

Livia verlor ihre Haare bei der Geburt ihrer kleinen Schwester, aber mit der Zeit wuchsen die Haare wieder nach. Als Erwachsene war sie dann erneut in einer Situation, wo sie das Gefühl hatte, ihren privilegierten Platz verloren zu haben – und wieder bekam sie eine Pelade (*siehe:* Pelade).

Angela kam wegen eines massiven Haarausfalls zur Beratung. Im Laufe der Therapie erzählte mir im Vertrauen, dass ihr Vater ständig in der Angst gelebt habe, seine Arbeit zu verlieren, da er und seine Familie eine sehr schwierige

Phase der Arbeitslosigkeit erlebt hatten. Diese Frau fand sich zum zweiten Mal ohne Arbeit wieder und war deshalb enorm angespannt, hatte Angst und zweifelte an ihrem Selbstwert. Nachdem sie sich dessen bewusst geworden war, schöpfte sie wieder Vertrauen in sich, schaffte es, eine Anstellung zu finden, und daraufhin hörte ihr Haarausfall auf.

Habe ich starke Emotionen in Bezug auf eine Entfernung oder eine Trennung von einem Menschen, der meine Sicherheit personifiziert?

Weiße Haare

Für die einen ist dies ein Zeichen von Weisheit, aber für die meisten entspricht dies einem Verlust an Vitalität. Stress und emotionale Schocks können das Bleichen der Haare auslösen oder beschleunigen.

Trockene Haare, fettige Haare, Schuppen und juckende Kopfhaut

Die trockene Kopfhaut, die schuppt, ist oft ein Zeichen von "Trockenheit" im Kopf: Die Person will andere für sich denken lassen. Hingegen ist eine fettige Kopfhaut häufig ein Hinweis auf eine zu hohe Gedankenaktivität, die sich vor allem um die eigenen Sorgen dreht. Im ersten Fall wäre es wichtig, dass die Person ihre eigenen grauen Zellen aktiviert; im zweiten Fall wäre es empfehlenswert, dass die Person ihre Gedankenaktivität etwas reduziert, um anderen Aktivitäten nachzugehen und so ihrem Kopf etwas Entspannung zu gönnen.

Habe ich das Gefühl, dass man mein Denken oder Fühlen nicht sonderlich beachtet? Bin ich zur Zeit sehr besorgt?

Ekzem auf Kopfhaut

Dies deutet auf ein Dilemma hin zwischen dem Wunsch, gesehen (anerkannt) zu werden, und dem, nicht zu wissen, wie wir uns in die Gruppe, zu der wir gehören, integrieren können.

Fühle ich mich anders als die anderen, unverstanden, unwissend? Weiß ich nicht, wie ich mich anerkennen lassen kann oder wie ich meine Klassenkameraden oder meine Arbeitskollegen mögen kann?

Psoriasis auf der Kopfhaut

(Siehe unter "Psoriasis", Seite 319.)

➢ Die Körperhaare

Die Körperhaare dienen dem Schutz, denn sie haben die Funktion, uns zu schützen und zu wärmen, genau das, was eine Mutter für ihr Kind tut.

Alopecia areata – Pelade – kreisförmiger Haarausfall

Der kreisförmige Haarausfall, auch Pelade genannt, zeichnet sich durch kreisrunde kahle Stellen ohne Kopf- oder Körperhaare aus.

Er geht größtenteils auf eine beklemmende Situation zurück, in der sich die Person von dem, was für sie Sicherheit bedeutet, abgeschnitten fühlt und sich minderwertig vorkommt.

Marjolaine ist Abteilungsleiterin. Da sie die Leistung ihres Personals verbessern will, beschließt sie, die Aufgabengebiete von zwei ihrer Mitarbeiter zu verändern. Nach der Umstrukturierung merkt sie, dass sich die Situation nicht verbessert, sondern sogar verschlechtert hat. Nach diesem Ereignis beobachtet sie bei sich den Haarausfall, der kahle Stellen hinterlässt. Marjolaine hatte es nur gut gemeint, als sie die Arbeitsbereiche der beiden Angestellten umstrukturierte. Aber die Folge davon war, dass sie sich von ihrem ganzen Team abgelehnt fühlte. Sie ärgerte sich über sich selbst und schätzte sich gering. Zur Lösung des Problems ging sie zu den betroffenen Personen und erklärte ihnen, dass sie einen Fehler gemacht habe, und bat sie, ihr zu helfen, eine Lösung zu finden, die dem ganzen Team zum Vorteil gereichen würde. Dank dieser Aktion fingen ihre Haare wieder an zu wachsen.

Pelade – totale Pelade

Dieser totale Haarausfall betrifft das Kopfhaar, die Augenbrauen, Wimpern und Körperhaare. Er hängt sehr häufig mit einer tiefen Unsicherheit zusammen, bei der die Person das Gefühl hat: *"Ich habe keinen Schutz mehr. Ich bin nackt."*

Diese Form des totalen Haarausfalls kann beispielsweise bei einem Kind auftreten, dass in die Schule kommt und merkt, dass es jetzt nicht mehr den Schutz seiner Eltern genießt. Es kann sich inmitten der anderen alleine fühlen und an seinem Selbstwert zweifeln.

Lino leidet an Haarausfall, nur an den Augenbrauen, Wimpern und Körperhaaren ist zu erkennen, dass Lino Italiener ist. Seine Eltern wandern nach Montreal aus, als er sieben ist. Er wird auf die französische Schule geschickt, ist also von seiner Familie getrennt und versteht außerdem die Sprache nicht. Er fühlt sich völlig schutzlos, niemand kann ihn verstehen und gegen das Gehänsel der anderen Kinder verteidigen, die sein Schweigen nicht verstehen.

Judith leidet an einer totalen Pelade, einschließlich der Kopfhaare. Sie ist acht Jahre alt und hat große Angst vor ihrem Lehrer, weil er immer die Kinder anschreit. Judith befürchtet, dass auch sie bald drankommt. Darüber hinaus ist für sie ihr großer Bruder die Autoritätsperson; vor ihm hat sie ebenfalls große Angst. Da ihre Mutter nicht zu Hause ist, fühlt sie sich völlig schutzlos. Ihre Kopfhaare fallen aus, aber auch ihre Augenbrauen, Wimpern und ihre Körperhaare. Dann wechselt sie Klasse und Lehrer, ihr Bruder verlässt das Haus und ihre Mutter ist immer häufiger präsent. Ihre Körper- und Kopfhaare wachsen wieder nach.

Mit 24 Jahren tritt die Pelade erneut auf. Judith ist schwanger und befürchtet dieses Mal, ihren Job zu verlieren, und außerdem hat sie große Angst vor ihrem Chef. Sie kündigt, und auch dieses Mal fangen ihre Körper- und Kopfhaare wieder an zu wachsen.

Als sie schließlich zur Beratung kommt, erleidet sie gerade einen neuen Rückfall. Sie hat nun zwei kleine Mädchen, arbeitet seit ihrer ersten Schwangerschaft nicht mehr, aber ihr Mann hat jetzt seine Arbeit verloren. Sie hat große Angst, dass ihre beiden Mädchen nun die gleiche Unsicherheit erleben müssen, die sie erlebt hat, und wieder fühlt sie sich unfähig, mit der Situation fertigzuwerden.

Habe ich eine beängstigende Situation erlebt, in der ich mich einsam, ohne Halt und unfähig gefühlt habe, eine Lösung zu finden?

Epidermoidzyste

Hier handelt es sich um eine aus geschichtetem Plattenepithel ausgekleidete Zyste ohne Hautanhangsgebilde, die sich langsam auf dem Gesicht, dem Hals, dem Arm, der Hand, dem Bein, dem Skrotum usw. ausbreiten kann. Sie kann ein unbewusstes Bedürfnis nach Berührung ausdrücken.

Synovialzysten

Es handelt sich dabei um Ausstülpungen der Gelenkkapseln und der Gelenkinnenhaut bei erhöhtem Gelenkinnendruck; am häufigsten im Bereich des Kniegelenkes zu beobachten. Synovialzysten können mit einem Gefühl der Minderwertigkeit in Bezug auf das betroffene Gelenk zusammenhängen. Am Handgelenk kann es beispielsweise auf eine Abwertung unserer manuellen Fähigkeiten hinauslaufen, während es am Fußgelenk um ein Minderwertigkeitsgefühl im Zusammenhang mit unserem schulischen oder beruflichen Erfolg gehen kann.

Pilonidalsinus oder Pilonidalfistel

Die Pilonidalfistel ist charakterisiert durch eine Entzündung der Haarfollikel im Muskel der Kreuz- bzw. Steißbeinregion. Sie entsteht oft mechanisch durch das Einbohren von Analhaaren. Auslöser ist das Gefühl, zwischen zwei Dingen hin- und hergerissen zu sein, beispielsweise der Entscheidung, sich mehr um den Partner oder mehr um die Arbeit zu kümmern.

Fühle ich mich bei meinen Bedürfnissen, Wünschen oder Entscheidungen hin- und hergerissen?

Kopfläuse, Filzläuse

Sie tauchen häufig als **Haarparasiten** auf, wenn wir uns schmutzig fühlen, uns selbst überlassen, in schlechtem Zustand oder aber wenn wir uns schuldig für unsere sexuellen Beziehungen ohne gefühlsmäßige Bindungen fühlen.

Sie können aber auch mit einem Schamgefühl zusammenhängen oder weil wir uns an einem Ort befinden, den wir widerlich finden.

Im Alter von sieben Jahren hatte ich einmal Kopfläuse. Zu jener Zeit hatte ich eine Freundin, die in einem ziemlich heruntergekommenen Haus lebte. Wenn ich zu ihr ging, hatte ich immer eine Abscheu gegen diesen Ort. Meine Mutter behandelte mich gegen die Läuse, und ich machte Schluss mit dieser Freundin. Seither habe ich nie mehr Läuse gehabt.

Fühlte ich mich ausgenutzt, in den Schmutz gezogen, nicht respektiert?

➢ Die Nägel

Die Nägel treten vollständig aus der Epidermis heraus. Sie stellen eine extreme Hautverhornung (Keratinisierung) dar. Bei vielen Tieren dienen die Nägel neben ihrer Kratzfunktion der Verteidigung. Auch beim Menschen dienen die Nägel zum Sichkratzen; sie dienen ferner zum Schutz der Fingerkuppen in Verbindung mit unserer Fingerfertigkeit. Das Tier benutzt seine Nägel, um sich zu verteidigen und sich zu ernähren. Die Nägel verkörpern auch unsere Fähigkeit, uns zu verteidigen, aber sie können auch mit Aggressivität und Gewalt assoziiert werden.

Nägelkauen

Diese Angewohnheit kann auf Groll hinweisen, den wir immer noch gegen die Person hegen, die uns nicht schützen konnte, als wir ein Kind waren.

Hege ich in mir Groll gegen meine Mutter oder meinen Vater, weil sie mir nicht den Schutz geben konnten, als ich sie gebraucht hätte?

Sich einen oder mehrere Nägel abbrechen

An den Fingern: *Fühle ich mich für eine oder mehrere Einzelheiten in meiner gegenwärtigen Situation schuldig?*

An den Zehen: *Fühle ich mich für Details hinsichtlich zukünftiger Ereignisse schuldig?*

Weiche Nägel

Habe ich das Gefühl, mich nicht verteidigen zu können, wenn man mich angreift?

Kann es sein, dass ich mich nicht traue, mich zu verteidigen?

Rissige Nägel

Habe ich bei Hausarbeiten das Gefühl, das Dienstmädchen für alle zu sein?

Nagelhäutchen

Kritisiere ich mich oft wegen Kleinigkeiten?

Eingewachsene Nägel

(*siehe:* Füße)

KAPITEL XV

Der Atemapparat

Der Atemapparat symbolisiert den Austausch zwischen unserer Außen- und unserer Innenwelt. Die Atemwege stellen die Kommunikationswege dar, den Zugang zum Leben, das über das Blut in jede meiner Zellen weitergegeben wird. Probleme mit dem Atemapparat betreffen im Allgemeinen den Beziehungsaustausch mit unserer Umwelt und mit allem, was mit unserem Bedürfnis nach Luft, Raum und Unabhängigkeit zu tun hat. Sie können ein Hinweis darauf sein, dass wir die Lebenslust verloren haben, nicht mehr weiterleben wollen, Angst haben, unser Leben zu verlieren, oder uns schuldig fühlen, geboren zu sein.

Die wichtigsten Organe des Atemapparates sind Nase, Mund, Luftröhre (enthält einen Teil des Rachens und des Kehlkopfs), Bronchien, Lungen und Zwerchfell.

Nase

Die Nase verkörpert meine Fähigkeit zu riechen und zu spüren. Außerdem ist sie das Organ, über das das Leben in uns einströmt. Schon in der Bibel heißt es: *"Gott, der Herr, blies in seine Nase den Lebensatem und so wurde der Mensch zu einem lebendigen Wesen."* Das rechte Nasenloch stellt für den Rechtshänder die Gefühlsebene dar, während das linke alles betrifft, was auf eine Gefahr hinweisen könnte. Beim Linkshänder ist es umgekehrt.

Atembeschwerden durch die Nase (gelegentlich)

Häufig hängen solche Beschwerden mit der Tatsache zusammen, dass wir von uns verlangen, perfekt zu sein. Wir können unsere Fehler und Inkompetenzen nicht ausstehen aus Angst, kritisiert oder abgelehnt zu werden.

Zu Anfang, als ich noch Kurse für Persönlichkeitsentwicklung gab, beobachtete ich, wie sich meine Nase in bestimmten Momenten verstopfte. Ich erklärte mir dies mit dem vielen Staub, der sich wohl auf dem Teppich im Vortragsraum angesammelt hatte, und zog in einen anderen Saal ohne Teppich. Dort passierte dasselbe. Daraufhin fing ich an, nach der wirklichen Ursache zu suchen. Da ich sehr intuitiv bin, konnte ich das Interesse oder Nichtinteresse der Teilnehmer an meinem Kurs spüren. Immer wenn ihr Interesse abnahm, tauchte das Problem auf. Ich wollte perfekt sein, weil ich durch meine Erziehung verstanden hatte, dass man perfekt sein muss, um geliebt zu werden. Also sagte ich mir: *"Wenn das, was ich mache, auch nur einer einzigen Person dienen kann und diese Person außerdem noch ich bin, dann war alles nicht umsonst gewesen."* Daraufhin verschwand das Problem.

Da die Nase die Basis der Stirnhöhlenpartie bildet, hängt sie eng mit unserer Intuition zusammen. Sie lässt uns Dinge im "Voraus riechen". Deshalb hilft gutes Atmen durch die Nase der Intuition. Es kann vorkommen, dass eine Person Angst vor ihrer eigenen Intuition hat und so ihre Empfindungswege blockiert.

Chronische Rhinitis – Nasenschleimhautentzündung – verstopfte Nase

Wenn wir beständig Schwierigkeiten haben, durch die Nase zu atmen, ist das häufig ein Zeichen von Lebensverweigerung, verbunden mit einem Inkarnationsschmerz. Wenn nur ein Nasenflügel davon betroffen ist, z. B. der rechte beim Rechtshänder, kann das damit zusammenhängen, dass wir uns nicht erwünscht oder nicht genug geliebt fühlen. Ist der linke Nasenflügel betroffen, haben wir uns vielleicht schon vor unserer Geburt bedroht oder in Gefahr gefühlt. Beim Linkshänder ist es umgekehrt.

Besonders am Morgen: Morgendliche Schwierigkeiten, durch die Nase zu atmen, hängen häufig mit unserer Geburt zusammen, denn der Morgen symbolisiert unseren Eintritt ins Leben.

Wie ist meine Geburt verlaufen?

War ich erwünscht?

Was hat meine Mutter während der Schwangerschaft mit mir oder nach meiner Geburt durchgemacht?

Hat sie sich geliebt oder im Stich gelassen gefühlt, beschützt oder bedroht?

Erkältung

Eine Erkältung kann eine Manifestation von großer Müdigkeit sein und zwingt uns, eine Pause einzulegen, weil unser Körper Ruhe braucht. Eine Erkältung kann aber auch auf verwirrte Gedanken, verbunden mit einer gewissen Traurigkeit, hinweisen. Man weiß nicht mehr, wo einem der Kopf steht. Soll ich weggehen oder soll ich bleiben? Ist dies der richtige Moment? Vielleicht ist dies gar nicht das, was ich tun soll? Alles ist konfus und ich weiß nicht, wie ich mich entscheiden soll.

Gibt es eine bestimmte Situation, die mich dermaßen verwirrt, dass ich nicht mehr recht weiß, was zu tun ist?

Brauche ich jetzt etwas Ruhe?

Eine Erkältung, die sich stets zum gleichen Zeitpunkt einstellt, kann mit einer Programmierung zusammenhängen, etwa: "Jedes Jahr im November bin ich erkältet."

Allergische Rhinitis

Sie geht in den meisten Fällen mit anderen Allergiesymptomen einher und tritt hauptsächlich in zwei Formen auf:

Heuschnupfen setzt in der Regel in der Zeit des Blüten- und Gräserpollenflugs (Mai-Juni) ein. Gekennzeichnet ist er durch eine laufende und häufig verstopfte Nase, Kopfschmerzen und stark tränende Augen.

Zu einer Konferenz hatte eine Teilnehmerin ihren 10 Jahre alten Sohn mitgebracht, der seit ungefähr drei Jahren unter Heuschnupfen litt. Sie schickte ihn zu mir, um mich zu fragen, was wohl die Ursache sein könnte. Ich fragte den Jungen, wann der Heuschnupfen seiner Beobachtung zufolge immer einsetze. Er sagte Mitte Juni. Da erinnerte ich mich, dass das mit dem Ende des Schuljahres zusammenfiel, und fragte ihn, ob ihn das Schuljahresende traurig mache. Er bejahte, denn er ging auf eine Schule mit Kindern aus allen möglichen Regionen. Für ihn war es gleichbedeutend mit einer Trennung von seinen Freunden, und er wusste nie, wen von ihnen er im September wiedersehen würde.

Was kann ich zu Beginn der Sommerzeit nur schwer akzeptieren?

Saisonunabhängige allergische Rhinitis

Hauptsächlich betrifft dies Staub, Federn, Haare bestimmter Tiere etc. Allergien hängen im Allgemeinen mit etwas zusammen, das wir nicht akzeptieren, oder mit etwas, das eine tief in unserem emotionalen oder gar karmischen Gedächtnis verwurzelte Erinnerung weckt.

Eine Frau war gegen Katzenhaare allergisch. Dennoch hatte sie jahrelang eine Katze, die sie sehr geliebt hatte. Ihr Tod war ein großer Verlust für sie. Eines Tages sagte ihr Mann, der mein Buch gelesen hatte, zu ihr: *"Kann es vielleicht sein, dass du um deine Katze nicht richtig getrauert hast?"* Sie tat es und ihre Allergie gegen Katzenhaare löste sich auf. In ihrem Unbewussten hatte der Anblick einer Katze immer wieder diese traurige Erinnerung bei ihr ausgelöst.

Welche Erinnerung habe ich an das, was meine Allergie auslöst?

Was akzeptiere ich nicht in Verbindung mit dieser Allergie?

Ein Beispiel: Eine Frau war ihrem Mann zuliebe aufs Land gezogen. Dort bekam sie eine Allergie nach der anderen. Nach dem Tod ihres Mannes verkaufte sie das Haus und zog in einen Vorort, wo ihr öffentliche Verkehrsmittel das Leben erleichtern konnten. Ihre Allergien verschwanden.

Nasenausfluss

Ein wässriger, klarer, nicht eitriger Ausfluss aus der Nase kann auf eine Traurigkeit hinweisen, die wir einfach nicht abstreifen können.

Eine meiner Leserinnen schrieb mir eines Tages, ihr liefe die Nase vor allem beim Aufwachen. Sie glaubte, es handele sich um eine Allergie. Der Mann, den sie liebte und mit dem sie mehr als 20 glückliche Jahre verbracht hatte, hatte sie wegen einer anderen verlassen. Sie glaubte, die Trennung gut verkraftet zu haben, aber sein Weggang bereitete ihr immer noch Kummer. Als sie endlich ihre ganze Traurigkeit darüber herauslassen konnte, weil sie sich erlaubte, den Schmerz zu spüren, konnte sie sich davon befreien und danach hörte auch ihre Nase auf zu laufen.

Welcher Art ist diese Traurigkeit, die in mir lebt?

Nasenbluten

Blutverlust hängt immer eng mit einem Verlust an Freude in unserem Leben zusammen. Wir können Dinge erleben, die uns unsere Lebensfreude nehmen. Ein paar Beispiele: ständig kritisiert, schlecht gemacht oder geschlagen werden, in einem Klima von Gewalt leben, sich überflüssig fühlen ...

Sabrina besucht das gleiche Internat wie meine Tochter. Eines Vormittags blutet sie so stark aus der Nase, dass die Nonnen sie ins Krankenhaus schicken wollen. Sie sagt zu ihnen: *"Warten Sie einen Moment. Zuerst möchte ich zu Karina gehen. Ich weiß, dass sich ihre Mutter mit den Ursachen von Krankheiten beschäftigt. Danach kann ich dann immer noch ins Krankenhaus gehen."* Karina liest die Passage über das Nasenbluten vor und Sabrina meint: *"Verlust der Lebensfreude, das ist genau, was ich die ganze Zeit erlebe."* Daraufhin erzählt sie Karina, dass sie am Abend vor ihrer Rückkehr ins Internat Geburtstag hatte. Ihre Mutter hatte für sie ein kleines Fest vorbereitet, das allerdings von ihrem Vater, der mal wieder einen Wutanfall hatte, total verdorben wurde. Karina sagte zu ihr: *"Es ist ja wirklich traurig, was du da bei dir zu Hause mitmachen musst, aber du musst dort ja nur zwei Tage in der Woche zubringen, während du hier fünf Tage bist. Wenn du versuchst, in den fünf Tagen hier deine Freude wiederzufinden, gibt dir das die Kraft, dich in diesen zwei Tagen nicht beeindrucken zu lassen. Hier sind wir alle deine Freundinnen, und die Nonnen tun ihr Möglichstes, damit es uns gut geht."*

Daraufhin hörte das Nasenbluten vollkommen auf. Sabrina musste nicht ins Krankenhaus und hatte auch später kein Nasenbluten mehr.

Bei gelegentlichem Nasenbluten: *Was nimmt mir meine Lebensfreude?*

Bei häufigem Nasenbluten: *Wann habe ich meine Lebensfreude oder gar meine Lebenslust verloren?*

Sinusitis – Nasennebenhöhlenentzündung

Die Aufgabe der Nebenhöhlen besteht darin, die Knochenstruktur des Schädels leichter zu machen und als Resonanzkörper für unsere Stimme zu dienen. Dazu müssen sie sich an den Luftdruck der äußeren Umgebung anpassen.

Eine Nasennebenhöhlenentzündung kann mit einer Veränderung der Umgebungsatmosphäre (sowohl familiär als auch beruflich) zusammenhängen, die wir nur schwer ertragen oder nicht ausstehen können.

Irene leidet seit mehr als sechs Monaten an Sinusitis. Nach dem Tod ihres Mannes willigt sie auf Einladung ihrer Schwester ein, mit ihr zusammen in einem Apartment in einem Seniorenheim zu wohnen. Als Irene klein war, nahm ihre zwölf Jahre ältere Schwester Olivia ihr gegenüber die Mutterrolle ein. Unbewusst übernimmt Olivia erneut diese Rolle und sagt Irene ständig, was sie tun und lassen soll. Irene kann diese Situation nicht mehr ertragen und spürt, wie gereizt und wütend sie das macht, aber gleichzeitig fühlt sie sich unfähig, ihre Schwester wieder zu verlassen. Ich schlage Irene vor, sich mit ihrer Schwester einmal offen über dieses Problem zu unterhalten. Olivia verstand sofort und beide fanden Lösungen. Die Sinusitis von Irene heilte ab.

An welche Person oder Situation kann ich mich nicht mehr anpassen? Was kann ich nicht mehr ertragen?

Adenoide Vegetationen – Rachenmandelwucherung

Eine Wucherung oder Hypertrophie der Rachenmandeln wird auch als adenoide Vegetationen oder kurz Adenoide bezeichnet. Diese Erkrankung macht die Nasenatmung äußerst schwierig. Kinder, die darunter leiden, haben oft ein Gefühl von Unsicherheit.

Was erlebte das Kind, bevor diese Wucherungen zunahmen?

Hatte es das Bedürfnis, beruhigt zu werden?

Nasenpolypen

(Siehe unter Polypen.)

Niesen

Unter Niesen versteht man ein Ausstoßen von Atemluft durch die Nase, ausgelöst durch einen Juckreiz in den Nasengängen. Wir können so Staub, Fremdkörper oder einen schädlichen oder unangenehmen Geruch abstoßen; es kann sich aber auch um etwas handeln, das wir nicht ausstehen können und das uns missfällt.

Hat mich eine Substanz oder ein Geruch gestört?

Habe ich bemerkt, dass ich etwas ablehne?

Bei aufeinanderfolgendem Niesen: Wen oder welche Situation möchte ich loswerden?

Verlust des Geruchssinns

Der Geruchssinn spielt eine wichtige Rolle bei allen Sinnesfreuden (Duft und Aroma einatmen, sich den Geruch der Haut des Sexualpartners einprägen etc.). Der Verlust des Geruchssinns kann auf ein Verbot von Sinnenfreude hinweisen, die nach einer Trennung auftreten kann oder wenn man sich verantwortlich fühlt für das Leiden eines nahestehenden Menschen.

Habe ich mir etwa verboten, von den Freuden des Lebens zu profitieren?

Eustachische Röhre (Ohrtrompete)

Darunter versteht man den mit Schleimhaut ausgekleideten Muskelkanal, der das Mittelohr mit dem Nasenrachen verbindet. Die Ohrtrompete dient dem Luftdurchgang vom hinteren Teil der Nasenhöhlen bis ins Mittelohr. Sie garantiert das Gleichgewicht zwischen zwei Atmosphären und bezeichnet also unsere Fähigkeit, uns den Veränderungen, denen wir begegnen, anzupassen.

Die wichtigsten Probleme, die bei einer Funktionsstörung der Eustachischen Röhre auftreten können, sind verstopfte Ohren, Tinnitus und ein eingeschränktes Hörvermögen. Da diese Störungen den Druckausgleich im Mittel- und Innenohr beeinträchtigen, könnte man sich fragen, ob wir uns Druck machen, um die Ziele zu erreichen oder die Termine einzuhalten, die wir uns vorgenommen haben. (Siehe auch: Tinnitus.)

Habe ich eine Veränderung in meinem sozialen Milieu, meiner Situation oder familiären oder sozialen Umgebung erlebt?

Kehle und Rachen

Dieser Muskel-Schleimhaut-Schlauch verbindet die Nasenhöhlen und den Mund (oben) mit dem Kehlkopf und der Speiseröhre (unten). Er symbolisiert die Kommunikation. Wir kommunizieren unsere Gedanken und Gefühle über den sprachlichen Ausdruck, für den unsere Stimmbänder zuständig sind, und unsere Kreativität über die Energie dieses Chakras oder Energiezentrums (Halschakra). Darüber hinaus stellt der Hals den Übergang von den Ideen im Kopf zum Herzen dar. Ein Problem, das den Rachen betrifft, deutet demnach auf eine Kommunikationsschwierigkeit hin.

Halsschmerzen ohne Entzündung

Halsschmerzen hängen häufig mit einer Angst zusammen, uns auszudrücken, oder mit einem Wutgefühl, das wir abgelassen haben. Ferner kann es mit der Angst in Verbindung stehen, kritisiert oder lächerlich gemacht zu werden oder aber jemanden durch unsere Worte zu verletzen. Die Angst kann so weit gehen, dass wir uns in unserem Ausdruck zurückhalten und dann einen geschwollenen Hals (Ödem) bekommen.

Eine Frau, die monatelang unter Halsschmerzen gelitten hatte, erkannte die Ursache ihrer Beschwerden, als sie mit mir darüber sprach. Sie hatte einen Sohn, der Drogen nahm. Sie hätte ihm so gerne geholfen. Sie sagte mir: *"Ich habe so große Angst, nicht die richtigen Worte zu finden und etwas zu sagen, was ihn verletzen könnte, dass ich lieber den Mund halte."*

Eine andere Frau, die eine sehr schöne Stimme hatte, bekam jedes Mal, wenn sie in der Öffentlichkeit singen musste, Halsschmerzen, weil sie große Angst vor den Kommentaren der anderen hatte.

Halsschmerzen mit Entzündung: Angina

Bei der Angina handelt es sich um eine Entzündung der Mandeln und des Rachens.

Habe ich Angst, meine Ideen vor einer Autoritätsperson darzulegen?

Habe ich Angst, kritisiert, lächerlich gemacht oder abgelehnt zu werden wegen der Dinge, die ich ausdrücken möchte?

Habe ich Worte hinuntergeschluckt, anstatt die Wut herauszulassen, die mich aufwühlte?

Möglicherweise haben wir uns gesagt: *"Lieber halte ich den Mund, als hier eine Szene zu machen, denn wenn ich mich gehen lasse und das rauslasse, was ich auf dem Herzen habe, riskiere ich, zu viel zu sagen."*

Mandeln

Die Mandeln bestehen aus lymphoidem Gewebe, das eine wichtige Rolle im Abwehrsystem unseres Körpers spielt. Sie stellen zusammen mit den Rachenmandeln und den Vegetationen an der Zungenwurzel einen Schutz gegen Atemwegsinfekte dar.

Bedeutende Mandelvergrößerung beim Kind

Hatte das Kind Angst vor der Autorität seiner Eltern, vor größeren Geschwistern oder Lehrern?

Amigdalitis – Mandelentzündung

Mandelentzündungen sind der Ausdruck einer großen Angst, etwa vor einem Elternteil, vor einem Lehrer oder aber davor, etwas nicht zu schaffen. Dies kann sich auch auf eine Situation beziehen, die uns Angst macht, die uns zu ersticken droht oder in der wir uns schutzlos ausgeliefert fühlen, was bei uns Wut auslösen kann.

Empfinde ich große Angst oder Wut, die ich nicht auszudrücken wage, gegenüber einem Verwandten oder einer autoritären Lehrkraft?

Kehlkopf

Der Kehlkopf ist ein innen mit Schleimhaut ausgekleideter Knorpelkanal, in dem die Stimmbänder verlaufen. Er repräsentiert den Ausdruck unseres Ichs.

Menschen, die Angst haben, abgelehnt oder nicht geliebt zu werden, haben oft Angst, sich auszudrücken, was diesen Teil ihres Körpers anfälliger werden lässt.

Heisere und erstickte Stimme

Das Wegbleiben der Stimme kann sich nach einem traumatisierenden Ereignis einstellen, das in unserem emotionalen Gedächtnis verankert ist als "sprechen = Gefahr". Sehr oft haben Personen mit einem solchen Problem die Tendenz, um Erlaubnis zum Sprechen zu bitten, weil sie die Reaktion ihres Gegenübers fürchten, und dies hört sich dann so an: *"Könnte ich mit dir sprechen?"*

Oder: "Kann ich dir etwas sagen?" Ihnen ist dabei nicht bewusst, dass sie ihr Gegenüber mit einem solchen Ansatz in die Defensive drängen und möglicherweise Konflikte auslösen, die dann ihre Angst vor dem Sichausdrücken verstärken.

Aphonie oder Stimmverlust

Eine völlige Heiserkeit tritt im Allgemeinen nach einer starken Emotion auf, die uns "sprachlos" werden ließ. Sie geht meistens einher mit Angst, Wut oder Schmerz. Sie betrifft ebenfalls Personen, die leicht ihre Ideen mitteilen, die aber ihre Stimme vor lauter Angst und Unvermögen verlieren, wenn sie einen Schmerz mitteilen wollen. Dieses Gefühl zwingt sie zu schweigen, um so besser zu hören und zu empfinden, was sich in ihnen abspielt. Denn die Sprache kann ein Fluchtmechanismus sein: Man redet von allem und nichts, um seinen Kopf zu beschäftigen und nicht die Unsicherheit oder den Schmerz zu spüren, der in einem ist.

Habe ich eine starke Emotion erlebt, die mich sprachlos machte, weil ich mich unfähig fühlte, darüber zu reden, oder weil ich nicht ausdrücken konnte, was ich empfand?

Habe ich Angst davor, mit der Emotion Kontakt aufzunehmen, die in mir ist?

Laryngitis – Kehlkopfentzündung

Die Entzündung des Kehlkopfes kann sich erklären aus der Wut heraus, sich nicht ausdrücken zu können. Sie kann auch die Folge eines Schuldgefühls sein, weil man etwas gesagt hat, das falsch interpretiert worden ist oder das einen Konflikt ausgelöst oder eine von mir geliebte Person verletzt hat.

Fühle ich mich schuldig, etwas gesagt zu haben, das einer Person aus meinem Freundes- und Bekanntenkreis wehgetan oder sie verletzt hat?

Habe ich eine Wut in mir verspürt, weil ich mich nicht ausdrücken oder meinen Standpunkt nicht verteidigen konnte?

Sich verschlucken

Wenn wir uns verschlucken, ist das oft ein Zeichen, dass eine Idee nicht rübergekommen ist oder dass eine Emotion hochsteigen wollte und wir dies zu verhindern versuchten.

Wenn das während eines meiner Seminare passiert, rate ich der Person, ihre Hand auf ihren Hals zu legen und sich zu sagen: *"Ich öffne mich neuen Ideen oder dieser Emotion, die mich belebt."*

Gefühl, dass etwas im Hals steckengeblieben ist

Gibt es bei dem, was ich mache oder erlebe, etwas, das einen Haken hat und nicht einfach so durchgeht?

Vor einigen Jahren hatte ich eine Lektorin engagiert, die eines meiner Buchmanuskripte bearbeiten sollte. Da die ersten Proben gut ausgefallen waren, bot ich ihr den Vertrag an. Aber ab dem zweiten Kapitel hatte ich das Gefühl, dass der Text nichts mehr mit mir zu tun hatte. Das war nicht mein Schreibstil. Was ich wollte, war eine Hilfe und nicht eine Neufassung der Texte. Ich bekam also das Gefühl, als stecke mir etwas im Hals fest, und das hielt so lange an, wie der Vertrag mit ihr dauerte. Diese Beschwerden behinderten mich jedoch weder beim Sprechen noch beim Essen.

Ich sagte zu der Person, die mir diese Lektorin empfohlen hatte: *"Irgendetwas funktioniert da nicht, die Sache hat einen Haken."* Doch sie ermutigte mich, es weiter zu probieren. Als mir bewusst wurde, dass mir die Arbeit nicht gefiel, und zwar nicht, weil diese Frau nicht kompetent gewesen wäre, sondern weil das nicht die Art von Korrekturen waren, die ich haben wollte, beendete ich unsere Zusammenarbeit. Von diesem Moment an war das unangenehme Gefühl, das ich im Hals hatte, wie weggeblasen.

Was behagt mir nicht, was ich aber nicht ausdrücken möchte?

Stimmbänder – Stimmbandknötchen

Bei diesen Knötchen handelt es sich um kleine kutane oder subkutane Schwellungen, die entzündungsbedingt sind, aus fett- oder kalkhaltigem Gewebe bestehen und nach einer Laryngitis auftreten können. Sie hängen in den meisten Fällen mit starken Emotionen zusammen (Angst, Leid oder Wut) und drücken aus: *"Ich will nicht mehr mit dir reden."*

Melanie hat Stimmbandknötchen, die nach einer ziemlich langen Laryngitis mit völligem Stimmverlust aufgetaucht sind. Vor dieser Entzündung der Kehlkopfschleimhaut hatte Melanie mit ihrer Mutter am Telefon eine Diskussion. Diese versuchte erneut, ihre Tochter verantwortlich zu machen für eine Entscheidung, die diese getroffen hatte, um ihrer Mutter zu helfen. Es war nicht das erste Mal, dass sie mit ihrer Mutter über dieses Thema eine Auseinandersetzung hatte. Aber dieses Mal war es der berühmte Tropfen, der das Fass zum Überlaufen brachte: Melanie legte wütend auf und schwor sich, nie mehr mit ihrer Mutter zu reden.

Ihre Stimmbänder waren voller Kummer und Wut, und als sie diese Emotionen frei ließ und wieder mit ihrer Mutter sprach, heilen ihre Knötchen ab.

Welche Emotionen habe ich unterdrückt?

Welche Gefühle könnten daraus erwachsen?

Wie kann ich dieses Gefühl verwandeln?

Stottern

Beim Stottern handelt es sich um eine Sprachstörung. Oft beginnt das Stottern bereits in der Kindheit. Es deutet auf eine große Unsicherheit hin. Das Kind kann große Angst haben:

- anderen zu missfallen;
- vor der Reaktion der Eltern (ausgeschimpft, bedroht, abgelehnt oder geschlagen zu werden);
- dass ein Elternteil stirbt, weil er oft krank oder schon einmal fast gestorben ist.

Schnelle Sprechweise

Menschen, die sehr schnell und manchmal unverständlich reden, sind häufig solche, die sich nicht ausdrücken konnten, als sie ein Kind waren, denn man bat sie, den Mund zu halten, oder man fiel ihnen ins Wort, wenn sie etwas sagen wollten. Wenn sie sich nun ausdrücken können, dann tun sie dies sehr schnell, ohne dabei deutlich zu formulieren oder zu überlegen, was sie genau mitteilen wollen. Das Ergebnis ist total inkohärent in den Ohren der Zuhörer, die schließlich auch gar nicht mehr zuhören, so dass dadurch ein starkes Gefühl von Unverständnis entsteht. Oder diese Personen können manchmal sogar als nicht ganz klar im Kopf angesehen werden.

Die Lösung besteht darin, sich dieser Situation bewusst zu werden und sich die notwendige Zeit zu geben, um seinen Gedanken klar auszudrücken.

Hatte ich in der Vergangenheit Angst vor meinen Eltern, die mich mich nicht ausdrücken ließen?

Schilddrüse

Die Schilddrüse ist für den Stoffwechsel, die Körperwärme und die Muskelaktivität verantwortlich. Sie bildet Hormone, die wesentlich sind für das Wachstum und die Erhaltung des Organismus. Die Schilddrüse steht für das Gleichgewicht beim Einsatz unserer Ausdrucksmittel: sprachlicher, nichtsprachlicher oder sexueller Ausdruck.

Schilddrüsenprobleme stehen häufig in Verbindung mit einer tiefen Traurigkeit, weil wir uns nicht so ausdrücken konnten, wie wir es gerne gewollt hätten, sei es mittels Reden oder Handeln.

In der Therapie machen Leute mit Schilddrüsenproblemen häufig Bemerkungen dieser Art: *“Ich habe das ganze Leben über geschwiegen. Reden hätte nichts genutzt, denn ich hätte gegen eine Wand geredet.” “Ich habe es vorgezogen, den Mund zu halten, reden hätte uns nicht weitergebracht.” “Die anderen sind mir sowieso immer ins Wort gefallen. Ich hatte als Kind nicht das Recht zu reden, und mit meinem Mann ist es dasselbe: Immer wenn ich rede, macht er Theater.” “Ich kann machen, was ich will, ich schaffe es einfach nicht.”*

Schilddrüsenknoten

Er drückt häufig aus: *“Ich möchte nicht mehr mit dir reden.”*

Entfernung der Schilddrüse

Fällt es mir schwer, mich mit meinen Wünschen zu behaupten?

Hege ich vielleicht Wut- oder Rachegefühle gegenüber einer Person?

Schilddrüsenzyste

Wenn sich an der Schilddrüse eine Zyste bildet, kann das durch Traurigkeit darüber bedingt sein, dass wir nicht imstande sind, unsere Wünsche auszudrücken, weil die anderen uns nicht zuhören.

Marcel hat eine Zyste an der Schilddrüse. Auf meine Frage hin, ob er vielleicht Schwierigkeiten habe, sich auszudrücken, bricht er in Tränen aus und sagt zu mir: *“Mir gelingt es einfach nicht, meine Wünsche zu äußern, weil mir nie jemand zuhört.”* Marcel war mit einer sehr dominanten Frau verheiratet. Er war an den Punkt gekommen, an dem er sich sagte: *“Wozu auch, sie hört mir ja doch nicht zu.”* Marcel fühlte sich angesichts dieser Situation, seine Wünsche nicht zum Ausdruck bringen zu können, völlig hilflos. Denn er liebte seine Frau ja, aber es war dieser eine Aspekt von ihr, den er nicht mochte. Als Kind hatte er Angst vor der Autorität seiner Mutter. Um zu überleben, hatte er gelernt, den Mund zu halten.

Marie, seine Frau, hatte Angst vor der Autorität ihres Vaters gehabt und, um zu überleben, hatte sie gelernt, alles zu "kontrollieren". Sie musste ihre Angst vor Männern überwinden, um aufzuhören, Marcel dominieren zu wollen und um der Frau in ihr die Möglichkeit zu geben, ihren Ehemann anzunehmen. Marcel hatte seiner Mutter vergeben. Er hatte eine Frau wie Marie angezogen, um sie besser zu verstehen. Auch er musste seinen Platz behaupten, anstatt auf die Erlaubnis der anderen zu warten, er selbst zu sein. Für Marcel und Marie wurde alles anders, als sie die Situation verstanden, in der sie da lebten.

Habe ich mich vielleicht ohnmächtig gefühlt, klar auszudrücken, was ich denke, sage und was mir wichtig ist?

Hypothyreose – Schilddrüsenunterfunktion

Die Unterfunktion der Schilddrüse entspricht einer schlechten Energieverteilung, was auch erklärt, dass Menschen, die darunter leiden, immer kalte Hände und Füße haben. Häufig ist diese Erkrankung begleitet von vorstehenden Augen. Sie kann Müdigkeit, Erschöpfung oder Mutlosigkeit bedeuten: *"Wozu das Ganze, ich schaffe es ja sowieso nicht, niemand kann mich verstehen."* Des Weiteren kann sie das Ergebnis einer über Jahre angestauten Wut sein.

Dorothee ist 38 Jahre alt. Sie ist Mutter eines kleinen Jungen von sieben Jahren. Ihre Augen sind vorstehend, sie hat einen kleinen Kropf, aber meine Aufmerksamkeit wird vor allem von ihren Händen angezogen, denn sie sind bläulich-rot und sehr kalt. Dorothee klagt darüber hinaus, dass sie ständig an Energiemangel leide; sie hat auch eine leichte Hypoglykämie und leidet unter chronischer Schlaflosigkeit. Trotz vieler Untersuchungen konnten bei ihr nie Anzeichen auf eine Schilddrüsenunterfunktion gefunden werden, obwohl sie mir offensichtlich erscheint. Seit einem Jahr nimmt sie ein Antidepressivum, denn aufgrund ihrer Erschöpfung überkommt sie oft der Wunsch zu weinen, und man hatte die Hypothyreose fälschlicherweise als Depression diagnostiziert.

Als Dorothee acht Jahre alt war, haben ihre Eltern einen Untermieter, der von ihr verlangt, ihn zu befriedigen. Da sie Angst vor ihm hat, gibt sie seinem Drängen nach. Er verbietet ihr natürlich, jemals einer Menschenseele etwas davon zu erzählen. Dorothee hat Schuld- und Wutgefühle gegenüber ihren

Eltern, die nichts sehen. Dreißig Jahre später hütet sie immer noch ihr Geheimnis und hat immer noch dieses Schuldgefühl, das der Grund für ihre Schlaflosigkeit ist.

Durch das Ablegen ihres Schuldgefühls und ihrer Rachegefühle gegenüber diesem Untermieter und ihren Eltern, die nicht eingriffen, setzte sie ihre blockierte Energie frei, konnte wieder schlafen und fühlte sich so gesund wie seit Jahren nicht mehr.

Habe ich das Gefühl, dass mich niemand versteht und dass ich es trotz meines guten Willens nicht schaffe, dies zu erreichen?

Trage ich ein heimliches Schuldgefühl mit mir herum, das ich noch nie gewagt habe, irgendjemandem einzugestehen?

Hyperthyreose – Schilddrüsenüberfunktion

Bei der Überfunktion der Schilddrüse kommt es zu einer Beschleunigung des Stoffwechsels und damit zu einer Erhöhung der Körperwärme und der Schweißbildung. Die Schilddrüsenüberfunktion kann einen Wunsch nach Rache ausdrücken und den anderen zeigen, wozu man fähig ist, was dann in mir eine der produktivsten Formen von Stress entstehen lässt, allerdings nur so lange, bis ich völlig erschöpft und entmutigt bin. An diesem Punkt setzt die Schilddrüsenunterfunktion ein.

Wenn man z. B. zu einer Person, die an Schilddrüsenunterfunktion leidet, sagt, dass sie sich in ihrer eingebildeten Krankheit nur sonne, kann sie plötzlich einen so starken Wunsch bekommen zu zeigen, dass das nicht stimmt, dass sie von einer Unter- in eine Überfunktion umschwenken kann. Allerdings dauert das nur eine gewisse Zeit, weil diese Person ihrem Organismus damit viel zumutet.

Will ich den anderen beweisen, dass ich es schaffen kann?

Will ich mich selbst überzeugen, dass ich es schaffen kann, wenn ich mich nur genügend anstrenge?

Kropf

Beim Kropf handelt es sich um eine Vergrößerung der Schilddrüse. Er kann auf einen großen Energieaufwand zurückgehen, der notwendig war, um etwas zu erreichen, um aus einer Situation herauszukommen oder um ein Rachegefühl zu nähren.

Jacinthe hat einen Kropf. Mit 14 Jahren ist sie eine kleine Rebellin und ihre Eltern wissen nicht mehr, was sie mit ihr anfangen sollen. Sie stecken sie in eine Jugenderziehungsanstalt. Jacinthe tut alles, um aus dieser Anstalt wegzukommen und auf eigenen Beinen zu stehen. Nach großen Anstrengungen gelingt es ihr sogar, sich einen beneidenswerten Platz zu erobern. Aber ihren Eltern gegenüber empfindet sie immer noch einen unsagbaren Groll.

Treibe ich mich ständig an, um das Ziel zu erreichen, das ich mir gesetzt habe?

Hege ich einen hartnäckigen Groll gegenüber einer oder mehreren Personen?

Exophthalmus

Dabei handelt es sich um das ein- oder beidseitige krankhafte Hervortreten des Augapfels aus der Augenhöhle aufgrund einer Volumenzunahme des weichen Gewebes der Augenhöhle.

Kann es sein, dass ich mein Ziel (meine Heilung, meine Partnerbeziehung, meine Firma) so sehr erreichen will, dass ich im wahrsten Sinne des Wortes "die Augen aufreiße", damit mir nichts entgeht?

Lungen

Als Hauptorgan des Atemapparats versorgen die beiden Lungenflügel den Körper mit Sauerstoff und entfernen das Kohlendioxid aus dem Blut. Die Lungen verkörpern das Leben, das Bedürfnis nach Raum und Freiheit. Krankheiten wie Lungenentzündung, Bronchopneumonie und schwerer Pneumothorax stehen sehr häufig in Verbindung mit einer tiefen Entmutigung, die bewirkt, dass wir keine Lust mehr zum Leben haben. Die Angst, das Leben zu verlieren, kann verschiedene Manifestationen auslösen, wie etwa:

- **Hyperventilation.** Sie tritt vor allem dann auf, wenn die Person große Angst hat, eine lebensbedrohliche Situation nicht überwinden zu können. Das kann beispielsweise der Fall sein, wenn sie sich eines körperlichen Schmerzes (Krankheit, Entbindung etc.) bewusst wird oder Angst vor einem chirurgischen Eingriff bekommt;
- Angst, die mit einer Erinnerung zusammenhängen kann, bei der wir große Angst vor dem Sterben hatten, oder mit einer Situation, aus der

wir befürchteten, keinen Ausweg mehr zu haben. Wir können auch fürchten, einer Gefahr nicht mehr entkommen zu können. (*Siehe auch* "Todesangst".)

- **Runde Flecken auf der Lunge.** Es kann sich dabei um Alveolargewebe handeln, das von der Lunge speziell produziert wird, um dem Menschen zu helfen, besser atmen zu können.

Die Angst vor dem Sterben beschleunigt unsere Atmung, was wiederum ihre Effizienz herabsetzt. Dies kann zu einer Anhäufung von Zellen oder kleinen Tumoren führen, die im Röntgenbild als unregelmäßige weiße Flecken oder Sterne erscheinen. Diese weißen Flecken oder kleine Tumore sind nicht unbedingt krebsartig, aber sie erschrecken Patienten oft, die von ihrer Existenz erfahren.

Habe ich große Angst vor dem Sterben?

Habe ich Angst, dass mein Krebs sich weiter ausbreitet?

Pneumothorax – einseitiger oder beidseitiger Lungenkollaps

Es geht dabei um eine tiefe Mutlosigkeit in Bezug auf unsere Lebenssituation, in der wir gefangen sind und aus der wir keinen Ausweg sehen. Der Pneumothorax kann ohne eine andere Begleiterkrankung der Lunge auftreten, aber auch die Folge einer anderen Lungenerkrankung sein.

Im ersten Fall kann sich die Person in einer Situation gefangen fühlen, die nicht zu ihr passt, aber aus der sie keinen Ausweg sieht. Es kann sich um ihre Paarbeziehung oder ihren Job handeln.

Im zweiten Fall ist die Ursache dieselbe, aber verstärkt durch eine tiefe Entmutigung. Pneumothorax tritt häufiger bei Männern als bei Frauen auf. Das erklärt sich daraus, dass die Personen, die darunter leiden, dazu neigen, alle ihre Empfindungen totzuschweigen.

Ist es möglich, dass ich keine Lösungen für die Schwierigkeiten finde, die mich daran hindern, mich frei zu fühlen?

Pneumonie – Lungenentzündung

Es handelt sich dabei um eine schwere Infektionskrankheit der Lunge. Die Lungenentzündung kann Ausdruck einer tiefen Mutlosigkeit sein, weil wir keine Lösungen für unsere Leiden sehen.

Ein Mann, der eine doppelte Lungenentzündung bekommen hatte, hatte vor Beginn der Krankheit immer wieder gesagt: *"Das ist doch kein Leben ..."* Er hörte nie auf zu arbeiten und sah auch keine Möglichkeit, sich die Last seiner Arbeit zu erleichtern.

Bei einem Kind oder einem Jugendlichen

Hat dieses Kind sich vielleicht gefühlt wie: wenig geliebt, abgelehnt, aufgegeben oder schuldig, geboren zu sein?

Bei einem Erwachsenen

Habe ich das Leben satt, bin ich entmutigt, so, wie ich lebe. Finde ich trotz aller Anstrengungen, die ich unternehme, um etwas zu erreichen, nicht mal ein bisschen Glück?

Lungenemphysem

Es handelt sich dabei um eine Vermehrung des Luftgehalts der Lungenbläschen (Alveolen) bei gleichzeitiger Zerstörung der Bläschenwand, was dazu führt, dass sich die Bläschen beim Ausatmen nicht mehr vollkommen entleeren können. Das Lungenemphysem ist gekennzeichnet durch Kurzatmigkeit bei der geringsten Anstrengung. Die Person hat das Gefühl, nicht genug Luft zu bekommen. Das Emphysem tritt vor allem bei Personen eines gewissen Alters auf, die ihr Bedürfnis nach Raum lange Zeit in ihrem Leben eingeschränkt haben. Sie haben sich zurückgehalten, weil sie nicht gegen die geltenden gesellschaftlichen Werte ihrer Zeit verstoßen wollten - oder aber aus Angst, anderen zu missfallen, oder um den Erwartungen ihres Umfelds zu entsprechen.

Worauf warte ich, um mir den Raum zu schaffen, in dem ich endlich frei atmen kann?

Tuberkulose

Dr. Hamer[14] sieht in der Tuberkulose die "Reperaturphase" eines unbemerkten Lungenkrebs. Die dafür verantwortlichen Koch-Bazillen *(Mycobacterium tuberculosis)* sollen eingreifen, um die entstandenen Tumore aufzulösen. Man muss also herausfinden, was die betroffene Person vor dem Aufkommen der Tuberkulose erlebt hat. Hatte sie vielleicht große Todesangst? Hatte sie

[14] *Ryke Geerd Hamer, Vermächtnis einer Neuen Medizin, 1987*

eine tiefe Enttäuschung erlebt? Während der Weltkriege kam es zu vielen Tuberkulosefällen. Man findet diese Krankheit ebenfalls als Folge eines Lungenkrebs oder bei älteren Menschen, die alleine leben, oder bei Personen, die unter bestimmten Formen von Alkoholismus leiden.

Lungenembolie

Es handelt sich um den Verschluss eines oder mehrerer Blutgefäße der Lunge, ausgelöst von einem Thrombus (Blutgerinsel) in der Blutbahn, die bis in die Lungenarterien reicht. Sie kann ein Gefühl ausdrücken, dass man in seinem Leben oder in dem, das man zu leben wünschte, blockiert ist.

Fühle ich mich in meiner Freiheit der Wahl begrenzt?

Fühle ich mich blockiert in einer emotionalen, familiären, finanziellen oder beruflichen Situation, die mir meine Lebensfreude nimmt oder genommen hat?

Fühle ich mich verkannt oder verlassen von Personen, die ich mag und von denen ich Hilfe erwartete?

Nicoles Mutter ist an Leberkrebs erkrankt und die Tochter geht in die Kirche, um den Priester zu bitten, etwas für ihre Mutter zu tun. Der Priester sagt ihr, Gott werde sich darum kümmern. In der gleichen Nacht stirbt die Mutter. Nicole glaubt, dass sie durch ihre Bitte daran schuld sei. Sie fühlt sich so schuldig deswegen, dass sie sich sagt: *"Ich hatte nicht gedacht, dass er sie so schnell holen würde. Ich hatte ja nicht einmal Zeit, ihr zu sagen, dass ich sie liebe."*

Nicole blieb mit dieser Bitte an den Priester blockiert, was in ihr ein Schuldgefühl wachhielt und sie am Leben hinderte. Als sie versteht, dass ihre Mutter nicht wegen ihrer Bitte gestorben ist, sondern einfach, weil sie bereit war zu gehen, kann sie ihr Schuldgefühl ablegen und gesund werden.

Lungenkrebs

Es gibt verschiedene Formen von Lungenkrebs, wobei das Lungenkarzinom und das Lungenadenokarzinom die gängigsten Formen sind. Die Krebserkrankungen der Lunge stehen in den allermeisten Fällen in Zusammenhang mit einer panischen Angst vor dem Sterben. Wenn der Lungenkrebs als Folgekrankheit einer anderen Krankheit auftritt, deren Behandlung den Patienten sehr mitgenommen und erschöpft hat, kann der Lungenkrebs mit einem völligen Verlust der Hoffnung auf Genesung und Angst vor dem Sterben zusammenhängen.

Josette hat Lungenkrebs. Sie ist in ihren Vierzigern und hat zwei charmante Kinder im Teenageralter, die sie über alles liebt. Sechs Monate vor Auftreten des Lungenkrebses wird Josette wegen Brustkrebs behandelt. Bei einer Visite empfiehlt ihr der Arzt, bei einer Reihenuntersuchung gegen Gebärmutterhalskrebs mitzumachen. Einige Zeit nach dieser Untersuchung ruft sie der Arzt an und teilt ihr mit, dass in ihrem Abstrich atypische Zellen gefunden wurden. Er wollte, dass sie eine Kolposkopie durchführen ließ. Als Josette "atypische Zellen" hört, denkt sie: *"Jetzt ist es aus mit mir, der Krebs breitet sich jetzt im ganzen Körper aus."* Die Angst vor dem Sterben wurde nun zu ihrem ständigen Begleiter. Sie dachte Tag und Nacht daran und fragte sich, was wohl aus ihren Kindern werden sollte, die sie doch so sehr brauchten.

Weniger als drei Monate nach diesem Anruf werden bei ihr bei einer Röntgenuntersuchung runde Flecken auf beiden Lungenflügeln entdeckt und einige Monate später kommt dann die Diagnose wie ein Fallbeil: Lungenkrebs.

Ich arbeitete mit Josette, um die Ursache für ihren Brustkrebs herauszufinden. Ich erklärte ihr dann, dass die Flecken auf ihrer Lunge nichts anderes seien als spezielles Alveolengewebe, das die Lunge entwickelt hatte, um ihr beim besseren Atmen zu helfen, weil ihre übertriebene Angst vor dem Sterben sie am richtigen Atmen hinderte. Darüber hinaus half ich ihr zu verstehen, dass "*atypische Zellen*" nicht unbedingt dasselbe wie "Krebszellen" sein müssen.

Josette bekam wieder Vertrauen in ihre Heilung. Sie hat lange Erholungsphasen durchgemacht, die jedoch von Woche zu Wochen weniger schmerzhaft waren. Heute ist Josette geheilt und strahlt vor Lebensfreude.

Bronchien

Die Bronchien sind halbsteife Kanäle, die zur Atemleitung zwischen der Luftröhre und den Lungenbläschen dienen. Sie verkörpern unseren Lebensraum, unser Territorium. Ein Problem mit den Bronchien deutet auf eine Schwierigkeit hin, unseren Platz einzunehmen oder zu behaupten.

Bronchiolitis

Durch Infektion hervorgerufene akute Veränderung der kleinsten Bronchien in den ersten drei Lebensjahren.

Hat dieses Baby etwa Wut empfunden, da man seinen Bedürfnissen nicht nachkam? Vielleicht hat man es in seinem Bett gelassen, obwohl es lieber bei seiner Mama sein wollte?

Hat dieses Baby oder dieses Kind Wut empfunden, weil seine Eltern sich stritten wegen seiner Pflege?

Bronchitis

Unter Bronchitis versteht man eine Entzündung der Bronchialschleimhaut. Möglicherweise fühlen wir uns durch unser familiäres oder berufliches Umfeld schikaniert oder erstickt. Es kann sich aber auch um unsere eigene Kritik gegenüber den Menschen um uns herum handeln, weil wir den Eindruck haben, alles zu tun, um ihnen zu gefallen, es ihnen aber trotzdem nie recht zu machen.

Habe ich Wut verspürt gegenüber einer Person oder einem Umfeld, das meine Freiheit einschränkte?

Lehne ich dieses andauernde graue oder kalte Wetter ab?

Bronchopneumonie

Bei dieser Krankheit handelt es sich um eine gleichzeitige Entzündung der Bronchiolen und der Lungenbläschen. Sie kann in Zusammenhang stehen mit Mutlosigkeit, weil wir keinen wirklichen Platz für uns selbst haben oder weil unser Lebensraum ständig besetzt wird.

Marie-Anne ist das elfte Kind ihrer Familie. Als sie auf die Welt kam, war kein Platz in ihrem Haus, da dieses gerade renoviert wurde. Sie wurde monatelang im Hausflur untergebracht. Schon als ganz kleines Kind dachte sie: *"Es war einfach kein Platz für mich da. Es wäre besser gewesen, wenn ich nicht geboren wäre."*

Dieses unbewusste Schuldgefühl hinderte sie daran, ihren Lebensraum einzufordern und dafür zu sorgen, dass ihre Bedürfnisse ernst genommen wurden. Die Nichtachtung ihres Lebensraumes führte dazu, dass sie sich hilflos und wütend fühlte und sie nach langer Zeit eine tiefe Mutlosigkeit angesichts ihrer Situation entwickelte, so dass sie schließlich die Lust am Leben verlor.

Lebe ich in einer Situation aus Entmutigung oder Wut, weil es mir nicht gelingt, meinen Lebensraum zu verteidigen?

Asthma

Diese Atemwegserkrankung ist gekennzeichnet durch Anfälle von hochgradiger Atemnot, die besonders häufig nachts auftreten und durch eine plötzliche Verengung der Bronchien und Bronchiolen infolge einer Verkrampfung, eines Ödems und/oder starker bronchialer Schleimabsonderung ausgelöst werden.

Asthma kann zusammenhängen mit einem Erstickungsgefühl oder der Angst, verlassen zu werden, eine geliebte Person zu verlieren oder mit dem Leben nicht zurechtzukommen.

Jonathan, ein Einzelkind, leidet unter Asthma. Vor seiner Geburt hatte seine Mutter drei Fehlgeburten und sie lebt deshalb in ständiger Angst, auch ihn zu verlieren. Ihre äußerst besitzergreifende Liebe droht Jonathan zu ersticken, der durch Asthmaanfälle zum Ausdruck bringt: *"Lass mich atmen. Ich ersticke an deiner Liebe."*

Man kann sich ebenfalls erstickt fühlen durch zu viel Verantwortung, durch die Autorität einer Person oder durch eine Situation, in der man "seine Kehle wie zugeschnürt" spürt.

Laurette leidet seit Jahren an Asthma. Sie ist schon über sechzig. Als Kind hat sie sich im Stich gelassen gefühlt. Jedes Mal, wenn eine Situation in ihr wieder das Gefühl auslöst, abgelehnt zu werden, bekommt sie einen Asthmaanfall, damit sich die anderen um sie kümmern. Diese Asthmakrise drückt also aus: *"Kümmert euch schnell um mich, damit ich nicht wieder diesen Verlassenheitsschmerz spüre."* Der Asthmaanfall kann damit zu einer Flucht werden, um den Schmerz nicht zu spüren, den das Gefühl der Ablehnung erzeugt.

Eine Kursteilnehmerin, die unter Asthmaanfällen litt, gestand mir, dass das der einzige Moment gewesen sei, in dem sich ihr Vater um sie gekümmert habe, als sie ein kleines Mädchen war.

Eine andere Seminarteilnehmerin erzählte mir, dass sie jedes Mal, wenn ihre Eltern sich stritten, einen Asthmaanfall bekam. Dieses Asthma drückte aus: *"Ich will meine Eltern glücklich sehen, ich weigere mich, sie streiten zu sehen."*

Und schließlich kann Asthma auch auf ein Schuldgefühl, am Leben zu sein, zurückgehen. Jedes Mal, wenn wir uns glücklich fühlen und Freude empfinden, lösen wir einen Asthmaanfall aus, um unsere Freude zu sabotieren.

Durch wen oder durch was fühle ich mich erstickt?

Welche Vorteile habe ich von meinen Asthmaanfällen?

Kann es sein, dass ich mir das Recht zu leben nicht gegeben habe?

Bronchialkarzinom

Ein Bronchialkrebs ist das Ergebnis eines Übermaßes an Emotionen in Bezug auf unseren Lebensraum, unser Revier. Dieser Raum oder dieses Territorium sind gleichzeitig unsere Ideen, Wünsche, Absichten, aber auch alles, was wir als zu uns gehörend betrachten, also unsere Familie, unsere Kinder, unser Partner oder unsere Firma. Wenn wir in unserem Lebensraum nicht existieren können oder wenn unser Territorium bedroht ist, werden wir von Gefühlen wie Gereiztheit und Angst überschwemmt, die sich als Krebs manifestieren können.

Habe ich vielleicht Angst, die Person, die ich liebe, zu verlieren, wenn ich ihren Erwartungen nicht entspreche?

Werden meine Ideen und Wünsche ständig vergessen?

Spontaner oder gelegentlicher Husten

Diese Art von Husten drückt häufig aus, dass wir etwas kritisieren oder ablehnen. Wir können eine Person oder uns selbst für etwas kritisieren, das wir gerade gesagt oder gedacht haben, wie wir Zigarettenrauch oder die Ideen einer Person ablehnen können.

Bei einer besonders langen Sonntagspredigt in der Kirche, wenn ein Redner langweilig ist oder wenn eine Versammlung mit den Aussagen des Redners nicht einverstanden ist, kann man beobachten, wie die Leute anfangen zu husten. In dieser nicht verbalen Sprache drücken sie so ihr Nichteinverstandensein sowie ihren Wunsch aus, dass die Konferenz oder die Predigt möglichst schnell zu Ende gehe.

Was kritisiere oder lehne ich ab?

Husten mit Erstickungsgefühl

Gibt es eine Situation, die ich kritisiere und die mich erstickt, weil ich nicht mehr weiß, was ich in dieser Situation machen soll?

Daphne hat seit Monaten einen Husten mit Erstickungsanfällen. Sie wohnt mit einem Mann zusammen, den sie sehr liebt. Trotzdem ärgert sie sich oft, weil er jedes Mal, wenn sie ihn um etwas bittet, dies nicht zu beachten scheint. Sie weiß nicht mehr, was sie machen soll. Die Situation wird immer schlimmer für sie, gleichzeitig möchte sie sich aber nicht von ihm trennen.

Daphne wird ihr Problem los, als sie begreift, dass sie als kleines Mädchen in ihrem emotionalen Gedächtnis die Idee abgespeichert hatte: *"Wenn man meine Bedürfnisse nicht erfüllt, heißt das, dass man mich nicht liebt."* Ihr ganzes Leben lang hatte sie immer große Angst, um etwas zu bitten, und wenn sie es tat und die anderen nicht darauf reagierten, interpretierte sie das so, dass man sie nicht liebte.

Erstickungsgefühl

Ein Erstickungsgefühl ist möglicherweise auf die Tatsache zurückzuführen, dass man sich zwingt, perfekt zu sein. Einige Zeit nach einer meiner Indienreisen überkam mich ein Erstickungsgefühl, das zwei Monate anhielt. Ich versuchte herauszufinden, was mich wohl ersticken könnte, aber ich fand nichts. Ich bat mein höheres Bewusstsein um eine Antwort. Wenig später ging mir auf, dass ich selbst es war, die mich erstickte. Da ich spirituelle Versprechen abgelegt hatte, glaubte ich, perfekt sein zu müssen, sonst wäre dies einer Entsagung meiner Gelübde gleichgekommen.

Doch dann ging mir auf, dass, auch wenn ich den Wunsch hatte, Arzt zu werden, das nicht bedeutete, dass ich gleich am nächsten Tag ein guter Arzt sein müsse, da es einer gewissen Zeit bedarf, um dies zu erreichen. Ich habe mir diese Lehrzeit zugestanden und mein Erstickungsgefühl verschwand.

Wer erstickt mich?

Ersticke ich mich selbst, weil ich gute Leistungen erzielen oder perfekt sein will?

Grippe

Die Grippe ist eine virale Infektionskrankheit, begleitet von Fieber, Gliederschmerzen und Atemproblemen. Sie ist stärker als die Erkältung, auch wenn viele Leute beide Krankheiten miteinander verwechseln. Eine echte Grippe fesselt uns ans Bett. Sie resultiert aus einer übertriebenen Anpassung, die wir von unserem Körper verlangen. Zum Beispiel: zu viel an Aktivitäten, an Sorgen, an brutalen Temperaturschwankungen, an erhöhten elektromagnetischen Wellen in meinem Umfeld.

Gewisse Formen der Grippe können auch der Ausdruck von Selbstsabotage sein. Wir können unbewusst eine Grippe entwickeln, um unsere Erfolgschancen zu sabotieren.

Manche Grippeformen können tödlich sein. Bei den Betroffenen kann dies auf einen tiefen Kummer, Mutlosigkeit, Interesselosigkeit am Leben oder einen Verlust der Lebenslust hinweisen.

Hätte ich Ruhe gebraucht, worauf ich nicht hörte?

War ich einem plötzlichen Temperatur- oder Frequenzwechsel ausgesetzt?

Was bringt mir diese Grippe oder zwingt sie mich zu tun?

KAPITEL XVI

Das Herz-Kreislauf-System

So wie die Atemwege für die Aufnahme des Lebens in unseren Organismus zuständig sind, ist das Herz-Kreislauf-System für die Verteilung und die Aufrechterhaltung dieses Lebens verantwortlich.

Zu diesem Zweck verfügt das Herz-Kreislauf-System über eine Pumpe, das Herz, und über ein weit verzweigtes Kanalisationsnetz, das für den Transport von Sauerstoff und Nährstoffen zu den Zellen und für den Abtransport der Abfallstoffe zu den Ausscheidungsorganen zuständig ist.

Die wichtigsten Erkrankungen des Herz-Kreislauf-Systems hängen damit zusammen, dass Liebe, Freude, Vertrauen in uns und in das Leben nicht ausreichend in uns fließen.

Herz

Das Herz ist ein muskulöses Hohlorgan, dessen Funktion darin besteht, den Blutkreislauf im Körper zu gewährleisten. Dazu drückt es das Blut in die Arterien, die sich in eine Vielzahl kleinerer Blutgefäße, die sogenannten Arteriolen, verzweigen. Durch sie wird das Blut zu den Organen weitergeleitet, über die es sich dank der Kapillargefäße im ganzen Körper verteilt. Nachdem die Organe durchblutet wurden, kehrt das verbrauchte Blut über die Venula und die Venen zum Herzen zurück. Wie jeder Muskel verkörpert der Herzmuskel die Anstrengungen, nur hat er die Besonderheit, dass er mit dem Leben assoziiert wird.

Bei Herzproblemen geht es deshalb um die Anstrengungen, die wir machen, um zu leben und glücklich zu sein. Wenn wir von der Idee ausgehen, dass wir, um mutig zu sein, viel und pausenlos arbeiten müssen, ohne uns zu beklagen, können wir eine zu große Anstrengung von unserem Herzen verlangen und es schwächen.

Darüber hinaus haben Emotionen eine ungünstige Wirkung auf das reibungslose Funktionieren des Herzens. Jedes Mal, wenn wir eine Emotion erleben, erzeugt das eine Energieblockade im Bereich des Solarplexus (Gefühlszentrum). Diese Blockade reduziert die Energie, die unser Organismus zum Überleben benötigt. Hier springt das Herz nun ein und pumpt stärker, um den Energiefluss wieder zu erhöhen. Wir können dieses Phänomen gut beobachten, wenn wir Angst haben. Die Energie wird blockiert, das Herz pumpt stark und wir atmen sehr schnell. Wenn die Emotion zu stark ist, können wir das Bewusstsein verlieren, was darauf hindeutet, dass das Gehirn einige Momente lang nicht mit genügend Energie versorgt wurde. Wenn dieser Mangel an Energie zu lange dauert, tritt ein Koma ein. Alle starken Emotionen wie Angst, Todesangst, Schuldgefühle, Wut, aber auch eine zu große Freude können also das Herz in Mitleidenschaft ziehen und Unwohlsein und Krankheiten auslösen. Hingegen können Ruhe, Heiterkeit und Lebensfreude dafür sorgen, dass sich unser Herz bester Gesundheit erfreut.

Arrhythmie – Herzrhythmusstörung

Störungen des Herzrhythmus entstehen durch Unregelmäßigkeiten beim Zusammenziehen des Herzmuskels. Sehr häufig tritt Arrhythmie im Zusammenhang mit verdrängten traumatischen Erlebnissen aus der Vergangenheit auf, die an die Oberfläche drängen.

Tritt die Herzrhythmusstörung tagsüber auf, dann hat ein auslösendes Element (das uns unbedeutend vorkam) uns durch seine Schwingung an eine Emotion aus der Vergangenheit erinnert, mit der wir verhaftet geblieben sind. Treten diese Störungen bei Nacht auf, dann spielt sich das traumatische Erlebnis in unserem Unterbewusstsein ab, möchte aber ins Bewusstsein drängen.

Habe ich mich in der Vergangenheit in einer traumatischen Situation verfangen?

Was ängstigt mich?

Tachykardie – Herzrasen

Unter Herzrasen versteht man eine Beschleunigung der Herzfrequenz, häufig ausgelöst durch ein Gefühl von Kontrollverlust, so als falle man in die Leere.

Menschen, die in einem Umfeld von Unsicherheit oder Gewalt groß geworden sind, haben gelernt, die "Kontrolle" zu behalten, um zu überleben. Wenn ihnen jedoch eine Situation entgleitet (die Krankheit einer nahestehenden Person, das Leiden ihres Tieres ...), wenn sie sich schuldig oder bedroht fühlen, dann überkommt sie die Angst. Und diese Angst kann eine Herzbeschleunigung auslösen.

Margot lässt ihre kleine Hündin sterilisieren, um ihr die Probleme der Läufigkeit zu ersparen. Die Hündin verträgt jedoch die Narkose nicht und stirbt. Margot fühlt sich am Tod ihres Hündchens schuldig, genauso wie sie sich schuldig gefühlt hatte, als sie ihr ungeborenes Kind verlor. Wenige Zeit später bekommt sie Anfälle von Herzrasen, die zunächst nachts, dann aber auch tagsüber auftreten.

Was ist der Auslöser des Angstgefühls in mir?

Was ruft diese Angst in mir wach?

Angina pectoris

Bei dieser Krankheit handelt es sich um eine Krise mit heftigen Brustschmerzen, die bis in den Rücken, die Arme, den Hals und den Kiefer ausstrahlen. Sie wird bedingt durch ein Ungleichgewicht zwischen dem Sauerstoffangebot und -bedarf des Herzmuskels und dies insbesondere bei Anstrengungen und Stress.

Die unzureichende Blutversorgung des Herzens hängt in der Regel mit Problemen der Koronararterien zusammen, aber auch andere Faktoren können hierbei eine Rolle spielen, wie etwa eine Aortenverengung oder ein zu langsamer oder zu schneller Herzrhythmus. Eine Angina pectoris hat als Ursache häufig einen Territoriumsverlust. Unser Territorium oder Revier ist das, was wir als zu uns gehörig betrachten, weil wir Anstrengungen hineingesteckt haben, um es zu erschaffen. Es kann sich dabei um unser Haus, unsere Firma, unsere Familie, unsere Paarbeziehung, unsere Bande mit unseren Kindern, unsere Arbeit handeln, kurz gesagt um alles, an dem wir hängen. Der Verlust kann auch einen Teil unseres Territoriums betreffen, wie etwa unseren Ehepartner, eines unserer Kinder, eine Sammlung von Kunstwerken etc.

Habe ich etwas verloren, was für mich mein Territorium darstellt oder was für mich von großer Bedeutung war?

Fällt es mir schwer, diesen Rückschlag oder diesen Rückzug zu akzeptieren?

Koronarinsuffizienz – Herzinsuffizienz

Bei einer Koronarinsuffizienz handelt es sich um eine unzureichende Blutversorgung des Herzmuskels aufgrund einer Verengung der Koronararterien.

Die Koronarinsuffizienz hängt im Allgemeinen mit einem Verlustgefühl zusammen, das nie herausgelassen wurde. Wir haben uns lediglich an diesen Schmerz über einen Verlust gewöhnt.

Habe ich meinen Spitzenplatz verloren und bin jetzt auf der zweiten Stelle gelandet?

Habe ich ein Kind verloren, das nie jemand hat ersetzen können?

Habe ich das einzige Haus verloren, das ich je besessen habe?

Doris ist Hausfrau mit fünf Kindern. Ihr Mann hat eine eigene Vertriebsfirma für Elektrozubehör gegründet. Um den Wünschen seines immer größer werdenden Kundenkreises gerecht zu werden, muss er ständig Kredite aufnehmen, um sein Inventar zu vergrößern. Eines Tages steigen die Hypothekenzinsen plötzlich an und im Baugewerbe geht es bergab. Georges kann seine Gläubiger nicht mehr bedienen.

Sie verlieren ihr Haus, aber Georges wird schnell wieder in einer ähnlichen Firma als Geschäftsführer eingestellt. Die Familie zieht in eine 5-Zimmer-Wohnung um. Doch Doris hat das verloren, was für sie ihr Lebensraum war, nämlich ihr Haus für ihre Kinder. Sie bekommt eine Angina pectoris, die medikamentös behandelt wird. Die Jahre vergehen, sie bekommt nie mehr ein Haus, sondern muss sich mit ihrer Wohnung zufriedengeben; sie leidet nun an Koronarinsuffizienz und muss sich im Alter von 50 Jahren einer Bypass-Operation unterziehen.

Myokardinfarkt – Herzinfarkt

Es kommt zu einem Herzinfarkt, wenn ein Bereich des Herzmuskels nicht mit Blut und damit Sauerstoff versorgt wird und infolgedessen abstirbt. Häufig ereignet sich der Herzinfarkt im Anschluss an eine Angina pectoris.

Der Verlust oder die Angst vor einem Verlust von etwas, das uns sehr am Herzen liegt (eine Person, unsere Firma, unser Haus, unser Job ...) führt zu einer Erhöhung des Blutdrucks. Dies hat dann ein Ansteigen des Cholesterinspiegels zur Folge, um so die Arterien zu schützen, die sich sonst wegen des intensiveren Blutdurchflusses schneller abnutzen könnten. Dieses Ansteigen des Cholesterols kann seinerseits die Bildung eines Pfropfens oder atheromatöser Beläge auslösen, die ein Herzkranzgefäß verstopfen und somit eine Thrombose in den Arterien der Herzdurchblutung begünstigen können. Dies unterbindet die notwendige Sauerstoffzufuhr zum Herzmuskel und das bedeutet einen Infarkt.

Allerdings ist auch eine Umkehrung der Schockwelle möglich. Nehmen wir an, nach einer langen Periode voller Stress, in wir fürchteten, jemanden, der uns sehr nahesteht, zu verlieren, hat sich die Situation entspannt. Diese Entspannung kann einen heftigen Krampf in den Herzkranzgefäßen auslösen, was für einen Augenblick die Versorgung der Herzmuskelzellen blockiert, und dann kommt es zum Myokardinfarkt. Je nach Intensität und Dauer dieser Unterversorgung kann der Infarkt für die betroffene Person fatal sein - oder auch nicht.

Roger hat große Ambitionen, kann viele Erfolge verbuchen und wird somit Mitglied eines exklusiven Clubs. Doch dann macht er geschäftlich eine sehr schwierige Phase durch und verliert viel. Ihm wird unter anderem seine exklusive Clubkarte entzogen. Roger arbeitet doppelt so hart, um das zurückzugewinnen, was er verloren hat, vernachlässigt dabei aber seine Frau, Kinder und Freizeit. Dann verlässt ihn seine Frau. Er wird sich in diesem Moment seiner irren Ambitionen bewusst und will sein Leben ändern. Wenige Zeit später hat er einen Herzinfarkt. Mit seinem Entschluss, sein Leben zu ändern, befreite er sich von all dem Stress, der ihn seit Jahren bedrückte. Die Umkehrung der Schockwelle löste den Infarkt aus.

Habe ich meine Anstrengungen verdoppelt, um meine Firma, meinen Ehepartner oder mein Haus zu behalten?

Ist es möglich, dass ich eine gewisse Zeit in einer großen Unruhe verharrte, um das zu retten, was mir am Herzen lag? Und als die Dinge sich dann wieder eingependelt hatten, hatte ich diesen Infarkt?

Pacemaker – Herzschrittmacher

Mit diesem Apparat werden die Herzkontraktionen künstlich gesteuert. Er wird operativ in den Brustkorb eingesetzt und zur Langzeitbehandlung eines schwachen Herzschlags verwendet. Erschöpfte Personen, die ihrem Herzen zu große Anstrengungen abverlangen, brauchen möglicherweise einen Herzschrittmacher. Es kann sein, dass sie nicht mehr die Kraft oder die Motivation haben weiterzuleben.

Bin ich ein Arbeitstier?

Habe ich Enttäuschungen erlebt, die mir vielleicht die Motivation zum Weiterleben genommen haben?

Perikarditis – Herzbeutelentzündung

Die Entzündung des Herzbeutels (Perikard) ist häufig von Fieber und Schmerzen im Brustkorb begleitet.

Der Herzbeutel ist eine membranähnliche Hülle, die das Herz als auch die Austrittsstellen der dort beginnenden großen Blutgefäße umgibt. Wie alle Hüllen dient der Herzbeutel also dem Schutz des Herzens. Eine Herzbeutelentzündung ist häufig ein Anzeichen dafür, dass wir Angst um unser Herz haben.

Robert leidet an einer Herzbeutelentzündung. Er hatte schon mehrere Anfälle von Angina pectoris und fürchtet ständig, einen Herzinfarkt zu bekommen, der tödlich enden könnte. Sein Arzt schlägt ihm eine Operation am offenen Herz vor, um seine Probleme mit der Angina zu beheben. Bevor es zu dieser Operation kommt, bekommt er eine Herzbeutelentzündung.

Habe ich das Gefühl, dass mein Herz durch die Anstrengungen, die man mir abverlangt, oder durch eine Operation, die man mir vorgeschlagen hat, bedroht ist?

Bin ich über die Schwäche meines Herzens beunruhigt?

Hypertonie – Bluthochdruck

Gemeinhin "Bluthochdruck" genannt bedeutet Hypertonie, dass der Druck des Blutes in den Arterien sehr hoch ist. Bluthochdruck kann zusammenhängen mit dem systolischen Druck (wenn das Herz sich zusammenzieht, um das Blut in die Aorta zu pumpen, mit Höchstwert) oder mit einem diastolischen (ein Druck, der zwischen jeder Kontraktion auf die Arterien ausgeübt wird, mit Tiefstwert).

Systolischer Bluthochdruck

Dieser hängt mit Emotionen zusammen, die man aufstaut oder unterdrückt. Diese können neuerer Natur sein oder auch schon älter und vor allem Menschen betreffen, die ein Geheimnis, einen Gram oder ein Bedauern tief in sich tragen oder die viel Stress bezüglich ihrer finanziellen Situation erfahren.

Welches ist die Ursache von Emotionen für mich?

Ist es etwa ein Geheimnis, das ich niemals enthüllt habe, oder Vorwürfe, die ich mir selbst mache, oder meine Beziehung zu einer mir nahestehenden Person oder meine finanzielle Lage?

Diastolischer Bluthochdruck

Dieser hängt mit dem Gefühl zusammen, ständig unter Druck zu stehen, um das zu tun, was man zu tun hat.

Habe ich das Gefühl, hinter der Zeit herzulaufen, dass alles zu schnell geht, dass ich nicht mehr folgen kann?

Die Lösung: sich entspannen und sich immer wieder sagen: "*Ich habe alle Zeit der Welt, auch die, um mich zu entspannen.*"

Hypotonie – niedriger Blutdruck

Hypotonie ist das Gegenteil von Bluthochdruck. Das Leben pulsiert nur schwach, man hat keine Lust mehr zu kämpfen. Man fühlt sich allein, sich selbst überlassen, entmutigt.

Was lässt mich eine solche Entmutigung erleben?

Arterien

Die Arterien sind die Blutgefäße, über die das Blut vom Herzen in das Körpergewebe transportiert wird. Ihre wichtigsten Stationen sind:

- **Aorta:** Dies ist die von dem linken Ventrikel des Herzens abgehende Hauptschlagader mit ihren Verzweigungen, die das mit Sauerstoff angereicherte Blut auf alle Gewebe des Körpers, außer auf die Lungen verteilt. (Dies ist das systemische Arteriensystem.)
- **Lungenarterien** pumpen das Blut vom rechten Ventrikel des Herzens in die Lungen. Die Lungenarterien sind kürzer und enthalten desoxydiertes Blut. Im Gegensatz zum systemischen Kreislauf bilden sie ein Niedrigdruck-System und die Gefäßwände sind dünner.

Dann kommt die **Carotis oder Halsschlagader,** die beiden Hauptarterien von Hals und Kopf. Man könnte sie auch als die periphere Arterie des Kopfes bezeichnen, da es eine linke und eine rechte Carotis gibt, die sich in zwei Zweige aufteilt, also eine innere und eine äußere Halsschlagader. Die linke Carotis verläuft direkt aus der Aorta am Hals entlang links von der Luftröhre. Der Verlauf der rechten Carotis ist in etwa ähnlich, allerdings auf der rechten Seite des Halses, nur entspringt sie dem brachiozephalen arteriellen Stamm.

Die Arterien versorgen die Zellen über den Sauerstoff und die mitgeführten Nährstoffe mit Energie und Leben. Sie symbolisieren das, was wir geben oder von anderen bekommen, um die Dinge, die uns am Herzen liegen, aufrechtzuerhalten oder zu beschützen. Es kann sich dabei um eine Zweierbeziehung, den Familienzusammenhalt, die Rentabilität eines Unternehmens, unser Haus oder unser Kind handeln.

Arteriitis – Entzündung der Arterien

Wenn das, was uns am Herzen liegt, schwer aufrechtzuerhalten scheint oder die Gefahr besteht, dass es uns entzogen wird, können wir große Anstrengungen unternehmen, um es zu erhalten. Diese Anstrengungen können bei uns einen Zustand von Dauerstress erzeugen. Dieser Stress lässt unser Herz schneller schlagen und erhöht unseren Blutdruck, was zu einer Schädigung der kleinen und großen Blutgefäße führen kann, was als Arterienentzündung oder Arteriitis bekannt ist.

Die Arterienentzündung kann sich einerseits als eine Verdünnung der Arterienwand äußern, wobei sich die Gefäßwand aushöhlt, damit mehr Blut fließen und mehr Sauerstoff zu den Zellen transportiert werde kann; dem Körper wird so gleichzeitig mehr Energie zugeführt, damit er uns gegen den Feind verteidigen kann, der uns das rauben will, was für uns so wichtig ist und was wir nicht verlieren wollen (Haus, Job, Partner etc.). Wenn diese Situation nicht geklärt wird und länger anhält, wird die Arterie gereizt, ihre Wand entzündet sich und bildet ein Geschwür. Außerdem kann diese Wand dadurch geschwächt sein und dann droht ein Aneurysma.

Wenn ich, statt eine große Energie aufzuwenden, um Dinge, an denen ich hänge, zu verteidigen oder zu bewahren, mich daran festklammere, Widerstand leiste oder mich jeder anderen Möglichkeit verschließe, kann daraus eine Verdickung der Arterienwand erwachsen, die dann zu Thrombosen führen kann. Oder aber die Arterie ist beschädigt und dann wird aus einer Arteriitis schnell eine Embolie oder ein Schlaganfall (oder auch ein Gehirnschlag).

Habe ich eine große Energie entwickelt, um die Dinge, die wichtig für mich waren, zu verteidigen oder zu bewahren?

Lebe ich in Enttäuschung, Wut oder Entmutigung, weil ich dies nicht erreichen kann?

Embolie und Thrombose

Es handelt sich dabei um den Verschluss eines Blutgefäßes durch einen Blutpfropf oder Fremdkörper in der Blutbahn. Embolien und Thrombosen weisen häufig auf Konflikte im Zusammenhang mit einem Territoriumsverlust (das, an dem wir hängen) hin.

Thrombose im Bein

Irène wollte eigentlich Nonne werden, aber die Ereignisse haben sie stattdessen in die Ehe geführt. Diese wird durch eine Trennung besiegelt. Um Trost zu finden, schließt sie sich einer religiösen Bewegung an, die predigt, dass das Glück nicht von dieser Welt ist, und ihr empfiehlt, es Christus gleichzutun und ihr Kreuz zu tragen, wenn sie "auserwählt" sein will, um ins Paradies einzugehen. Irène entsagt allem, was ihr Freude bereiten könnte, weil sie glaubt, dass das Leben nur ein Leidensweg zu der ewigen Glückseligkeit sei.

Habe ich das Gefühl, dass mein Leben sich auf das Lösen von Problemen beschränkt?

Apoplex – Schlaganfall

Beim Schlaganfall kommt es zu einer kurzen, schlagartigen Unterbrechung der Durchblutung in einem Gehirnbereich, durch die es zu vorübergehenden Seh- und Sprechstörungen sowie zu einer Minderung des Empfindungs- und Bewegungsvermögens kommt. Dauert dies länger als 24 Stunden, sprechen wir von einem Gehirnschlag, der sich in Form von Bewusstseinsverlust, Lähmung und Sensibilitätsverlust äußert.

Habe ich einen Schock oder eine starke Emotion erlebt, die mich überrascht hat, weil sie für mich mit einem unschätzbaren Verlust verknüpft ist? Es kann sich dabei um den Vollstreckungsbefehl eines Gerichtsvollziehers handeln, eine Trennung oder einen Trauerfall.

Habe ich das Gefühl, auf das falsche Pferd gesetzt oder mich verlaufen zu haben?

Koronargeschwür

Habe ich viel Stress, weil ich große Anstrengungen unternehme, um etwas aufrechtzuerhalten oder zu verteidigen, an dem mir viel liegt?

Aortitis – Aortenentzündung

Dies ist eine Entzündung der Aortenwand.

War ich enttäuscht oder aufgebracht darüber, dass ich mich trotz all meiner Anstrengungen gezwungen sehe, Konkurs anzumelden oder zuzugeben, dass ich versagt habe?

Aortenaneurysma

Es handelt sich dabei um eine spindel- oder sackförmige Erweiterung der Hauptschlagader. Die größte Gefahr bei einem Aortenaneurysma besteht darin, dass es plötzlich reißen und der Betroffene innerlich verbluten kann.

Fühle ich mich müde, erschöpft, abgekämpft, unwillig, so viele Anstrengungen aufzubringen, um meinen Lebensraum zu schützen oder meine Gedanken, Bedürfnisse und Wünsche anerkannt zu bekommen?

Aortenruptur

Es handelt sich dabei um den Einriss oder Riss der Aortenwand, meistens als Folge einer durch ein Aneurysma vorgeschädigten Aorta.

Das erinnert mich an eine Geschichte, die mir die Tochter eines Mannes erzählte, der an einem Aneurysma mit Aortenruptur gestorben ist. Ihr Vater lebte seit mehreren Jahren getrennt und hatte wieder geheiratet. Er hatte ein sehr schönes Chalet an einem See gebaut und beschlossen, dort mit allen seinen Kindern ein großes Fest zu veranstalten. In letzter Minute, als schon alles vorbereitet war, tauchte ein familiäres Problem auf, und der Großteil der Kinder weigerte sich, an dem Fest teilzunehmen. Das tat ihm sehr weh und zerstörte seine Freude, die er bei dem Gedanken, sie alle versammeln zu können, empfunden hatte. Er sagte zu seiner Tochter, die anwesend war: *"Ich breche jede Beziehung zu dieser Familie ab."* Dabei machte dabei eine Geste, als ob er sich die Brust durchschneiden wolle. Eine Stunde später starb er an einer Aortenruptur.

Für diesen Mann war seine Familie sein Ein und Alles. Er hatte Anstrengungen unternommen, um sein Bestes für sie zu geben. Als er zu seiner Tochter sagte: *"Ich breche jede Beziehung zu dieser Familie ab"*, bedeutete das zweifellos so viel wie: "Ich kann keinen Versuch mehr unternehmen, diese Familie zu einen, ich bin es müde, es zerreißt mir das Herz." Am Ende war es die Aorta.

Wollte ich mich von einer Person oder einer Gruppe trennen, von der ich abhängig war, die nicht genügend Achtung für mich hatte trotz allem, was ich für sie getan hatte?

Raynaud-Syndrom

Die Raynaud-Krankheit ist eine Erkrankung der Blutgefäße, bei der es durch Kälte zu einer plötzlichen Kontraktion der kleinen Arterien der Finger und bisweilen auch der Zehen kommt. Durch diese Gefäßverengung werden die Finger und Zehen blass, bläulich und vor allem kalt.

Diese Krankheit wird oft ausgelöst von einer Mischung aus Ohnmachtsgefühlen, Schuldgefühlen und einem Sichverschließen, um sich so vor einem Leiden zu schützen. Eine solche Person mag denken: *"Ich habe alles für diese geliebte Person getan und doch nichts erreicht, also bin ich unfähig, denen, die leiden, zu helfen."*

Fühlte ich mich etwa unfähig oder ohnmächtig, einer von mir geliebten Person zu helfen?

Probleme mit dem Cholesterinspiegel

Cholesterin ist ein wichtiger Bestandteil der Körperzellen, der für die Erzeugung von Hormonen und Gallensäuren sowie für den Transport von Fetten über den Blutkreislauf zu allen Körpergeweben ein wichtige Rolle spielt. Es gibt Leute, die sagen: *"Ich produziere Cholesterin."* Aber wir alle produzieren dies! Es geht hier nicht um seine Produktion, sondern um seine Qualität.

Ein hoher Cholesterinspiegel in Verbindung mit Lipoproteinen hoher Dichte schützt die Blutgefäßwände sowohl vor Abnutzung durch den schnellen und wiederholten Blutfluss als auch vor der Bildung von atheromatösen Plaques.

Ein hoher Cholesterinspiegel in Verbindung mit Lipoproteinen niedriger Dichte stellt an sich schon einen Risikofaktor für die Bildung von atheromatöser Plaque dar, die zu einer Atherosklerose führen kann (Sklerose oder Verhärtung der Arterienwände).

Die Qualität des Cholesterols wird beeinflusst durch die jeweilige Ernährung, durch Vererbung und durch eventuelle Stoffwechselerkrankungen, wie beispielsweise Diabetes mellitus (Zuckerkrankheit).

Welches sind die Gedanken, mit denen ich mich befasse?

Haben sie eine hohe Schwingungsfrequenz (Gedanken des Friedens, der Liebe und des Vertrauens) oder eine niedrige Frequenz (Gedanken der Unruhe, Angst, Wut, Rache oder des Bedauerns)?

Durch die Erhöhung der Schwingungsfrequenz meiner Gedanken erzeugt mein Körper immer mehr Lipoproteine von hoher Dichte.

Atherosklerose

Unter Atherosklerose versteht man die Verhärtung der Arterienwand infolge einer Häufung von atheromatöser Plaque.

Die Anhäufung von Ängsten, von Wut oder von Urteilen trägt zur Bildung dieser Plaques bei und verhärtet uns auf der Gefühlsebene gegenüber unserer Umwelt und dem Leben selbst.

Gervais leidet unter Artherosklerose und muss einen Bypass bekommen. Gervais ist ein Arbeitstier. Als Perfektionist kann er nicht delegieren, weil er glaubt, alles selber machen zu müssen. Als Kind wurde er von einem Religionslehrer gedemütigt, und mit der Zeit hat er sich zum Verteidiger der Unterdrückten entwickelt. Er engagiert sich in einer Gewerkschaftsgruppe. Er kann keine Ungerechtigkeiten ertragen, sie machen ihn total aggressiv. Seine Gedanken über die anderen sind hart und streng. Er merkt nicht, dass er sich genauso verhält wie der Religionslehrer damals, dem er immer noch grollt. Als er schließlich seine Verhaltensweise erkennt, krempelt das sein ganzes Leben um. Gervais versteht den Lehrer besser, vergibt ihm und hört auf, sich als einziger Retter der Welt zu fühlen. Er kann damit seine Bypass-Operation vermeiden und befindet sich auf dem Weg der Besserung.

Wie könnte ich mich von den Emotionen befreien, die mich daran hindern, mein Leben in vollen Zügen zu genießen?

Venen

Die Venen sind die Blutgefäße, die für den Rücktransport des Blutes von den Körperorganen und -geweben zum Herzen zuständig sind, von wo aus es anschließend in die Lungen weitergepumpt wird. In den meisten Venen wird mit wenig Sauerstoff versetztes Blut (schwarzes Blut) transportiert.

Doch es gibt auch andere Venen, in denen sauerstoffreiches Blut fließt. Es sind die Lungenvenen, die das mit frischem Sauerstoff angereicherte Blut von den Lungen in den linken Teil des Herzens weiterleiten, aber auch die Vena portae (Pfortader), die nährstoffreiches Blut an die Eingeweide und die Leber transportiert.

Der Blutdruck ist in den Venen niedriger als in den Arterien und die Gefäßwände sind dünner, weniger elastisch und weniger muskulös. So fällt eine leere Vene in sich zusammen, während eine leere Arterie offen bleibt.

Die Venen verkörpern unsere Fähigkeit, uns unseren Schwierigkeiten zu stellen, unsere Probleme zu lösen oder das auszuräumen, was uns daran hindert, ausgeglichen zu sein.

Varizen – Krampfadern

Es handelt sich dabei um variköse, geschwollene oder verdrehte Venen. Am häufigsten treten Krampfadern in den Kniekehlen auf und wirken von hier auf die unteren Gliedmaßen. Ebenfalls kann man sie auf Höhe der Speiseröhre antreffen, aber auch im Unterleib, wo sie zu Hämorrhoiden führen können. Krampfadern sind häufig die Folge von Gefühlen, die wir lange Zeit mit uns herumgeschleppt haben und die unsere Venen anschwellen lassen.

Habe ich die Tendenz, mich um die Probleme anderer zu kümmern?

Habe ich das Gefühl, mit einem oder mehreren Problemen konfrontiert zu sein, die sich nicht lösen lassen?

Hämorrhoiden

Bei den Hämorrhoiden handelt es sich um Krampfadern oder vergrößerte Venen im After- und Rektumbereich. Sie hängen sehr häufig damit zusammen, dass wir uns gezwungen sehen, in einer Situation zu verweilen, die uns nicht behagt. Wir können uns beispielsweise zwingen, weiterhin einer Arbeit nachzugehen, die wir nicht mögen, weil wir keine Ahnung haben, was wir sonst machen könnten. Oder wir könnten zwangsweise bei der Mutter wohnen, weil diese niemand anderen hat, der sich um sie kümmern kann, oder wir zwingen uns, in einer Beziehung zu bleiben, um nicht die Kinder oder das Haus zu verlieren. Und so weiter ...

In welchem Moment habe ich das Gefühl, mich zu zwingen, Dinge zu tun, um anderen zu gefallen, oder etwas zu tun, was mir gar nicht gefällt?

Blutende Hämorrhoiden sind ein Zeichen von Traurigkeit, weil wir in einer Situation leben müssen, in der wir nicht glücklich sind.

Phlebitis oder Thrombophlebitis

Hier handelt es sich um eine Venenentzündung, die häufig von einem Blutpfropf begleitet ist. Die Phlebitis kann darauf hinweisen, dass wir mit unseren Schwierigkeiten nicht fertigwerden oder dass wir eine Enttäuschung nach der anderen erleben, was dazu führt, dass unsere ganze Freude blockiert ist.

Erlebe ich im Zusammenleben mit meinem Ehepartner oder mit Menschen, die mir wichtig sind, viele Enttäuschungen und Frustrationen?

Zögere ich womöglich bei der Suche nach angenehmen Situationen, weil ich Angst vor neuen Enttäuschungen habe?

Marjolaine leidet seit über 15 Jahren an einer Phlebitis im rechten Bein über dem Fußgelenk. Allerdings macht sich die Venenentzündung nur gelegentlich bemerkbar. Marjolaine nimmt an einem meiner Seminare teil. Ich schlage ein Fest für den Samstagabend vor. Nach Ankündigung dieser Neuigkeit fängt ihr Bein an zu brennen, rot zu werden und anzuschwellen. Sie erklärt mir, dass sie seit Jahren wegen dieses Problems in Behandlung ist, dass aber nie die Ursache oder ein Gegenmittel gefunden wurde. Ich frage sie, wann diese Beschwerden zum letzten Mal aufgetreten sind.

Sie erzählt mir, dass es am letzten 24. Dezember war. Sie war zum Weihnachtsessen bei ihrer Cousine eingeladen. Auf der Autofahrt mit ihrem Mann dorthin hatten sie Probleme mit ihrem Auto, was sie zur Umkehr zwang. Dies endete dann schließlich in einem Streit. Na ja, meint sie nur, sie habe noch nie ein einziges schönes Weihnachtsfest gehabt. Für sie war "Fest" gleichbedeutend mit "Enttäuschung". Das erklärte auch, weshalb bei ihr, sobald ich das Fest erwähnte, sofort die Angst vor Enttäuschung hochgekommen war, die die Symptome der Phlebitis ausgelöst hatte.

Ich half ihr, ihren Gefühlen der Enttäuschung freien Lauf zu lassen, die sie als Kind vor dem Weihnachtsbaum empfunden hatte, als sie total aufgeregt auf ein Geschenk gewartet hatte, das ihre Schwester bekam.

Blut

Das Blut verkörpert das Leben.

- Die **roten Blutkörperchen (Erythrozyten)** repräsentieren den Austausch mit unserer Umwelt.
- Die **weißen Blutkörperchen (Leukozyten)** repräsentieren unsere Fähigkeit, Angreifer abzuwehren.
- Die **Blutplättchen (Thrombozyten)** repräsentieren unsere Fähigkeit, dem Gegner Hindernisse in den Weg zu legen.

Das Knochenmark und Knochenmarkskrebs

Dieses weiche, fettreiche Bindegewebe bildet die Blutzellen. Bei der Geburt findet sich das Knochenmark in allen Knochen. In den Teenagerjahren wird es in einigen Knochen nach und nach durch ein weniger aktives gelbes Mark ersetzt. Erwachsene haben rotes Knochenmark nur noch in der Wirbelsäule, im Brustbein, in den Rippen, Schlüsselbeinen, Schulterblättern sowie in Becken- und Schädelknochen.

Das Knochenmark symbolisiert unsere Entwicklungsmöglichkeiten im Leben. Wenn wir uns auf harmonische Art weiterentwickeln, sowohl im Umgang mit anderen als auch durch die Art und Weise, wie wir mit Schwierigkeiten fertigwerden oder unseren Lebensraum schützen, ist unser Knochenmark gesund und erfüllt seine Rolle bestens. Wenn wir aber denken, wir seien nicht imstande, uns gegen feindliche Angriffe zu verteidigen, oder wenn wir zulassen, dass andere ständig unseren Lebensraum verletzen, dann kann unser Knochenmark darunter leiden und sogar Krebs entwickeln.

Hat man mir bereits vorgeworfen, ein Nichtsnutz und eine Null zu sein, unfähig eine Aufgabe zu einem erfolgreichen Ende zu bringen?

Glaube ich, dass ich unfähig bin, meine Schwierigkeiten zu überwinden oder mich gegen diejenigen zu verteidigen, die nichts von dem respektieren, was mir gehört?

Anämie – Blutarmut

Bei der Blutarmut handelt es sich um eine Verminderung der Zahl der roten Blutkörperchen unter den Normalwert zur Aufrechterhaltung der Gesundheit. Die Rolle der roten Blutkörperchen besteht im Wesentlichen darin, die Gewebeatmung zu gewährleisten, indem sie Sauerstoff in die Gewebe transportieren. Anzeichen für Blutarmut sind die blasse Farbe von Haut und Schleimhäuten sowie Erschöpfungszustände, Atemnot und Palpitationen nach immer leichteren Anstrengungen.

Die Anämie geht oft mit einem Einsamkeitsgefühl einher oder mit einem Mangel an Interesse am Leben.

Fühle ich mich von anderen unverstanden oder einsam?

Habe ich so wenig Lust zum Leben?

Leukämie

Medizinisch gesehen werden unter dieser Bezeichnung verschiedene Krebsformen zusammengefasst, die durch eine massive, unkontrollierte Vermehrung von jungen Leukozyten im Blut gekennzeichnet sind, die aus dem Knochenmark stammen. Außerdem gibt es zwei Formen von Leukämie, die **chronische** Form, die man vor allem bei Erwachsenen beobachten kann, und die **akute** Form, die vor allem bei Kindern vorkommt und sich viel schneller entwickelt.

Lymphoblastenleukämie

Diese Form von Leukämie basiert auf der Präsenz von Stammzellen (Blasten), die Lymphozythen hervorbringen, oder von weißen Blutkörperchen, die in der Lage sind, Antikörper zu bilden und so zu der Immunität beitragen. Sie kann die Folge eines Problems im Knochengewebe sein, das offenbar unerkannt blieb und mit einem Gefühl von Abwertung und Ohnmacht zusammenhängt.

Was erlebte ich, bevor man bei mir diese Leukämie entdeckte?

Habe ich den Eindruck, dass ich mich schlagen muss? Gegen wen oder gegen was?

CLL – Chronische lymphatische Leukämie

Dies ist die häufigste Form von Leukämie bei den Erwachsenen in Europa. Zum Zeitpunkt ihrer Diagnostik ist sie meistens asymptomatisch. Diese CLL wird in der Regel diagnostiziert, wenn mindestens drei Monate lang eine Lymphozytose, also eine Vermehrung der B-Lymphozythen im peripheren Blut, vorliegt. Eine solche chronische Erhöhung der weißen Blutkörperchen kann damit zusammenhängen, dass die Patienten ihr Leben als einen endlosen Kampf empfinden. Dieser Kampf konnte geführt werden, um seinen Platz zu behaupten, um respektiert zu werden, um seinen Lebensraum zu verteidigen, aber er konnte auch gegen die Krankheit selbst geführt werden – auf jeden Fall ist dies immer ein Kampf ohne Ende.

Haben vielleicht meine Eltern mir immer wieder gesagt: "*Das Leben ist ein Kampf*"? *Ähnelt mein Leben einem solchen ewigen Kampf?*"

Bei Kindern oder Jugendlichen kann die myeloische Leukämie mit einem nicht erkannten Knochenkrebs zusammenhängen. Die Vielimpfung kann das Terrain des Knochenkrebses bei Kindern in vollem Wachstum vorbereiten und dies vor allem bei solchen, deren Immunsystem nicht ausreichend entwickelt oder stark ist, um sich gegen das Virus zu behaupten und auch gegen die in den ihnen verabreichten Impfstoffen vorhandenen Zusatzmittel wie Quecksilber, Aluminium oder Formaldehyd. Nach Dr. Hamer spielt die Leukämie eine Rolle bei der Reparatur des betroffenen Bindegewebes. Am besten hilft man dem Organismus des Kindes, indem man folgende Regeln beachtet: ausreichende Ruhe, eine sehr lebendige Ernährung mit frischen Nahrungsmitteln, wenn möglich biologisch, ferner Sprossen, Spirulina usw., ferner energetisches Arbeiten. Kurz: alles, was es dem Körper erlaubt, sich zu regenerieren.

Bei einem Vortrag stellte eine Teilnehmerin mir Fragen bezüglich der Leukämie ihres Kindes. Ich machte ihr die oben erwähnten Empfehlungen. Beim Weggehen sprach mich eine andere Frau an: *"Meine 3-jährige Tochter hatte Leukämie und wir haben genau das gemacht, was sie heute dieser Person empfohlen haben. Heute ist meine Tochter 7, sie ist vollkommen geheilt und fühlt sich sehr wohl."*

Leukozytopenie

Darunter wird eine Verminderung der weißen Blutkörperchen verstanden, was zu Agranulozytose führen kann, die durch eine große Infektionsempfindlichkeit gekennzeichnet ist. Wenn die Leukämie im Schwingen der Waffen besteht, kann die Leukopenie mit dem Niederlegen der Waffen verglichen werden. Man hat keine Lust mehr zum Kämpfen, man hat das Vertrauen ins Leben verloren. Am Anfang einer chronischen Leukämie kommt es zu einer Erhöhung der Zahl der weißen Blutkörperchen. Daraus kann sich eine akute Leukämie entwickeln, bei der das Blut keine normalen Leukozyten mehr enthält, sondern nur noch junge Zellen, die sogenannten Blasten. Das dramatische Schwinden der polynukleären Zellen hat multiple Infektionen zur Folge. Zu Beginn der Krankheit haben wir also das Gefühl, dass wir kämpfen mussten, während wir am Ende keine Lust mehr haben zum Kämpfen. Wir strecken die Waffen.

Bin ich etwa unfähig, mich zu verteidigen?

Will ich lieber auf den Kampf verzichten, da ich ohnehin davon ausgehe, dass ich nichts ändern kann?

Hämorrhagie – Blutung

Unter Hämorrhagien versteht man einen großen Blutverlust, der in engem Zusammenhang mit einem großen Verlust an Lebensfreude steht. Der Ort, an dem die Blutung auftritt, gibt an, in welchem Bereich die Lebensfreude verloren ging. Hier einige Beispiele:

- **Nasenbluten.** Großer Verlust an Freude in Bezug auf unser Leben.
- **Gebärmutterblutung – Metrorrhagie.** Großer Verlust an Freude in Bezug auf unser Zuhause.
- **Magenblutung/Darmblutung.** Großer Verlust an Freude in Bezug auf eine Situation, die wir als ungerecht empfinden.

Thrombozytopenie

Dabei handelt es sich um eine starke Verminderung der Blutplättchen (Thrombozyten), die sich in Form von Blutungen und Blutergüssen infolge kleiner Unterhautblutungen äußert. Diese seltene und sehr schwere Erkrankung löst bei kleinsten Schnitten und Verletzungen oder natürlichem Blutverlust (Menstruation) schwere Blutungen aus. Die betroffene Person braucht häufig Blutübertragungen.

Nancy leidet an Thrombopenie. Ihre Mutter war drogensüchtig und wusste nicht einmal, wer der Vater von Nancy war. Sie wollte dieses Kind nicht und legte es nach der Geburt einfach auf die Treppen einer religiösen Kommune. Nancy wird von einer Pflegefamilie zur nächsten weitergereicht und macht dabei traumatische Erfahrungen wie sexuellen Missbrauch, schlechte Behandlung und Gewalt. Nancy hat das Leben nie akzeptiert, das für sie wie an einem winzigen Faden hing, und genau das drückt ihre Krankheit aus.

Habe ich Mühe, meine Grenzen klar aufzuzeigen oder mich zu verteidigen?

Habe ich vielleicht keine Lust, mich wegen etwas zu schlagen und möchte stattdessen lieber die Waffen zu strecken?

Sepsis – Blutvergiftung

Habe ich das Gefühl, dass mir eine Person oder Situation mein Leben vergiftet oder dass ich es mir selbst vergifte?

Wiederhole ich häufig für mich: "Ich mache mir Sorgen!"?

Lymphsystem

Das Kreislaufsystem umfasst gleichzeitig die Blutbahnen und das Lymphsystem. Über das erste wird der Blutkreislauf gewährleistet und über das zweite die Lymphe aus allen Körperpunkten in Richtung der Blutbahnen abgeleitet. Das Lymphsystem ist Teil des Immunsystems und spielt eine wichtige Rolle bei der körpereigenen Abwehr gegen Infektionen und vor allem Krebs.

Alle Körpergewebe schwimmen in einer wässrigen Flüssigkeit, die aus dem Blutkreislauf stammt. Der größte Teil dieser Flüssigkeit kehrt über die Kapillarwände in den Kreislauf zurück, doch was übrig bleibt (gleichzeitig mit den Phagozyten und den kleinen Teilchen wie Bakterien) wird vom Lymphsystem zum Herzen hintransportiert und von dort aus sofort über den Venenkreislauf zu den Ausscheidungsorganen abgeleitet. Diese wässrige Flüssigkeit heißt innerhalb der Blutbahnen Plasma und außerhalb davon Lymphe.

Das Plasma verkörpert das Milieu, in dem sich unser Austausch abspielt. Außerhalb dieses Milieus gibt es ein ganzes Netz von Körperabwehrstoffen, das sogenannte Lymphsystem. Dieses System setzt sich aus den Lymphkanälen und den Lymphknoten zusammen.

Bei dem Lymphsystem geht es also immer um die Abwehr. Wenn wir große Angst haben, weil wir das Leben unseres Körpers durch eine Infektion, eine Verletzung oder einen Tumor bedroht sehen, hat das einen Effekt auf Funktionen des Lymphsystems, die Lymphknoten schwellen an und werden druckempfindlich.

Die Lymphe

Die Lymphe ist eine Körperflüssigkeit, die sich in den interzellulären Zwischenräumen sammelt und in die Lymphgefäße abgeführt wird.

Die interstitielle Lymphe (Interzellularflüssigkeit) entsteht durch Filtration des Blutes durch die Wände der Blutkapillaren. Seine Rolle besteht im Zuführen von aus dem Blut stammenden Stoffen an die Zellen und im Abführen der Zellschlacken zurück ins Blut. Die vaskuläre Lymphe fließt in einem geschlossenen System, dem Lymphsystem, einem wichtigen Drainagesystem der Gewebe und des Verdauungstrakts.

Die Lymphe spielt gleichzeitig eine wichtige Rolle für den Austausch und die Abwehr. Probleme mit der Lymphe betreffen demnach unseren Beziehungsaustausch mit unserer Umwelt und unser Bedürfnis nach Schutz. Wenn wir uns beispielsweise im Umgang mit den Menschen um uns herum schutzlos und ausgeliefert fühlen, kann das zu Problemen mit der Lymphflüssigkeit führen.

Lymphkrebs

Isabelle hat Lymphkrebs. Als Arzttochter hat sie das Gefühl, für ihren Vater überhaupt nicht zu zählen. Wenn sie kleine Gesundheitsprobleme hat, schenkt ihr Vater diesen keinerlei Aufmerksamkeit. Sie sagt in der Therapie: "*Ich musste erst eine außergewöhnliche Krankheit bekommen, damit mein Vater beunruhigt war und sich daran erinnert, dass er auch noch eine Tochter hat.*"

Fühle ich mich auf mich selbst gestellt, wenn ich meine Probleme in Angriff nehmen muss?

Erlebe ich Konflikte, bis ich das Gefühl habe, gegen diese Angriffe, deren Zielscheibe ich bin, nichts ausrichten zu können?

Die Lymphknoten

Die Lymphknoten bestehen aus einer dünnen äußeren Kapsel und aus einer inneren Masse aus Lymphgewebe. Mehrere kleine afferente Lymphgefäße führen durch die Kapsel in den Lymphknoten hinein und versorgen ihn mit Lymphe, und ein einzelnes, größeres efferentes Lymphgefäß transportiert die Lymphe aus dem Lymphknoten ab.

Die Lymphknoten enthalten Makrophagen, deren Aufgabe es ist, Bakterien oder andere Fremdkörper im umgebenden Gewebe unschädlich zu machen. Darüber hinaus dienen sie als Schranke für die Ausbreitung von Infektionserregern, filtern Bakterien und vernichten sie, ehe sie in den Blutstrom gelangen können.

Die Lymphknoten verkörpern die Streitkräfte unseres Körpers. Diese sorgen für die Abwehr, vernichten den Feind und räumen das Terrain nach dem Angriff auf. Ist der Feind stark, muss die Truppenstärke erhöht werden, d. h. die Lymphknoten schwellen an. Wenn der Feind besiegt ist, braucht man keine Armee mehr und die Lymphknoten schwellen wieder auf ihre Ausgangsgröße ab. Die Armee auszuschalten, wenn der Feind gerade an Terrain gewinnt, ist vielleicht nicht die beste Entscheidung, doch genau das passiert, wenn geschwollene Lympknoten wegen der Entwicklung eines Tumors oder einer Infektion entfernt werden.

Die hier angeführten Feinde können ganz konkret sein, etwa fremde Krankheitskeime oder unserem Organismus fremde Substanzen wie Zusatzstoffe von Vakzinen oder chemischen Produkten aus einer Chemotherapie. Solche Feinde können aber auch psychischer Natur sein. Das Gefühl, bedroht zu sein oder sich durchsetzen zu müssen, kann ebenfalls unsere körpereigene Armee mobilisieren.

Krebs der Lymphknoten

Lymphknotenkrebs oder eine Nekrose der Lymphknoten hängt meistens mit einem Minderwertigkeitsgefühl zusammen.

Habe ich den Eindruck, dass der Feind (die Krankheit) mich vernichtet?

Lymphom

Hierbei handelt es sich um einen Krebstumor, der durch die unkontrollierte Vermehrung des Lymphgewebes zustande kommt und vor allem die Lymphknoten und die Milz befällt.

Es gibt zwei Gruppen von Lymphomen, zum einen die Hodgkin-Lymphome, die durch das Vorhandensein typischer krankhafter Zellen (die sogenannten Reed-Sternberg-Zellen) charakterisiert sind, und zum anderen die Non-Hodgkin-Lymphome, unter die alle anderen Formen von Lymphomen fallen.

Hodgkin-Lymphom

Bei diesem Lymphom handelt es sich um die maligne Lymphogranulomatose, die hauptsächlich die Lymphknoten und die Milz befällt. Die Hodgkin-Krankheit zeichnet sich durch Wucherungen im lymphatischen Gewebe und Schwellungen der Lymphknoten aus.

Die Hodgkin-Krankheit kann aus dem Gefühl entstehen, kämpfen zu müssen, um keinen Rückschlag zu erleben.

Mononukleose – Pfeiffer-Drüsenfieber

Hierbei handelt es sich um eine akute Virusinfektion, die durch eine starke Hyperthermie, Pharyngitis und geschwollene Lymphknoten gekennzeichnet ist und mit einer Vergrößerung der Milz einhergeht. Diese Krankheit befällt vor allem Menschen, die die Bedürfnisse ihres Körpers vernachlässigen, um Leistung zu erbringen.

Corinne ist an Pfeiffer-Drüsenfieber erkrankt. Sie besucht gerade einen Vorbereitungskurs zum Medizinstudium. Sie weiß, dass nur diejenigen eine Zulassung bekommen, deren Schnitt mindestens 90 % der Punktzahl beträgt, und sie möchte zu dieser Gruppe der Auserwählten gehören. Deshalb studiert sie bis zur Erschöpfung. Aber das Pfeiffer-Drüsenfieber zwingt sie, einen langsameren Rhythmus anzuschlagen, weil sie nicht mehr genügend Energie hat, um ihr Anfangstempo durchzuziehen. Wir reden zusammen darüber und sie akzeptiert, dass sie ab jetzt vernünftig arbeiten und sich einfach sagen muss: *"Wenn dies wirklich mein Platz ist, werde ich zugelassen werden. Wenn nicht, dann ist es möglicherweise nicht das, was das Beste für mich ist."* Daraufhin klingt ihr Drüsenfieber ab. Corinne hat am Ende nicht Medizin studiert. Sie hat einen anderen Weg gefunden, der ihrer Persönlichkeit besser entspricht.

Milz

Die Aufgabe der Milz ist es, die benutzten roten Blutkörperchen aus dem Blut auszusondern und dabei durch Freisetzung des Eisens das Hämoglobin zurückzugewinnen. Ihre zweite Funktion besteht in der Infektionsbekämpfung durch die Bildung bestimmter Antikörper, Phagozyten und Lymphozyten, die die eindringenden Mikroorganismen zerstören.

Die Milz verkörpert unseren Sieg oder unsere Niederlage im Umgang mit anderen Menschen. Wenn unsere Beziehungen zu den anderen produktiv sind, fühlt sich unsere Milz wohl. Hinterlassen unsere Beziehungen jedoch den Eindruck eines Misserfolgs, leidet unsere Milz darunter.

Habe ich das Gefühl, dass es mir misslungen ist, mein Projekt, das ich für so toll hielt, richtig zu präsentieren?

Habe ich das Gefühl, den Erfolg verfehlt zu haben, eine gute Gelegenheit verpatzt zu haben, in meiner Zweierbeziehung versagt zu haben, meinen Beruf verfehlt zu haben, in meiner Vater-/Mutterrolle versagt zu haben, alles im Leben falsch gemacht zu haben?

Splenomegalie – Milzvergrößerung

Hierunter versteht man eine Vergrößerung der Milz. Sie kann die Folge verschiedener Krankheiten sein, wie z. B. Sumpffieber, Pfeiffer-Drüsenfieber,

Tuberkulose, typhoides Fieber, aber auch von Blutkrankheiten wie Leukämie, Thalassämie oder hämolytische Anämie. Besteht die Verbindung des Milztumors nur mit einer der genannten Milzerkrankungen, können wir auch nachprüfen, ob die betroffene Person oder wir selbst uns vielleicht sehr ehrgeizige Projekte vorgenommen haben, die größenwahnsinnige Züge tragen. Wenn es aufgrund des Milztumors zu Blutungen kommt, besteht u. U. die Möglichkeit, dass ein großer Verlust an Freude im Zusammenhang mit dem Misserfolg dieses ehrgeizigen Projekts aufgetreten ist.

Habe ich viel Energie in ein großes Projekt gesteckt, an dem mir sehr viel lag, das aber ein Misserfolg wurde?

Splenektomie – Milzentfernung

Erfüllt mich ein tiefes Gefühl von Misserfolg?

KAPITEL XVII

Das Verdauungssystem

Die Ernährung kann als die Gesamtheit der zwischen einem Organismus und seiner Umwelt stattfindenden Austauschprozesse definiert werden, um Materie in Energie zu verwandeln, damit dieser Organismus am Leben erhalten werden kann.

Zur Ernährung eines menschlichen Organismus sind eine Vielzahl von Vorgängen nötig, die jeweils von einem spezifischen Organ durchgeführt werden. Trotz dieser funktionellen Differenzierung darf jedoch nicht übersehen werden, dass es sich bei der Ernährung um ein geschlossenes Ganzes handelt und dass das damit verfolgte Ziel der reibungslose Stoffwechsel in jeder Zelle ist.

Die Ernährung besteht aus vier Hauptphasen:

1. Die Nahrungszufuhr, d. h. die Aufnahme der Nahrungsmittel in den Verdauungskanal über die Lippen, die Zunge und den Gaumen. Diese Phase verkörpert unsere Öffnung für neue Ideen und neue Hoffnungen (d. h. für das, was wir Lust haben zu bekommen, wie z. B. Küsse) oder für das, was wir Lust haben, in Angriff zu nehmen (z. B. Entscheidungen).
2. Die Verdauung beginnt, sobald die Nahrung in unseren Mund gelangt ist, wo die Zähne sie zerkauen, die Speicheldrüsen Speichel absondern, der seinerseits für eine bessere Gleitfähigkeit der Nahrung sorgt und Enzyme enthält, die zu einer besseren Verdauung der Kohlenhydrate beitragen. Die Zunge lenkt die Nahrung und hilft bei ihrer Zerkleinerung mit, um das Schlucken zu erleichtern. Die Nahrung wandert dann weiter in den Rachen, der sie weiter in die Speiseröhre schiebt, von wo aus sie in den Magen gelangt. Die Verdauungssäfte und die abgesonderten Säuren des Magens leiten dann den Eiweißabbau ein. Die mechanische und gleichzeitig chemische Magentätigkeit verleiht der Nahrung eine halbflüssige Konsistenz,

die ihre Weiterleitung in den Zwölffingerdarm ermöglicht. Diese zweite Phase entspricht unserer Fähigkeit, uns an neuen Ideen oder am Leben festzubeißen (Zähne) sowie die verschiedenen Situationen, mit denen wir im Laufe unseres Lebens konfrontiert werden, zu akzeptieren.

3. Im Zwölffingerdarm setzt die Bauchspeicheldrüse Verdauungssäfte frei, die Enzyme zum vollkommenen Abbau der Kohlenhydrate, Fette und Proteine enthalten. Die letzten Phasen dieser Umwandlung finden im Dünndarm dank Enzymen statt, die aus Drüsen der Darmwand stammen. Im Laufe ihres Verdauungsprozesses werden die aus der Nahrung gewonnenen Nährstoffe von der Schleimhaut des Dünndarms absorbiert und dann über das Blut oder über die Lymphe weitertransportiert. Diese Absorption betrifft das, was wir aus unserer Arbeit, unseren gefühlsmäßigen Beziehungen oder unseren Investitionen für uns entnehmen oder auch nicht.
4. Der Rest der verdauten Nahrungsmittel, der nicht absorbiert wurde, wird in den Colon (Grimmdarm, Hauptteil des Dickdarms) weitergeleitet, dessen Schleimhaut die Reabsorption des Wassers sicherstellt. Die Überreste werden im Mastdarm verdichtet und schließlich in Form von Stuhl ausgeschieden. Die Ausscheidung entspricht all dem, von dem wir uns trennen müssen, um bei guter körperlicher Gesundheit (organische Abfälle), geistiger Gesundheit (starre Ideen, Prinzipien, Urteile und Überzeugungen) und spiritueller Gesundheit (Hass, Groll, Eifersucht, Neid, Angst, Schuldgefühl, Verhaftung) zu bleiben.

Lippen und Mund

Die Lippen sind ringförmige Muskeln, die den Eingang zum Mund begrenzen. Sie bestehen aus zwei Teilen: den von Haut bedeckten äußeren Lippen und den von Schleimhaut überzogenen inneren Lippen. Sie haben eine dreifache Funktion: zum einen dienen sie dazu, die Nahrungsmittel im Mund zu behalten, zum anderen zur Lautbildung und zuletzt zum Küssen. Die Lippen verkörpern unsere Fähigkeit, uns zu öffnen und uns verbal (über Worte) oder nonverbal (über unsere Lippenbewegungen, zu denen auch das Küssen gehört) auszudrücken.

Probleme an den Lippen können daher mit all dem zusammenhängen, was wir bekommen oder nicht bekommen oder ausdrücken oder eben nicht ausdrücken. Die Oberlippe stellt unsere weibliche Seite dar, hat also eine emotionale Färbung, während die Unterlippe unsere männliche Seite repräsentiert, also unsere rationale, analytische Tendenz.

Lippenherpes

Lippenherpes ist durch Hautausschlag gekennzeichnet, der mit in Gruppen auftretenden Hautbläschen in der Mundregion einhergeht, die von einer Infektion ausgelöst werden.

Lippenherpes hängt häufig mit einer Wut zusammen, die wir nicht über unsere Lippen kommen ließen. Möglicherweise sind wir sauer auf uns, weil wir uns nicht entscheiden können oder aber weil uns Worte voller Wut herausgerutscht sind. Vielleicht sind wir auch wütend auf eine Person oder fühlen uns in unserem Bedürfnis zu umarmen oder umarmt zu werden frustriert.

War ich in einer Situation, in der ich Wut empfunden habe und nicht wusste, wie ich damit umgehen sollte?

Fühle ich mich von der Person, die ich so gerne umarmen würde, zurückgewiesen oder abgelehnt?

Verletzungen an den Lippen

Eine Verletzung an den Lippen hat häufig etwas mit kleinen Schuldgefühlen zu tun, weil wir uns darüber ärgern, dieses oder jenes gesagt zu haben. Wir können dann sagen oder denken: *"Ich habe zu viel gesagt." Oder: "Ich hätte lieber den Mund halten sollen."*

Trockene Lippen

Winter und Kälte können unsere Lippen austrocknen und spröde und rissig machen. Dasselbe passiert manchmal, wenn es uns an menschlicher Wärme fehlt. Trockene Lippen stehen also häufig in Verbindung mit einem Einsamkeitsgefühl. Wir haben niemanden zum Küssen, uns fehlt es an Herzenswärme.

Fühle ich mich einsam?

Bin ich traurig, weil mein Bedürfnis nach Kommunikation oder Umarmungen nicht erfüllt wird?

Rissige, blutende Lippen

Sie sind häufig ein Hinweis auf einen Verlust an Freude (Bluten) in unserem Wunsch, zu teilen oder ein geliebtes Wesen zu umarmen. Dieses Phänomen findet sich häufig bei Kindern, deren Eltern getrennt sind, oder bei Personen, die mit ihrer Einsamkeit schlecht zurechtkommen.

Fühle ich mich traurig, weil ich mit der Person, die ich liebe, nicht kommunizieren oder sie nicht umarmen kann?

Bin ich traurig darüber, dass ich keine Person zum Austauschen von Küssen, Vertraulichkeiten und anderen Freuden habe?

Taube Lippen

Gefühllose Lippen deuten auf eine Angst zu antworten hin, können aber auch den Wunsch ausdrücken, unempfindlich gegen unserem Bedürfnis nach Umarmungen zu sein.

Aphthen und Geschwüre der Mundschleimhaut

Es handelt sich dabei um oberflächliche, aber schmerzhafte Schleimhautveränderungen im Mund, in selteneren Fällen treten sie auch an den Geschlechtsorganen auf.

Die Aphthen können entstehen aus Frustration, weil eine Person, mit der wir uns intime sinnliche Situationen (Küsse) oder eine sexuelle Beziehung wünschen, uns abgelehnt hat. Sie können allerdings auch durch eine Wut, von der man nicht loskommt, oder durch ein Schuldgefühl wegen etwas, was man gesagt hat, ausgelöst werden.

Erlebe ich ein Gefühl von Frustration und Traurigkeit in meiner Beziehung?

Gibt es eine Situation, die Wut in mir nährt?

Candidose – Soor

Hier handelt sich um eine Entzündung der Schleimhaut des Mundes und des Rachens, der sich in Form eines Pustelausschlags, überzogen von einem weißlichen Pilzbelag (Candida), äußert.

Man muss den Mundsoor des Säuglings von dem der Kinder und Erwachsenen unterscheiden. Beim Säugling geht er häufig auf Emotionen zurück, die das Baby durch Schwierigkeiten beim Trinken an der Mutterbrust hat; seine Mutter entwischt ihm. Bei Kindern und Erwachsenen kann diese Krankheit häufig durch Einnahme von Antibiotika oder durch einen Mangel an Zuneigung (Umarmung) verursacht werden.

Habe ich das Gefühl, im Moment nicht genügend Zuneigung zu bekommen?

Zunge und Speichel

Die Zunge besteht aus 17 Muskeln. Sie spielt eine wichtige Rolle beim Kauen, Schlucken und bei der Artikulation.

Probleme mit der Zunge können sowohl Schwierigkeiten betreffen, unsere Gedanken zu äußern, als auch einen Ekel vor der Nahrung als auch die Angst, zu viel zu essen; dann steckt die Furcht vor dem Dickwerden dahinter.

Eine dicke Zunge haben

Halte ich mich mit dem, was ich sagen möchte, zurück - aus Angst, dass man sich über mich lustig machen oder dass die angesprochene Person wütend werden könnte?

Eine dicke, rissige Zunge haben

Gestehe ich mir das Recht zu, meine Gefühle und Emotionen zu äußern?

Eine Kursteilnehmerin mit diesem Problem hatte eine Mutter, die es ihr nicht erlaubte, ihre Gefühle auszuleben. Wenn ihre Mutter sie bestrafte, sagte sie immer: *"Wenn du weinst, werde ich dir einen Grund geben, für den es sich zu weinen lohnt"*, was so viel bedeutete, dass sie riskierte, den Hintern versohlt zu bekommen. Vor lauter Angst schluckte sie ihre Tränen hinunter.

Seit Jahren war sie mit einem Mann verheiratet, der Angst hatte, seine Gefühle zu zeigen (wie ihre Mutter), und der daher auch den anderen nicht das Recht zugestand, ihre Gefühle auszuleben. Er sagte zu ihr. *"Wenn du weinst, verlasse ich dich."* Sie fühlte sich von den unterdrückten Gefühlen total zerrissen.

Sich auf die Zunge beißen

Fühle ich mich für das, was ich gerade gesagt habe oder was ich fast gesagt hätte, schuldig?

Eine brennende Zunge haben

Kann es sein, dass ich Wut darüber empfinde, immer dieselben Mahlzeiten oder Speisen ohne Geschmack essen zu müssen?

Eine taube Zunge haben

Kann es sein, dass ich keine Lust mehr habe zum Essen?

Einer Frau, die vor ihrer Ehe sehr übergewichtig war, sagt ihr Ehemann Folgendes: *"Werde ja nicht wieder dicker, denn du würdest mich damit verlieren."* Als sie schwanger wird, ist sie wie besessen von der Angst, zu viel zuzunehmen. Einige Monate nach der Geburt merkt sie, dass ihr Gewicht höher ist als das mit ihrem Arzt vereinbarte. Aus Panik hat sie Übelkeitsanfälle, die sie daran hindern, etwas zu essen. Außerdem tritt eine vorübergehende halbseitige Lähmung des Mundes bei ihr auf, begleitet von einem Taubheitsgefühl der Zunge.

Speichel

Der Speichel ist eine Sekretion der Speicheldrüsen. Er erleichtert das Schlucken der Nahrung und enthält ein Enzym, die Amylase, die die komplexen Zuckerketten aufspaltet. Probleme mit der Amylase können einen Mangel an Freude anzeigen. Vielleicht weil wir nicht das essen dürfen, was uns gefällt? Oder möglicherweise können wir nicht genug davon bekommen? Wenn sich viel Speichel in unserem Mund bildet, drücken wir damit den Wunsch aus, angenehme Empfindungen (geschmacklicher oder sinnlicher Art) zu haben.

Übermäßiger Speichelfluss

Brauche ich mehr Nahrung oder Beweise der Zuneigung?

Verminderter Speichelfluss

Empfinde ich wenig Lust beim Essen, bei meinen sexuellen Beziehungen oder beim Leben? (Siehe auch "Speicheldrüsen"*.)*

Gaumen

Der Gaumen ist das Mundgewölbe, das gleichzeitig den Boden der Nasenhöhle und das Dach der Mundhöhle bildet. Der weiche Gaumen spielt eine wichtige Rolle beim Schlucken, weil er die Mundhöhle schließt und so das Eindringen von Nahrungsmitteln oder Flüssigkeiten in den Nasenkanal verhindert. Im Gaumen vereint sich der Geruchssinn mit dem Geschmackssinn.

Der Gaumen dient zur Akzentuierung der Sinnesfreude. Dies erklärt, dass, wenn man sich eine solche Freude nicht erlaubt, man sich auch nicht die Zeit nimmt, seine Nahrung zu genießen. Und wenn man es sich nicht mehr erlaubt, von den guten Dingen des Lebens zu kosten, verliert man die Möglichkeit, das, was man zu sich nimmt, wirklich auszukosten.

Unangenehmer Geschmack, wenn die Zunge den Gaumen berührt

Gibt es in meinem Leben eine Situation, die mir nicht "schmeckt"?

Sich den Gaumen verbrennen

Fühle ich mich schuldig wegen meiner Esslust?

Mundgeruch

Dies ist der Geruch, der die ausgeatmete Luft begleitet. Er kann auf Erkrankungen hinweisen, wie etwa ein acetonähnlicher Mundgeruch auf eine Leberkrankheit hindeutet. Er kann allerdings auch auf schlechte Zahnhygiene (Karies), Atemwegsprobleme (Bronchien oder Lungen) oder Probleme im Verdauungskanal (Magen) hindeuten. In den meisten Fällen verstecken sich hinter schlechtem Mundgeruch eine unterdrückte Wut oder auch Hassgedanken (*siehe auch* "Körpergeruch").

Schlechter Mundgeruch kann auch mit einem tief empfundenen Gefühl der Ungerechtigkeit über etwas zusammenhängen, das wir nicht imstande sind zu ändern, das uns aber sehr wütend macht.

Bin ich wütend über eine Situation, die ich ungerecht finde, oder über eine Person, der gegenüber ich meiner Ansicht nach besser den Mund halte, weil ich sonst zu viel sagen würde?

Oberlippenspalte

Umgangssprachlich "Hasenscharte" genannt, handelt es sich um eine Missbildung in Form einer Spalte der Oberlippe und einer Teilung des Gaumens. Sie kann einfach oder auch doppelt sein und man trifft sie vor allem in einem ärmeren Milieu an.

War die Mutter während der Schwangerschaft beunruhigt, da sie vielleicht nicht wusste, wie sie dieses Kind ernähren soll?

Kiefer und Zähne

Kiefer, Zähne und Zahnfleisch verkörpern unsere Fähigkeit, das Leben und neue Ideen aktiv in Angriff zu nehmen. Wenn ich Angst oder wenig Selbstvertrauen hinsichtlich des Erfolgs meiner Aktionen habe, kann ich Zahnschmerzen, Kieferschmerzen oder Zahnfleischprobleme bekommen.

Schmerzender Kiefer

Schmerzen im Kiefer können vorübergehend sein, weil wir uns einen ganzen Tag lang zum Lächeln gezwungen haben, obwohl das sonst gar nicht unsere Art ist.

Anhaltende Schmerzen im Kiefer können auf Wut oder Zorn hinweisen, der uns die Zähne zusammenbeißen lässt, um nur ja nicht zu explodieren. Wir können in Zorn geraten, weil ein Verwandter von uns, ein Lehrer oder ein Chef eine uns nahestehende Person schlecht behandelt, ohne dass wir intervenieren können.

Ein Mann, der unter diesen Problemen und einer vorzeitigen Abnutzung der Zähne litt, war innerlich sehr zornig, weil immer andere an seiner Stelle für ihn entschieden hatten.

Gerate ich häufiger in Wut, auch wenn ich mir nicht erlaube, diese auszudrücken?

Kieferluxation

Eine Verrenkung des Kiefers, infolgedessen er nicht mehr geschlossen werden kann.

Dies ist oft ein Zeichen von Missklang im Austausch mit uns nahestehenden Personen.

Bin ich gezwungen, von Dingen zu reden, die ich gerne für mich behalten hätte?

Kieferbruch

Mache ich mir den Vorwurf, Dinge gesagt zu haben, über die ich besser geschwiegen hätte?

Zahnschmerzen

Zahnschmerzen haben häufig mit der Angst vor Resultaten zu tun, die mit einer zu treffenden Entscheidung oder einem durchzuführenden Projekt zu tun haben. Aber sie können auch mit der Angst zusammenhängen, den oder die betroffenen Zähne zu verlieren.

Habe ich Angst, mich zu irren, eine falsche Wahl zu treffen, nicht mehr zurückzukönnen, mich hinters Licht führen zu lassen, es nicht zu schaffen etc.?

Bin ich beunruhigt über eine geplante oder durchgeführte Behandlung an einem oder mehreren Zähnen?

Karies

Karies ist eine Entzündungskrankheit der Zähne, die zu deren Erweichung und Zerstörung führt. Sie geht häufig mit einem Minderwertigkeitsgefühl ästhetischer oder intellektueller Prägung einher.

Komme ich mir weniger schön oder weniger gut vor als andere?

Ein kleines Mädchen von sieben Jahren hatte trotz ihres Alters bereits mehrere kariöse Zahnstellen mit Löchern im Zahnschmelz. Bei ihrer Geburt hatte ihre Mutter sie sehr hässlich gefunden und ihr gegenüber eine abweisende Geste gemacht. Dieses kleine Mädchen dachte immer noch, dass alle anderen schöner seien als sie selbst.

Sich einen Zahn abbrechen

Dem kann ein Schuldgefühl hinsichtlich einer Entscheidung zugrunde liegen, die wir ohne Rücksprache mit unserem Partner oder unserem Team getroffen haben. Bei einem Kind kann dies mit einem Schuldgefühl zusammenhängen, weil es ein Verbot übertreten hat.

Zahnausfall aufgrund von Karies oder Ziehen

Personen, die mehrere Zähne verloren oder keine Zähne mehr haben, sind oft solche, die in einem familiären Umfeld lebten, in dem man an ihrer Stelle zu entscheiden pflegte. Auch als Erwachsene haben sie manchmal noch Schwierigkeiten, sich in für sie wichtigen Dingen zu bestätigen, aber gerade dies müssen sie lernen. Dieses Wissen bringt ihnen zwar keine ausgefallenen Zähne zurück, kann aber die restlichen retten.

Zahnfleisch

Probleme mit dem Zahnfleisch hängen in der Regel mit Zweifeln und Ängsten vor Ergebnissen zusammen. Das kann dazu führen, dass wir eine Entscheidung ständig vor uns herschieben und so lange Zeit in einem Zustand der Unentschlossenheit leben. Das kann mit bestimmten Vorhersagen zusammenhängen, die man gehört hat. Wir wagen nicht zu handeln, weil wir weiterhin Zweifel und Angst haben. Wir warten lieber ab. Aber diese Zweifel und diese Angst laugen uns aus, und unser Zahnfleisch bildet sich zurück. Es sollte an dieser Stelle noch einmal daran erinnert werden, dass alle Voraussagen nicht mehr sind als eine Möglichkeit und dass wir unsere Zukunft selbst erschaffen durch die Gedanken, mit denen wir uns beschäftigen, und durch die Handlungen, die wir ausführen.

Was sind die Zweifel, die mich daran hindern, mich hundertprozentig auf die Wahl einzulassen, die ich getroffen habe?

Was ist also die Entscheidung, die ich vor mir herschiebe, und was ist der Grund dafür?

Eine Kursteilnehmerin mit großen Zahnfleischproblemen vertraute mir an, dass sie seit Jahren davon träume, Modezeichnerin zu werden, aber ihre Entscheidung aus finanziellen Gründen immer vor sich hergeschoben habe.

Zahnfleischbluten

Zahnfleischbluten ist ein Zeichen für eine lang anhaltende Traurigkeit (Zweifel an der Liebe, die man jemandem entgegenbringt) oder für eine Entscheidung, die man nicht treffen kann oder die man uns aufdrückt.

Trage ich schon seit langem eine Traurigkeit in mir wegen einer Entscheidung, die ich getroffen habe, die ich nicht getroffen habe oder die man mir aufgezwungen hat?

Beispielsweise kann es sich dabei um ein Kind handeln, dem man eine Wohnsituation aufgezwungen hat (z. B. Kloster, Pflegeeltern ...), das sich von einem geliebten Tier trennen musste oder einen Elternteil nicht mehr sehen kann.

Speiseröhre

Die Speiseröhre stellt den ersten Teil des Verdauungskanals dar und reicht vom Rachen bis zum Mageneingang. Sie symbolisiert unsere Fähigkeit zur Aufnahme.

Schmerzen an der Speiseröhre

Sie stehen meistens in Zusammenhang mit einer Situation, die wir nur schwer akzeptieren können, weil wir sie als ungerecht empfinden und weil dies uns verletzt. Zum Beispiel wenn ein Bruder oder eine Schwester oder auch eine andere Frau mehr Aufmerksamkeit erfährt als wir.

Gibt es eine Situation, die ich nicht akzeptieren konnte?

Ösophagitis – Entzündung der Speiseröhre

Dabei handelt es sich um eine akute oder chronische Entzündung der Speiseröhrenschleimhaut. Sie ist der Ausdruck einer Wut auf eine Person, die unserer Meinung nach bevorzugt behandelt wird. Wir können auch eine Situation als inakzeptabel und ungerecht empfinden. Wir können in diesem Fall denken oder sagen: *"Das kann ich nicht durchgehen lassen." "Das habe ich einfach nicht geschluckt."* Oder aber: *"Das ist eine bittere Pille, die ich da schlucken soll."*

Das Gefühl, dass etwas am Eingang zur Speiseröhre steckengeblieben ist, kann mit der Angst vor dem Dickwerden zusammenhängen. Wir haben

Schwierigkeiten, die Nahrung, die wir zum Mund führen, aufzunehmen oder all die schönen Dinge, die uns das Leben zu bieten hat, anzunehmen. Wir fühlen uns im Vergleich zu den anderen zu sehr verwöhnt.

Habe ich Mühe, so viel Glück und so viele Geschenke gleichzeitig anzunehmen?

Roger leidet an **Speiseröhrenvarizen,** Krampfadern in der Speiseröhre, und an Sodbrennen. Er hat einen Bruder, den alle "das Genie" nennen, da er sowohl in seinem Studium als auch in seinem Berufsleben großen Erfolg hat. Um die Zuneigung seiner Eltern wiederzugewinnen, die er mehr auf seinen Bruder gerichtet glaubt, erledigt Roger eine Menge Arbeiten auf dem väterlichen Hof. Er kommt dank seiner Gewieftheit damit auch ausgezeichnet zurecht, aber denkt weiterhin: "Ich habe nicht das Talent meines Bruders. Ich muss hart arbeiten, um ein bisschen Erfolg zu haben." Er schluckt schwer daran, dass man seine Anstrengungen weniger bemerkt als das Talent seines Bruders.

Roger befreit sich von diesem Unwohlsein, als er versteht, dass er sich niemals selbst akzeptiert und stets unterschätzt hat. Als er endlich erkennt, dass er andere Talente hat als sein Bruder und dass niemand, außer ihm selbst, seine Kompetenz infrage gestellt hat, gehen seine Varizen zurück und sein Magen beruhigt sich.

Speiseröhrenkrebs

Habe ich das Gefühl, dass mich eine Situation, aus der ich keinen Ausweg sehe, zu ersticken droht?

Gibt es eine Situation, die ich als inakzeptabel oder ungerecht empfinde und die ich noch nicht verdaut habe?

Réjan hat Speiseröhrenkrebs. Er ist der einzige Sohn in seiner Familie. Sein Vater setzt viele Hoffnungen in ihn und wünscht sich, dass er später seinen Posten übernimmt. Réjan hat den Eindruck, dass seine Bedürfnisse und Wünsche gar nicht zählen, sondern nur das Überleben des Familienbetriebs. Sogar als er krank wird, schreibt ihm sein Vater immer noch alles vor, was er zu tun und zu lassen hat. Réjan fühlt sich, als würden ihn sein Vater und diese Firma noch ersticken. Darüber hinaus findet er es ungerecht, dass seine Schwestern nur die Vorteile davon haben und er nur die Probleme.

Als Réjan begriff, dass es seine eigene Angst vor dem Nichtgefallen war, die ihn gehindert hatte, seine Bedürfnisse und Wünsche auszudrücken, konnte er sich von dieser Last befreien, die er glaubte, tragen zu müssen. Er entschied sich für sein Wohlergehen und wurde wieder gesund.

Zwerchfell

Das Zwerchfell symbolisiert die Anstrengung. Dieser Muskel, der Brustkorb und Bauchraum trennt, spielt bei der Atmung eine wichtige Rolle. Durch seine Kontraktionsfähigkeit spielt er außerdem bei allen Austreibungsvorgängen eine wichtige Rolle (Wasserlassen, Stuhlgang, Entbindung).

Schmerzen im Zwerchfell

Ist es möglich, dass ich mich unfähig oder unberechtigt fühle, meine Gefühle oder Emotionen auszudrücken?

Schluckauf

Hierbei verkrampft sich das Zwerchfell plötzlich und die Ritze zwischen den Stimmbändern schließt sich. So prallt die Einatemluft gegen die Stimmbänder, die Luft in der Lunge kann nicht ausströmen und der Druck, der dadurch entsteht, verursacht das typische Geräusch.

Was "geht nicht runter"?

Sprach ich gerade von etwas, das ich nicht akzeptiert habe, oder war es die Einstellung einer mir nahestehenden Person, die für mich "nicht runterging"?

Bei einem Baby: *Vielleicht spürte es, dass die Person, die ihm das Fläschchen reichte, gestresst war oder es eilig hatte, etwas anderes zu tun?*

Hiatushernie – Zwerchfellhernie

Fühle ich mich im Ausdruck meiner Gefühle und Emotionen eingeengt?

Bei einem Kleinkind: *Gesteht man diesem Kind das Recht zu zu weinen oder verlangt ein Elternteil, dass man es zum Schweigen bringt?*

Magen

Der Magen ist das Zwischenstück des Verdauungsapparats zwischen Speiseröhre und Zwölffingerdarm. Er dient zur Verdauung und verkörpert unsere Fähigkeit, Dinge zu akzeptieren.

Bei Magenproblemen geht es um Situationen, die wir nicht verdaut haben (Verdauungsstörungen), um Ideen oder Speisen, die wir nicht mögen (Erbrechen), um Situationen, die wir ungerecht finden und die uns wehtun (Schmerzen) oder die Wut bei uns auslösen (Sodbrennen, Gastritis). Ein Kummer ist uns auf den Magen geschlagen, wir haben einen großen Verlust an Freude erlitten infolge einer Situation, die wir als ungerecht empfinden (Magenblutungen. Es kann auch ein Verlust an Lebensfreude vorliegen, verbunden mit einem Gefühl von Ungerechtigkeit, oder aber ein Schuldgefühl über eine ungerechte Situation, die wir herbeigeführt haben (Krebs)).

Magenschmerzen

Magenschmerzen gehen meistens auf ein Gefühl der Ungerechtigkeit zurück, verstärkt durch ein Gefühl von Auflehnung gegen eine Situation, die wir nicht akzeptieren können.

Was fällt mir schwer, zu verdauen oder zu akzeptieren?

Geneviève kommt wegen Magenschmerzen in die Sprechstunde. Sie hat das Gefühl, als laste ein Gewicht auf ihrer Magengrube. Als sie neun Jahre alt war, bekam ihr Vater Krebs. Sie war überzeugt, dass er genesen würde. Eines Abends bat er sie, ihm einen Gutenachtkuss zu geben, was normalerweise nicht seine Art war. Geneviève vergaß es und in der Nacht verstarb er. Geneviève fand das total ungerecht, weil sie überzeugt war, dass ihr Vater es schaffen würde. Sie konnte es einfach nicht akzeptieren, wie die Dinge gelaufen waren. Später wurde sie auch in ihren Liebesbeziehungen immer wieder mit Situationen konfrontiert, bei der die andere Person sie verließ. Sie fand das wieder ungerecht, denn sie sagte: *"Ich gehe auf sie zu und dann lassen sie mich fallen."* Sie fühlte sich wie ein hilfloses Opfer. Das Leben wurde für sie immer mehr zu einer Last.

Verdauungsstörungen

Verdauungsstörungen können sich in Form von Sodbrennen äußern, da Speisen schlecht verdaut werden.

Gibt es eine Situation oder ein Gespräch, die oder das Sie nicht "verdaut" haben?

Gastritis

Bei der Gastritis handelt es sich um eine Entzündung der Magenschleimhaut. Sie hängt häufig mit Wut zusammen, weil wir uns nicht respektiert und nicht genug geschätzt fühlen.

Welche Situation kann ich nicht verdauen und was entfacht in mir so viel Wut?

Gastroenteritis

Die Gastroenteritis, also die gleichzeitige Schleimhautentzündung des Magens und des Dünndarms, ist eine Infektion, ausgelöst durch einen heterogenen Erreger, der viralen, bakteriellen, parasitären oder enterotoxinen Ursprungs sein kann. Sie wird oft begleitet von Durchfall und Erbrechen, was eine Dehydratation des Organismus zur Folge haben kann.

Diese Erkrankung ist häufig die Folge einer radikalen Ablehnung einer Situation, die man nicht akzeptieren kann. Beim Säugling kann die Gastroenteritis mit einem Nichtakzeptieren des Lebens zusammenhängen, in das er hineingeboren wurde, oder mit einem Schuldgefühl zu leben.

Ein Teilnehmer an einem Workshop, den ich eigentlich abhalten sollte, für den ich aber im letzten Moment ersetzt werden musste, bekam eine Gastroenteritis. Seine Reaktion war gewaltig. Er hatte sich manipuliert, verraten, nicht respektiert gefühlt. Diese Situation sorgte für einen Widerhall der Emotionen, die er mit seiner Mutter erlebt hatte. Da ich in diesem Fall die Autorität repräsentierte, erlebte er diese Situation voller Wut und Ablehnung. Sie hatte ihm sogar Lust aufs Sterben gemacht, und dies manifestierte er durch seine Gastroenteritis.

Gastroenteritis gegen Jahresende

Rufen all diese Dekorationen bei mir traurige Erinnerungen hervor, die ich ablehne?

Lehne ich diese Konsumgesellschaft ab?

Reisediarrhö

Es handelt sich dabei um eine Form von Gastroenteritis, mit der wir unsere Ablehnung einer Urlaubssituation bekunden.

Hat es mich abgestoßen, wie Touristen ausgenommen werden oder dass Händler uns keinen Moment in Ruhe lassen?

Hatte ich eine tiefsitzende Angst bezüglich meiner Grundbedürfnisse (kein freies Zimmer zu finden, Geldprobleme zu haben usw.)

Magengeschwür

Dabei handelt es sich um eine Läsion der Magenschleimhaut, die nicht normal vernarbt. Häufig ist ein Magengeschwür Ausdruck einer Wut über eine Situation, die wir ungerecht fanden, in der wir uns jedoch hilflos fühlten und nichts daran ändern konnten. Die Wut über diese Situation, die wir nicht verdaut haben, irritiert uns weiterhin, sobald darüber gesprochen wird. Somit höhlt diese Wut uns innerlich aus und lässt Rache- und Hassgefühle in uns entstehen.

Lasse ich mich wegen einer unverdauten Situation innerlich von einem Angst- oder Rachegefühl auffressen?

Magenkrebs

Von Magenkrebs sind insbesondere Personen betroffen, die sich fast täglich in einer Situation der Ohnmacht gegenüber einer Ungerechtigkeit befinden oder die Gewissensbisse wegen eines Ereignisses in der Vergangenheit haben.

Fernand hat Magenkrebs. Er ist ein renommierter Architekt, aber auch ein großer Manipulator. Die Menschen um ihn herum müssen das machen, was ihm nützt, sonst ist kein Platz mehr für sie da. Er ist verheiratet, hat drei Kinder und eine Geliebte, die in seiner Firma arbeitet. Sie ist eine ziemlich außergewöhnliche Frau, die sogar aus dem Hintergrund heraus sein Architekturbüro bestens funktionieren lässt und eine ganze Reihe von Aufträgen eintreibt. Sie ist also ein sehr wichtiges Element seiner Firma. Er schenkt ihr Schmuck, Blumen etc.

Eines Tages teilt sie ihm mit, dass sie ihn verlassen will. Da das für ihn ein zu großes Risiko bedeutet, will er ihr das Dableiben schmackhaft machen und sagt ihr, dass er sie liebe und bereit sei, seine Frau um ihretwillen zu verlassen. Um sie zurückzuhalten, schlägt er sogar vor, mit ihr ein Kind zu haben. Es klappt tatsächlich und das ist auch der Punkt, an dem Fernand in seine eigene Falle tappt; er kann sich nicht scheiden lassen, weil er die Kinder, die er mit seiner Frau hat, sehr liebt. Er hält sich also bei der Liebe zu diesem neuen Kind zurück. Die Situation wird für ihn zur Zerreißprobe. Er hat furchtbare Gewissensbisse gegenüber seinen Kindern aus seiner ersten Beziehung und gegenüber dem neuen Kind, dem er immer neue Geschichten erzählen muss, um zu erklären, warum Papa nie zu Hause schläft. Fernand weiß in dieser Situation, in der er sich gleichzeitig schuldig und zerrissen fühlt, nicht mehr ein noch aus.

Habe ich eine Situation erlebt, die ich mir gegenüber als sehr ungerecht empfunden habe und die mir die Lust am Leben genommen hat oder aus der ich keinen Ausweg mehr weiß?

Fühle ich mich für eine Situation verantwortlich, die ich als sehr ungerecht empfinde und mit der ich mich Tag für Tag aufs Neue auseinandersetzen muss?

Leber

Die Leber ist eine Adnexdrüse des Verdauungsapparates, die vielfältige Stoffwechselfunktionen erfüllt, wie die Absorption des Sauerstoffs und der Nährstoffe aus dem Blut. Sie reguliert den Zucker- und Aminosäurespiegel im Blut und trägt zum Abbau einer Vielzahl von unterschiedlichen Giftstoffen bei. Die Leber begünstigt die Erzeugung wichtiger Proteine wie Albumin oder Blutgerinnungsfaktoren. Darüber hinaus wird in den Leberzellen die Galle gebildet, mit deren Hilfe sich der Körper einer Vielzahl von Abfallprodukten entledigt und Fette im Dünndarm verdaut. Die Leber verkörpert die Anpassung.

Leberprobleme rühren in der Regel entweder von Unruhe her oder von Sorgen (u. a. Geldsorgen) oder Befürchtungen, dass uns das Nötigste zum Leben fehlen könnte (Arbeit, Wohnung, Essen). Es kann sich auch um eine Weigerung zur Anpassung handeln, die als Wut und Auflehnung erlebt wird.

Was beunruhigt mich?

An welche Situation kann ich mich einfach nicht anpassen?

Hepatitis

Bei der Hepatitis handelt es sich um eine Leberentzündung, die auf Wut oder Auflehnung gegen eine Situation zurückgeht, an die wir uns nicht anpassen können.

An welche Situation gelingt es mir einfach nicht, mich anzupassen?

Oder sind es womöglich die Kommentare meiner Umwelt über meine Lebensweise?

Leberzirrhose

Diese Zirrhose ist eine diffuse Sklerose der Leber. Von ihr sind häufig Alkoholiker betroffen. Sie stellt eine Form der Selbstzerstörung dar, die mit einer Ablehnung der eigenen Person und des eigenen Lebens zusammenhängt. Letztendlich ist sie damit, wie viele Krankheiten, bei denen es um Selbstzerstörung geht, Ausdruck eines Lebensverdrusses oder eines Schuldgefühls, am Leben zu sein.

Was habe ich in meinem Leben nicht akzeptiert?

Fühle ich mich schuldig, dass ich den Menschen, die mich lieben, durch meinen Alkoholismus Leid zufüge?

Gallenwege

Unter diesem Begriff werden die Organe und Kanäle zusammengefasst, die die Bildung, Konzentration und Ausscheidung der Galle von der Leber bis zum Zwölffingerdarm gewährleisten. Gallenwegsprobleme hängen immer mit Unruhe zusammen ("da läuft einem ja die Galle über") oder aber mit Wut, vermischt mit Rachegefühlen. Interessant ist die Feststellung, dass die Substanzen, die die Gallensekretion der Leberzellen steigern, "Choleretika" genannt werden.

Bin ich beunruhigt über eine zukünftige Situation (ein Examen, einen Wettbewerb, eine Antwort, auf die ich warte, etc.)?

Habe ich eine oder mehrere Situationen erlebt, die ich nicht entschuldigen kann?

Ikterus – Gelbsucht

In den meisten Fällen handelt es sich dabei um eine übermäßige Zerstörung roter Blutkörperchen, die mit einer Ablehnung des Lebens oder von uns selbst zusammenhängen kann. Gelbsucht kann auch eine Wut auf eine Situation ausdrücken, die wir nicht akzeptieren können. Als (epidemische) Gelbsucht wird im Deutschen auch die Virushepatitis bezeichnet (siehe Hepatitis).

Pankreas – Bauchspeicheldrüse

Die Bauchspeicheldrüse ist eine Verdauungsdrüse sowohl mit Sekretion nach innen, die Insulin (Hormon, das zum Senken der Glykämie dient) und Glucagon (Hormon, das zur Erhöhung der Glykämie dient) produziert, als auch mit Sekretion nach außen, bei der der Bauchspeichel oder Pankreassaft erzeugt wird (alkalische Flüssigkeit, die Verdauungsenzyme sowie Bikarbonat- und Natriumionen enthält), den sie in den Zwölffingerdarm abscheidet, um dort die Verdauung zu fördern.

Die Bauchspeicheldrüse ist das Organ, das mit unserer Wertschätzung und Lebensfreude zusammenhängt. Wenn wir ein trauriges Dasein fristen, eine Situation erleben, in der wir uns anderen unterlegen fühlen, das Leben für ungerecht halten oder viel Bitterkeit empfinden, kann sich das in einer **Hypoglykämie** äußern. Wenn der Verlust der Lebensfreude plötzlich und intensiv ist, kann das zu einer akuten Pankreatitis führen. Geschieht dies immer wieder und wird also chronisch, kann sich das zu einer Form von **Diabetes** entwickeln. Wenn der Verlust der Lebensfreude aus dem Gefühl entsteht, keinen eigenen Raum zu haben, kann das zu einer Diabetes insipidus (Wasserharnruhr) führen.

Hypoglykämie

Pierrette hat eine Hypoglykämie. Sie fühlt sich sehr einsam und traurig. Sie versteht nicht, warum es ihr einfach nicht gelingt, ihr Herz einem Mann zu öffnen. In der Therapie finden wir heraus, dass Pierrette im Alter von 3 Jahren einen kleinen Bruder bekommen hatte und dieses Baby beanspruchte die ganze Aufmerksamkeit der Eltern, die vor seiner Geburt ausschließlich Pierrette gegolten hatte. Sie fühlte sich von ihren Eltern vernachlässigt und verraten. Immer ging es bei ihnen nur noch um das Baby. Sie reagierte heftig: *"Ich will eure Liebe nicht mehr, ihr könnt sie für euch und euer Baby behalten."* Ab jenem Alter wehrt sie sich dagegen, auf den Arm genommen zu werden, und verschließt ihr Herz für die Liebe. Erst 30 Jahre später entdeckt sie diese Tatsache und wird sich bewusst, dass sie sich endlich für die Liebe öffnen kann.

Fühle ich mich in einer Liebesbeziehung, die mir nichts bringt, alleine?

Habe ich Angst davor, Freude, Glück und Erfolg zu haben und sie dann wieder zu verlieren?

Habe ich an meinem Wert gezweifelt?

Pankreatitis – Bauchspeicheldrüsenentzündung

Bei der Pankreatitis handelt es sich um eine Entzündung der Bauchspeicheldrüse, die akut oder chronisch sein kann.

In ihrer akuten Form kann sie die Folge eines plötzlichen und intensiven Verlusts an Freude sein, beispielsweise wenn uns unser Geliebter verlässt, mit dem zusammen wir in ein Projekt investiert hatten, das uns sehr am Herzen lag. Oft handelt es sich auch um Erbschaftsangelegenheiten, die familiäre Schwierigkeiten ausgelöst haben.

Habe ich eine familiäre Situation vorgefunden, die in mir eine große Wut und eine tiefe Traurigkeit ausgelöst hat und in der ich mich nicht gut angesehen fühlte?

Ist die Pankreatitis chronisch, sind wir erfüllt von einer Traurigkeit darüber, dass wir von einer uns nahestehenden Person nicht anerkannt werden. Meist handelt es sich dabei um den Vater oder die Mutter. Das ist bei vielen Alkoholikern der Fall, die am häufigsten von dieser Krankheit betroffen sind.

Verspüre ich eine gewisse Bitterkeit gegenüber einer Person, die mich leiden ließ, oder wegen einer Situation, die mich betrübt?

Diabetes

Diabetes, auch Zuckerkrankheit genannt, ist eine Krankheit, in deren Verlauf die Bauchspeicheldrüse wenig oder gar kein Insulin produziert, das den Blutzuckerspiegel reguliert. Ist der Blutzuckerspiegel somit abnormal erhöht (Hyperglykämie), sind übermäßige Urinausscheidung, Durst und starker Hunger sind die Folgen.

Es gibt zwei Haupttypen von Diabetes mellitus:

- Diabetes Typ I, auch insulinabhängiger Diabetes genannt.
- Diabetes Typ II, auch nicht insulinabhängiger Diabetes genannt.

Diabetes Typ I hängt mit einer Zerstörung der Betazellen der Bauchspeicheldrüse zusammen, was zu einem absoluten Insulinmangel führt. Der Typ I tritt meist schon bei Kindern und jungen Menschen unter 30 Jahren ohne Krankenvorgeschichte oder Übergewicht auf. Erste Symptome dieser sich schnell entwickelnden Krankheit sind großer Durst und übermäßige Urinausscheidung, verbunden mit einer Gewichtsabnahme aufgrund des Insulinmangels. Früher sprach man von "Magerdiabetes", bei dem man eine lebenslange Insulinzufuhr braucht.

Diese Erkrankung hängt häufig mit einer großen Traurigkeit zusammen, weil wir mit unseren Gedanken und so, wie wir sind, nicht leben können. Alle unsere Ideen und Wünsche werden abgelehnt, wir müssen das machen, was unser Vater oder unsere Mutter sagen, was bei uns Wut, Zorn und vor allem den Schmerz der Nichtanerkennung auslösen kann.

Jean-Louis ist 29 Jahre alt und insulinabhängig. Er hat mit 20 Jahren infolge eines mit dem Diabetes zusammenhängenden Glaukoms das Augenlicht verloren. Jean-Louis hat einen Vater, der ihm ständig seine Ansichten aufdrängt. Egal, was für eine Idee Jean-Louis hatte oder was für einen Vorschlag er auch machte, immer wurden sie von vornherein abgelehnt. Ihm blieb nichts anderes übrig, als das zu machen, was sein Vater ihm vorschrieb. Als das Problem mit dem Glaukom auftrat, wollte er sich nicht operieren lassen, aber wieder hat sein Vater so sehr darauf bestanden, dass Jean-Louis sich schließlich in die Obhut der Ärzte begab. Vor der Operation sah Jean-Louis nicht viel, aber er sah wenigstens noch etwas. Nach der Operation hat er nie mehr etwas gesehen und er machte seinen Vater für diese Blindheit verantwortlich.

Dank der therapeutischen Arbeit, die ich mit ihm unternahm, wurde deutlich, dass Jean-Louis sein Herz seinem Vater gegenüber verschlossen hatte, als er noch klein war. Diese Verschlossenheit musste sein Vater bemerkt haben und sein Versuch, ihm dabei zu helfen, sich ihm mehr zu nähern, war mehr als ungeschickt. Jean-Louis wurde sich darüber klar, dass seine Blindheit nur eine Widerspiegelung der Blindheit seines Herzens war, das es ablehnte, die Liebe seines Vaters zu sehen. Er verzieh seinem Vater und öffnete ihm erneut sein Herz.

In den darauffolgenden Wochen ging der Insulinbedarf von Jean-Louis um die Hälfte zurück.

Habe ich das Gefühl, dass ich so, wie ich bin, nicht leben darf oder durfte?

Habe ich Rachegefühle gegenüber meinen Eltern (oder einem Elternteil gegenüber), weil ich mich immer benachteiligt oder erniedrigt fühle?

Trage ich eine tiefe Traurigkeit darüber in mir, nie anerkannt oder bevorzugt behandelt worden zu sein?

Diabetes Typ II hängt mit einer Funktionsstörung der Bauchspeicheldrüse zusammen. Er tritt in der Regel bei Personen über 40 Jahren auf, die vorwiegend einer sitzenden Tätigkeit nachgehen und übergewichtig sind. Er kann sich über Jahre hin entwickeln und dann in vielseitige Komplikationen übergehen. Bei diesem Diabetestyp wird Insulin produziert, aber nicht in ausreichendem Maße, um den Bedürfnissen des Körpers gerecht zu werden. Er ist besonders häufig in den sogenannten "Entwicklungsländern", denn viele Menschen dort nähren Erwartungen, die sie nicht erfüllen können, was sie traurig stimmt, wodurch sie sich wertlos fühlen ...

Fehlt es mir in meiner Arbeit, in meiner Beziehung oder in meinem Leben ganz allgemein an Freude, Vergnügen oder Anerkennung?

Habe ich eine Situation erlebt, die mir mein Glück verdorben oder meine Lebensfreude ruiniert hat?

Schwangerschaftsdiabetes

Schwangerschaftsdiabetes tritt auf, wenn uns in dieser Zeit eine große Traurigkeit befällt, beispielsweise infolge des Verlusts einer uns nahestehenden Person.

Eine Seminarteilnehmerin erzählte mir, ihre Traurigkeit erkläre sich aus der Tatsache, dass sie sich nicht mehr mit ihrer an Alzheimer erkrankten Mutter austauschen könne. Eine andere berichtete, ihr Mann sage ihr unaufhörlich, dass er nicht bereit wäre, Vater zu sein. Und eine dritte vertraute mir an, dass das Wissen um die Tochter, sie sie bald haben wird, sie traurig stimme bei dem Gedanken an die Leiden der Frauen in ihrer Familie.

Was hätte mich traurig stimmen können?

Diabetes insipidus

Diese Form von Diabetes äußert sich durch eine Polyurie, also einer übermäßigen Ausscheidung von verdünntem Urin, und als Folge davon durch eine Polydipsie, eine pathologisch gesteigerte Trinkmenge.

Blase und Urin stehen in engem Zusammenhang mit unserem Territorium. So markiert das Tier sein Revier durch Urin.

Befinde ich mich in irgendeinem Kampf um einen Teil meines Reviers, der mir zusteht, wie z. B. in Form einer Erbschaft?

Bauchspeicheldrüsenkrebs

Hier handelt es sich um einen exokrinen Tumor, der den größten Teil der Bauchspeicheldrüse einnimmt.

Der Bauchspeicheldrüsenkrebs ist häufig mit einem heftigen Gefühl der Abneigung assoziiert, das uns denken lässt: *"Das widert mich an und missfällt mir."* Dieses Gefühl kann sich auf einen Mann beziehen, der uns missbraucht hat, einen Ehepartner, der Alkoholiker ist, oder den Vater, der unsere Schwestern missbraucht hat; es kann sich aber auch um einen Ort handeln, an dem wir leben oder gelebt haben.

Spüre ich in mir ein tiefes Gefühl der Abneigung gegenüber einer Person oder einer Umgebung, in der ich lebe oder in der ich aufgewachsen bin?

Erscheint mir das Leben ungerecht?

Darm

Der Darm ist der Teil des Verdauungssystems, der vom Magenpförtner bis zum Anus geht. Anatomisch wird er in zwei Hauptabschnitte unterteilt, den Dünndarm und den Dickdarm (bestehend aus Caecum, Colon und Rectum). Er symbolisiert unsere Fähigkeit, etwas zurückzuhalten und laufen zu lassen. Es gibt gute Dinge, die es sich lohnt zurückzuhalten, und andere, die man besser loslässt. Darmprobleme haben demnach immer etwas mit Ängsten zu tun (etwas falsch zu machen oder zu missfallen), mit Überzeugungen, die uns zur Zurückhaltung anregen (Verstopfung, Blähungen), oder aber mit einem Nichtakzeptieren oder einer Auflehnung, die uns alles ablehnen lässt (Durchfall,

Crohn-Krankheit). Es kann aber auch sein, dass wir uns in einer Situation gefangen fühlen (Divertikulitis) oder das Gefühl haben, zwischen zwei Stühlen zu sitzen (Analfissuren).

Dünndarm

Der Dünndarm besteht aus drei Teilen: dem Zwölffingerdarm (Duodenum), dem Leerdarm (Jejunum) und dem Krummdarm (Ileum). Die Gallenwege und die Bauchspeicheldrüsenkanäle treten auf der Höhe des Zwölffingerdarms in den Darm ein. Seine Schleimhaut ist mit einer Vielzahl von Zotten ausgestattet, die die Gesamtoberfläche für den Austausch und die Absorption von Nährstoffen beträchtlich vergrößern. Probleme mit dem Dünndarm betreffen meist Situationen, die wir nicht akzeptieren können, die uns in Aufruhr versetzen oder die wir ablehnen (Crohn-Krankheit). Es kann sich auch um Situationen handeln, die uns innerlich auffressen (Zwölffingerdarmgeschwür), oder um eine außergewöhnliche Angst, vor Hunger zu sterben (Krebs).

Zwölffingerdarm – Duodenum

Der Zwölffingerdarm ist der erste Abschnitt des Dünndarms. In ihn münden zwei wichtige Kanäle: zum einen der von der Bauchspeicheldrüse kommende Kanal, der den Bauchspeichel (Pankreassaft) mitführt, und zum anderen der Hauptgallengang (Choledochus), der die Galle transportiert. Im Zwölffingerdarm endet die Verdauung.

Zwölffingerdarmgeschwür

Ein Zwölffingerdarmgeschwür entspricht einer Situation, die wir nicht akzeptieren können, aber zu ertragen gezwungen sind.

Erlebe ich täglich eine Situation, die mich wahnsinnig macht?

Morbus Crohn

Diese Erkrankung des Dünndarms befällt bevorzugt den Krummdarm (Ileum). Sie ist gekennzeichnet durch eine akute oder chronische Entzündung, bei der Gewebe abstirbt (nekrotisiert) und vernarbt. Personen, die unter der Crohn-Krankheit leiden, haben Mühe, sich selbst zu behaupten, weil sie sich anderen unterwerfen, um nicht zu missfallen, oder nur innerlich rebellieren. In beiden Fällen verspüren sie Wutgefühle gegenüber Situationen, die sie ablehnen.

Lise leidet an der Crohn-Krankheit und auch an Migräne zur Zeit ihrer Periode. Sie hat zwei Brüder und ihre Eltern haben sehr konservative Vorstellungen über die Rolle von Frau und Mann. Für sie ist die Frau für Haus und Herd und für Kinder zuständig, während der Mann sehr viel mehr Freiheiten hat. Ihre Brüder können sich ein langes Universitätsstudium leisten, während sie nur von der Ehe träumen kann. Ihren Brüdern wird die Fahrschule bezahlt, während sie darum kämpfen muss, um überhaupt fahren zu lernen, und außerdem muss sie dies auch noch selbst bezahlen. Diese Zwänge im Leben einer Frau machen sie aufsässig. Zur Krönung des Ganzen heiratet sie noch einen brillanten Anwalt, der schön ist wie ein Gott und um den sie alle Frauen beneiden. Alle sind immer voll des Lobes für ihn, jedoch nie für sie. Ihm gegenüber hat sie wieder einmal das Gefühl, absolut nichts wert zu sein. Und das lehnt sie ab.

Habe ich in einer Situation gelebt oder lebe ich noch in einer solchen, die mich sehr wütend macht oder die mich empört und die ich nicht akzeptieren kann?

Dünndarmkrebs

Die im Dünndarm auftretenden Krebsformen gehen fast immer mit großen Sorgen über Geldangelegenheiten einher, denn mit Geld kann man sich Nahrung kaufen und das, was man zum Leben braucht.

Habe ich das Gefühl, mein Leben damit zu verbringen, mir etwas zu versagen?

Dickdarm

Der Dickdarm befindet sich zwischen dem Dünndarm und dem Mastdarm und bildet ein Reservoir, in dem sich die Speisereste ansammeln. Es ist gleichzeitig der Ort, an dem viele Substanzen rückabsorbiert werden, insbesondere Wasser, Kohlehydrate, aber auch bestimmte Substanzen aus Arzneimitteln in Zäpfchenform. Der Dickdarm hängt mit unserer Fähigkeit zusammen, loszulassen oder das, was nicht notwendig ist, sein zu lassen. Wenn wir alles en bloc ablehnen, ohne allen Faktoren Rechnung zu tragen, kann sich das in Durchfall manifestieren.

Durchfall

Durchfall hängt mit einer Ablehnung folgender Dinge zusammen:

- einer Situation, in der wir uns gefangen fühlen;
- einer Situation, in der wir uns gegenüber den anderen allzu begünstigt fühlen;
- der eigenen Person, weil wir anders sind oder uns weniger wertschätzen.
- unserer Stellung in der Familie (z. B. als Älteste, die sich immer beispielhaft benehmen oder auf die Jüngeren aufpassen muss; als mittleres Kind, das seinen Platz sucht; als jüngstes Kind, das immer die Kleider der anderen auftragen muss; ein Mädchen zu sein, wo doch die Jungen alles dürfen);
- des Retrovirus bei AIDS-Patienten.

Sehen wir uns einige Beispiele an:
Edith hat chronischen Durchfall. Sie war "unter einem günstigen Stern geboren", wie man so schön sagt. Sie gehörte einem Verkaufsteam an und schaffte es, fast alle Prämien für die besten Verkaufszahlen zu gewinnen. Auch ihr Mann verdiente gut und sie führten ein sehr harmonisches Leben. Ihre Kinder waren ebenfalls gut in der Schule und sie lebten in einem sehr schönen Haus. Kurz gesagt, Edith hatte alles, um glücklich zu sein, gäbe es da nicht dieses Problem des chronischen Durchfalls, das sie daran hinderte, all die schönen Dinge um sie herum voll auszukosten. In ihrem Umfeld hieß es: *"Sie hat einfach alles."* Oder auch: *"Immer gewinnt sie."* Sie hatte die Nase voll, immer zu hören, sie sei vom Leben begünstigt worden, denn dieser Satz nährte in ihr ein Schuldgefühl, mehr als andere zu haben.

Josée leidet unter Bauchschmerzen und chronischem Durchfall. Außerdem hat sie eine Scheidenentzündung nach der anderen. Unbewusst lehnte sie Männer ab. Als Kind hatte sie zugesehen, als ihr Vater ihre Schwester schlug, und sie trug ihm das nach. Mit 16 hat sie eine Busenfreundin, die beim Heimgehen von einem betrunkenen Mann am Steuer getötet wird. Mit 18 hat sie nur deshalb eine Beziehung zu einem Mann, weil sie nicht ganz allein sein will, aber sie empfindet keine wirklichen Gefühle für ihn. Ihr erster Geschlechtsverkehr ist fast eine Vergewaltigung durch diesen Mann. Und schließlich findet sie auch die Situation ungerecht, die sie bei der Arbeit mit ihrem Chef erlebt. Josée musste lernen, den Männern ihres Lebens zu vergeben.

Was lehne ich ab?

Verstopfung

Verstopfung hängt damit zusammen, dass wir uns zurückhalten. Wir halten uns zurück, weil wir zu beschäftigt sind, wir zögern den Moment hinaus, indem wir eigentlich auf unser Bedürfnis hören sollten, und dies entweder aus Angst, andere damit zu stören, oder aus Angst, Missfallen zu erregen. "*Wenn ich das sage und ihm das nicht gefällt, wird er vielleicht böse oder sich verschließen. Und wenn ich mich so verhalte und ihm das nicht gefällt, wird er mich vielleicht kritisieren oder mir Vorwürfe machen. Wenn ich nochmals so reagiere, wird er mich vielleicht verlassen.*"

Die Angst, Missfallen zu erregen, ist eng verbunden mit der Angst, nicht geliebt oder verlassen zu werden. Deshalb verlangen wir von uns, perfekt zu sein. Wir können uns auch an Überzeugungen klammern, die uns Sicherheit geben.

Joël hat ein Problem mit chronischer Verstopfung. Er hatte als Kind große Angst, seinem Vater zu missfallen. Sein Vater war ein autoritärer Mann, der Wert darauf legte, dass seine Kinder gut erzogen waren. Als Erwachsener sah Joël keinen Grund, weshalb er Angst vor Missfallen haben sollte, denn er war sein eigener Chef, aber die Verstopfung hielt weiter an.

Als ich ihn fragte, wie es in seiner Partnerschaft laufe, antwortete er: "*Wir sind jetzt 12 Jahre verheiratet und verstehen uns prächtig.*" Ich fügte hinzu: "*Könntest du Angst haben, dass deine Ehe aufhören könnte, so harmonisch zu sein?*" Er lebte eine unbewusste Angst, die ihn ständig zwang, die Harmonie in seiner Beziehung aufrechtzuhalten. Zurückhaltung war zu seiner zweiten Natur geworden und sein Organismus zeigte es ihm.

Klammere ich mich an Prinzipien, Überzeugungen oder eine Erinnerung, die mich daran hindert, wirklich loszulassen?

Halte ich mich zurück zu sein, wie ich wirklich bin, weil ich Angst habe, eine geliebte Person zu verlieren oder beurteilt zu werden?

Halte ich mich bei meinen Äußerungen zurück, weil ich Angst vor den Reaktionen der anderen habe?

Chronische Verstopfung

Halte ich mich zurück, wirklich zu leben?

Koliken

Koliken sind Schmerzen mit zunehmender Intensität, die durch Verkrampfungen ausgelöst werden. Sie sind die Folge von Stress und Anspannungen. Menschen, die bei ihrem Tun zu viel Druck aufbauen, leiden häufig unter Koliken. Babys von ängstlichen Müttern haben häufig Koliken, denn die Säuglinge spüren diese Nervosität und werden dadurch verunsichert.

Wer setzt mich im Moment unter Druck?

Colitis – Dickdarmentzündung

Unter Colitis versteht man eine Entzündung des Colons. Insbesondere Kinder, die Angst vor der Reaktion ihrer Eltern haben, sind davon betroffen. Am meisten Angst haben sie davor, die Liebe ihrer Eltern zu verlieren, was sie in großer Angst leben lässt, nicht das Richtige zu tun oder es nicht gut genug zu machen.

Beim Erwachsenen kann diese Colitis sich auch zu einer Colitis ulcerosa oder einer hämorrhagischen Proktokolitis entwickeln. In diesem Fall tritt an die Stelle der Eltern oft der Chef, die Kunden oder das Publikum (wenn es sich beispielsweise um einen Sänger oder Komödianten handelt).

Verlange ich von mir womöglich ständig, nahezu perfekt zu sein, um sicher zu sein, dass man mich nicht ablehnt?

Blähungen oder Darmgase

Blähungen sind häufig ein Hinweis darauf, dass ich mich an jemandem oder an einer Situation festklammere, die nicht mehr positiv für mich ist, aber meine affektive oder materielle Sicherheit darstellt. Blähungen können aber auch die Folge von Ängsten sein.

Ich selbst habe etwa sechs Monate gebraucht, um mich zu entscheiden, meine Arbeitsstelle in einem mikrobiologischen Labor aufzugeben, um mich in Richtung alternativer Medizin zu orientieren, wo ich jedoch weder einen regelmäßigen Lohn noch eine sichere Arbeitsstelle zu erwarten hatte. In dieser Zeit litt ich am meisten unter Blähungen. Als ich schließlich meinen Arbeitsplatz aufgab, der meinem Potenzial nicht mehr entsprach, hörten die Blähungen auf. Ich habe meine Entscheidung später nie bereut.

Ein anderes Beispiel: Im Meer, in einem See oder einem Fluss habe ich Angst, wenn ich den Boden unter den Füßen nicht mehr spüre. Eines Tages paddelte ich mit einem Kanu einen Fluss hinunter, als man mir sagte, dass die Wassertiefe unter uns mehr als 20 Meter betrage. Auf dem Rückweg spürte ich meine Beine nicht mehr (aus Überlebensangst, die über mein Steißbein wirkt) und hatte den ganzen Abend über mit Blähungen zu kämpfen.

Wovor habe ich Angst?

Woran halte ich fest?

Blinddarmentzündung

Die Blinddarmentzündung steht häufig in Zusammenhang mit einer Wut über eine Person oder eine Situation, von der man abhängig ist. Ich kannte einen Mann, der nie in Wut geriet. Er war dafür bekannt, sanft und umgänglich zu sein. Sein Vater sagte ihm eines Tages, er wolle ein paar Tage bei ihm verbringen, aber daraus wurden Tage und Monate. Sechs Monate später fühlte er sich in die Ecke gedrängt und sah keinen Ausweg mehr aus dieser Situation, die er nicht mehr ertragen konnte. Er bekam hohes Fieber, verbunden mit einer Blinddarmattacke, die schließlich in einer Bauchfellentzündung endete.

In der Therapie vertraute er mir an, dass sein Vater ihn als Kind geschlagen hat, und er ihm, äußerlich, aus Angst gehorchte, ihn innerlich aber verachtete. In seinem späteren Leben tat er dies immer noch. Einerseits zeigte er sich seinem Vater gegenüber nett, aber innerlich schäumte er vor Wut.

Befand ich mich in einer Sackgasse, die in mir eine große Wut auslöste, hervorgerufen durch den Druck, den eine Person auf mich ausübte?

Divertikulitis

In unserer Darmschleimhaut haben wir kleine Ausstülpungen, Divertikel genannt werden. Wenn sich diese Divertikel entzünden, spricht man von Divertikulitis. Sie hängt häufig mit einer Wut über die Tatsache zusammen, dass wir uns in einer Situation festgefahren fühlen, aus der wir keinen Ausweg sehen. Häufig taucht diese Krankheit bei Frauen auf, die vollkommen von ihrem Mann abhängig sind, vor dem sie Angst haben, und diese Situation löst bei ihnen eine Wut aus.

Eine meiner Leserinnen erzählte mir eines Tages, dass sie ihr Problem der Divertikulitis begriffen habe. Sie hatte einen sehr anhänglichen Mann kennengelernt, der sie mit Geschenken und Blumen überschüttete. Je mehr sie ihm zu erklären versuchte, dass sie seine Liebe nicht im selben Maße erwidern konnte, desto mehr Eifer entfaltete er, um sie zu erobern.

Empfinde ich Wut wegen einer Beziehung, in der mich als Gefangener fühle?

Darmparasiten

Darmparasiten (Bandwürmer, Protozoen und Amöben) gehen häufig auf ein Gefühl zurück, dass wir missbraucht oder beschmutzt wurden oder Opfer einer Situation sind. Hat man dies auf einer Reise erfahren, könnten wir uns fragen, ob wir vielleicht Angst vor einer Infektion hatten, ob wir uns während dieser Reise wie ein Gefangener gefühlt hatten oder ob wir uns schuldig gefühlt hatten, uns einen Urlaub zu gönnen.

Habe ich das Gefühl, dass eine Person oder eine Situation mir das Leben zur Hölle macht?

Fühlte ich mich etwa als Gefangener eines Ortes oder einer Situation?

Habe ich mich benutzt gefühlt?

Dickdarmkrebs und Colostomie (künstlicher Darmausgang)

Dies hängt sehr oft mit tiefsitzenden Ängsten zusammen, aber auch mit Emotionen, die etwas mit Beschmutzung tun haben. Beispielsweise wenn wir, ohne es zu wollen, in eine Korruptionsaffäre verstrickt worden sind, uns durch sexuellen Missbrauch beschmutzt fühlen, uns durch eine bestimmte Situation besudelt vorkommen, unseren Ruf durch eine Person aus unserem engeren Kreis in den Schmutz gezogen sehen.

Habe ich das Gefühl, finanziell in der Patsche zu sitzen?

Habe ich eine starke Emotion erlebt, bei der ich mir ausgenutzt, beschmutzt, erniedrigt oder besudelt vorgekommen bin?

Lilianne hat ein Kolonkarzinom. Als kleines Mädchen hatte sie große Angst vor ihrem Vater, der sie ständig heruntermachte. Sie heiratet einen sehr autoritären Mann, der sie ebenfalls herabwürdigt. Als sie nicht mehr kann, bietet sie ihre letzten Kräfte auf, um ihn zu verlassen. Etwa sieben Jahre später trifft sie Jean-Hugues, der sie sehr gut behandelt. Sie gesteht mir, dass sie, seit sie mit diesem neuen Partner zusammen ist, das Gefühl hat, diese ganze Liebe nicht zu verdienen. Ihr Exmann hatte immer gesagt, sie sei nicht mehr wert als ein alter Putzlappen.

Sie befreite sich von allen Emotionen aus ihrer Vergangenheit, die mit dem zusammenhingen, was ihr Vater und ihr Exmann ihr gesagt hatten. Sie begriff, dass diese Männer selbst ein sehr geringes Selbstwertgefühl hatten und dass sie diesen Mangel auf sie projiziert hatten. Sie merkte, dass sie selbst geglaubt hatte, nichts wert zu sein. Indem sie ihr Selbstwertgefühl zurückgewann und ein gesundes Selbstbild von sich bekam, konnte Lilianne genesen.

Rektum

Im Mastdarm, auch Enddarm oder Rektum genannt, sammelt sich der Stuhl, bis sich das Bedürfnis zur Ausscheidung einstellt. Der Mastdarm verkörpert *"den Erfolg"*. In diesen Endabschnitt des Dickdarms werden die Reste der verarbeiteten Nahrungsmittel geleitet, bevor sie ausgeschieden werden.

Tut es mir weh, wenn ich daran denke, wie viel Energie ich in dieses Unternehmen oder diese Paarbeziehung gesteckt habe, die letztendlich umsonst war?

Hämorrhoiden

Hämorrhoiden hängen häufig mit der Tatsache zusammen, dass wir uns zwingen, Dinge zu tun, um anderen zu gefallen, oder in einer Situation zu verbleiben, die nicht mehr gut für uns ist.

Mastdarmkrebs – Rektumkarzinom

Betrachte ich das Ergebnis all meiner Anstrengungen, die ich in meine Beziehung oder in meine Firma gesteckt habe, als "schöne Bescherung" oder als Misserfolg? Und tut mir das weh? Habe ich so etwas wie eine Gemeinheit seitens einer Person erlebt, die ich schätzte?

Anus – After

Der Anus ist das Endstück des Verdauungstraktes. Er symbolisiert das Ende eines Prozesses.

Analfissur

Diese Verletzung tritt häufig in Zusammenhang mit einem Gefühl auf, zwischen zwei Stühlen zu sitzen oder auf eine Veränderung der Situation zu warten. Beispielsweise wenn ich mit einer Person lebe, aber lieber mit einer anderen sein möchte.

Fühle ich mich zwischen zwei Situationen hin- und hergerissen, während ich darauf warte, dass sich eine davon konkretisiert?

Analfistel – Analabszess

Eine solche Fistel führt von der Darmschleimhaut zur äußeren Haut.

Habe ich eine oder mehrere Situationen erlebt, die ich als ekelhaft eingestuft habe?

Carlos war dreimal an einer Analfistel operiert worden. Als Kind erlebte er oft, wie sein betrunkener Vater seine Mutter zum Verkehr zwang. Er hörte seine Mutter weinen. Gerne hätte er seine Mutter verteidigt, aber die Angst vor seinem Vater war zu groß. Als junger Mann verlobte er sich mit einer sehr hübschen jungen Frau, die andere Männer, alkoholisiert, in seiner Abwesenheit gerne betatschten, was in ihm die Abscheu vor Männern wiederbelebte.

Juckreiz am Anus

Ein analer Juckreiz hängt häufig mit der Schwierigkeit zusammen, die Kontrolle gegenüber einer Person oder einer Situation zu verlieren, da das Ergebnis einen beunruhigen kann. Dies kann unsere Firma, unser Kind, ein kranker oder alter Elternteil sein ...

René leidet unter Juckreiz am Anus. Seine Frau hat gerade zu Hause entbunden. Er hat seinen Schwiegereltern nahegelegt, sie in den ersten Tagen danach alleine zu lassen, weil er die ersten Momente seines Kindes alleine mit seiner Frau verbringen will. Als seine Schwiegereltern trotzdem auftauchen, weigert er sich, sie ins Haus zu lassen.

Seiner Ansicht nach haben sie seinen Wunsch nicht respektiert. Nach diesem Zwischenfall fängt der Juckreiz an. Immer wenn er das Haus verlassen und zur Arbeit muss, macht er sich Sorgen um seinen Sohn, weil er das Gefühl hat, seine Frau sei nicht mütterlich genug.

Was hindert mich daran, dieser Person oder dieser Situation gegenüber die Kontrolle aufzugeben?

Um zu heilen muss man mehr Vertrauen in die anderen und in das Leben entwickeln.

KAPITEL XVIII

Die Fortpflanzungsorgane und die Brüste

Um das Überleben der menschlichen Gattung zu gewährleisten, wird eine Körperfunktion entscheidend: die Fortpflanzung. Ihre Hauptrolle besteht in der Sicherstellung der Fortdauer der Spezies. Aber warum ist es so wichtig, die Fortdauer der Spezies sicherzustellen? Damit es eine Evolution gibt. Ohne Fortdauer gibt es keine Evolution.

Der weibliche Aspekt ist die Ergänzung des männlichen Aspekts, wie die rechte Hand die linke Hand ergänzt. Kann man mit einer Hand applaudieren? Die Schöpfung entsteht durch Vereinigung. Deshalb fühlen wir uns bewusst oder unbewusst vom anderen Aspekt unseres Selbst angezogen, und dank der Vereinigung dieser zwei sich ergänzenden Aspekte kommt es zu der Verschmelzung, die Schöpfung ist. Diese Verschmelzung kann auf der körperlichen oder auf anderen Ebenen stattfinden. Der bewusste Mensch wird immer versuchen, diese anderen Ebenen zu erreichen. Es ist jedoch wichtig zu wissen, dass die sexuelle Energie die stärkste Energie des Körpers überhaupt darstellt und dass sie mit der Energie des Halschakras zusammenhängt, welches das Zentrum der Kreativität darstellt.

Häufig, wenn ein Problem mit den Fortpflanzungsorganen auftritt, sind der Hals, die Schilddrüse oder die Atemwege davon mitbetroffen. Denken wir nur an den Stimmbruch bei Knaben, der in der Pubertät stattfindet.

Die Fortpflanzungsorgane stehen daher in engem Zusammenhang mit unserer Weiblichkeit oder Männlichkeit und mit unserer Beziehung zu anderen.

Fortpflanzungsorgane der Frau

Hier geht es vor allem um Eierstöcke, Eileiter, Gebärmutter und Scheide. Probleme mit den weiblichen Fortpflanzungsorganen haben in der Regel zu tun mit:

- der Ablehnung unserer Weiblichkeit,
- einem Schuldgefühl oder einer Auflehnung hinsichtlich Inzest, Vergewaltigung oder Abtreibung,
- Problemen in Zusammenhang mit unserem Zuhause (Geburt, Trennung, Verlust eines Familienmitglieds, Leiden der Mutter etc.),
- einem sexuellen Schuldgefühl in Bezug auf falsch verstandene Tabus oder Meinungen,
- dem Bedürfnis, unsere sexuellen Beziehungen zu schützen.

Eierstöcke

Bei den Eierstöcken handelt es sich um zwei Drüsen, die abwechselnd eine Eizelle ausstoßen, die sich mit einem Spermium vereinigen könnte. Darüber hinaus scheiden sie Hormone (Östrogene, Progesterone) ab, die das weibliche Aussehen bestimmen und der Entwicklung der Gebärmutterschleimhaut dienen, um eine Befruchtung und Entwicklung der Eizelle zu ermöglichen.

Die Eierstöcke verkörpern unsere Weiblichkeit und Kreativität, denn dank ihnen kann die Frau Leben schenken. Die Kreativität kann sowohl unser Kind betreffen als auch ein Projekt.

Schmerzen an den Eierstöcken

Sie stehen meistens im Zusammenhang mit einem Leiden wegen unserer Fähigkeit, Kinder zu bekommen oder kreativ zu sein.

Eines Tages stellte ich fest, dass einer meiner Schüler meine Arbeiten ohne meine Erlaubnis als seine übernommen hatte. Danach hatte ich große Schmerzen an den Eierstöcken und sagte zu meinem Freund: *"Oh je, meine Kreativität tut mir weh."*

Bin ich verzweifelt, weil es mir nicht gelingt, schwanger zu werden?

Empfinde ich Unruhe wegen meines Kindes oder wegen eines Projektes, das mir am Herzen liegt?

Fühle ich mich verletzt oder angegriffen wegen etwas, das mit meiner Kreativität zu tun hat?

Oophoritis – Eierstockentzündung

Entzündungen an den Eierstöcken können auf Wut zurückgehen, weil man unser Kind nicht richtig respektiert hat, zum Beispiel wenn man an unserem Kind Behandlungen, Untersuchungen oder eine Impfung vornimmt, mit der wir nicht einverstanden waren. Dies kann natürlich auch ein Tier betreffen, das wir wie unser Kind ansehen, oder ein Projekt, an dem wir gerade arbeiten. "Baby" kann hier als Bezeichnung für unsere Schöpfungen begriffen werden, wie Schreiben, Malen, Bildhauen usw.

Bin ich richtig wütend wegen eines mangelnden Respekts gegenüber meinem Kind, meinem Tier, meinem Projekt gegenüber oder meinem künstlerischen Schaffen?

Eierstockzysten

Eine Eierstockzyste ist häufig die Folge eines Schmerzes wegen eines Verlustes oder einer großen Enttäuschung im Bereich unserer Kreativität. Es kann sich um den Abbruch eines Projekts, den Abgang eines Fötus, den Tod eines Kindes oder um die Schwierigkeit handeln, Kinder zu bekommen.

Bin ich verzweifelt, weil ich nicht schwanger werden oder ein Projekt nicht realisieren kann, das mir sehr am Herzen liegt?

Eierstockkrebs

Der Eierstockkrebs hängt mit einem Schmerz über einen Verlust hinsichtlich eines Kindes oder eines Projekts zusammen; es geht hier immer um etwas, was man als seine Kreation ansieht und bisweilen *"mein Baby"* nennt. Im Falle des Karzinoms kommt dazu jedoch auch noch ein Schuldgefühl.

Andrea hat nach einer Abtreibung Eierstockkrebs bekommen. Sie war überzeugt, einen Mord begangen zu haben.

Zu dem durch das Schuldgefühl noch verstärkten Verlustgefühl können auch noch andere starke Emotionen kommen, wie etwa Wut, Ekel oder

Hass. Wir können auf den Mann sauer sein, der sich geweigert hat, seine Verantwortung zu übernehmen, oder der uns gezwungen hat, eine Abtreibung vornehmen zu lassen.

Es ist an dieser Stelle auch anzumerken, dass Eierstockkrebs bei Frauen ohne Kinder dreimal häufiger auftritt als bei Frauen, die Kinder geboren haben. Handelt es sich dabei möglicherweise um eine grundlegende Abwertung unserer Weiblichkeit oder der Tatsache, dass wir nie einem Kind das Leben geschenkt haben?

Habe ich ein Schuldgefühl wegen einer Abtreibung oder wegen eines Leidens oder des Todes einer meiner Kinder?

Habe ich auf Wunsch einer Person, die ich nicht verlieren wollte, auf mein Kind oder mein Projekt verzichtet?

Lebe ich innerlich ein Gefühl von Versagen und Abwertung, weil ich ein Projekt nicht durchziehen oder kein Leben schenken konnte?

Tuba Fallopii – Eileiter

Die Eileiter stellen den Verbindungskanal dar, durch den die Eier von den Eierstöcken in die Gebärmutter gelangen. Da sie außerdem den Ort darstellen, an dem die Eizelle mit dem Spermium zusammentrifft, symbolisieren sie die Beziehung (Kommunikation) zwischen Mann und Frau, es geht hier also meistens um den derzeitigen oder um einen früheren Sexualpartner.

Schmerzen in den Eileitern

Da hier Eizelle und Spermium zusammentreffen, betrifft dies die Beziehung oder Kommunikation zwischen Mann und Frau, also unseren aktuellen Partner oder unseren Exgatten, den Vater unserer Kinder.

Habe ich Mühe, mit dem geliebten Menschen zu kommunizieren, so, als sprächen wir verschiedene Sprachen?

Ist es möglich, dass ich mich in den Bitten, die ich an meinen Partner richte, nicht verstanden fühle?

Eileiterfibrom

Ein Fibrom am Eileiter hängt mit einem Minderwertigkeitsgefühl hinsichtlich unserer Paarbeziehung zusammen. Wir können uns beispielsweise die

Schuld dafür geben, dass wir unsere Kinder aufgrund unserer Beziehungsprobleme leiden lassen.

Will ich, dass der Mann, den ich liebe, auch meine Kinder akzeptiert?

Salpingitis – Eileiterentzündung

Dabei handelt es sich um eine Entzündung einer oder beider Eileiter, was oft mit einem Mann-Frau-Problem zusammenhängt. Die Frau kann so etwas wie Wut empfinden, weil sie das Gefühl hat, dass ihr Partner sie oder ihre Bedürfnisse nicht versteht. Sie könnte zum Beispiel sagen: *"Ich muss mich um alles kümmern, das Haus, die Kinder, die Finanzen und auch noch den Urlaub. Er tut gar nichts!"*

Lebe ich in Zorn meinem Partner (Gatte oder Lebenspartner) gegenüber, weil ich das Gefühl habe, in unserer Partnerschaft für alles die Verantwortung übernehmen zu müssen? Ich fühle mich unfähig, eine Verständigungsebene mit ihm zu finden.

Lebe ich in Wut gegenüber Männern im Allgemeinen oder gegenüber einem Mann im Besonderen, der mich nicht respektiert oder der seinen Verpflichtungen, wie etwa der Zahlung der Alimente, nicht nachkommt?

Aline hat eine Eileiterentzündung. Sie ist seit fast sieben Monaten von Franco getrennt und sie haben einen zweijährigen Jungen. Franco ist Spanier und nimmt, mit Alines Erlaubnis, den Jungen im Sommer für einen Monat mit nach Spanien. Zum festgesetzten Zeitpunkt ist Franco noch nicht zurück und Aline telefoniert äußerst beunruhigt nach Spanien. Er eröffnet ihr, dass er noch einen Monat länger bleiben wird. Aline kann nichts machen, denn sie hatte ihre Einwilligung gegeben. Sie ist wahnsinnig wütend auf ihren Exmann, weil er die getroffene Vereinbarung nicht einhält. Sie hat das Gefühl, manipuliert worden zu sein und außerdem auch Angst, ihr Kind zu verlieren.

Ektopische Schwangerschaft – Eileiterschwangerschaft

Die Befruchtung findet im ersten Drittel der Eileiter statt, anschließend wandert das Ei in die Gebärmutter weiter und fängt dort mit der Zellteilung an. Wenn das Ei diesen Weg in die Gebärmutter nicht unternimmt, entwickelt es sich in dem Eileiter und kann diesen zum Platzen bringen. In diesem Fall spricht man von einer Eileiterschwangerschaft oder einer ektopischen Schwangerschaft. Sie stellt häufig einen Hinweis darauf dar, dass die Frau sich in gewisser Weise mit dem Gebären zurückhält, wie das Ei, das zurückgehalten wird.

Céline hat zwei Eileiterschwangerschaften hinter sich. Sie lebt seit zwei Jahren mit einem jüngeren Mann zusammen, der sich sehnlichst Kinder wünscht. Céline hat bereits zwei große Jungen. Um dem geliebten Partner zu gefallen, akzeptiert sie die Möglichkeit, wieder schwanger zu werden. Nach ein paar Monaten bekommt sie starke Unterleibsschmerzen, aufgrund derer sie ins Krankenhaus eingeliefert wird. Sie ist schwanger, doch es handelt sich um eine Eileiterschwangerschaft. Den Ärzten bleibt nichts anderes übrig, als ihr den Eileiter operativ zu entfernen. Das ist eine große Enttäuschung für sie und ihren Mann. Und dann ein erneuter Versuch: Sie hat wieder eine Eileiterschwangerschaft und dieses Mal platzt der Eileiter. Sie kann also ihrem Partner keine Kinder mehr schenken, aber dieser kann ihr eigentlich nicht böse sein, denn sie hat zweimal ihr Leben riskiert, um ein Kind zu bekommen. Unbewusst hat Céline diese Schwangerschaften blockiert, weil sie keine Lust hatte, wieder mit dem Großziehen von Kindern anzufangen.

Habe ich mich für diese Schwangerschaft bereit gefühlt?

Wollte ich diese Schwangerschaft wirklich?

Hatte ich Angst vor dem, was nach dieser Schwangerschaft auf mich warten würde?

Uterus – Gebärmutter

Die Gebärmutter ist ein muskelstarkes Hohlorgan, das die Form einer umgekehrten Birne hat. Der untere, enger zulaufende Teil mündet auf der Höhe des Gebärmutterhalses in die Vagina. Die Gebärmutterschleimhaut ist eine spezielle Schleimhaut (Endometrium), die sich im Laufe des Menstruationszyklus verändert und sich unter dem Einfluss der in den Eierstöcken produzierten Hormone verdickt. Die Gebärmutter ist der Ort der Einnistung des Eis und symbolisiert damit das Heim, die Familie; der Hals steht für das Paar.

Krebs der Gebärmutterschleimhaut

Der Krebs des Gebärmutterkörpers ist in den meisten Fällen eine Folge starker Emotionen, die eine Frau mit ihrem Partner, einem ihrer Kinder oder

Enkel in ihrem Haushalt erleben musste. Dies kann ebenfalls eine Person betreffen, die man wie sein eigenes Kind liebte.

Habe ich einen Schock oder ein Drama wegen einer Person aus meinem Haushalt erlebt?

Gebärmuttermyom

Das Uterusmyom ist ein Tumor aus faserigem Bindegewebe. Oft handelt es sich um ein verstorbenes Kind oder anderes Mitglied der Familie, das man noch gerne bei sich hätte. Es kann sich um ein Kind oder einen Bruder oder eine Schwester handeln, die man durch einen Unfall, durch Ertrinken, Krankheit oder Selbstmord verloren hat. Es kann sich auch um ein Kind handeln, das man durch eine Fehlgeburt, eine Abtreibung oder durch eine Freigabe zur Adoption verloren hat. Schließlich kann es auch ein Kind sein, das man nicht haben konnte, sich aber stark gewünscht hatte.

Welche Trauer bezüglich meiner Familie ist mir nicht bewusst?

Uterusretroflexion

Die Retroflexion des Uterus hängt häufig mit der Angst zusammen, schwanger zu sein oder erneut schwanger zu werden. Man glaubt, diese Situation nicht meistern zu können. Die Retroflexion führt häufig zur operativen Entfernung der Gebärmutter, was unbewusst dem Wunsch nachkommt, keine Kinder oder keine weiteren Kinder mehr zu haben.

Von diesem Problem sind hauptsächlich Frauen betroffen, die befürchten, dass ihr Mann noch mehr Kinder will; so schaffen sie sich die ideale Ausrede, um nicht mehr schwanger zu werden.

Wollte ich der Möglichkeit, schwanger zu werden, einen Riegel vorschieben?

Gebärmuttersenkung

Die Gebärmutter kann in die Vagina hinabsinken und sogar aus der Vulva vorfallen (Prolaps). Dieses Problem kann ein Ausdruck des Wunsches sein, keinen Geschlechtsverkehr mehr zu haben, weil die Krankheit dies verhindert.

Möchte ich mich dem Geschlechtsverkehr verschließen?

Es kann sein, dass wir keinen Geschlechtsverkehr mehr wollen, um unseren Partner zu bestrafen, weil wir Angst vor einer neuen Schwangerschaft haben oder weil wir uns in unserem weiblichen Körper nicht respektiert fühlen.

Gebärmutterhalskrebs

Das ist die häufigste Krebsform bei Frauen. Das einzige Symptom ist zu Beginn ein minimaler Blutverlust außerhalb der Regel. Der Gebärmutterhalskrebs hängt sehr häufig mit einer tiefen Enttäuschung zusammen, die wir mit unserem Sexualpartner erfahren haben.

Habe ich eine Situation erlebt mit dem Mann, den ich liebe (oder liebte), die mich tief enttäuscht hat?

Zum Beispiel entdecke ich, dass er verheiratet ist, während ich ihn frei wähnte. Ich erfahre, dass er mich betrogen hat. Er verlässt mich für eine andere. Er beendet unsere Beziehung aus einem nicht ersichtlichen Grund. Zum Beispiel sagt er mir: "*Du bist zu gut für mich.*" Oder er sagt mir voller Wut, während ich noch dachte, dass er mich liebt: "*Meinerseits ist diese Liebe schon lange tot!*"

Endometritis

Dabei handelt es sich um die Entzündung der Gebärmutterschleimhaut (Endometrium). Die Endometritis kann infolge einer tiefen Enttäuschung auftreten, weil man nicht schwanger werden kann. Sie kann auch mit einer Wut gegen unseren Partner verbunden sein, der uns die Freude des Mutterseins verweigert. Darüber hinaus kann sie außerdem auf Konflikte in unserem Haushalt oder unserer Familie zurückgehen.

Was nimmt mir die Freude bezüglich meines Heimes oder meiner Familie?

Endometriose

Diese Krankheit zeichnet sich durch das Auftauchen von Zellen der Gebärmutterschleimhaut außerhalb ihrer normalen Lokalisierung aus. Diese Erkrankung geht häufig mit einer Angst vor den Konsequenzen der Geburt eines Kindes einher. Die davon betroffenen Personen haben manchmal Angst, dass das Kind ihren Platz einnehmen und die Paarharmonie stören könnte, oder sie haben Bedenken, ein Kind in eine Welt zu bringen, die sie selbst nicht akzeptiert haben.

Eine Seminarteilnehmerin, die an einer Endometriose litt, hatte ihre Mutter zu ihr und ihrer Schwester wiederholt sagen hören: "*Mach nicht diese Dummheit, zu heiraten und Kinder zu kriegen.*" Dies führte dazu, dass sie der Meinung war, ein Kind zu haben, bedeute ein Leben voller Entbehrungen.

Eine andere Person, die mich wegen des gleichen Problems konsultierte, konnte nicht verstehen, wie sie nach der Geburt ihres Sohnes diese Endometriose entwickeln konnte. Die Geburt war sehr schwierig gewesen und ihr Sohn hatte die ersten drei Lebensjahre viele Probleme. Und als es ihm dann besser ging, hatte sie die Endometriose.

Ich fragte sie, ob sie sich während dieser schwierigen Zeit gefragt oder zu sich gesagt hätte: *"Damit werde ich nicht erneut anfangen!"*

"Dies sagte ich mir jeden Tag!", gab sie zu.

"Ist es möglich, dass dein Körper diese Nachricht gehört hat und es so eingerichtet hat, dass du nicht wieder damit anfangen musst?"

Ich brachte sie dazu, sich mit der Idee vertraut zu machen, dass, sollte sie noch einmal ein Kind haben, es dieses Mal viel leichter sein sollte, da sie ja nun diese Erfahrung habe. Aber sie müsse nicht unbedingt ein zweites Kind haben, ihr Sohn könne sehr wohl einen Freund haben, der für ihn wie ein Bruder wäre. Ich sagte ihr dies, denn ich spürte, wie sehr der Gedanke sie beschäftigte, dass ihr Kind in einer gewissen Einsamkeit leben müsse, wenn sie ihm nicht einen Bruder oder eine Schwester schenken würde.

Ich schlug ihr dann vor, ihrem Körper zu danken, ihm zu sagen, dass sie verstanden habe und dass sie diese Endometriose nicht mehr brauche.

Habe ich eine Angst, die mich daran hindert, ein Kind zu wollen?

Ist es möglich, dass ich kein Kind haben kann, wo ich lebe oder mit diesem Partner?

Metrorrhagie

Darunter versteht man Uterusblutungen außerhalb der normalen Monatsblutungen, die im Allgemeinen mit einem Verlust an Freude einhergehen, der in Verbindung mit unserem Zuhause steht.

- In der Pubertät: In dieser Zeit können Uterusblutungen einen Verlust an Freude infolge sexuellen Missbrauchs ausdrücken oder weil wir sehen, wie unsere Mutter misshandelt wird.
- Im gebärfähigen Alter: In dieser Zeit können sie einen Verlust an Freude aufgrund unserer Unfähigkeit ausdrücken, schwanger zu werden, oder aber aufgrund einer Krankheit oder einer Fehlbildung unseres Kindes. Der Grund kann auch die Trennung von unserem Ehepartner sein.

- Nach der Menopause: In dieser Zeit können sie mit Kummer darüber zusammenhängen, was unsere Kinder oder Enkelkinder erleben oder durchmachen müssen.

Sylvie hat oft Blutungen außerhalb der Regel. Ich habe sie bei einer Seminartour durch Frankreich kennengelernt. Sie sollte wenige Wochen darauf eine operative Gebärmutterentfernung (Hysterektomie) vornehmen lassen. Sie fragte mich, was wohl die Ursache für ihre Blutungen sein könnte. Ich befragte sie ein bisschen über ihre Kinder und ihren Mann. Hier schien alles gut zu laufen. Dann fragte ich sie über ihre Mutter aus. Sie erzählte mir, dass sie adoptiert worden sei und seit Jahren Nachforschungen anstelle, um ihre natürliche Mutter zu finden. Schließlich hatte sie eine Spur entdeckt. Sie schrieb der Frau, um sie über ihren Wunsch zu informieren, sie zu treffen. Der Brief kam mit dem Hinweis zurück: "Unbekannt verzogen."

Und in diesem Moment hatten ihre Blutungen begonnen. Ich schlug ihr vor, ihre Bitte ans Universum weiterzuleiten. So könnte sie, wenn es besser für sie wäre, sie nicht mehr wiederzusehen, diese Tatsache akzeptieren - oder sie andernfalls wiedersehen. Das tat sie dann auch. Ihre Blutungen hörten auf, und die Hysterektomie musste nicht mehr vorgenommen werden.

Als ich Sylvie ein Jahr später erneut traf, erzählte sie mir, dass sie ihre leibliche Mutter tatsächlich wiedergefunden habe. Sie lebte jetzt in den Vereinigten Staaten, und Sylvie hatte endlich Gelegenheit gehabt, sie kennenzulernen.

Was konnte mir meine Freude über mein Heim oder meine Familie rauben?

➢ Menstruation

Die Menstruation oder Regelblutung ist eine natürliche Körperfunktion der Frau, die durch die periodische Abstoßung der Gebärmutterschleimhaut und das damit einhergehende Zerreißen der Blutgefäße bei der nicht schwangeren Frau zustande kommt.

Menstruationsbeschwerden

Eine meiner Seminarteilnehmerinnen war immer kurz vor ihrer Regel sehr ungeduldig. Sie erinnerte sich, dass sie ihre erste Menstruation mit großer Ungeduld erwartet hatte. Alle ihre Freundinnen hatten ihre Regel schon, und sie hatte es eilig, auch eine Frau zu sein. Als sie sich dieser Tatsache bewusst wurde, befreite sie sich von ihrer Ungeduld, die sie auf andere immer sehr gereizt hatte reagieren lassen.

Ganz allgemein kann man sagen, dass die Menstruationsschmerzen eine Ablehnung unserer Weiblichkeit ausdrücken können. Carole hatte immer, wenn sie ihre Periode hatte, Schmerzen im Unterleib, im Rücken und in den Beinen. Sie hatte ihre Mutter immer als unterwürfig gegenüber ihrem Vater wahrgenommen. Daher hatte sie in ihrem emotionalen Gedächtnis abgespeichert: "Männer = Macht und Dominanz" und "Frauen = Ohnmacht und Unterwürfigkeit".

Trotz ihres sehr femininen Äußeren hatte sie eine männliche Haltung, die ausdrückte: "Es gibt keinen Mann, der mir überlegen sein wird, auch wenn ich eine Frau bin." Um sich zu schützen, versuchte sie, Männer zu dominieren. Sie machte sich einen Spaß daraus, sich mit ihnen in typisch männlichen Aktivitäten zu messen. Das Auftreten ihrer Menstruation erinnerte sie jedes Mal wieder daran, dass sie eine Frau war, was sie ja ablehnte. Daher die Schmerzen, denn ihre Wut und ihre Machtlosigkeit, ihr Geschlecht nicht ändern zu können, lösten bei ihr Schmerzen im Bauch, im unteren Rücken und in den Beinen aus, die ein Hinweis darauf waren, dass sie in ihrer Rolle als Frau nicht weiterkommen wollte.

Als sie mit ihrem Arzt darüber redete, sagte er ihr: *"Das ist eben so bei Frauen."* Das machte sie noch wütender, denn sie verstand: Eine Frau ist dazu da, jeden Monat Schmerzen auszuhalten, um dem Mann im Haus zu dienen, Kinder auf die Welt zu bringen, bei der Schwangerschaft und den Entbindungen zu leiden und dann immer Angst um ihre Kinder zu haben. So ein Leben wollte Carole nicht. Sie entwickelte eine Endometriose, die schließlich zu einer totalen Hysterektomie mit operativer Entfernung der Eileiter führte. Dank unserer therapeutischen Arbeit verstand Carole, dass das Frau- oder Mannsein nichts mit Unterwürfigkeit oder Dominanz zu tun hat. Es ist einfach eine Frage der Einstellung.

Eine schmerzhafte Menstruation, verbunden mit Migräne, kann auch mit einem sexuellen Missbrauch zusammenhängen. Die Person lehnt in der Folge ihre Weiblichkeit ab, weil für sie "Frau sein = Gefahr" bedeutet.

Habe ich meine Rolle als Frau oder die meiner Mutter abgelehnt?

Menorrhagie – Verstärkte Menstruationsblutung

Es kann sich dabei um einen Verlust an Freude handeln, weil wir keine Kinder bekommen haben.

Wir finden diese Form häufig bei Frauen, die ein Intrauterinpessar haben und dies nicht akzeptieren.

Eine meiner Kursteilnehmerinnen hatte beim Einsetzen der Spirale das Bewusstsein verloren. Tatsächlich wünschte sich diese Person nichts sehnlicher, als ein Kind zu bekommen, doch da ihr Mann keines wollte, hatte sie aus Liebe zu ihm eingewilligt, es mit dieser Verhütungsmethode zu probieren. Trotzdem lehnte sie sie eigentlich ab. Das löste bei ihr große Schmerzen, Probleme mit den Eierstöcken und außerdem verstärkte Menstruationsblutungen aus.

Was ist die Ursache für meinen Verlust an Freude in Verbindung mit meinem Haushalt?

Menopause – Wechseljahre

Das definitive Ausbleiben der Monatsblutungen ist eine ebenso natürliche Sache wie ihr Einsetzen. In der Menopause treten verschiedene Probleme auf, u. a. Hitzewallungen, die meist auf eine Angst vor dem Älterwerden zurückgehen. Hinter dieser Angst können sich jedoch noch eine ganze Reihe anderer Ängste verstecken:

- die Angst, weniger attraktiv zu ein und zu sehen, wie unser Partner sich für eine Jüngere interessiert;
- die Angst, für unsere Kinder nutzlos zu sein und zu merken, dass sie uns verlassen;
- die Angst, alleine alt zu werden (wenn wir alleine leben).

Es gibt auch die Meinung, dass man Hormone zu sich nehmen müsse, um die zu ersetzen, die der Körper nicht mehr produziert. Zu Beginn meiner Menopause überkamen mich Hitzewallungen. Ich fragte mich, warum ich diese Meinung über den Mangel an Hormonen hatte – denn ich hatte sie in der Tat. Und: Wie oft hatte ich meine Mutter behaupten hören, dass alle Frau während der Menopause Hormone zu sich nehmen müssten. Ich sprach also mit meinem Körper und sagte ihm, dass ich mich wohl fühle mit dem Gedanken, dass er meine Möglichkeit, Mutter zu sein, beendet habe, und ich bat ihn, mir weiterhin die zum Erhalt meiner Weiblichkeit notwendigen Hormone herzustellen. Die Hitzewallungen hörten auf. Ich brauchte nie Hormone zu mir zu nehmen und hatte auch kein Menopausesymptom.

Habe ich irgendwelche Ängste vor dem Älterwerden?

Welches sind die Meinungen bezüglich der Menopause, die ich akzeptiert habe?

Prämenstruelles Syndrom – PMS

Hier handelt es um die Gesamtheit von physischen und emotionalen Beschwerden, die bei bestimmten Frauen vor der Regelblutung auftreten können. Insbesondere Frauen, die sich von ihrem Partner nicht verstanden fühlen, sind davon betroffen.

Ist das Weibchen in der Tierwelt läufig, hat es das instinktive Bedürfnis, dass das Männchen sich um sie kümmert, dass es sie abschirmt, dass es sich um ihre Sicherheit kümmert, damit sie sich keine anderen Sorgen mehr machen muss, außer sich, so gut sie kann, um die Geburt der Jungen zu kümmern. Dasselbe gilt für die Frau. Zu einem bestimmten Zeitpunkt während ihres Zyklus ist sie empfindlicher, verletzlicher. Und in diesen Momenten hat sie ein besonderes Bedürfnis danach, sich von ihrem Partner verstanden zu fühlen. Wenn sie diese Aufmerksamkeit bekommt, läuft alles gut. Andernfalls ist sie gereizt und leicht erregbar.

Bekomme ich von der geliebten Person Rückhalt und Verständnis?

➢ Vagina – Scheide

Die Vagina hängt mit der Sexualität zusammen, sie symbolisiert das weibliche, empfangende oder Yin-Prinzip. Sie stellt den Vereinigungskanal zwischen dem weiblichen und männlichen Prinzip dar.

Vaginitis – Scheidenentzündung

Die Entzündung der Scheidenschleimhaut macht sich durch weißen Ausfluss, Juckreiz, Brennen und Beschwerden beim Geschlechtsverkehr bemerkbar.

Diese Entzündung wird oft begleitet von Folgendem:

- Pilze (von denen der häufigste *Candida albicans* ist);
- Bakterien (Staphylokokken, Streptokokken und Gonokokken);
- Parasiten (z. B. Trichomonaden etc.);
- Viren (Herpes).

Scheidenentzündungen sind häufig der Ausdruck eines sexuellen Schuldgefühls in Verbindung mit Prinzipien oder Tabus (wie z. B. sich zu leicht verführen zu lassen oder seine Unschuld verloren zu haben), oder einer Wut gegenüber dem Sexualpartner oder einem anderen Mann wegen sexuellen Missbrauchs.

Claire hatte eine Scheidenentzündung nach der anderen. Auf meine Frage, was sie vor dem Auftreten dieser Vaginitis erlebt habe, sagte sie, ihr Mann sei total betrunken nach Hause gekommen.

Sie war nicht nur wütend, ihn in diesem Zustand zu sehen, sondern darüber hinaus wollte er auch noch Geschlechtsverkehr, obwohl er total nach Alkohol stank. Ihre Scheidenentzündungen drückten ihre Wut aus, sagten aber auch: *"Rühr mich nicht an."*

Scheidenentzündungen, die zur Kategorie der Geschlechtskrankheiten zählen, haben fast immer etwas mit einem Schuldgefühl zu tun: ein Schuldgefühl, weil wir unseren Partner betrogen haben, weil wir eine Beziehung mit einem verheirateten Mann haben, weil wir außerehelichen Sexualverkehr oder zumindest eine Liebesbeziehung hatten.

Marie-Andrée litt an Herpes in der Scheide. Bei einer Beratung kommt heraus, dass es gemäß ihrer sehr strikten Prinzipien undenkbar ist, sexuelle Beziehungen nur zur Befriedigung unserer Sinne zu haben. Diese letzte Herpesattacke war aufgetreten, nachdem sie Geschlechtsverkehr mit einem Mann hatte, der nicht ihre *"große Liebe"* war. Sie machte sich Vorwürfe, dass sie sich so leicht hatte herumkriegen lassen. Am Tag darauf konnte sie den Beginn des Herpes feststellen. Als sie sich von ihrem Schuldgefühl befreit hatte, verschwand auch der Herpes vollkommen.

Empfinde ich gegenüber meinem Sexualpartner, meinem Vater oder einem anderen Mann Wut? Und warum?

Gibt es etwas, weswegen ich Schuldgefühle in Bezug auf meine Sexualität habe?

Chronische Vaginitis

Habe ich ein Wutgefühl Männern gegenüber?

Scheidenriss

Fühle ich mich hin- und hergerissen zwischen zwei Sexualpartnern?

Scheidenabszess und -furunkel

Was entfacht in mir Wut gegen meinen Sexualpartner?

Liegt das an den Pornofilmen, die er sich regelmäßig immer wieder ansieht?

Oder liegt es daran, dass ich sehe, dass er alle Frauen verführen will?

Bin ich mit unserem Geschlechtsverkehr unzufrieden?

Kondylome – Feigwarzen

Hier handelt es sich um kleine, runde, gutartige Tumore in der Schleimhaut und insbesondere am Rand von natürlichen Eingängen (Vulva, Anus). Feigwarzen hängen häufig mit einem Schuldgefühl in Bezug auf unsere Sexualität zusammen. Sie können aber auch Wut gegenüber Männern ausdrücken, die sexuell die Schwächsten missbrauchen.

Charline hat Scheidenentzündungen mit Pilzbefall (*Candida albicans*), seit sie verheiratet ist, und darüber hinaus leidet sie nun auch noch an Feigwarzen, die sie daran hindern, Geschlechtsverkehr zu haben. Charline versteht die Ursache nicht, denn ihr Mann und sie hatten nie irgendwelche sexuellen Beziehungen mit anderen Partnern, weder vor noch nach ihrer Hochzeit. Sie liebt ihren Mann und ihre sexuelles Beziehung sehr.

Im Laufe der Therapie erzählt sie mir von einer alten Emotion, die sie im Alter von fünf Jahren hatte. Sie hatte sich mit einem kleinen Jungen vergnügt, der ihre Schamlippen untersuchte. Ihre Mutter überraschte sie dabei. Sie versohlte ihr den Hintern und sagte: "*Das darf man nie machen, Charline. Das ist ganz schlecht.*" Charline hatte deshalb jedes Mal unbewusst Schuldgefühle, wenn sie beim Sex Lust empfand.

Empfinde ich etwa irgendwelche Schuldgefühle oder innere Wut in Verbindung mit dem Geschlechtsakt?

Vaginismus – Scheidenkrampf

Es handelt sich hier um eine unwillkürliche Kontraktion der Muskeln des Scheideneingangs, die den Geschlechtsverkehr und sogar die Untersuchung beim Frauenarzt schwierig und schmerzhaft gestalten kann. Ein Scheidenkrampf kann sogar die Penetration unmöglich machen. Scheidenkrämpfe hängen mit der Angst vor der Penetration infolge eines Traumas wie etwa einer erzwungenen Penetration, dem Anblick eines Mannes mit erigiertem Penis oder der Angst vor Vergewaltigung etc. zusammen.

Suzanne hat ein ernsthaftes Problem mit Scheidenkrämpfen. Suzanne ist seit Jahren verheiratet, konnte jedoch nie Geschlechtsverkehr mit Penetration haben. Ihr Verkehr beschränkt sich also auf gegenseitige Berührungen.

Suzanne überraschte mit 4 Jahren ihren nackten Vater mit einer Erektion. Für sie war der Penis eines Mannes extrem groß. Als sie erfährt, dass der Geschlechtsverkehr darin besteht, dass der Penis des Mannes in die Scheide der Frau eingeführt wird, bekommt sie panische Angst. Das Bild des Penis, das sie in ihrer Erinnerung bewahrt hatte, sagte ihr, dass sie sterben würde, wenn ein Mann damit in sie eindringen würde. Es ist also dieses in Suzannes emotionalem Gedächtnis abgespeicherte Bild, das für ihre Scheidenkrämpfe verantwortlich ist.

Trockene Scheide

Es handelt sich hier um einen Mangel an Gleitstoffen der vaginalen Schleimhaut bei sexuellen Akten, was sich aus einer Unterfunktion der Bartholin-Drüsen und mit Angstvorstellungen vor der Sexualität erklären lässt. Oder aber die sexuelle Lust oder gar die Anziehungskraft des sexuellen Partners hat nachgelassen. Eine trockene Scheide ist typisch für das Klimakterium und kann sowohl mit irgendwelchen Glaubenssätzen zusammenhängen als auch mit der Angst, nicht mehr begehrenswert zu sein; auch mit dem Schwinden der Libido. Sie kann ebenso eine Folge der Trennung von einem Partner sein, mit dem man eine wunderbare Sexualität teilte.

Empfinde ich meinem Partner gegenüber weniger sexuelle Lust als früher?

Hängt mein Herz noch an einem früheren Partner?

Die Wiederbelebung der Lust kann dieser Phase ein Ende bereiten, und dies selbst nach der Menopause.

Sterilität – Unfruchtbarkeit

Egal ob Frau oder Mann, Unfruchtbarkeit kann von einer unbewussten Angst herrühren, Kinder zu bekommen. Diese Angst kann mit der Furcht vor dem Geburtsvorgang zusammenhängen, mit der Befürchtung, seinen Platz zu verlieren, von der geliebten Person weniger Aufmerksamkeit zu bekommen oder seiner Elternrolle nicht gewachsen zu sein. Es kann auch die Sorge bestehen, ein Kind in diese Welt voller Unsicherheiten zu setzen.

Annie und Michel feiern ihren siebten Hochzeitstag. Seit mehr als zwei Jahren hofft Michel auf ein Kind, doch Annie wird einfach nicht schwanger. Sie haben sich beide in der Klinik auf ihre Fruchtbarkeit testen lassen und die Ergebnisse zeigen, dass es weder bei ihm noch bei ihr irgendwelche Probleme gibt.

Das bringt sie schließlich dazu, mich treffen zu wollen, und Annie macht bei einer meiner Gruppentherapien mit. Noch vor Ende des Seminars sagt sie zu mir: *"Ich habe begriffen, warum ich nicht schwanger werde. Ich bin selbst noch so ein kleines Mädchen. Ich habe zu große Angst, dass ich durch die Ankunft eines Kindes die ganze Aufmerksamkeit verliere, die Michel mir zukommen lässt. Ich weiß jetzt, dass ich, sobald ich mich entschließe, erwachsen zu werden, eines Tages meine Rolle als Frau und Mutter übernehmen kann. Dann kann ich auch Kinder bekommen."* Genau so war es. Annie benahm sich wie ein kleines Mädchen, und Michel beschützte sie übermäßig.

Was, fürchte ich, wird durch die Ankunft eines Kindes anders?

Habe ich Angst, in der heutigen Zeit ein Kind auf die Welt zu bringen?

Habe ich Angst, dass ein Kind das Glück unserer Zweierbeziehung zerstören oder mich zur Sklavin des Haushalts machen und so meine Handlungsfreiheit einschränken könnte?

Brüste

Die Brüste sind Drüsen mit einer doppelten Sekretionsfunktion. Da ist zum einen die äußere Sekretion, bei der Vormilch (Kolostrum) und Milch erzeugt wird, und dann ist da die innere Sekretion, die unerlässliche Elemente für das Funktionieren der anderen Drüsen erzeugt.

Die Brust selbst besteht aus einer in Fettgewebe eingebetteten Gruppe von Drüsen. Ihre Kanäle führen zur Brustwarze. Der Warzenhof enthält Schweiß- und Duftdrüsen, Talgdrüsen und Haarfollikel. Der Busen symbolisiert Mütterlichkeit, Weiblichkeit und Zuneigung.

Bei einer Rechtshänderin verkörpert der linke Busen den mütterlichen Aspekt, also unsere Beziehungen zu den Menschen, die wir bemuttern, oder unser familiäres Nest (Haus). Der rechte Busen steht (bei einer Rechtshänderin) für Zuneigung, also für die Menschen, die uns am Herzen liegen. Bei der Linkshänderin ist es umgekehrt.

Es gibt jedoch eine Ausnahme, die man beachten muss. Eine starke Emotion, verbunden mit einem Trennungsschmerz in Bezug auf unseren Partner, kann die rechte Brust betreffen (die Zuneigungsseite bei einer Rechtshänderin). Erinnert uns jedoch diese Emotion ihrer Schwingung nach an einen Verlassenheitsschmerz in unserer Kindheit (als wir noch bemuttert wurden), kann auch nur eine einzige Brust betroffen sein und zwar die linke, oder die rechte bei einer Linkshänderin. Wenn beide Brüste betroffen sind, bedeutet dies, dass eher die Weiblichkeit betroffen ist.

Anscheinend ist ein großer Busen ein Hinweis auf eine sehr mütterliche Person, während ein kleiner Busen auf weniger Mütterlichkeit hindeutet. Ich hatte einmal eine Seminarteilnehmerin, die ganz kleine Brüste hatte, die von Krebs befallen waren. Sie sagte mir: *"Es gibt niemanden, der mütterlicher wäre als ich. Ich bin Hebamme."* Das hatte mich ein bisschen stutzig gemacht, auch wenn ich wusste, dass man nie etwas wörtlich nehmen sollte. Hier ganz kurz ihre Geschichte:

Marguerite ist Mutter von zwei kleinen Mädchen und arbeitet als Hebamme. Ihre Geburt war für ihre Mutter sehr schwierig. Sie brauchte mehr als 30 Stunden, um geboren zu werden. Unbewusst war sie Hebamme geworden, um ihre eigene Geburt wiedergutzumachen. Indem sie anderen Frauen bei der Niederkunft half, wollte sie ihre eigene Ohnmacht kompensieren, die sie empfand, weil sie ihrer eigenen Mutter nicht helfen konnte. Marguerite wollte eigentlich keine Kinder, doch um nicht den Verlust ihres Ehemanns, der sich Kinder sehr wünschte, zu riskieren, hatte sie eingewilligt, schwanger zu werden. Doch die Verantwortung als Mutter belastete sie und löste Beziehungsprobleme aus. Sie trennt sich von ihrem Mann, will sich aber nicht um die Kinder kümmern. Die Krankheit wird für sie zur Ausrede, um ihre Verantwortung als Mutter nicht übernehmen zu müssen.

Marguerite fühlte sich schuldig, am Leben zu sein, weil sie geglaubt hatte, ihrer Mutter durch ihre Geburt Leiden zugefügt zu haben. Dieses Schuldgefühl führte dazu, dass sie sich nicht das Recht auf familiäres Glück zugestand. Darüber hinaus konnte sie ihren kleinen Mädchen gegenüber nicht die Mutterrolle übernehmen, weil sie selbst ein kleines Mädchen geblieben war, die ein großes Bedürfnis danach hatte, dass man sich um sie kümmerte. War sie also wirklich so mütterlich?

Dysplasie der Brüste – Mastose

Fibrozystische, gutartige und recht häufig auftretende Anomalie, die die Brüste schmerzend und verhärtet werden lässt. Sie ist der Ausdruck einer Verhärtung dem Partner oder Männern gegenüber, die uns leiden ließen.

Schmerzt mich meine weibliche Seite? Die der enttäuschten Träume, die sie hegte?

Bin ich von meiner Paarbeziehung enttäuscht?

Mastitis

Entzündung des Brustgewebes, in den meisten Fällen ausgelöst durch eine Obstruktion des Milchkanals. Das führt zu einer Stauung des Bluts in den Brüsten, was sehr schmerzhaft sein kann.

Kommt dies bei einer Jugendlichen vor:

Habe ich eine Wut auf einen meiner nahen Verwandten, der mich übermäßig bemuttern oder beschützen will?

Betrifft diese eine Frau, die Kinder hat:

Was ruft bei mir Frustration oder Wut bezüglich meiner Mutterschaft hervor?

Hängt dies mit der geringen Unterstützung durch meinen Partner zusammen?

Oder mit den guten Ratschlägen jener, die besser als ich zu wissen glauben, wie ich mich um mein Kind zu kümmern habe?

Bei einer Frau ohne Kinder kann sie auf die Angst zurückgehen, nie Kinder zu bekommen (wenn sie es will, aber nicht schwanger werden kann). Für eine andere Frau kann es auch auf eine Angst vor einer Trennung zurückgehen, wenn es zu Beziehungsschwierigkeiten kommt. Bei der stillenden Mutter kann es sich um Sorgen und Ängste in Bezug auf ihr Baby handeln. Unbewusst kann sie Angst haben, es zu verlieren oder dass ihm etwas passiert.

Brustptosis – Hängebrust

Fühle ich mich vielleicht meiner Rolle als Mutter nicht gewachsen, weil ich mir das, was meine Kinder erleben, zu sehr zu Herzen nehme?

➢ Gutartiger Brusttumor

Hierzu gehören Zysten (mit Flüssigkeit gefüllte Gewebshohlräume) oder kleine Tumore aus Fettkörpern (Lipome), aus fibrösem oder glandulärem Gewebe (Adenofibrom) sowie ausgehend von den Schwann-Zellen (Neurinom).

Brustzysten

Zysten haben die Eigenschaft, die Funktion des Organs, wo sie sich entwickeln, zu erhöhen. In der Brust können sie das Bedauern ausdrücken, keine Kinder gehabt zu haben, die man stillen konnte. Sie können auch ein Anzeichen dafür sein, dass man ein Gefühl von Ohnmacht empfindet, eine Person zu trösten, die uns sehr lieb ist (ihren Kopf auf unseren Busen legen). Es kann vielleicht unser Bruder sein, der seine Frau verloren hat, oder unsere Mutter, die wegen eines Brustkrebs behandelt wird, oder es ist vielleicht einer unserer Schüler. Man möchte diese Person an sein Herz drücken, aber ein gewisses Schamgefühl hindert uns daran.

Was erlebte ich bezüglich meines Bedürfnisses nach Mutterschaft, bevor diese Zyste oder diese Zysten auftauchten?

War ich tief getroffen wegen des Leidens einer mir nahen Person, der ich nicht zu helfen wusste?

Lipome

Dieser gutartige Tumor besteht aus Fettmasse. Lipome auf den Brüsten sind sehr oft Ausdruck einer ästhetischen Abwertung gegenüber seines Busens.

Empfinde ich mich als hässlich, weil meine Brüste zu klein, zu groß, zu schlaff oder weil sie voller Striemen sind?

Adenofibrome

Diese kleine, runde, farblose Masse entwickelt sich auf Kosten des drüsigen Gewebes und wird bei dieser Entwicklung von einem fibrösen Gewebe begleitet. Ein Adenofibrom entspricht etwa einem Herzschmerz.

Haben der geliebte Mann, mein Kind oder eine mir liebe Person mich verletzt, weil sie mich abgewiesen, aufgegeben oder verraten haben?

Ist es möglich, dass ich niemals meine weibliche Seite ausleben konnte und dass ich mich niemals auf einen Mann stützen konnte, weil immer ich es war, die alle Verantwortung übernehmen musste?

Neurinome

Es handelt sich um gutartige, kleine, traubenförmige Tumore, die von Zellen der Schwann-Scheide ausgehen und eine Abneigung gegen Berührungen oder Tätscheln ausdrücken.

➢ Bösartige Brusttumore oder Brustkrebs

Je nach dem betroffenen Gewebe lassen sich verschiedene Brustkrebstypen unterscheiden:

1. Die Drüse = Adenokarzinom.
2. Die Milchgänge = duktales Karzinom, intraduktales Karzinom, Milchgangkarzinom.
3. Die Haut = Melanom.

Adenokarzinome

Diese Erkrankungen hängen in der Regel mit dramatisch erlebten Situationen mit einem Kind, unserem Partner oder allem, was unseren familiären Rahmen verkörpert, zusammen.

Estelle ist Rechtshänderin und hat Brustkrebs. Es handelt sich um ein Adenokarzinom in der linken Brust. Eines schönen Nachmittags im Sommer putzt sie den Boden und weil sie von den Kindern, die ständig raus- und reinlaufen, nicht gestört werden will, verriegelt sie die Haustür. In der Zwischenzeit klettert ihr zweieinhalbjähriges Nesthäkchen, von dem sie glaubt, dass es sich mit den Großen vergnügt, in das im Garten aufgestellte Schwimmbad und ertrinkt. Ein Drama für Estelle, denn sie macht sich für den Tod ihres Kindes verantwortlich und fühlt sich schuldig.

Habe ich ein starkes Gefühl von Schuld, Leid, Ablehnung, Verlassenheit oder ungerechtfertigter Anschuldigung vonseiten meines Partners, meines Kindes oder einer Person erlebt, für die ich mich verantwortlich fühle?

Habe ich starke Emotionen in Bezug auf mein familiäres Nest (Wohnung, Haus) durchgemacht?

Intraduktales Mammakarzinom

Dieser Tumor vom Typ Karzinom befällt die epithelialen Zellen der Milchgänge. Da er das Epithel, also die innere Haut unseres Körpers, berührt, betrifft er, wie unsere Haut, die Kontakte, die wir haben. Bei dieser Art von Krebs geht es fast immer um eine schmerzhafte Trennung, bei der wir den Eindruck haben, einen Teil unseres Selbst zu verlieren oder das, was die Quelle unserer Zuneigung war, bisweilen sogar der Sinn unseres Lebens. Wir sagen uns: *"Das war der Mann meines Lebens, das war meine beste Freundin, das war die, die mich geboren hat, er war wie mein eigenes Kind (*wenn wir von unserem Lieblingstier sprechen)."

Der gut akzeptierte Tod einer geliebten Person kann manchmal einen alten Trennungsschmerz auslösen, der noch nicht geheilt war, was bedeutet, dass die Emotionen noch nicht befreit waren oder die Trauer noch nicht vollständig war.

Caroline entwickelt wenige Monate nach dem Tod ihres Vaters einen rechtsseitigen Brustkrebs (intraduktales Karzinom). Als ich sie über ihre Gefühle im Augenblick dieses Hinscheidens befrage, meint sie: "*Er war schon einige Zeit krank und ich war fast wie befreit, als sein Leiden zu Ende war. Dies war für niemanden ein Schock, denn die ganze Familie war darauf gefasst.*" Demnach hat Caroline den Tod ihres Vaters gut aufgenommen, warum also einige Monate später dieser Tumor?

Zehn Monate zuvor hatte Caroline ihre Mutter verloren. Dieser Verlust war sehr schmerzhaft, denn sie war nicht darauf vorbereitet, sich von ihrer Mutter zu lösen. Entsprechend tief war ihr Schmerz. Das, was sie ihrer Mutter nicht mehr entgegenbringen konnte, übertrug sie auf ihren Vater und fand darin auch ihren Trost. Als nun ihr Vater starb, war dies wie ein erneuter Verlust ihrer Mutter: Man spricht in diesem Fall von einem Resonanzphänomen.

Habe ich eine Trennung, eine Scheidung, den Tod oder den Verlust meines Lieblingstieres als schwierig erlebt?

Hat das Hinscheiden dieser Person mich zu einer anderen Trauer geführt, die ich noch nicht oder noch nicht ganz verarbeitet hatte?

Melanome

Melanome hängen mit Emotionen wie Schamgefühlen (wie missbraucht worden zu sein), Aggressionen sowie dem Eindruck zusammen, beschmutzt worden zu sein. Man kann auch ein Gefühl des Verstümmeltseins haben, zum Beispiel nach einer totalen Brustamputation.

Gilberte hat an der linken Brust sowohl ein Melanom als auch ein Adenokarzinom. Sie war der Grund für die Heirat ihrer Eltern, denn ihre Mutter war bei ihrer Eheschließung bereits schwanger. Ihre Mutter, die in dieser Ehe nicht glücklich ist, macht sie dafür verantwortlich und löst so Schuldgefühle bei ihr aus. Im Alter von acht Jahren wird Gilberte von einem Cousin vergewaltigt. Als ihre Mutter sie mit blutüberströmten Beinen findet, schlägt sie sie. Als Erwachsene wird sie ebenfalls schwanger, ohne verheiratet zu sein. Sie sagt sich: *"Ich will aber meinem Kind nicht die Schuld für diese Schwangerschaft in die Schuhe schieben."* Sie entscheidet sich, nicht zu heiraten und das Kind alleine aufzuziehen. Als ihre Tochter erwachsen ist, wirft diese ihr vor, ihr aufgrund ihrer damaligen Entscheidung einen Vater vorenthalten zu haben. Sie geht so weit, von ihr das Geld zu verlangen, dass sie bekommen hätte, wenn Gilberte eingewilligt hätte, dass der Mann seine Vaterschaft anerkennt. Diese Geschichte wird für Gilberte zum Gnadenstoß und sie sagt zu ihrer Tochter: *"Du hast mich gerade umgebracht."* Einige Monate später entdeckt Gilberte einen Knoten in ihrer linken Brust (sie ist Rechtshänderin).

Dieser Krebs hat eine enge Verbindung zu ihrem Schuldgefühl bei ihrer Geburt, der Scham, von ihrem Cousin vergewaltigt worden zu sein, und dem Schuldgefühl gegenüber ihrer Tochter. Sie stirbt friedlich an diesem Krebs, denn zuvor hatte sie sich von ihrem Schuldgefühl gegenüber ihrer Mutter und ihrer Tochter und von dem Hass auf Männer, insbesondere auf ihren Cousin, befreit.

Habe ich eine Situation erlebt, die in mir ein Schamgefühl hätte auslösen können?

Habe ich mich verstümmelt gefühlt?

Habe ich mich als Frau abgewertet gefühlt, als ich entdeckte, dass derjenige, dem ich mein Vertrauen geschenkt habe, mich betrogen hat?

Die Brüste des Mannes

Beim jungen oder beim erwachsenen Mann entsprechen die Brüste seiner weiblichen Seite, also seinem mütterlichen Aspekt. Der Heranwachsende kann vom Leiden seiner Mutter betroffen sein, die er beschützen möchte, während es sich beim Mann um sein Kind oder seine Partnerin handeln kann.

Brustschmerzen beim Mann

Berührt es mich, was meine Mutter oder mein Kind durchmachen muss?

Brustkrebs beim Mann

Ein Brustkrebs beim Mann kann mit Emotionen bezüglich seines Kindes zusammenhängen.

Habe ich starke Emotionen wegen eines meiner Kinder oder einer Person erlebt, für die ich mich verantwortlich fühle?

Fortpflanzungsorgane des Mannes

Zu den männlichen Fortpflanzungsorganen zählen vor allem Prostata, Penis und Hoden.

Die Prostata – Vorsteherdrüse

Die Prostata oder Vorsteherdrüse ist eine Drüse, die eine Flüssigkeit produziert, die den Spermien Geruch und Farbe verleiht. Sie verkörpert die Manneskraft. Ein tiefes Gefühl von Ohnmacht kann zu Prostataproblemen führen. Es kann sich um sexuelle Energie handeln, aber auch um die Kraft für das, was man unternimmt (Arbeit oder Projekte). So kann eine Person mit Prostataproblemen etwa denken: "*Wenn ich nicht weiterhin als 'Macher' auftreten kann, will mich niemand mehr.*"

Die Prostataprobleme beim Mann sind das, was die Beschwerden der Frauen in der Menopause sind. Im Allgemeinen treten sie bei Männern um die 50 auf, bei manchen allerdings auch schon früher. Ihre Ursachen gehen häufig auf unsere Ängste in Bezug auf eine Verminderung der sexuellen Potenz oder aber des Machteinflusses auf alles zurück, was wir im Leben machen, sei es nun Arbeit oder andere Projekte. Es kann sein, dass die von Prostataproblemen betroffene Person denkt: "*Wenn ich sie nicht mehr zufriedenstellen kann, wird sie mich verlassen.*"

Prostataschmerzen

Diese treten vor allem bei Männern auf, die Schwierigkeiten haben, eine Abnahme ihrer körperlichen oder sexuellen Leistungsfähigkeit zu akzeptieren, oder die befürchten, die geliebte Frau nicht mehr glücklich machen zu können.

Jacques hatte heftige Prostataschmerzen. Er hatte eine Beziehung zu einer Frau begonnen, die ihren Mann verloren hatte und deswegen eine sehr schwierige

Trauerzeit erlebte. Jaques liebte die Frau sehr und litt darunter, dass sie so traurig war, aber er fühlte sich auch unfähig, sie zu trösten.

Habe ich Angst, die Liebe meiner Partnerin zu verlieren, wenn ich ihrem Verlangen nicht mehr entsprechen kann, oder meinen Job zu verlieren, wenn ich nicht mehr so leistungsfähig bin?

Lebe ich ein tiefes Gefühl von Ohnmacht, meinen Platz als Mann einzunehmen - oder angesichts des Leidens meiner Partnerin?

Prostatitis

Die Prostatitis oder Entzündung der Vorsteherdrüse wird häufig von einer Vergrößerung der Drüse und von Schmerzen beim Harnlassen begleitet. Sie drückt in der Regel Frustration über unsere abnehmenden Fähigkeiten aus, aber auch über Bemerkungen wie etwa: *"Du bist keine 20 mehr und nicht mehr so leistungsstark, also lass es lieber gleich bleiben, du schaffst es nicht. Du wirst auch älter. Es ist Zeit, an deinen Ruhestand zu denken."*

Empfinde ich Wut oder Frustration über die Abnahme meiner Leistungsfähigkeit oder über Bemerkungen von anderen in Bezug auf Dinge, die für mich meinen Wert als Mann verkörpern?

Fühle ich mich meiner Partnerin gegenüber sexuell schuldig?

Prostatasteine

Sie sind ein Zeichen für eine Akkumulation von Frustrationen, die mit den sexuellen Wünschen der Frau zusammenhängen, sei es die gegenwärtige Frau oder eine Ex.

Habe ich im Ausleben meiner Sexualität erhebliche Frustrationen angehäuft?

Welche negativen Gedanken hege ich gegenüber Frauen oder auch gegenüber meinem Wert als Mann?

Prostatakrebs

Diese Form von Krebs steht meistens in engem Zusammenhang mit Schuld- und Ohnmachtsgefühlen.

Roméo ist Präsident einer Firma, die in enormen Schwierigkeiten steckt. Er musste einen Großteil seines Personals entlassen, von denen die meisten schon jahrelang für ihn gearbeitet hatten. Als er an dem Tag dieser Entscheidung aus der Fabrik kommt, fällt sein Blick auf den Parkplatz, der voll von relativ neuen Autos ist. Er denkt an all die Arbeiter, für die er wie ein guter Familienvater gewesen war, und fragt sich, wie sie jetzt wohl ihre Autos bezahlen sollen. In diesem Moment spürt er einen heftigen Schmerz in der Prostata. Doch er schenkt ihm keine Beachtung und schiebt es auf den Stress.

Die Schwierigkeiten der Firma nahmen weiter zu und die Fabrik musste geschlossen werden. Das bedeutete für ihn, dass er nicht in der Lage war, die Arbeitsplätze seines Personals zu retten. Sechs Monate später wird er wegen Krebs an der Prostata operiert.

Habe ich mich schuldig gefühlt, weil ich meine Partnerin nicht glücklich machen konnte?

Habe ich mich schuldig gefühlt, weil ich meine Ehefrau betrogen habe und somit eine Quelle von Leid für sie war?

Habe ich mich schuldig gefühlt, nicht den Verantwortungen gerecht geworden zu sein, die ich akzeptiert hatte?

Penis

So wie die Scheide das empfängliche Yin darstellt, so verkörpert der Penis das aktive oder Yang-Prinzip. In manchen patriarchalisch geprägten Kulturen wird der Penis, auch "Phallus" genannt, zum Objekt der Verehrung. Auch Freud kann sich diesem patriarchalischen Einfluss nicht entziehen, wenn er die Meinung vertritt, die Libido sei grundsätzlich männlich geprägt und die Frau sei auf der Suche nach einer Kompensation für den verlorenen Penis. Das führt uns zu einem besseren Verständnis des Wertes, der der männlichen Potenz (männliches Prinzip) beigemessen wird. Deshalb fühlen sich viele Männer gezwungen, trotz der Schwierigkeiten, die diese Erregungen mit sich bringen können, sexuelle Leistungen zu erbringen.

Impotenz – Erektionsstörungen

Erektionsprobleme können in folgenden Fällen auftreten:

- bei Männern, die Frauen als ihre Mutter ansehen (so sehr sie sich wünschten, ihrer Mutter zu widerstehen, so sehr wünschen sie sich jetzt, ihrer Frau zu widerstehen);

- bei Männern, die sich von ihrer Partnerin betrogen oder verlassen fühlen und deswegen Rachegelüste haben.

Hege ich noch Rachegefühle gegenüber einer früheren Sexualpartnerin?

Fühle ich mich schuldig, weil ich mit meiner neuen Partnerin Lust empfinde?

Mario hat ein Erektionsproblem. Als Jugendlicher lässt er sich von einer älteren Frau verführen. Er ist noch unerfahren; die Frau lädt ihn zu sich nach Hause ein und zieht ihn ins Bett. Ihre Liebkosungen sind neue, sehr starke Empfindungen für ihn, so dass er sehr schnell ejakuliert. Die Frau macht sich über seine Unerfahrenheit lustig und zwingt ihn in ihrer Frustration, sich noch einmal auf das Spiel einzulassen, aber er ist zu keiner Erektion mehr fähig und sie demütigt ihn deswegen noch mehr. Diese erste sexuelle Erfahrung ist für ihn total traumatisch.

Danach hat er immer Angst, dass man sich über ihn lustig macht, und ist nicht mehr imstande, in Gegenwart einer Frau eine Erektion zu bekommen. Er gibt sich mit Masturbation zufrieden und löst auf diese Weise sein Problem. Erst die Liebe einer verständnisvollen Frau bringt ihn schließlich zu mir in die Beratung. Er muss sich von seiner Vorstellung des Geschlechtsakts befreien, die er in seinem emotionalen Gedächtnis abgespeichert hat: "keine Leistung vollbringen = lächerlich sein". Er muss sie umwandeln in "Geschlechtsakt = Liebesakt zwischen zwei Wesen", was nichts mit Leistung zu tun hat. Es geht dabei um einen "Austausch" von Zärtlichkeit und Liebe oder um ein Teilen von angenehmen Momenten zwischen zwei Menschen.

Penetrationsprobleme

Männer, die von diesem Problem betroffen sind, waren häufig Zeugen von Klagen ihrer Mütter, die zu ihrem Vater sagten: "*Hör auf, du tust mir weh.*" Oder sie haben das Weinen ihrer Schwester mitbekommen, die von ihrem Vater missbraucht wurde.

Robert ist unfähig, in eine Frau einzudringen. Als Kind hat er mit seinen Schwestern aus Neugierde sexuelle Spielchen getrieben. Sie nannten diese Spiele "Vater und Mutter spielen". Eines Tages, als sein Penis erigiert war, wollte er versuchen, ihn in die Scheide seiner Schwester einzuführen. Doch diese fing vor Angst zu schreien an. Da kam seine Mutter angerannt. Robert war mit diesem Gefühl von damals verhaftet geblieben, das ihn daran hinderte, in eine Frau einzudringen. Er hatte sich damals schrecklich geschämt und schuldig gefühlt für das, was er getan hatte, und darüber hinaus musste er seiner Mutter versprechen, nie wieder damit anzufangen.

Habe ich auf sexueller Ebene eine negative Erfahrung gehabt?

Eingerissener und blutender Penis

Risse am Penis, insbesondere auf der Eichel in der Nähe der Harnröhrenöffnung, drücken häufig einen Verlust an Freude aus. Der Mann fühlt sich von seiner Partnerin als Lustobjekt benutzt oder aber er gesteht sich nach einer Trennung oder einer Scheidung, für die er sich die Schuld gibt, nicht das Recht auf sexuellen Genuss zu.

Fühle ich mich schuldig, weil ich mir sexuellen Genuss gönne?

Fühle ich mich für den sexuellen Genuss meines Partners benutzt?

Vorzeitige Ejakulation

Das Phänomen der vorzeitigen Ejakulation bei Männern ist sehr häufig und hat verschiedene Ursachen. Beim Jugendlichen oder jungen Mann kann dies mit der Schwierigkeit zusammenhängen, seine Überreizung oder seine Befürchtung bezüglich seiner sexuellen Leistung zu zügeln.

Bei einem über Fünfundzwanzigjährigen kann dies mit einem unbewussten Verlangen nach seinen ersten sexuellen Erfahrungen zusammenhängen, was einer schnellen Erregung entsprach, einer Mischung aus Lust und Schuldgefühl wegen sexueller Tabus als Folge seines Masturbierens.

Ein verfrühter Samenerguss kann der Ausdruck einer Unsicherheit gegenüber der Sexualpartnerin sein (Angst, ihr zu missfallen; dass sie ihn fallenlässt wegen eines anderen; dass sie ihm Vorwürfe macht, weil er ihren hohen Erwartungen vielleicht nicht entsprach).

Dies kann auch damit zusammenhängen, dass er in seiner Partnerin eher eine Mutter sieht als seine Geliebte. Viele Männer, denen es vonseiten ihrer Mutter an Affektion mangelte, fühlen sich von aufmerksamen und verantwortungsbewussten Frauen angezogen, die sie auch heiraten. Im Laufe der Zeit, insbesondere nach einer Geburt, sehen sie in ihrer Partnerin eher die Mutter als die Geliebte und dies bringt Probleme mit sich. Wie etwa im Fall von Didier, der bei seiner Frau unter frühem Samenerguss leidet, allerdings nicht bei seinen Geliebten. Affektiv gesehen ist er noch ein kleiner Bub, der seine Mutter braucht, die er in seiner Frau wiederfindet. Aber bei den anderen Frauen, da fühlt er sich als Mann und kann seiner Sexualität freien Lauf lassen ...

Letztendlich kann es sich hier auch um die Schwierigkeit handeln, seinen Platz als Mann einzunehmen. Der Mann, der sich von seiner Partnerin dominiert fühlt, kann dabei spüren, dass er nicht seine dominierende Stellung einnehmen kann und dies kann ihn "seiner Mittel berauben".

Ludovic litt nie unter vorzeitigem Samenerguss, bis er Catherine begegnete. Er verstand überhaupt nicht, was ihm passierte, denn er war von dieser Frau sehr angezogen. Nach einigen Jahren ihrer Paarbeziehung beendete Catherine diese, so verzweifelt war sie wegen dieser sexuellen Schwierigkeit.

Ludovic tröstete sich in den Armen einer anderen, die ihm vollkommen seinen dominanten Platz überließ. Und bei dieser neuen Frau erkannte er, dass er gar kein frühzeitiger Ejakulierer war. Also suchte er wieder Catherine auf und teilte mit ihr seine Erfahrung, die er mit dieser anderen Frau gemacht hatte. Catherine war sehr erstaunt und verstand, dass das Problem, von dem sie annahm, dass es Ludovics Problem sei, vielleicht ihr eigenes sein könnte ... Sie redeten darüber und Ludovic gab zu, dass er es immer als schwierig empfand, die Rolle des Mannes einzunehmen, solange Catherine das dominante Element des Paares war. Sie wurden erneut ein Paar, bei dem Catherine ihre Rolle als Frau einnahm und ihm die des Mannes überließ. Und damit war das Problem gelöst.

Was löst dieses Ejakulationsproblem in mir aus:

Erlaubt es mir, die sexuelle Beziehung abzukürzen?

Bereitet mir dies ein Problem in meiner Paarbeziehung?

Habe ich das Gefühl, den Platz einer anderen Person eingenommen zu haben?

Habe ich das Gefühl, den Erwartungen meiner Partnerin nicht zu entsprechen, was in mir viel Spannung erzeugt?

Ausbleibende Ejakulation oder von der Unmöglichkeit, beim Koitus zu ejakulieren

Diese ausbleibende Ejakulation stellt ein Problem des Mannes dar, sich einer Frau hinzugeben, und dies entweder, weil er zu viele Sorgen hat oder weil er sich gegenüber der Frau zurückhält, beispielsweise aufgrund von

Verletzungen auf emotionaler Ebene oder aber aus dem Bedürfnis heraus, sie zu dominieren oder um seine männliche Macht zu bewahren.

Fühlte ich mich von meiner Mutter beherrscht?

Geschlechtskrankheiten und sexuell übertragbare Krankheiten

Geschlechtskrankheiten sind häufig die Folge von sexuellen Schuldgefühlen in Verbindung mit einem Partnerwechsel: ein Schuldgefühl aufgrund der durch unsere religiöse oder familiäre Erziehung vermittelten Werte, ein Schuldgefühl, Geschlechtsverkehr nur zu Befriedigung der Sinne gehabt zu haben, ein Schuldgefühl, weil wir Sex mit einer Person desselben Geschlechts hatten, etc.

Es ist interessant, dass Partner, die eine harmonische Paarbeziehung haben, egal ob heterosexuell oder homosexuell, selten von diesen Krankheiten betroffen sind.

Habe ich mein sexuelles Verhalten beurteilt?

Habe ich mich mit meinem sexuellen Verhalten auseinandergesetzt?

Schäme ich mich für etwas?

Der Hoden

Der Hoden ist das Zentrum der Produktion von Spermien (äußere Sekretion) und des männlichen Sexualhormons Testosteron (innere Sekretion). Sie sind für den Mann das, was die Eierstöcke für die Frau sind. Sie verkörpern das *Yang-Prinzip* sowie die Kreativität des Mannes. Probleme mit den Hoden können auf eine Ablehnung der eigenen Männlichkeit oder auf eine tiefe Traurigkeit im Hinblick auf die eigene Vaterschaft zurückgehen.

Hodenschmerzen

Schmerzende Hoden hängen häufig mit der Tatsache zusammen, dass wir uns als Junge nicht akzeptiert oder geliebt fühlten.

Roland hat Hodenschmerzen. Als Kind spielten seine älteren Schwestern in seinen ersten Lebensjahren mit ihm Puppe. Man ließ ihm die Haare lang wachsen, zog ihn wie ein Mädchen an und das ging so lange, bis ein weiteres Baby auf die Welt kam, dieses Mal ein Mädchen. Ab diesem Augenblick wurde er fallengelassen, seine Haare wurden geschnitten und er wurde als Junge angezogen. Roland hatte das Gefühl, nie als Junge akzeptiert worden zu sein. Sein zweiter Sohn erlebte ein ähnliches Problem. Vor seiner Geburt wünschte sich Rolands Frau von ganzem Herzen ein Mädchen und war enttäuscht, als es ein Junge war. Sein Sohn versuchte, sein Schuldgefühl in Alkohol und Drogen zu ersticken. Roland verstand durch seinen Sohn das Leid, das er mit sich herumtrug.

Er verstand auch seine Schwestern, die ihn als lebendige Puppe angesehen hatten, ihn aber als Jungen gar nicht abgelehnt hatten. Es war einfach die Ankunft eines anderen Babys, das eine neue lebendige Puppe darstellte, die dazu führte, dass sie ihn links liegen ließen. Er begriff also, dass er nie als das, was er war, abgelehnt worden war, sondern nur eine gewisse Zeit dazu gedient hatte, kleine Mädchen glücklich zu machen.

Schließlich konnte er seinem eigenen Sohn helfen zu verstehen, dass seine Mutter zwar, bevor sie ihn kannte, lieber eine Tochter gehabt hätte, aber dass sie ihn danach nie gegen eine Tochter eingetauscht hätte. Ihre Erwartungen waren enttäuscht worden, aber sie war nicht enttäuscht über diesen kleinen Jungen, der da auf die Welt kam.

Habe ich mich als Junge abgelehnt gefühlt?

Hodenkrämpfe

Diese können damit zusammenhängen, dass jemand das Gefühl hat, unter dem Einfluss seiner Partnerin zu stehen. Sie können auch in Beziehung stehen mit einem Schuldgefühl in Verbindung mit einem sexuellen Akt außerhalb der Ehe.

Ein Mann litt nach dem Geschlechtsverkehr immer wieder an Hodenschmerzen. Er merkte, dass die Schmerzen immer dann auftraten, wenn er sich schuldig fühlte, sexuelle Lust zu empfinden, denn er war mit dieser Frau nicht verheiratet. Dieses Problem verschwand erst, als er sich dessen bewusst wurde und er sich erlaubte, dieses Gefühl auszuleben.

Habe ich das Gefühl, unter dem Einfluss meiner Partnerin zu stehen?

Fühle ich mich möglicherweise schuldig, mit dieser neuen Partnerin Lust zu empfinden?

Hodenkrebs

Der Krebs kann auf ein Schuldgefühl zurückgehen, das uns dazu bringt, uns selbst zu zerstören. Er kann mit einem Verlust an Lebenslust zusammenhängen oder mit dem Wunsch, der anderen Person Schuld zuzuweisen, die unserer Meinung nach für unser Leiden verantwortlich ist. Der Krebs befällt einen oder beide Hoden, wenn wir unsere Männlichkeit nicht akzeptieren, weil wir uns als Junge oder als Mann abgelehnt fühlten, oder wenn ein emotionaler Schock in Bezug auf eines unserer Kinder uns unsere Lust zum Leben raubte.

Hatte ich das Gefühl, dass ich als Mann zu nichts taugte?

Habe ich die Frucht meines Fleisches verloren?

Benoît leidet an Hodenkrebs. Er ist der Jüngste einer Familie mit fünf Kindern, eine Schwester und drei Brüder. Bei seiner Geburt zeigt seine Mutter, die sich sehnlichst ein Mädchen gewünscht hatte, ihre Enttäuschung. Benoît fühlt sich in seiner Haut als Junge nicht wohl und lehnt somit auch seine eigene Männlichkeit ab. In der Schule hat er Probleme mit den anderen Jungen, weil alle aggressiven Spiele und Sportarten ihm widerstreben.

Außerdem fühlt er sich in der Gesellschaft von Mädchen wohler. Er hat ein sanftes, freundliches Wesen und sein Körper weist weibliche Züge auf, ohne jedoch verweichlicht zu wirken. Er hat einen sieben Jahre älteren, sehr männlichen Bruder, der sich über ihn lustig macht und ihn als *"kleines Mädchen"* oder *"Schwuchtel"* bezeichnet. Benoît lehnt diesen Aspekt der Männlichkeit, den ihm sein Bruder vorführt, wieder ab.

Er heiratet mit 23 Jahren, aber zwei Jahre danach verlässt ihn seine Frau. Diese neue Ablehnung löst bei ihm eine tiefe Entmutigung aus und das Gefühl, im Vergleich zu anderen Männern nichts wert zu sein.

Auch Gilbert hat Hodenkrebs. Mit 13 ist er Torhüter in einer Hockeymannschaft, doch dann muss er seinen Platz für einen anderen räumen, von dem es heißt, er sei besser. Auch seine erste große Liebe verlässt ihn wegen eines anderen. Dann erwischt er seine zweite Freundin in den Armen eines anderen Mannes. Sie kommt zu ihm zurück und er heiratet sie. Aber dann verlässt sie ihn wieder wegen eines anderen. Danach ist er völlig mutlos und sein Zustand lässt sich in dem Satz zusammenfassen: *"Ich bin als Mann nichts wert, die anderen sind immer besser als ich."*

Jean-Marc ist Arzt und hat zwei Kinder, die seine ganze Lebensfreude sind. Doch sein sechsjähriger Sohn, der immer vor Gesundheit gestrotzt hatte, verliert den Appetit, klagt über Müdigkeit und Übelkeit. Jean-Marc unterzieht ihn allen möglichen Untersuchungen, um herauszufinden, was mit ihm los ist. Die Ergebnisse eröffnen eine düstere Diagnose: akute myeloische Leukämie. Jean-Marc ist wie vom Blitz getroffen. Er unternimmt alles Menschenmögliche, um seinen Sohn zu retten, doch alles ist umsonst. Sein Sohn stirbt sechs Monate später. Jean-Marc hatte immer gesagt, er würde sein Leben geben, um seinen Sohn zu retten. Er lehnt sich selbst ab, weil er so machtlos ist und trotz seines ganzen rationalen Wissens (*Yang*) nicht imstande war, seinen Sohn zu retten. Drei Monate später bekommt Jean-Marc Hodenkrebs.

Hodenhernie – Hodenbruch

Diese Krankheit kann damit zusammenhängen, dass man sich als Junge nicht recht akzeptiert fühlt. Sie kann ihren Grund auch darin haben, dass man sich bezüglich seiner Männlichkeit in einer ausweglosen Situation fühlt.

Frauen, die schmerzliche Situationen im Umgang mit dem männlichen Geschlecht (Vater, Liebhaber, Ehemann etc.) durchgemacht haben, neigen dazu, dies auf ihre Söhne zu übertragen. Sie können sich ihnen gegenüber sehr hart verhalten und ihnen, auch wenn sie noch so klein sind, sagen: *"Du bist ein Nichtsnutz." "Du bist eine Null." "Du bist ein Esel."* etc.

Diese kleinen Jungen können sich ihrer Mutter gegenüber so nett wie möglich zeigen, um ihr zu gefallen. Und dies trotz der herablassenden Bemerkungen über ihren Vater und sie selbst. Ihre Freundlichkeit kann ausdrücken: "Mama, ich werde so nett sein, dass du mich, auch wenn ich ein Mann bin, einfach lieben musst." Diese Jungen haben oft Probleme mit ihren Fortpflanzungsorganen. Einmal erwachsen können sie ihre Mutter ablehnen und ihren Ablehnungsschmerz auf die Frauen, mit denen sie verkehren oder die sie heiraten, projizieren. Andere greifen wieder zu dem Szenario der Freundlichkeit, um Frauen anzuziehen, die dann ebenso verletzend sein können wie ihre Mutter. Am Anfang stecken sie das Leiden irgendwie weg, aber nach einiger Zeit verschließen sie sich und entfernen sich dann, um sich zu schützen.

Fühle ich mich in meinem männlichen Prinzip gefangen durch das Leiden oder durch die Kontrolle, die eine Frau auf mich ausübt oder mir aufzwingt?

Habe ich eine Entschuldigung Frauen gegenüber auszusprechen?

Muss ich lernen, ausreichend zu lieben, damit niemand mich schlecht behandeln kann?

Um einem kleinen Jungen zu helfen, muss die Mutter ihm von ihren eigenen Wunden in Bezug auf Männer erzählen, ihn dann um Verzeihung bitten und ihm sagen, dass sie ihn liebt und wie glücklich sie ist, weil er ein kleiner Junge.

KAPITEL XIX

Die Ausscheidungsorgane

Wir sprechen von Ausscheidung oder Exkretion, wenn wir über die Eliminierung der flüssigen oder wasserlöslichen Abfallprodukte sprechen.

Harnwege

Zu den Harnwegen gehören die Nieren, die Harnleiter, die Harnblase und die Harnröhre.

➢ Die Nieren

Die Nieren sind die Organe, die unser Blut filtern. Sie dienen zur Ausscheidung von Abfallstoffen und Toxinen, aber auch zur Aufrechterhaltung des osmotischen Gleichgewichts der Körperflüssigkeiten (Blut, Lymphe, interstitielle Flüssigkeit). Die Nierenarterien entspringen direkt aus der Aorta. Bei ihrem Eintritt ins Niereninnere teilt sich die Nierenarterie in immer kleinere Verzweigungen auf, bis sie schließlich auf der Ebene der Glomeruli enden. Jede Niere enthält circa eine Million dieser Gefäßknäuel, die das Filtern des Bluts gewährleisten. Sie setzen sich in den Nierentubuli fort. Die Hauptfunktion der Nieren besteht in der Regulierung des Blutdrucks, in der Aufrechterhaltung des Elektrolytgleichgewichts und in der Ausscheidung der Abfallprodukte.

Auf den Nieren sitzen die Nebennieren. Die Nieren hängen mit diesen Drüsen vom Wurzelzentrum ab, das wiederum mit dem Überleben in Verbindung steht. Probleme mit den Nieren haben mit unseren Unsicherheiten in Verbindung mit unserem Überleben zu tun. Bisweilen sagen wir, dass es uns an flüssigen Mitteln mangelt, um unsere Rechnungen zu bezahlen.

Nierenschmerzen

Vor einigen Jahren hatte ich Schmerzen in der linken Niere, was ich vorher noch nie hatte. Einige Zeit davor hatte ich erfahren, dass einer meiner Nachbarn von Räubern überfallen worden war. Als Folge davon fühlte ich mich stets nicht sehr sicher, wenn ich alleine in dieser Zweitwohnung übernachtete. Ich verpflichtete einen Wächter und der Schmerz war verschwunden. Aber warum die linke Niere und nicht die rechte? Die rechte Körperseite betrifft das Männliche, das Gegenwärtige, das Reale und Konkrete, während die linke Seite das Weibliche, das Abstrakte und Imaginäre betrifft. Meine Angst war nicht real und die Gefahr war nicht unmittelbar. Mein Angst war rein imaginär.

Habe ich Angst, etwas nicht zu erreichen?

Habe ich Angst, das zu verlieren, was ich in jahrelanger Kleinarbeit zusammengetragen habe, oder dass mein Traum zerstört wird, den ich hege?

Habe ich das Gefühl, dass alles um mich herum zusammenbricht?

Nierensteine

Nierensteine bestehen aus Harnsäuresalzen, die aufgrund ihrer hohen Konzentration Niederschläge bilden. Diese Niederschläge können sich im Nierenbecken bilden, dann aber auch weiterwandern in die Harnleiter und in die Blase. Nierensteine halten Flüssigkeiten und damit auch Abfallstoffe zurück.

Es kann sich dabei um Gedanken über uns selbst handeln, weil wir uns nicht mehr informiert haben, oder über andere Personen, von denen wir das Gefühl haben, dass sie uns übervorteilt haben oder uns ruinieren könnten.

Habe ich negative Gedanken gegen eine oder mehrere Autoritätspersonen gepflegt, die mich in den Ruin treiben könnten?

Habe ich eine längere Phase voller Angst erlebt, ausgeschlossen, enteignet oder gar getötet zu werden?

Antoine hat Nierensteine und daher starke Schmerzen. Er ist ein gewissenhafter, kompetenter Zahnarzt mit gutem Ruf. Eines Tages macht einer seiner Kunden in der Überzeugung, Antoine mache nur teure Behandlungen, um dementsprechend hohe Rechnungen ausstellen zu können, ihm einen Prozess. Der Anwalt dieses Patienten reicht zudem eine Klage bei der Vereinigung der

Zahnärzte ein, und dieser droht dem Zahnarzt, ihn auszuschließen, es sei denn, er trete den Beweis an, dass seine Behandlungen sich rechtfertigen lassen.

Dieser Rechtsstreit zog sich über zwei Jahre hin, die Antoine voller Angst erlebte, denn, wenn man ihm seine Arbeitserlaubnis entzogen hätte, wäre er ohne Einkommen und praktisch ruiniert gewesen. Antoine gewann letztendlich, aber hörte nicht auf, Groll gegenüber denen zu empfinden, die für ihn eine Bedrohung bedeutet hatten.

Nephron

Ein Nephron ist die kleinste physiologische Niereneinheit, bestehend aus einem Glomerulus (Filtereinheit) und einem Tubulus (Harnkanälchen, das als Reabsorptionseinheit von Glukose, Elektrolyten und Aminosäuren fungiert), zur Ausscheidung von Kreatinin oder einem Überschuss an Kalium und Wasserstoff.

Nephritis – akute Pyelonephritis – Nierenbeckenentzündung

Entzündung des Niereninterstitiums; die häufigste Nierenerkrankung mit einem infektiösen Herd.

War ich in Wut wegen bestimmter Schwierigkeiten in meinem Leben, wobei ich mit keiner Unterstützung vonseiten meiner mir Nahestehenden rechnen konnte?

War ich voller Wut gegen eine Person, die mich in eine für meine Gesundheit oder mein Leben gefährliche Situation gebracht hat?

Glomerulonephritis

Dabei handelt es sich um eine Nierenerkrankung, bei der es zu einer Entzündung der Glomeruli (den Filtereinheiten der Nieren) kommt. Sie kann entweder asymptomatisch sein oder eine Niereninsuffizienz andeuten. Ist diese Krankheit schwerwiegend, kann sie in Verbindung stehen mit dem Gefühl, dass ein Traum, den man gehegt oder bereits aufgebaut hatte, zunichte gemacht wurde. Ein flüssiges Element kann ebenfalls dabei eine Rolle dabei spielen, wie beispielsweise der Alkoholismus einer nahestehenden Person, wie Überschwemmungen, wie ein Orkan, wie jemand, der ertrunken ist.

Habe ich das Gefühl gehabt, dass das, was für mich immer wichtig war, zusammengebrochen ist?

Gibt es ein Problem mit Wasser, Alkohol oder anderen Flüssigkeiten?

Bright-Syndrom – chronische Nephritis – chronische Nierenentzündung

Degeneration, Nekrose oder Sklerose. In diesem Fall kann Frustration oder Verzweiflung die Person so weit bringen, dass sie sich der Liebe und dem Leben völlig verschließt.

Nierenzyste

Hier handelt es sich um eine mit Flüssigkeit gefüllte Kapsel im Nierengewebe. Bei den Nierenzysten handelt es sich um Zellwucherungen, die durch Verhärtung zu Nierengewebe werden.

Diese Nierenzysten tragen offensichtlich zur Reparation der geschädigten Nieren bei, und zwar sowohl im fötalen Zustand als auch im Laufe des Lebens der betroffenen Person.

Habe ich als Fötus oder in einem bestimmten Augenblick meines Lebens einen großen Schreck erlitten?

Eine junge Frau musste hämodialysiert werden als Folge einer Niereninsuffizienz mit multiplen Nierenzysten. Ihre Ärzte wollten wissen, ob ihre Krankheit erblich bedingt war, und suchten daher bei ihren Kindern nach irgendwelchen Anzeichen; in der Tat hatte eines ihrer Kinder Nierenzysten.

Für sie bedeutete dies: *"Du wirst auch bei der Hämodialyse enden oder aber sehr früh sterben müssen."* Zehn Jahre lang lebte sie praktisch nicht mehr, obwohl sie keine Probleme mit den Nieren hatte. Sie verzichtete auf eine Heirat und auf Kinder. Als sie begriff, dass es nicht die Nierenzysten ihrer Mutter waren, die zu ihrer Niereninsuffizienz geführt hatten, sondern eher ein Problem mit ihren Nieren, hörte sie auf, Angst zu haben und baute wieder Vertrauen ins Leben auf.

Brauche ich Sicherheit wegen einer Situation, die in mir eine große Unsicherheit hervorruft?

➢ Harnblase

Die Harnblase verkörpert unsere Fähigkeit, unser Revier zu markieren. Tiere markieren ihr Revier mit Urin. Probleme mit der Blase betreffen also Emotionen im Zusammenhang mit unserem Revier, also mit unserem persönlichen Raum, das können die Kleider, der Computer, Küchenutensilien, das Auto sein ... Für ein Kind kann dies sein Zimmer, seine Spielsachen, seine Hefte oder seine Kinderwelt sein.

Bettnässen – Enuresis

Hier handelt es sich um das unbeabsichtigte Harnlassen während des Schlafes. Dabei muss man unterscheiden zwischen dem Bettnässen aus Platzgründen und dem aus Angst. Ersteres wird bedingt durch ein Blasenproblem und die zweite Variante durch eine Überaktivität der Nierenfunktion.

Bettnässen aus Platzgründen tritt insbesondere bei Kindern auf, die das Gefühl haben, das, was für sie ihr Revier bedeutet (Bett, Kuscheltier, Schmusedecke), verloren zu haben. Sie können sich in ihrem Zimmer durch ein anderes Kind bedrängt fühlen, weil dieses seine Sachen nicht respektiert. Das Kind kann auch glauben, keinen Platz mehr in der Familie zu haben, wenn noch ein Kind in das Zimmer einzieht oder ein Baby geboren wird. Häufig kommt es vor, dass ein Kind, das bisher sauber war, nach der Geburt eines anderen Kindes erneut Windeln tragen muss. Die meisten Mütter sind der Meinung, dass ihr Kind wie ein Baby behandelt werden will, wenn es ein Bettnässer ist, ohne zu bemerken, dass ihr Kind auf diese Art und Weise zum Ausdruck bringen will, dass es fühlt, dass es seinen Platz verloren hat. Hat die Mutter dies verstanden, kann sie ihr Kind beruhigen, indem sie ihm versichert, dass es genau so wichtig ist wie das Baby. Sie kann ihm hierzu eine Zeichnung machen mit einem großen Herzen, in dem jeder einen spezifischen Platz hat.

Das Kind kann sich auch in seiner Kinderwelt belästigt fühlen von einem Elternteil, der es als Vertrauten für seine Erwachsenenprobleme hernimmt.

Um einem Kind mit diesem Problem zu helfen, muss man ihm bewusst machen, was sein Platz, sein Raum oder sein Bereich ist. Dann muss man mit ihm prüfen, ob es das Gefühl hat, keinen Platz zu haben oder ob es sich in seinem Raum nicht respektiert oder irgendwie in Beschlag genommen fühlt.

Bettnässen aus Angst: Hier hat eine Person Angst, so stimuliert dies das sympathische System, das seinerseits den Herzrhythmus aktiviert und den Blutkreislauf erhöht mit der Folge, dass die Nieren eine erhöhte Filterwirkung leisten müssen. Die Angst stimuliert ebenfalls den Adrenalin- und den Noradrenalinausstoß, was eine Erschlaffung der Blasenmuskeln zur Folge hat.

Immer mehr Kinder leiden unter dieser Form von Bettnässen, denn viele von ihnen leben in einem unsicheren Umfeld wegen der vielen negativen Dinge, die sie zu hören bekommen. Hinzu kommen die Ansprüche der Eltern, die wollen, dass ihr Kind erfolgreich ist, aber sie verstehen nicht, dass sie es damit in ständige Angst versetzen, ihnen zu missfallen. Wenn dann noch einer der Eltern in Wut gerät, weil das Kind sein Bett nass gemacht hat, dann wird dies zu einem Teufelskreis, in dem das Kind immer mehr Angst hat.

Es ist also wichtig, mit seinem Kind zu reden, um zu wissen, ob sein Einnässen mit einem Platzproblem zu tun hat oder mit einer Angst. Das Bettnässen kann bis ins Erwachsenenalter andauern. Aber es ist immer das Kind in uns, das Angst hat oder Raum braucht.

Reizblase

Bei einer reizbaren Blase handelt es sich um abwechselnde, unkontrollierbare Kontraktionen der Muskeln der Blasenwand, die einen unmittelbaren und häufigen Drang zum Harnlassen auslösen; sie kann zu Harninkontinenz führen. Fast immer hängt sie mit Angst oder einer Stresssituation zusammen, die es zu bewältigen gilt.

Habe ich Schwierigkeiten, meine Grenzen aufzuzeigen, Stellung zu nehmen oder mir in meinem Umfeld Respekt zu verschaffen?

Was stresst mich oder macht mir Angst?

Harninkontinenz

Unter diesem Begriff versteht man den unwillkürlichen Harnabgang. Davon betroffen sind hauptsächlich Personen, die das Gefühl haben, dass andere in ihr Revier eindringen. Sie drücken dies manchmal so aus: *"Ich fühle mich in meinem eigenen Haus nicht mehr zu Hause." "Seit mein Mann in Rente gegangen ist oder seit mein Sohn wieder zu Hause ist, habe ich kein Plätzchen mehr für mich."*

Fühle ich mich in meinem Raum, meinen Freizeitbeschäftigungen oder in dem Zeitraum, den ich für mich selbst benötige, bedrängt?

Nicole hat ein Inkontinenzproblem. Sie tanzte gerne, und vor ihrer Heirat gingen ihr Mann und sie oft tanzen. Seit ihrer Heirat geht Nicole nicht mehr aus und auch nicht mehr tanzen. Dann kommt das erste Kind und dann ein zweites und damit fangen ihre Inkontinenzprobleme an. Um das Familienbudget aufzubessern, will sie auch noch auf andere Kinder aufzupassen. Ihre Inkontinenzprobleme, die zuerst nur gelegentlich auftraten, werden von nun an immer häufiger. Die Kinder sind überall im Haus, in jedem Zimmer liegen Spielsachen herum und Nicole hat weder Zeit noch Raum für sich selbst.

Blasenentzündung (Zystitis)

Bei der Blasenentzündung handelt es sich um eine Entzündung der Harnblasenschleimhaut, bisweilen mit Beteiligung tieferer Wandschichten durch pathogene Erreger (Mikroben). In vielen Fällen ist die Blasenentzündung ein Hinweis auf eine Wut, weil wir uns unverstanden oder mit unseren Bedürfnissen nicht respektiert fühlen oder weil es uns nicht gelingt, unser Revier gegen unseren Partner oder unsere Lieben zu verteidigen, die es mit ihren Dingen und ihrem Chaos verletzen und unsere Dinge nicht respektieren.

Angèle ist mit Yves verheiratet. Yves hatte keinen Vater, der ihm beigebracht hätte, wie man sich im sozialen Umgang mit anderen verhält und ihnen Beachtung schenkt. Manchmal ist er total überschwänglich, und andere Male nimmt er überhaupt keine Rücksicht auf seine Frau. Angèle hat ihre häufigen Blasenentzündungen nie verstanden, bis wir über das Ereignis sprechen, das ihrer letzten Blasenentzündung vorausgegangen ist.

Yves wollte an einem abgelegenen Ort zelten gehen. Angèle sagte ihm, dass sie aufgrund ihrer Herzprobleme nicht zu weit weg von Zentren mit medizinischer Versorgung wolle. Yves antwortete ihr: "Du machst dir zu viele Sorgen." Angèle hatte das Gefühl, dass alles, was sie betraf, für ihren Mann keine große Bedeutung mehr hatte, dass seine Wünsche wieder einmal vor ihren kommen würden. Sie war sehr wütend. Am Tag darauf hatte sie wieder eine Blasenentzündung.

Luce hat einen neuen Liebhaber in ihrem Leben. Er schlägt ihr vor, sie auf die Kanarischen Inseln zu begleiten. Nach einigen Tagen Urlaub bekommt sie eine Blasenentzündung. In der Therapie gesteht sie mir, dass sie das Gefühl hatte zu ersticken, weil er sie keinen Moment allein ließ, wo sie doch auch gerne ein bisschen Zeit für sich gehabt hätte.

Ginette hat häufig Blasenentzündungen. Sie ist mit Pierre verheiratet, der Arzt ist. Jedes Mal, wenn er einen Ausflug oder eine Aktivität plant, wird diese häufig im letzten Moment wegen eines Notfalls, dem er Folge leisten muss, wieder abgesagt oder verkürzt. Für Ginette verletzt Pierres Arbeit ständig ihr Territorium, was sie sehr frustriert und sich in ihren Blasenentzündungen ausdrückt.

Bin ich vielleicht wütend oder frustriert, weil ich mich mit meinen Bedürfnissen nicht verstanden oder in meinem Revier nicht respektiert fühle?

Harnverhaltung

Harnverhaltung ist das Unvermögen, unsere Blase vollständig oder unvollständig (nur sehr wenig Harn kann abgegeben werden) zu entleeren. Beim Mann kann die Ursache eine Harnleiterstenose, ein Blasenstein, eine Prostataentzündung oder ein Prostataadenom sein. Bei der Frau kann es ein Sekundäreffekt eines Gebärmuttermyoms sein.

Liegen keine dieser physischen Ursachen vor, will die Harnverhaltung Abschottung ausdrücken gegenüber dem familiären oder beruflichen Platz, den man einzunehmen erhoffte.

Oligurie

Anormal schwache Urinproduktion im Vergleich zu der eingenommenen Flüssigkeit.

Habe ich eher die Tendenz, schnell zu resignieren, statt mein Territorium zu verteidigen?

Hämaturie – Blutharn

Blut im Harn ist in den meisten Fällen eine Sekundärreaktion auf eine Erkrankung der Nieren (Pyelonephritis, Glomerulonephritis), der Harnblase (Blasenentzündung) oder der Harnröhre (Harnröhrenentzündung). Die Hämaturie kann aber auch auf vorhandene Zysten, Tumore oder Nierensteine hinweisen.

Habe ich Emotionen in Bezug auf meine Territorium erlebt, die mich tief getroffen haben?

Zystozele – Blasenvorfall

Darunter versteht man ein Nachgeben der Aufhängungs- und Stützsysteme der Blase. Der Blasenvorfall hängt mit dem unbewussten Wunsch zusammen, keinen Geschlechtsverkehr mehr zu haben.

Angela hat einen Blasenvorfall. Sie war fast 40 Jahren mit Leo verheiratet und sie liebten sich sehr. Dann ist Leo gestorben. Angela hat dies schwer betrübt.

Eines Tages trifft sie einen Witwer, mit dem sie sich anfreundet. Nach einer gewissen Zeit beschließen sie, den Rest ihres Lebens zusammenzubleiben. Einige Monate nach ihrer Hochzeit hat Angela einen Blasenvorfall, der es ihr unmöglich macht, Geschlechtsverkehr zu haben. Sie hatte das Gefühl, Leo untreu zu sein, den sie immer noch liebte.

Ist es möglich, dass ich sexuellen Beziehungen einen Riegel vorschieben will?

Blasentumor

Blasentumore können gut- oder bösartig sein. Sie gehen in vielen Fällen auf nicht ausgedrückte, starke Emotionen in Bezug auf die Missachtung unseres Reviers zurück.

Habe ich in mir viele Emotionen in Bezug auf die Missachtung meines Reviers angestaut?

Harnleiter und Harnröhre

Harnleiter und Harnröhre sind die beide Ausscheidungskanäle. Beschwerden in diesem Bereich haben immer etwas mit einer Enttäuschung oder Frustration zu tun, die auf eine Weigerung zurückgeht, von einer Situation zur nächsten überzugehen.

Die Harnausscheidungskanäle symbolisieren meine Fähigkeit, meine Identifikationsenergie (Urin) fließen zu lassen. Wir können uns u. a. mit einem Ort identifizieren, mit einem Namen, einem Status (verheiratet, ledig) oder einem Beruf (Arzt, Zahnarzt, Psychologe).

Urethritis – Harnröhrenentzündung

Diese Harnwegsentzündung hängt sehr häufig mit Wut oder Bitterkeit zusammen, die wir beim Übergang von einer Situation zu einer neuen Situation (Trennung, Scheidung, Berufswechsel) empfinden. Wir können diese Wut oder auch diese Bitterkeit empfinden, wenn wir das, was uns gehört, verteidigen müssen oder wenn unsere Erwartungen enttäuscht werden. Aber wir können auch in einem zwiespältigen und angstvollen Zustand sein wegen einer schwierigen Wahl, die wir treffen müssen, was wir aber nicht so recht tun, weswegen wir auf uns wütend sind.

Habe ich eine Veränderung in einer Situation erlebt, in der ich mich nicht respektiert fühlte oder die in mir einen faden Nachgeschmack hervorrief?

Mache ich mir Vorwürfe, weil ich mich nicht zwischen Weggehen oder Bleiben entscheiden kann?

Germaine hat eine Harnröhrenentzündung als Folge ihrer Trennung. Ihren Grundsätzen zufolge kann nur der Tod trennen, was durch die Heirat vereint worden ist. Doch ihr Mann verlässt sie unter dem Vorwand, er habe das Gefühl, in der Beziehung zu ersticken. Das wirft ihre Erwartungen und ihre Grundsätze durcheinander. Sie empfindet sowohl eine große Wut als auch eine tiefe Bitterkeit.

KAPITEL XX

Das Drüsensytem und die Energiezentren

Die Funktion der endokrinen Drüsen besteht in der Produktion von Hormonen; diese werden als Inkrete direkt in das Gefäßsystem geleitet, im Gegensatz zu den exokrinen Drüsen, die ihr Sekret nach außen abgeben. Zu den wichtigsten exokrinen Drüsen zählen: die Speicheldrüsen, Talgdrüsen, Schweißdrüsen, Tränendrüsen und Milchdrüsen.

Die wichtigsten endokrinen Drüsen sind die Zirbeldrüse, die Hirnanhangsdrüse (Hypophyse), die Schilddrüse und die Nebenschilddrüsen, die Thymusdrüse, die Bauchspeicheldrüse, die Keimdrüsen (Eierstöcke und Hoden) sowie die Nebennieren.

Manche Drüsen, die sogenannten gemischten Drüsen wie Bauchspeicheldrüse, Eierstöcke und Hoden, haben eine Doppelfunktion, d. h. sie sind sowohl endokrin als auch exokrin.

Die endokrinen Drüsen spielen eine wichtige Rolle für das Wachstum, den Stoffwechsel, die Funktion der Fortpflanzungsorgane und die Regulation des biochemischen Gleichgewichts im menschlichen Körper. Jede dieser Drüsen entspricht einem Energiezentrum unseres Körpers und symbolisiert demnach die Harmonie. Je mehr wir mit unserer Umwelt in Harmonie sind, desto besser funktionieren unsere Drüsen. Aber sobald sich Disharmonie einstellt, werden unsere Drüsen und die ihnen entsprechenden Energiezentren davon berührt.

➢ Die sieben Energiezentren des Körpers oder Chakren

In unserem Körper gibt es ein ganzes Netz von Arterien, Venen und Kapillaren, um das Blut zum Fließen zu bringen. Dasselbe gibt es auch für die Verteilung unserer Energie. Überall dort, wo sich Energiebahnen kreuzen, befindet sich ein "Energiezentrum", auch "Chakra" genannt.

Im menschlichen Körper werden zwei Arten von Energie verteilt: die absteigende kosmische Energie, die von der Sonnenenergie oder der *Yang*-Energie stammt, die Entsprechung des Vaters (der Sonne), und die aufsteigende Erdenergie oder *Yin*-Energie, die der Mutter entspricht (der Erde). Wie wir schon bei den Fortpflanzungsorganen gesehen haben, hat das Zusammentreffen dieser beiden Energien, *Yin* und *Yang*, schöpferischen Charakter.

Sieben Energiezentren sind entlang der Wirbelsäule angeordnet, vom Steißbein bis zum Kopf. Sie werden von der kosmischen und der terrestrischen Energie gespeist und sorgen über ein Netz von Energielinien, Meridiane genannt, für die Verteilung dieser Energie im Organismus.

Das erste Energiezentrum oder Wurzelchakra

Das Wurzelchakra befindet sich am Steißbein Es steht mit unserem Überleben und unseren Grundbedürfnissen in Verbindung (d. h. dem Bedürfnis, sich zu ernähren, eine Behausung zu haben und sich in Sicherheit zu fühlen). Die damit verbundenen Drüsen sind die Nebennieren (kleine Drüsen, die beiderseits den Nieren aufliegen).

Die Nebennieren scheiden verschiedene Hormone ab:

1. Das Aldosteron, das für die Regulation des Elektrolythaushalts zuständig ist.
2. Das Cortison, das eine wichtige Rolle beim Zuckerstoffwechsel spielt und zu einem Anstieg des Blutzuckerspiegels führt. Darüber hinaus wirkt es auf Entzündungsprozesse ein, die es abschwächt oder völlig zum Verschwinden bringt.
3. Die Geschlechtshormone, dies sind Androgene (männliche Hormone) und Östrogene (weibliche Hormone) in geringer Menge, unter Berücksichtigung der Keimdrüsen.
4. Das Adrenalin, auch "Stresshormon" genannt, wird freigesetzt, um auf Notsituationen (Angst, Angriff etc.) zu reagieren. Diese Reaktionen betreffen direkt den Hypothalamus, der die ihm übermittelten Befehle aus-

führt, indem er eine Erhöhung des Herzrhythmus, des Blutzuckerspiegels und der Darmkontraktion bewirkt. Der Organismus ist somit bereit, eine beachtliche Anstrengung zu erbringen. Im Stresszustand ist eine Person in der Lage, körperliche Höchstleistungen zu vollbringen, zu denen sie im Normalzustand nicht imstande wäre. Ein Beispiel: Eine Mutter kann ein Auto anheben, um ihr eingeklemmtes Kind zu befreien.

Wenn wir große Angst um unser Leben haben, das Leben von uns nahestehenden Personen gefährdet ist oder wenn wir großen Stress haben, weil wir nicht mehr ein noch aus wissen, können unsere Nebennieren davon in Mitleidenschaft gezogen werden.

Das zweite Energiezentrum oder Sakralchakra

Das im Bereich des Kreuzbeins (Os sacrum) gelegene Sakralchakra hängt mit Kreativität und Fortpflanzung zusammen. Hier sitzt die stärkste Energie des Körpers. Dieses Energiezentrum hängt mit den Keimdrüsen zusammen, d. h. bei der Frau mit den Eierstöcken und beim Mann mit den Hoden.

Die Eierstöcke produzieren Östrogen, das die sekundären weiblichen Geschlechtsmerkmale bestimmt (weibliche Stimme, Brüste, breites Becken etc.) und Progesteron, das Schwangerschaftshormon. In den Hoden werden die Testosterone erzeugt, die für die sekundären männlichen Geschlechtsmerkmale verantwortlich sind (männliche Stimme, Penis, Muskulatur, Körperbehaarung, Bart etc.).

Das dritte Energiezentrum oder Solarplexus-Chakra

Das dritte Energiezentrum befindet sich in Höhe des Solarplexus oberhalb des Nabels. Es ist das Chakra der Emotionen und Wünsche. Die damit verbundene Drüse ist die Bauchspeicheldrüse.

Bei der Bauchspeicheldrüse handelt es sich um eine Verdauungsdrüse mit Sekretion nach innen und nach außen, die hinter dem Magen gelegen ist. Sie erzeugt Insulin, ein blutzuckersenkendes Hormon (innere Sekretion), und den Bauchspeichel (äußere Sekretion), der die Verdauung begünstigt. Eine Person die viele Emotionen erlebt, kann Schwierigkeiten mit der Verdauung haben. Wenn diese Emotionen fortdauern und die Person eine länger anhaltende Traurigkeit erlebt, weil sie denkt, sie könne diese sie belastende Situation nicht ändern, kann das zu einer Hypoglykämie und in schwereren Fällen zu Diabetes führen.

Häufig wird die Zuckerkrankheit (Hypoglykämie oder Diabetes) mit einem Mangel an Freude assoziiert. Sagen wir nicht auch, eine traurige Person werde verbittert (ihr Leben ist bitter) und dass es ihrem Leben an Süße (Freude) fehle? Im Englischen wird für freudig oder angenehm übrigens das Wort "sweet" benutzt (*sweetheart, sweet life* etc.). Die Traurigkeit dieser Person kann von einem großen Verlust des Selbstwertgefühls (man fühlt sich nicht auf der Höhe) herrühren, vielleicht in Bezug auf tiefe Ängste, Schuldgefühle oder ausgelöst durch eine Situation, die die Person nicht akzeptiert oder aus der sie keinen Ausweg sieht.

Zu starke und häufige Emotionen ziehen viel Energie aus dem Solarplexus, wodurch das Verdauungssystem, das Herz-Kreislauf-System sowie das Nervensystem angegriffen werden, weil diese Zentren miteinander vernetzt sind.

Das vierte Energiezentrum oder Herzchakra

Das Herzchakra, das sich in Höhe des Herzens befindet, ist das Energiezentrum der Liebe. Die ihm entsprechende Drüse ist die Thymusdrüse, die für die Abwehr des Organismus verantwortlich ist. Die Thymusdrüse ist vor allem bei Kindern aktiv. Im Alter von etwa 15 Jahren wird sie von der Kette der Lymphknoten abgelöst. Das Herzzentrum hängt mit dem Herz-Kreislauf-System zusammen. Es ist das Leben, das fließt.

Eine neuere Studie über körperliche Gesundheit und psychisches Wohlergehen hat eindeutig ergeben, dass glückliche Menschen bei weitaus besserer Gesundheit sind. Glück und Lebensfreude hängen direkt mit unserem Immunsystem zusammen. Es ist daher von entscheidender Bedeutung, zuerst sich selbst zu lieben und erst dann die anderen. Jesus sagte: *"Liebe deinen Nächsten wie dich selbst."* Man hat uns zwar beigebracht, dass es egoistisch sei, uns selbst zu lieben, und dass die anderen zu lieben bedeute, bereit zu sein, sich selbst um der anderen willen zu vergessen. Diese nicht immer recht verstandene Lehre führte oft zu Enttäuschungen, Frustration, Vorwürfen und Rachegefühlen. Wenn ich mich für den anderen vergesse, ist die Gefahr groß, dass ich Ähnliches auch von ihm erwarte. Tut er dies nicht, kann ich denken: *"Ich habe alles für ihn getan, aber was tut er nun für mich?"* Dies entspricht gewiss nicht der Lehre Jesu ...

Liebe zu erwarten, ist die sicherste Art, ein Leben voller Frustrationen zu leben, das vielerlei Auswirkungen auf unsere Gesundheit haben kann. Das ist häufig der Preis, den wir zahlen müssen, damit wir lernen, uns selbst zu lieben.

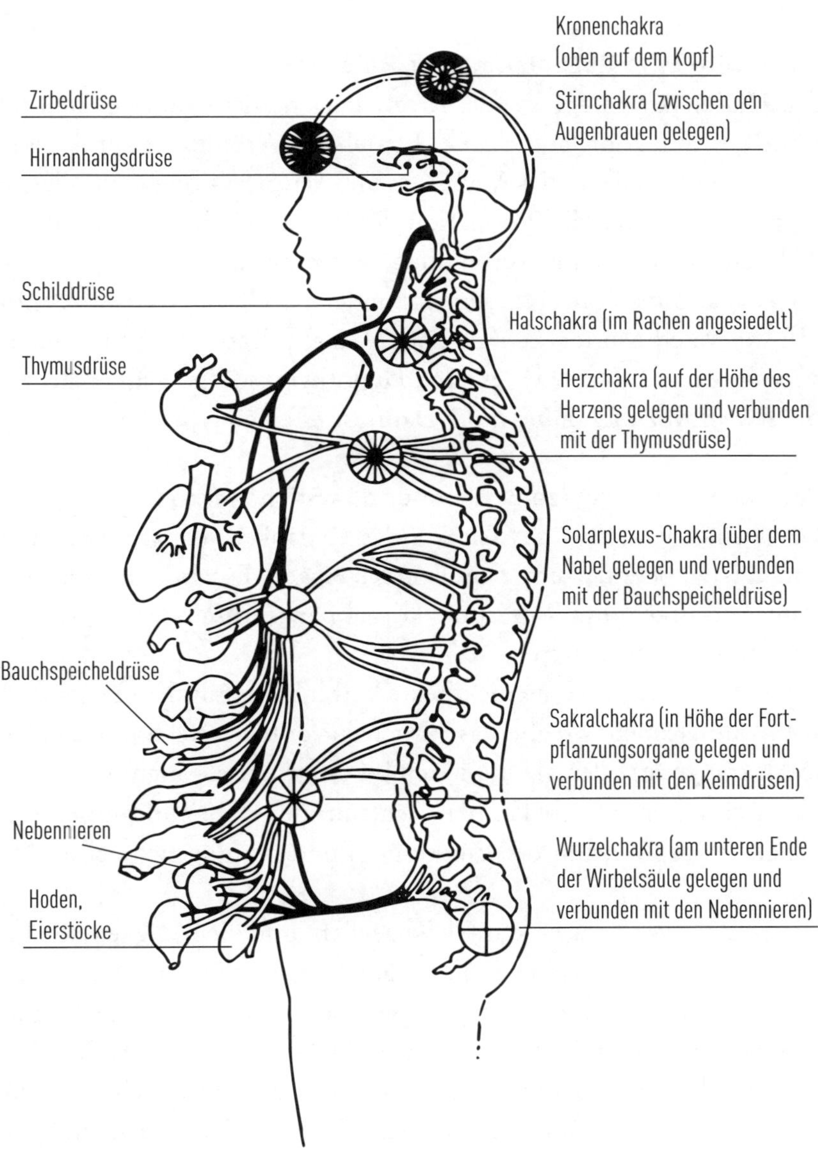

Die Energiezentren (Chakren)

Wenn die Energie des Herzzentrums gut fließt, dann öffnet das die Tür zu den darüber liegenden Energiezentren, wo der Mensch die nötige Energie schöpfen kann, um seine Kreativität, seine Intuition und seine Hellsichtigkeit zu nutzen.

Das fünfte Energiezentrum oder Halschakra

Das Halschakra ist der Sitz der Kreativität und der Kommunikation; es ist in Höhe des Kehlkopfs angesiedelt. Es steht in Verbindung zur Schilddrüse, die eine wichtige Rolle für das Wachstum und den Stoffwechsel im Allgemeinen spielt, vor allem durch die Produktion des Hormons Thyroxin. Probleme mit der Schilddrüse können in Verbindung stehen mit Schwierigkeiten, sich auszudrücken, also man selbst zu sein vor anderen, sehr oft vor einer Autoritätsperson wie Vater, Mutter, Lehrer, Gatte, Chef ... Entweder denkt man: *"Das schaffe ich nie ..."* Dann ist es eine Hypothyreose. Oder man denkt: *"Ihr werdet sehen, wozu ich fähig bin!"* Dann ist es eine Hyperthyreose.

Das sechste Energiezentrum oder das Stirnchakra

Das Stirnchakra, also das Chakra des Gedanken, der Intuition und der Hellsichtigkeit, befindet sich zwischen den Augen. Es wird auch Drittes Auge genannt. Verbunden mit ihm ist die Hirnanhangsdrüse oder Hypophyse, die alle anderen Drüsen steuert.

Dieses Stirnzentrum hat eine direkte Verbindung mit dem Herz- und dem Solarzentrum. Je mehr wir also das Stirnchakra durch Tiefenatmung (allerdings ohne Anstrengung) oder Meditationen beruhigen, desto mehr harmonisieren wir dadurch unser Herzchakra (das Zentrum der Liebe) und unser Solarplexus-Chakra (das Zentrum der Emotionen) und beruhigen so unser Nervensystem.

Die Hypophyse steht für das Gleichgewicht und die Fähigkeit, die Lebenslagen zu meistern. Verlieren wir diese Fähigkeit, weil wir Angst uns überkommen lassen oder weil wir nicht mehr an uns selbst oder an das Leben glauben, können wir in unserem Organismus ein Ungleichgewicht schaffen. Die Hypophyse wird dann kompensierend eingreifen, indem sie die von ihr verantworteten Hormone erhöht oder reduziert. Ein Ungleichgewicht an hypophysären Hormonen kann ebenfalls ein Hinweis auf überhöhten Medikamentenverbrauch sein.

Je aktiver das Stirnzentrum ist, desto mehr höre ich auf meine Intuition und desto größeren Einfluss habe ich auf meine Lebensereignisse.

Das siebte Energiezentrum (siebter Himmel) oder Kronenchakra

Das Kronenchakra befindet sich über dem Kopf und hängt mit der Zirbeldrüse oder Epiphyse zusammen; es entspricht dem Kopfbereich, der beim Baby als Fontanelle bezeichnet wird. Die Epiphyse scheidet das Melatonin aus, ein neurosekretorisches Hormon ähnlich dem Serotonin, das vom Nervengewebe erzeugt wird. Oft wird dieses Melatonin auch als **Schlafhormon** bezeichnet, da es vom Hell-Dunkel-Rhythmus abhängt und bei der Regulation der chronobiologischen Rhythmen eine Rolle spielt.

Außer seiner hormonalen Rolle und seiner Auswirkung auf die anderen Drüsen spielt es eine Rolle bei der Immunität als Antioxidans, indem es die freien Radikalen bindet.

Der Heiligenschein um den Kopf von Heiligen stellt genau die Energie dieses Chakras dar. Meditation und Yoga erleichtern das Gleichgewicht dieser Drüse, während ewige Beschäftigungen mit etwas sie destabilisieren und so zu Schlafstörungen führen können.

➢ Speicheldrüsen

Es gibt sechs Speicheldrüsen: die beiden Ohrspeicheldrüsen, die beiden Unterkieferdrüsen und die paarige Unterzungenspeicheldrüse. Ihre Funktion besteht im Abscheiden von Speichel zur Feuchthaltung des Mundes sowie im Erleichtern der Gleitfähigkeit der aufgenommenen Nahrungsmittel und in deren Auflösung, was das Schmecken erlaubt. Der Speichel regt auch die Verdauung von mehl- und zuckerhaltigen Nahrungsmitteln an. Ebenfalls im Mund sucht das Nervensystem nach den kleinsten Partikeln, die es braucht (wir brauchen dabei nur an die kleinen Nitrattabletten zu denken, die sich Herzpatienten bei einem Anfall von Engegefühl unter die Zunge legen). Depressive Menschen neigen dazu, alles einfach hinunterzuschlucken, und bringen so das Nervensystem um bestimmte angenehme Empfindungen, was ihren Zustand noch verschärft. Eine depressive Person hätte mehr davon, langsamer zu essen und ihre Nahrung besser zu kosten. Nahrung zu kosten bedeutet, das Leben auszukosten ... Der Geschmacksverlust hängt oft mit einem Schuldgefühl zusammen und weil man sich nicht mehr das Recht zugesteht, die guten Dinge des Lebens zu genießen.

Von den Problemen, die im Zusammenhang mit den Speicheldrüsen auftreten, ist das häufigste mit Sicherheit die akute Parotitis, besser bekannt unter dem Namen Mumps. Diese Entzündung der Ohrspeicheldrüsen tritt in der Regel vor allem bei Kindern auf. Kinder haben bisweilen die Tendenz, sich anzuspucken, was Erwachsene nur selten tun, außer wenn sie wirklich Lust haben, einer Person ins Gesicht zu spucken.

Mumps könnte mit der Wut zusammenhängen, dass jemand sie angespuckt hat, oder aber mit ihrem Wunsch, es ihm gleichzutun und ebenfalls jemanden anzuspucken. Daher kommt auch der Ausdruck "*Gift und Galle speien*".

Ein **Tumor an den Speicheldrüsen** kann damit zusammenhängen, dass wir von einer Person, einer Situation oder vom Leben selbst die Nase voll haben.

Hypersalivation

Die Hypersalivation oder krankhaft gesteigerte Speichelabsonderung kann mit einem Bedürfnis nach Zuneigung, Zärtlichkeit und Sicherheit zusammenhängen. Kleine Kinder, die ihre Speicheldrüsen durch einen Lutscher zur Überaktivität anregen, sind häufig davon betroffen. Wenn ich mich darauf beziehe, was meine Kinder erlebt haben, stimmt das genau. Ich habe meine Tochter bis zum Alter von sechs Monaten fast voll gestillt. Sie wollte nie einen Schnuller und brauchte auch nie ein Lätzchen. Mein Sohn ist unter schwierigeren Bedingungen meinerseits auf die Welt gekommen. Ich habe ihn weniger lange gestillt, dann habe ich nach sechs Wochen das nächtliche Stillen durch Fläschchen ersetzt, die ich ihm in seinem Bettchen gab. Mein Sohn hat seinen Schnuller bis zum Alter von über zwei Jahren überall mit sich geschleppt (bis ich ihn verschwinden ließ) und litt noch jahrelang unter übermäßig gesteigertem Speichelfluss. Damals kannte ich nicht die Auswirkungen auf mein Kind. Deshalb empfehle ich erschöpften Müttern, sich zusammen mit ihrem Baby auf ihr Bett zu legen, auch wenn sie ihm das Fläschchen geben. So profitiert das Kind auch in diesem Fall von ihrer Nähe.

Die Hypersalivation im Schlaf bei einem Erwachsenen deutet auf ein unbewusstes Bedürfnis nach Liebe, Zärtlichkeit und gefühlsmäßiger Sicherheit hin.

Habe ich Angst davor, verlassen zu werden, oder lebe ich in einem Mangel an affektiver Sicherheit?

Hyposalivation

Hier handelt es sich um einen Mangel an Speichel, der vor allem bei Personen auftritt, die schlecht durch die Nase atmen und deshalb dazu neigen, durch den Mund zu atmen. Lebensunlust oder die Angst, sich auszudrücken, können ebenfalls den Mund austrocknen.

➢ Talgdrüsen

Die Talgdrüsen verteilen ein öliges Sekret entweder über die Hautoberfläche oder in die Haarbälge

➢ Schweißdrüsen

Aus den Schweißdrüsen wird Schweiß ausgeschieden. Der Hauptzweck des Schweißes besteht in der Regulierung der über die Körperoberfläche verlorenen Wärmemenge und in der Aufrechterhaltung einer in etwa konstanten Körpertemperatur. Übermäßiges Schwitzen bei gemäßigten oder kalten Temperaturen hängt häufig mit Stress, Nervosität oder Angst zusammen. Wenn wir vor allem schwitzige Achseln und/oder Hände haben, kann dies mit Nervosität zu tun haben bezüglich der Dinge, die wir zu erfüllen haben, wie zum Beispiel eine medizinische Untersuchung machen zu lassen, sich einem Leistungsvergleich zu stellen oder in der Öffentlichkeit zu sprechen usw.

Warum verunsichert mich das, worum man mich bitten könnte?

Wenn der Schweiß vor allem die Füße betrifft, kann dies mit Nervosität zu tun haben oder mit Unruhe wegen der Richtung, die ich einschlagen möchte oder in der ich mich bereits engagiert habe.

Was beunruhigt mich zur Zeit in meinem Leben?

Wenn das Schwitzen den ganzen Körper betrifft:

Habe ich Angst, auf frischer Tat ertappt oder beurteilt zu werden?

➢ Tränendrüsen

Aus den Tränendrüsen wird eine alkaline Flüssigkeit ausgeschieden, die Tränen. Sie schützen unsere Hornhaut und verhindern die Entwicklung einer Mikrobenflora in den äußeren Schichten des Auges. In Phasen von Heilung ist diese Tränenfunktion verstärkt, was auch erklärt, warum bei großer Müdigkeit unsere Tränen fließen können, obwohl wir gar nicht traurig sind.

Nach einer lang andauernden Entbindung oder einem chirurgischen Eingriff kommt es oft vor, dass der Patient weint. Dies wird im Krankenhaus oft mit einer Depression verwechselt, während es sich um eine Phase von Wiederaufbau und Reparatur handelt. Diese Tränen setzen nämlich Toxine frei, bauen Spannungen ab und beruhigen den Geist.

Trockene Keratokonjunktivitis oder Okularvertrocknung oder das Syndrom trockener Augen: Ist der Tränenfluss unzureichend oder fehlt es gar an Tränen, hat dies zur Folge, dass Horn- und Bindehaut des Auges beeinträchtigt werden. Dies zeigt sich insbesondere in Form des Sjögren-Syndroms, einer fortschreitenden und nicht heilbaren Autoimmunerkrankung. Dabei greift das Immunsystem der betroffenen Person die Produktionsdrüsen von Speichel und Tränen an und zerstört sie. Dieses "Syndrom der trockenen Augen" kann ein Gefühl von Brennen oder Jucken hervorrufen. Am Morgen können die Augenlider verklebt sein und die Augen selbst empfindlicher bei Licht und Wind sein. Eine Seminarteilnehmerin litt unter diesem Syndrom. Sie war mit ihrem Mann nach Frankreich umgezogen, aber sie bewahrte für sich eine große Traurigkeit, weil sie ihr Land verlassen hatte.

Gibt es eine Traurigkeit, die ich mir nicht erlaube zu empfinden?

Ist Weinen für mich gleichbedeutend mit Schwäche oder mit Manipulation der anderen mittels meiner Tränen?

Habe ich das Gefühl, schon zu viel geweint zu haben?

KAPITEL XXI

Die Schlüssel zu Gesundheit und zum Wohlbefinden

> Die Gesundheit hat ihren Ursprung außerhalb der medizinischen Sphäre. Sie hängt von der Beachtung unveränderlicher Gesetze ab. Die Krankheit ist die Folge der Verletzung eben dieser Gesetze.
>
> E. G. White

In diesem letzten Kapitel möchte ich meinen Lesern einfache, aber effiziente Schlüssel zu einem besseren Wohlergehen anbieten. Diese Auswahl erhebt keinen Anspruch auf Vollständigkeit, denn das Thema ist sehr weitläufig, aber es ist eine kleine Zusammenfassung der Regeln, die wir im Alltag anwenden können, um bei guter Gesundheit zu bleiben.

Richtig Atmen

Die Luft, die wir einatmen, enthält Brennstoff, den wir in jedem Moment unseres Lebens benutzen, um unsere Milliarden von Zellen mit Energie zu versorgen. Darüber hinaus enthält sie chemische Substanzen, die unseren Körper reinigen und unsere Nerven- und Körperzellen erneuern.

Leider atmen die meisten Menschen automatisch und oberflächlich, ohne die Bedeutung der Atmung zu kennen.

Da wir immer mehr im Haus leben und deshalb unsere Atmungsfunktion weniger nutzen, führt dies zu Müdigkeit, Konzentrations- und Erinnerungsmangel,

Stress, Nervosität und bisweilen auch zu Angst und Depressionen, denn der Blutfluss im Gehirn nimmt ab, und das Blut ist nicht mehr ausreichend mit Sauerstoff angereichert, um die bei geistigen Arbeitsprozessen anfallenden Giftstoffe auszuscheiden. Denken wir nur daran, was in den überheizten Klassenzimmern passiert: Die Schüler schlafen ein. Sobald die Fenster aufgemacht werden, kommt neues Leben in die Klasse.

Denken wir auch an die Großstädte mit ihrer Umweltverschmutzung, die eine Einschränkung der Atmungsfunktion erzwingt. Hier sind Stress, Nervosität und Depressionen ausgeprägter als auf dem Land oder im Gebirge, denn die Luft, die wir einatmen, enthält nicht nur Sauerstoff, sondern auch Lebensenergie, die wichtig ist für unsere Widerstandskraft und unser Wohlergehen.

Die Vorteile einer guten Atmung:

- Sie beruhigt unser Nervensystem, denn das *Prana* wirkt direkt auf den Solarplexus (unser Energiezentrum der Gefühle und Wünsche) und hilft uns daher, unsere Gefühle und Emotionen, wie Angst, Wut, Schüchternheit und Lampenfieber, zu beherrschen.
- Sie hilft uns, uns sicherer zu fühlen, und dies hat eine Steigerung unseres Selbstvertrauens zur Folge.
- Sie erhöht unsere Widerstandskraft gegen Krankheiten.
- Sie erhält uns unsere Vitalität und unseren jugendlichen Elan länger; unsere Haut und unser Gewebe altern weniger schnell.
- Sie bewirkt eine größere innere Ruhe und öffnet unsere Bewusstseinskanäle.

Wer Selbstbeherrschung erreichen will, muss ein Anhänger von Tiefenatmung sein. Wie funktioniert die Tiefenatmung? Sie besteht aus vier Schritten und kann im Stehen, Sitzen oder Liegen ausgeführt werden.

Zunächst atmen wir über die Nase ein und lassen die Luft durch das Aufmachen des Zwerchfells in den unteren Teil der Lungen fließen, dann lassen wir die Luft allmählich in den oberen Teil der Lungen fließen, indem wir die Schultern leicht heben. Nun machen wir eine erste Pause, in der wir die Luft einige Sekunden lang anhalten. Dann atmen wir langsam wieder aus, so langsam wie möglich, indem wir im unteren Bauchbereich beginnen, wobei wir spüren, wie dieser sich zusammenzieht. Dann machen wir eine zweite Atempause und fangen wieder mit dem Einatmen an.

Eine meiner Lieblingsatemübungen besteht im morgendlichen tiefen Atmen im Freien in Richtung der aufgehenden Sonne (nach Osten), wobei ich das Atmen mit positiven Gedanken und Bildern begleite. Ich atme ein und stelle mir dabei vor, dass Kraft, Freude und Harmonie in mich einströmen und so jede meiner Zellen nähren. Ich halte diesen Zustand ein paar Sekunden lang aufrecht und atme dann aus. Dabei denke ich oder stelle mir vor, dass alle negativen Gedanken, die ich loswerden will, jede meiner Zellen verlassen. Ich beende diese Atemübung (meistens drei Atemzyklen lang), indem ich mich bedanke und mich von Kopf bis Fuß mit einer schönen weißen Lichthülle umgebe. Ich denke dann, dass nur Liebe und Frieden in diese Hülle eindringen und aus ihr hinausfließen können. Im selben Moment sende ich auch Gedanken der Harmonie an alle, die sie nötig haben.

Diese Übung kann man zu jeder Tageszeit machen. Wichtig ist nur, dass wir uns daran gewöhnen, immer gut zu atmen. Allmählich steigern wir so unsere Atmungskapazität ganz automatisch. Wir sollten auch vor jeder körperlichen Anstrengung gut atmen (Treppen steigen, schwere Lasten transportieren oder im Winter gegen die Kälte ankämpfen), aber auch vor jeder intellektuellen Anstrengung (Prüfung ausarbeiten, Vorstellungsgespräch durchstehen) sowie in jeder Situation, die uns Angst macht oder stresst. Dieses tiefe Atmen schenkt uns Ruhe, Energie, Kraft, Sicherheit und Wohlergehen.

Sich gut ernähren

Unser Körper, dessen Struktur höchst komplex ist (es wird geschätzt, dass er sich aus etwa hunderttausend verschiedenen Substanzen zusammensetzt), wird dank der ihm über die Nahrung zugeführten chemischen Substanzen gebildet und erhalten. Jeden Tag sterben Tausende von Zellen ab und müssen ersetzt werden. Diese Rolle der Erhaltung des Lebens und des Stoffwechsels kommt der Ernährung zu. Deshalb müssen wir unsere Nahrungsmittel so auswählen, dass unserem Organismus die ganze Vielfalt an Substanzen zugeführt wird, die er dafür braucht.

Wir Menschen in den industrialisierten Ländern, wo Überangebote und Schnelligkeit regieren, haben den Instinkt bei der Auswahl unserer Nahrungsmittel verloren. Wir essen schnell, weil wir wenig Zeit haben, um unsere Sinne zu befriedigen und eine Leere auszufüllen (Langeweile, Mangel an Zuneigung,

Unzufriedenheit, Frustration). "Fast food" (leere Nahrung) ist in. Sowohl beim Konsum als auch bei der Zubereitung befinden wir uns im Zeitalter der Mikrowelle, und wir lassen unsere Hühner genauso schnell "sprießen" wie Champignons. Durch diesen Rhythmus entfernen wir uns von den nährenden Brüsten von Mutter Erde und lassen unseren physischen Organismus verarmen.

Außerdem müssen wir unseren Instinkt zur Erkennung der Art und Weise und der Menge an Nahrungsmitteln, die unser Organismus nötig hat, erst wieder entdecken. Diese Faktoren können von einer Mahlzeit zur anderen und von einem Tag zum anderen variieren. Manche Menschen brauchen, je nachdem wie viel Energie sie verbraucht haben, manchmal reichlichere Mahlzeiten, während andere, die hauptsächlich einer sitzenden Tätigkeit nachgehen, auch schon mit kleineren Mengen gut funktionieren können. Wichtig ist dabei, dass jeder seine Reaktionen auf die eine oder andere Menge an Nahrungsmitteln kennt und seine Verhaltensweise danach ausrichtet. Wir haben gesehen, dass sowohl Überfluss als auch Mangel ein Ungleichgewicht erzeugen. Also Achtung vor Nahrungsmittelmissbrauch oder allzu strikten Diäten!

Gut essen ist eine Sache, die Nahrungsenergie gut zu assimilieren eine andere. Deshalb ist ein gutes Funktionieren der Verdauung genauso wichtig wie die Ernährung selbst. Auch die Atmosphäre, in der wir unsere Mahlzeiten einnehmen, hat einen Einfluss auf unsere Verdauung. Wenn die Stimmung ruhig und entspannt ist, funktioniert die Verdauung gut; ist die Stimmung angespannt oder von Angst oder Unruhe geprägt, ist auch die Verdauung angespannt und es kann manchmal zu Verdauungsbeschwerden kommen.

Ein Faktor, der die Verdauung fördert, ist das angemessene Kauen, wodurch die Nahrung zerkleinert und mit Speichel durchsetzt wird, damit sie besser schmecken und auch besser geschluckt werden kann. Die Tatsache des Schmeckens ist sehr wichtig, denn unser Geschmacksorgan, die Zunge, besitzt besondere Rezeptoren des Nervensystems für die Entdeckung der biochemischen Energie. Die Sensibilität für die vier grundlegenden Geschmacksrichtungen ist nicht in allen Zungenregionen dieselbe.

Wenn wir uns die Abbildung ansehen, verstehen wir, dass wir, wenn wir zu schnell schlucken, die Nahrungsmittel mehr auf dem hinteren Teil der Zunge schmecken, die dem bitteren Geschmack entspricht. Da unsere Geschmackspapillen Rezeptoren für die Geschmacksempfindung enthalten, die das Nervensystem über die aufgenommene Nahrung informieren, kann das Nervensystem bei Erhalten einer nicht korrekten Information einen Wunsch aktivieren, der einem Geschmack entspricht, den es vermisst. Eine Art und Weise, unser

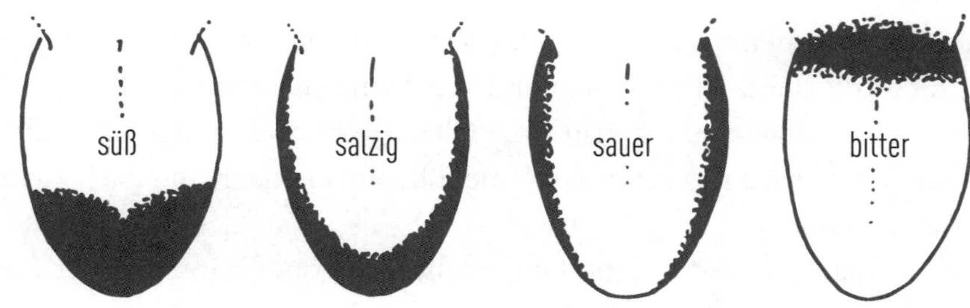

Verlangen nach Süßigkeiten zu reduzieren, besteht im besseren Schmecken unserer Nahrungsmittel mit der Zungenspitze.

Depressive Menschen neigen häufig zum schnellen Hinterschlucken. Das Nervensystem bekommt dabei nur die bitteren Geschmacksnoten zu schmecken. Wundert es uns da noch, dass sie so viel Bitterkeit erleben? Für diese Personen würde ein besseres Schmecken ihrer Nahrungsmittel zweifellos zu einer größeren Lust führen, das Leben zu genießen und zu schätzen.

Einige Ratschläge zur besseren Ernährung:

1. Wählen Sie gesunde, natürliche Nahrungsmittel aus, die möglichst wenig chemische Substanzen enthalten. Je frischer, vollwertiger und naturbelassener diese Nahrungsmittel sind, umso mehr Leben und Energie führen sie unserem Körper zu, besonders wenn wir auf eine schonende Zubereitung achten oder sie roh essen.

2. Erkennen Sie Ihre wahren Bedürfnisse: die Uhrzeit, zu der wir Hunger haben, den Geschmack, den unser Organismus uns übermittelt, und die Menge, die er verlangt. Das hilft uns, unseren eigenen Stoffwechsel zu erproben. Jede Person ist verschieden und ihre Bedürfnisse sind es ebenfalls. Wenn wir diese Regeln beachten, wird unser Stoffwechsel ausgeglichen und trägt dazu bei, unseren Gesundheitszustand zu erhalten oder ihn zu verbessern.

3. Essen Sie in einer ruhigen und freundlichen Atmosphäre. Vermeiden Sie problematische Diskussionen mit emotionalem Beigeschmack beim Essen. Verwandeln Sie diese Zeit in einen Moment der Entspannung.

4. Kauen und genießen Sie Ihre Speisen, insbesondere mit Ihrer Zungenspitze, um Ihr Nervensystem richtig zu ernähren.

Ich habe hier vom **Geschmack** als dem wesentlichen Element zur Ernährung meines Nervensystems gesprochen, das ja mit unseren feinstofflichen Körpern in Verbindung steht. Auch meine anderen Sinne müssen natürlich genährt werden, sonst leidet mein psychisches Gleichgewicht darunter. Wir müssen uns daran erinnern, dass alles, was wir nicht benutzen, nach und nach zu funktionieren aufhört.

Meine **Augen** wollen schöne Dinge sehen. Schönheit löst auf der Ebene unserer Seele eine harmonische Resonanz aus. Je mehr wir diese Schönheit auch in uns selbst sehen können, umso mehr sind wir auch imstande, sie außerhalb von uns zu sehen. Die Kleidung, die wir tragen, der Ort, an dem wir wohnen, alles, was uns umgibt, hat einen beträchtlichen Einfluss auf unser Wohlbefinden. Wir atmen besser in einer ordentlichen und sauberen Umgebung. Unordnung, Schmutz und Hässlichkeit wirken der Harmonie entgegen und haben immer einen deprimierenden Effekt. Personen, die zu depressiven Zuständen neigen, sollten sich daher in ihrem eigenen Interesse eine Welt der Ordnung, Sauberkeit und Schönheit schaffen. Wir wissen, dass das Äußere das Innere widerspiegelt, aber das Äußere beeinflusst auch das Innere.

Meine **Ohren** müssen melodiöse Klänge hören. Die Natur schenkt uns melodiöse Töne wie das Gezwitscher der Vögel, das Rauschen der Wellen, das Murmeln der Bäche. Sich Zeit zu nehmen, innezuhalten und auf diese Töne zu lauschen, nährt unsere Hörfunktion und fördert unsere innere Ruhe. Auch bestimmte Musik und Lieder beeinflussen unser Verhalten. Traurige Lieder lassen uns melancholisch werden, schrille Musik löst Ängste und Aggressivität aus. Angespannte oder angstbessesene Personen sollten viel Entspannungsmusik hören.

Meine **Nase** muss sanfte Düfte riechen. Auch in diesem Fall hat die Natur für die Befriedigung dieses Bedürfnisses gesorgt, indem sie uns mit einer großen Vielfalt von Düften und Aromen von Blumen, Früchten, Gemüse, Feldern und Wäldern umgeben hat. Wenn wir innehalten und diese sanften Düfte einatmen, nähren wir damit unseren Geruchssinn und atmen Leben ein. Manche Gerüche sind aggressiv und gesundheitsschädlich, wie etwa bestimmte Gase. Unser Geruchssinn hat auch seine Grenzen. Nach einer bestimmten Zeit riechen wir dieses Gas nicht mehr, aber trotzdem schadet es uns weiter. Intelligenter wäre es, uns unangenehmen Gerüchen erst gar nicht auszusetzen.

Meine **Haut** sollte gestreichelt werden. So wie wir unsere Möbel polieren, indem wir sie mit einem weichen Tuch abreiben, hat auch unsere Haut das Bedürfnis, sanft und zart berührt zu werden, denn sie ist größtenteils von

Empfindungsrezeptoren durchzogen. Das Gefühl des Berührens ist wichtig. Kinder, die nicht genug gestreichelt wurden, klammern sich häufig an einer weichen Decke oder einem Schmusetier fest. Erwachsene wählen sich Haustiere (Katze, Hund), um ihr Bedürfnis nach Streicheln und Liebkosen zu erfüllen. Diese Berührungsempfindungen bewirken eine Entspannung des Körpers. Deshalb führen auch sanfte Massagen zu einer vollkommenen Entspannung des Körpers. Sie nähren unser Bedürfnis nach Zuneigung, stimulieren die Energie und können uns auch helfen, eine Situation klarer zu sehen. Wir sollten nicht vergessen, dass wir uns auch selbst massieren und so unseren Körper liebkosen können; dies erhöht unser Wohlbefinden. Eine der Übungen, die ich bei meinen Seminaren immer empfehle, besteht darin, unsere Gesichtshaut zu streicheln und ihr unsere Liebe auszudrücken (wir können dazu, wenn wir wollen, eine zarte Gesichtscreme verwenden). Probieren Sie diese Übung zwei Wochen lang aus, und Sie werden eine Veränderung in der Beschaffenheit Ihrer Haut feststellen. Sie wird weicher und leuchtender.

Übungen machen und Ruhe genießen

"Wer rastet, der rostet", diese gute alte Maxime erinnert uns daran, dass wir uns bewegen und aktiv sein müssen. Alles Lebende ist in Bewegung, während die Trägheit den Verfall fördert. Unser physischer Körper braucht Bewegung, Übungen, um seine Kraft und seine Widerstandskraft zu erhöhen, um die überschüssigen Kalorien zu verbrennen und einen besseren Blutfluss zu gewährleisten. Der Fortschritt erleichtert uns das Leben, macht es bequemer, aber er ist auch oft gleichbedeutend mit "Trägheit". Statt eine Treppe hochzusteigen, reicht es, einen Knopf zu drücken, damit uns der Aufzug dorthin bringt, wo wir wollen. Ein anderer Knopf sorgt dafür, dass unser Geschirr gespült wird, ein anderer, dass der Ofen gereinigt wird oder wir auf einen anderen Fernsehsender wechseln, der uns übrigens stundenlang hypnotisiert.

Die Folge davon ist, dass die Muskelkraft unseres Körpers dadurch geschwächt wird, dass die Arterien voller Fettablagerungen sind, die sie verengen und dadurch den Blutkreislauf behindern. Verschiedene kleinere Blutgefäße atrophieren, die Muskeln werden mit weniger Blut und folglich auch mit weniger Sauerstoff versorgt. Die Beseitigung der Stoffwechselschlacken und Abfallstoffe aus dem Körper wird dadurch behindert, was ein Auftreten von

Cellulitis, Müdigkeit und Erschöpfung sowie Übergewicht begünstigt und mit der Zeit zu einer Versteifung des gesamten Organismus führt.

Die Übungen bestehen darin, einer Aktivität nachzugehen, bei der unsere Muskulatur aktiv und unsere Gehirntätigkeit entspannt ist. Wandern, Schwimmen, Radfahren, Skiwandern sowie Schlittschuhlaufen sind exzellente Übungen, um ein gutes Funktionieren der Systeme von Nerven, Herz-Kreislauf und Verdauung zu fördern.

Wichtig ist dabei, schrittweise vorzugehen ... Wir können beispielsweise unser Auto zwei Hausecken weiter weg von dem Ort parken, zu dem wir müssen, lieber die Treppen statt den Aufzug nehmen, mit unseren Kindern Ball spielen. Kurz und gut, wir sollten jede kleinste Gelegenheit nutzen, um uns jeden Tag ein bisschen mehr körperlich zu betätigen. Wenn wir in Form sind, sind unsere Gedanken klarer, haben wir mehr Enthusiasmus, bessere Laune und fühlen uns wunderbar lebendig.

Sich entspannen können

In unserer Welt, in der wir die Zeit am Arm mit uns herumtragen, in der jede Minute zählt, wird das Ausruhen häufig als verlorene Zeit angesehen, wenn nicht gar als Faulheit. Ausspannen darf man normalerweise nur im Urlaub. Unsere hunderttausend Aktivitäten nehmen unsere gesamte Zeit in Anspruch, und der einzige Moment zum Ausruhen, den wir uns gönnen, ist oft der Schlaf. Doch wenn wir uns völlig erschöpft schlafen legen, erfüllt der Schlaf nicht immer seine heilende und reparierende Wirkung, wie wir es uns wünschen. Deshalb stehen wir morgens häufig mit einem Gefühl der Unausgeruhtheit auf, und wenn wir diesen Rhythmus weiter so beibehalten, führt uns das zu Erschöpfung und burn-out. Eine von deutschen Forschern erstellte Studie hat gezeigt, dass das menschliche Wesen dazu gemacht ist, mindestens drei Ruhephasen am Tag zu haben.

Entspannung ist für unseren Körper lebenswichtig. Sie erlaubt es uns, wieder Energien aufzutanken. Deshalb ist es gut, genügend Zeit und geeignete Methoden zur Entspannung vorzusehen. Menschen, die das Leben zu ernst nehmen und sich nicht genug Zeit zur Ablenkung gönnen, sind häufig Magengeschwür- und Herzinfarktkandidaten; Geschäftsleute gehören meist zu dieser Kategorie.

Tiefenatmung, Entspannung, Meditation, Massagen, sanfte Musik, heiße Bäder oder Bäder im Whirlpool haben einen beruhigenden und therapeutischen Effekt, der unsere Entspannung fördert. Wärme hilft dem Körper, sich zu entkrampfen. Wenn wir Schwierigkeiten mit dem Schlafen haben, weil wir zu angespannt sind, hilft uns ein heißes Bad mit sanfter Musik und Kerzenschein beim Entspannen. Wir können auch eine CD mit angeleiteten Entspannungsübungen verwenden, um uns auf den Schlaf vorzubereiten. Der Schlaf und das Ausruhen erfüllen verschiedene Funktionen. Die Müdigkeit kann auf einen Mangel an Motivation oder ein Übermaß an körperlicher Anstrengung zurückgehen. Sie erfordert ein Ausruhen des physischen und mentalen Körpers. Der Schlaf erlaubt es der Seele, mit ihren ätherischen Körpern in den kosmischen Fluss einzutauchen, während das Gehirn sich regeneriert und entspannt, weil es von den Sinnesorganen nicht mehr gefordert wird.

Ein läutendes Telefon kann mitten in der Nacht häufig Palpitationen auslösen, weil es die feinstofflichen Körper zur überhasteten Rückkehr in den physischen Körper zwingt.

Die Nacht ist auch eine ideale Zeit zum Lernen ohne Anstrengung, weil wir dann weder an Zeit noch Raum gebunden sind. Unsere Träume können uns Antworten und Erleuchtungen bringen und uns sogar von einem Übermaß an Emotionen befreien. Wie bei der Ernährung ist das Bedürfnis nach Schlaf von Person zu Person verschieden. Wichtig ist, seine eigenen Bedürfnisse zu kennen und zu respektieren, ohne sich mit seinem Umfeld zu vergleichen.

Wie kann man gesund sein, wie sich wohler fühlen?

Machen Sie Dinge, die Ihnen Freude bereiten
und Ihnen das Gefühl geben, Ihr Leben gut zu nutzen.

Achten Sie aufmerksam auf sich selbst und Ihre Bedürfnisse.

Lassen Sie alle negativen Gefühle und Emotionen los,
die Sie in sich angestaut haben.

Kultivieren Sie in Ihrem Geist positive Bilder.
Setzen Sie sich Ziele, die Sie begeistern.

Finden Sie heraus, was Sie im Leben wirklich machen wollen.
Finden Sie Mittel, um Ihre Liebe auszudrücken.

Lieben Sie sich selbst und lieben Sie die anderen.

Schaffen Sie sich Beziehungen, in denen es viel Spielerisches,
Amüsantes und Liebes zu erleben gibt.

Heilen Sie sich von allen traumatischen Beziehungen
aus Ihrer Vergangenheit, insbesondere von jenen mit Ihren Eltern
und Ihnen nahestehenden Personen.

Entscheiden Sie sich, sich Ihrem Wohlergehen und Glück zu widmen.

Akzeptieren Sie sich selbst und akzeptieren Sie alles,
was in Ihrem Leben passiert, als eine Möglichkeit
zum Wachsen und Weiterentwickeln.

Lernen Sie, aus jeder Erfahrung, die Sie machen,
so viel wie möglich für sich zu entnehmen.

Immer weiter nach vorne mit Ihrem Sinn für Humor!"

Christian Tal Schaller

Nachwort

> Ein guter Führer muss seine Anhänger genauso weit voranbringen, wie er selbst gekommen ist.
>
> Osho Rajneesh

Mit einer einfachen Sprache aus Bildern, persönlichen Beispielen und Erfahrungen wollte ich Sie genauso weit führen, wie ich selbst gegangen bin. Ich habe nicht den Anspruch zu glauben, dass dieser Ansatz der einzig richtige ist, aber ich bin überzeugt davon, dass er zu einem wirksameren Vorgehen in allen Disziplinen des Gesundheitswesens beitragen kann, egal ob es sich nun um Schulmedizin, ganzheitliche Medizin, sanfte Medizin oder Alternativmedizin handelt.

Meine Hoffnung geht dahin, dass sich Homöopathen, Akupunkteure, Reflexologen, Psychologen, Psychotherapeuten etc. gegenseitig zugunsten eines besseren individuellen und globalen Wohlbefindens respektieren und helfen mögen. Eine Voraussetzung dafür ist, dass wir unsere Unterschiede erkennen und akzeptieren und dass wir bereit sind, die Liebe zur Macht aufzugeben, damit die Macht der Liebe wachsen kann.

ANHANG 1

Hat Sie dieses Buch begeistert und möchten Sie Ihr Wissen über die Sprache Ihrer Beschwerden und Ihrer Krankheiten weiter vertiefen? Fragen Sie sich jetzt, wie Sie sich von dem Ihren Beschwerden oder Ihrer Krankheit zugrundeliegenden Leiden befreien können?

Wenn wir einen Aspekt unseres Lebens, unter dem wir leiden, verändern oder umwandeln wollen, sind drei Schritte entscheidend:

Der erste Schritt besteht in der Bewusstwerdung. Wir können uns nicht von etwas befreien, dessen wir uns nicht bewusst sind.

Der zweite Schritt besteht im Erkennen und Akzeptieren dieses tatsächlichen Zustands. Diese zweite Phase besteht also im Herstellen eines Zusammenhangs zwischen Ursache und Wirkung, der zweifelsohne besteht.

Der dritte Schritt besteht in der befreienden Handlung. Es geht also um die Handlung, die es uns erlaubt, einen Zustand des Leidens in einen Heilungsprozess hin zu einem besseren Wohlergehen umzuwandeln.

ANHANG 2

Durch ihre Bücher, ihre Vorträge sowie durch die in Metamedizin ausgebildeten Therapeuten und Berater trägt Claudia Rainville zu einem großen Bewusstseinserwachen bei für die Menschen, die auf der Suche nach sich selbst und mehr Wohlbefinden sind.

Wenn Sie nach einer Beratung in Ihrer Nähe suchen oder ein Seminar über "Die Befreiung des emotionalen Gedächtnisses" bei einem Berater oder Therapeuten für Metamedizin buchen möchten, dann besuchen Sie unsere Webseite:

http://de.metamedecine.com

Oder auf Facebook:

www.facebook.com/MetamedizinDE/

Nur die auf der offiziellen Metamedizin-Seite aufgeführten Therapeuten sind dazu befugt, eine Beratung durchzuführen oder ein Seminar zu leiten. Metamedizin ist eine geschützte Warenmarke.

REGISTER

Absenken des Fußgewölbes 285
Abszess am Bein 274
Achillessehne 286
Achselhöhlen 250
Adenofibrome 436
Adenoide Vegetationen 340
Adenokarzinome 437
After 415
Agoraphobie 170, 180
Aids 147
Akne 321
akute Pyelonephritis 453
Alkoholismus 128, 295, 402
Allergien 104, 338
Alopecia areata 331
Alopezie 329
Altersweitsichtigkeit 303
Alzheimer-Krankheit 127
Amigdalitis 343
Analabszess 416
Analfissur 415
Analfistel 416
Anämie 375
Angina 342
Angina pectoris 363
Angst 169, 175 ff.
Angst vor Kontrollverlust 181
Anorexie 129
Anus 415
Aorta 367
Aortenaneurysma 370
Aortenentzündung 370
Aortitis 370
Aphonie 344
Aphthen 388
Apoplex 369
Arme 254
Arrhythmie 362
Arterien 367
Arteriitis 368
Arthritis 241, 278
   rheumatische Arthritis 241
   rheumatische Polyarthritis 242
   Arthritis urica 243
Arthritis rheumatica 241
Arthritis und Arthrose im Knie 278
Arthrose 244
Asthma 356
Astigmatismus 304
Atembeschwerden 336
Atherosklerose 372
Augen 300
Augenallergie 307
Augenlider 297
Ausscheidungsorgane 451
Autismus 127

Ballenzeh 287
Bänder 248
Bandscheibenvorfall 268
Basaliom 328
Bauchspeicheldrüse 403
Bauchspeicheldrüsenentzündung 404
Bauchspeicheldrüsenkrebs 407
Beine 273
Bettnässen 455
Bewusstsein 91
Bindehautentzündung 301

Blähungen 412
Blasen an den Füßen 284
Blasentumor 459
Blasenvorfall 458
blauer Fleck 321
Blinddarmentzündung 413
Blut 374
Blutarmut 375
Bluterguss 321
Blutharn 458
Bluthochdruck 366
Blutschwamm 299
Blutung 377
Blutvergiftung 378
bösartige Brusttumore 437
Brennen im Rückenbereich 266
Brennen in den Armen 254
Bright-Syndrom 454
Bronchialkarzinom 357
Bronchien 354
Bronchiolitis 144, 354
Bronchitis 355
Bronchopneumonie 355
Bruch der Wirbelsäule 263
Brüste 433
Brustkrebs 437
Brustptosis 435
Brusttumor 436
Brustzysten 436
Bulimie 130
Bursitis 250

Candidose 388
Carotis 367
Cellulitis 323, 478
Chakren 462
Chalazion 298
Cholesterinspiegel 371
chronische lymphatische Leukämie 376
chronische Nephritis 454
chronische Nierenentzündung 454
chronische Verstopfung 411
chronische Depression 150
CLL 376
Colitis 412

Darm 407
Darmgase 412
Darmparasiten 414
Daumen 262
Dermografie des Gesichts 327
Diabetes 403, 404
Diabetes insipidus 403, 407
Diabetes Typ I 405
Diabetes Typ II 406
Dickdarmentzündung 412
Dickdarmkrebs 414
Divertikulitis 413
Dornwarzen 285
Drogensucht 128
Drüsen 461
Dünndarm 408
Dünndarmkrebs 409
Duodenum 408
Durchfall 409
Dysplasie der Brüste 435

Eierstöcke 418
Eierstockentzündung 419
Eierstockkrebs 419
Eierstockzysten 419
Eileiter 420
Eileiterentzündung 421
Eileiterfibrom 420
Eileiterschwangerschaft 421
eingeschlafene Füße 281
eingewachsene Nägel 288
ektopische Schwangerschaft 421
Ekzem 317
Ekzeme an den Händen 259
Ellbogen 255
Embolie 369
Endometriose 424
Endometritis 424
Entzündung der Arterien 368
Enuresis 455
Epicondylitis 256
Epidermoidzyste 332
Epithelioma basocellulare 328
Erbrechen 398

Erektionsstörungen 442
Erkältung 337
Erröten 326
Erschöpfung 246
Erstickungsgefühl 358
Eustachische Röhre 341
Exophthalmus 350

Feigwarzen 431
Femur 275
Fersensporn 285
Fibromyalgie 247
Fieber 195, 201
Filzläuse 333
Finger 260
Finger krachen lassen 260
Flecken im Gesicht 327
Fortpflanzungsorgane 417
Furunkel und Abszesse 316
Füße 281
    mit nach innen gedrehten Füßen gehen 283

Gallenwege 402
Gastritis 399
Gastroenteritis 399
Gaumen 391
Gebärmutter 422
Gebärmutterblutung 378
Gebärmutterhalskrebs 424
Gebärmuttermyom 423
Gebärmuttersenkung 423
gebrochenes Handgelenk 258
Gefühllosigkeit in den Armen 255
Gehirnerschütterung 239
Geisteskrankheiten 294
Gelbsucht 403
Gerstenkorn 299
Gesäß 271
Geschlechtskrankheiten 446
geschwollene Augenlider 300
geschwollene Füße 284
geschwollene Fußgelenke 280
Geschwüre der Mundschleimhaut 388
Gesicht 297
Gesichtshaut 326
    rote Flecken 326
Gesichtslähmung 297
Gicht 243
Glaukom 305
Glomerulonephritis 453
Grauer Star 300
Grippe 358
Grüner Star 305
Gürtelrose 320

Haarausfall 329
Haare 329
Haarparasiten 333
Hagelkorn 298
Hallux valgus 287
Hals 264
Halschakra 466
Halsschlagader 367
Halsschmerzen 342
Hämangiom am Lid 299
Hämatom 321
Hämaturie 458
Hämorrhagie 377
Hämorrhoiden 373, 415
Hände 259
Handgelenke 257
Hängebrust 435
Hängelider 300
Harnblase 454
Harninkontinenz 456
Harnleiter 459
Harnröhre 459
Harnröhrenentzündung 459
Harnverhaltung 458
Hauptschlagader 367
Haut 313, 314
    schwarzer Hautkrebs 328
Hautjucken 314
    am After: 315
    an den Beinen: 315
    an der Brust: 315
    an den Füßen: 315
    am Kopf: 315
Hemiplegie 178

Hepatitis 402
Herpes Zoster 320
Herz 361
  niedriger Blutdruck 367
Herz-Kreislauf-System 361
Herzbeutelentzündung 366
Herzchakra 464
Herzinfarkt 364
Herzinsuffizienz 364
Herzrasen 362
Herzrhythmusstörung 362
Herzschrittmacher 365
Heuschnupfen 337
Hexenschuss 267
Hiatushernie 397
Hirnhautentzündung 293
Hirntumor 293
Hitzewallungen 179
Hodenbruch 449
Hodenhernie 449
Hodenkrebs 447
Hodgkin-Lymphom 381
Hohlfuß 282
Hornhautgeschwür 306
Hüften 270
Husten 357
Hypermetropie 304
Hyperthyreose 349
Hypertonie 366
Hyperventilation 350
Hypoglykämie 403
Hypothyreose 348
Hypotonie 367

Ikterus 403
Impotenz 442
infektiöse Arthritis 244
Innenohrentzündung 311
intraduktales Mammakarzinom 437
Ischiasnerv 272

Juckreiz 429
Juckreiz am Anus 416
Juckreiz am Po 272
Juckreiz an den Armen 254
Juckreiz an den Fingern 261

Kalkaneussporn 285
kalte Hände und Füße 316
Kalziumablagerungen 245
Kapuzenmuskel 251
Karies 393
Katarakt 300
Kehle 341
Kehlkopf 343
  sich verschlucken 344
Kehlkopfentzündung 344
Keratitis 306
Keratokonjunktivitis sicca 302
Kiefer 392
Kieferbruch 393
Klaustrophobie 170, 179
kleine Unfälle 152
Klumpfuß 282
Knie 276
Knie sind taub 278
Kniescheibe 278
Knieverletzung 278
Knöchel 279
Knochen 237
Knochenbrüche 238
Knochenkrebs 239
Knochenmark und Knochenmarkskrebs 375
Koliken 412
Kondylome 431
Kopf 289
Kopfhaut 330
Kopfläuse 333
Kopfschmerzen 289, 290, 291
Koronargeschwür 369
Koronarinsuffizienz 364
Körperhaare 331
  kreisförmiger Haarausfall 331
  totale Pelade 331
Krampfadern 373
Krämpfe 246
Krämpfe in den Fingern 260
Krebs der Gebärmutterschleimhaut 422

Kreuzbein 269
Kronenchakra 467
Kropf 349
Kurzsichtigkeit 302
Kyphose 263

Labyrinthitis 311
Lähmungen 178
    halbseitige Lähmung 178
Laryngitis 344
Leber 401
Leberzirrhose 402
Leistenbruch 269
Lendengegend 320
Lendenwirbelbereich 267
Leukämie 23, 376
Leukozytopenie 377
Liderzucken 300
Lipome 436
Lippen 386
Lippenherpes 387
Lordose 263
Lumbago 267
Lumbalgie 267
Lungen 350
Lungenembolie 353
Lungenemphysem 352
Lungenentzündung 351
Lungenkollaps 351
Lungenkrebs 353
Lupus erythematodes 325
Lymphe 379
Lymphknoten 380
Lymphkrebs 380
Lymphoblastenleukämie 376
Lymphom 381
Lymphsystem 379

Magen 398
Magenblutung/Darmblutung 378
Magengeschwür 400
Magenkrebs 400
Magenschmerzen 398
Mandelentzündung 343
Mandeln 343
Mastdarmkrebs 415
Mastitis 435
Mastose 435
Melanom 328
Menière-Syndrom 312
Meningitis 293
Menopause 428
Menorrhagie 427
Menstruation 426
Menstruationsbeschwerden 426
Metrorrhagie 378, 425
Migräne 291
Milz 382
Milzentfernung 383
Milzvergrößerung 382
Mittelfinger 262
Mononukleose 381
Morbus Bechterew 243
Morbus Crohn 408
MS 324
Multiple Sklerose 324
Mumps 468
Mund 386
Mundgeruch 391
Muskelerkrankungen 246
Muskelfaserschmerz 247
Muskeln 245
Muskelriss 247
Muskelschmerzen 246
Myalgien 246
Myokardinfarkt 364
Myopathien 246
Myopie 302
Myositis 247

Nabelbruch 269
Nacken 265
Nägel 333
Nagelhäutchen 334
Nase 335
Nasenausfluss 338
Nasenbluten 338, 378
Nasennebenhöhlenentzündung 339

Nasenschleimhautentzündung 336
Nephritis 453
Nephron 453
nervöse Ticks 297
Nesselausschlag 319
Nesselsucht 319
Neuralgie 292
Neurinome 437
Neuritis optica 306
Nieren 451
Nierenbeckenentzündung 453
Nierenschmerzen 452
Nierensteine 452
Nierenzyste 454
Niesen 340

Oberlippenspalte 392
Oberschenkelknochen 275
Objektphobien 179
Ödem in den Beinen 273
Ödeme an den Armen 255
Ohnmacht 190
Ohren 307
Ohrengeräusch 311
Ohrensausen 311
Ohrenschmalzpfropfen 308
Ohrenschmerzen 307
Ohrtrompete 341
Oligurie 458
Oophoritis 419
Ösophagitis 395
Osteomyelitis 239
Osteoporose 239
Otalgie 307
Otitis 307

Pacemaker 365
Pankreas 403
Pankreatitis 404
Paranoia 294
Paraplegie 178
Pelade 331
Penis 442
Perikarditis 366
Pfeiffer-Drüsenfieber 381
Phlebitis 373
Phobie vor dem Sturz aus dem Fenster 181
Phobie vor Transportmitteln 181
Phobien 179
Pickel 316
Pigmentdegeneration der Netzhaut 305
Pilonidalfistel 333
Pilonidalsinus 333
Plattfüße 281
Platzangst 180
PMS 429
Pneumonie 351
Pneumothorax 351
Polyarthritis 242
Polypen 316
prämenstruelles Syndrom 429
Presbyopie 303
Prostatakrebs 441
Prostatasteine 441
Prostatitis 441
Psoriasis 318
Psoriasis am Ellbogen 256

Rachen 341
Rachenmandelwucherung 340
Raynaud-Syndrom 371
Reisediarrhö 400
Reizblase 456
Rektum 415
Rektumkarzinom 415
Retinopathie 305
Rhinitis 336, 337, 338
Ringfinger 262
rissige Nägel 334
rissige, blutende Lippen 388
Rötungen 326
Rücken 263
Rückenbereich 266
runde Flecken auf der Lunge 351

Sakralbereich 269
Sakralchakra 463
Salpingitis 421

Schädelbruch 239
Schafe von Panurge 87
Scheide 429
Scheidenentzündung 429
Scheidenkrampf 431
Schiefhals 265
Schielen 304
Schilddrüse 347
Schilddrüsenknoten 347
Schilddrüsenüberfunktion 349
Schilddrüsenunterfunktion 348
Schilddrüsenzyste 347
Schizophrenie 295
Schlaganfall 369
Schlüsselbeinbruch 253
Schmerzen 271
Schmerzen im Rückenbereich 266
schnelle Sprechweise 346
Schulterblatt 253
Schultern 249
Schuppenflechte 318
Schüttelfrost 179
Schwangerschaftsdiabetes 406
schwarze Punkte 307
Schweißdrüsen 469
schwere Unfälle 152
Schwerhörigkeit 309
Schwierigkeiten beim Kniebeugen 277
Schwindel 181, 310
Sehnen 248
Sehnenentzündung 249
Sehnerventzündung 306
Selbstverstümmelung 327
seröse Otitis 308
Sinusitis 339
Situationsphobien 179
Sjörgen-Syndrom 302
Sklerodermie 323
Skoliose 263
Sodbrennen 398
Solarplexus-Chakra 463
Sonnenallergie 315
Soor 388
Speichel 390
Speicheldrüsen 467
Speiseröhre 395
Speiseröhrenkrebs 396
Splenektomie 383
Splenomegalie 382
Spondylitis ankylosans 243
Sportlerfuß 284
steife Finger 261
kleine Finger 263
Steißbeinbereich 269
Sterilität 432
Stimmbänder 345
Stimmbandknötchen 345
Stimmverlust 344
Stirn 296
Stirnchakra 466
Stottern 346
Strabismus 304
Synovialzysten 332

Tachykardie 362
Talgdrüsen 469
taube Lippen 388
Taubheit 309
Taubheitsgefühl 278
Thrombophlebitis 373
Thrombose 369
Thrombozytopenie 378
Tierphobien 179
Tinnitus 311
Todesangst 176
Torticollis 265
Tränendrüsen 469
Trapezius 251
trockene Lippen 387
trockene Scheide 432
Tuba Fallopii 420
Tuberkulose 352

Überbewusstsein 101
Übergewicht 174
übermäßiger Speichelfluss 390
übermäßiges Schwitzen 315
Ulcus corneae 306

Umgebung 341
Unbewusstes 92
Unfruchtbarkeit 432
Unterbewusstsein 92
Urethritis 459
Urticaria 319
Uterus 422
Uterusretroflexion 423

Vagina 429
Vaginismus 431
Vaginitis 429
Varizen 373
Venen 372
Venulae 372
Verdauungsstörungen 398
Verletzungen am Knie 278
Verletzungen an den Lippen 387
Verletzungen an den Zehen 288
Verletzungen der Fußgelenke 280
Verletzungen, Verbrennungen, Schnitte an den Fingern 260
Verlust des Geruchssinns 341
verminderter Speichelfluss 390
Verstauchung oder Verrenkung des Fußgelenks 280
verstopfte Nase 336
Verstopfung 411
Vertigo 310
Vitiligo 324

Waden 279
Warzen 320
Wasser in den Beinen 273
Wasser in den Knien 278
Wechseljahre 428
weiche Nägel 334
weiße Haare 330
weißer Hautkrebs 328
Weißfleckenkrankheit 324
Weitsichtigkeit 304
Wirbelsäule 263
Wurzelchakra 462

Zähne 392
Zahnfleisch 394
Zahnfleischbluten 395
Zehen 286
Zehenkrämpfe 288
Zeigefinger 262
Zervikalbereich 264
Zunge 389
Zwerchfell 397
Zwerchfellhernie 397
Zwölffingerdarm 408
Zwölffingerdarmgeschwür 408
Zyste am Augenlid 298
Zysten am Handgelenk 258
Zystozele 458

Über die Autorin

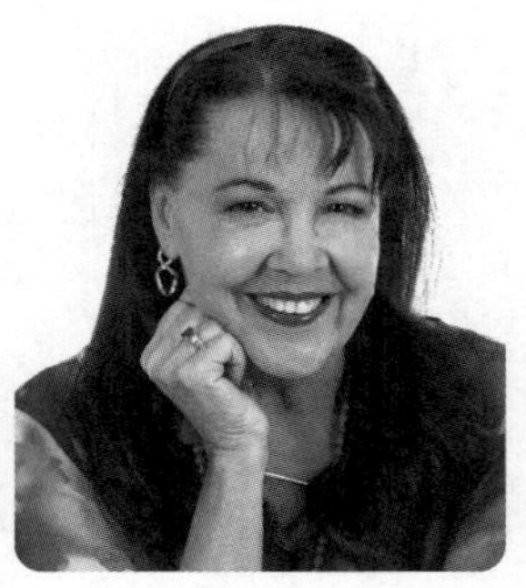

Claudia Rainville ist die Gründerin der Metamedizin und erfolgreiche Autorin. Ihre Bücher wurden in zahlreiche Sprachen übersetzt, wovon bislang mehrere hunderttausend Exemplare weltweit verkauft wurden. Die wissenschaftliche Ausbildung Rainvilles in medizinischer Mikrobiologie war die Grundlage für die Entwicklung der Methode, aber erst die langjährige Arbeit als Therapeutin, die auf der intensiven Zusammenarbeit mit dem Patienten beruht, rundete das Konzept ab.

Anhand ihrer eigenen Krankheitsgeschichte sowie an der ihrer Patienten kam sie den wahren Ursachen der Krankheiten auf die Spur, die immer tief in uns selbst liegen. Die Erforschung dieser Ursachen und ihre Transformation kann nicht nur zu Gesundheit, sondern auch zu großer Gelassenheit führen. Der Traum und das Ziel von Claudia Rainville waren es, dass alle therapeutischen Disziplinen ihre Anstrengungen vereinen und zusammenarbeiten, um gegenseitig voneinander profitieren zu können. Die Zusammenarbeit von Ärzten, Krankenschwestern, Homöopathen, Psychologen und allen anderen Therapeuten, die sich gegenseitig respektieren und helfen, würde zudem auch den Patienten von großem Nutzen sein. Die Unterschiede anzuerkennen und zu akzeptieren, bedeutet, bewusst die Illusion eines einzig wahren Wissens und die traditionellen Wege aufzugeben.

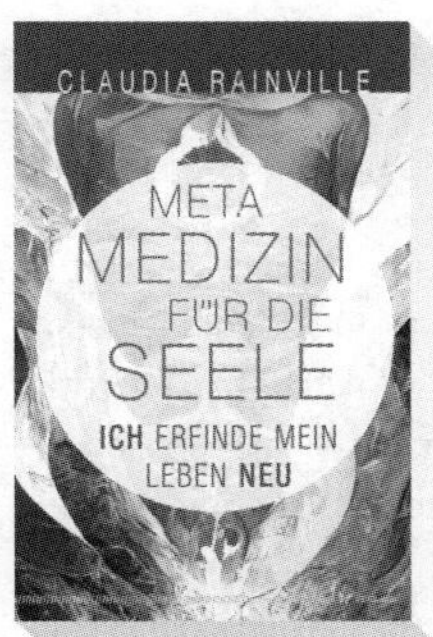

288 Seiten, broschiert
ISBN 978-3-96933-055-5
€ [D] 25,00

Claudia Rainville

Metamedizin für die Seele

Ich erfinde mein Leben neu

Mit der Seelenmedizin für ein befreites und erfülltes Leben hat Claudia Rainville eine Methode entwickelt, mit der wir destruktive Muster, Emotionen und Belastungen entsorgen und so wirklich wir selbst sein und unser Potential entfalten können.
Unter der Oberfläche eines perfekten Lebens finden sich bei jedem von uns seelische Wunden, die immer wieder aufbrechen und ein befreites Leben verhindern.
Du selbst kannst diese Verletzungen jetzt heilen!
Öffne die Tür zu deinem wunderbaren neuen Leben!

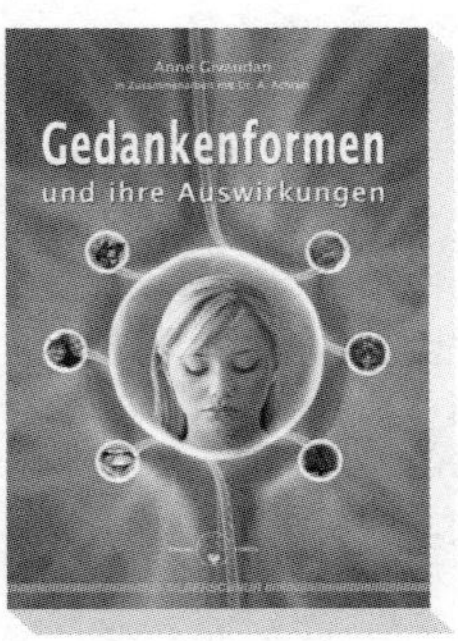

208 Seiten, mit Farbteil, broschiert
ISBN 978-3-89845-237-3
€ [D] 14,90

Anne Givaudan & Dr. med. Antoine Achram

Gedankenformen und ihre Auswirkungen

Eines der revolutionärsten Bücher zum Thema Gedankenkraft! Die Autorin macht eindringlich klar, wie eine Gedankenform funktioniert, wie sie entsteht und wie sie wirkt, insbesondere aber, wie wir ihren Einfluss auf uns mindern können.
Gedankenformen können uns ersticken oder uns dynamisieren – sie erkennen und sich ihrer Rolle bewusst zu werden, das ist der erste Schritt zu einer wahren »Transformation«; diesen Schritt nun erleichtert dieses Buch mit seinen umfassenden und doch verständlichen Erläuterungen.

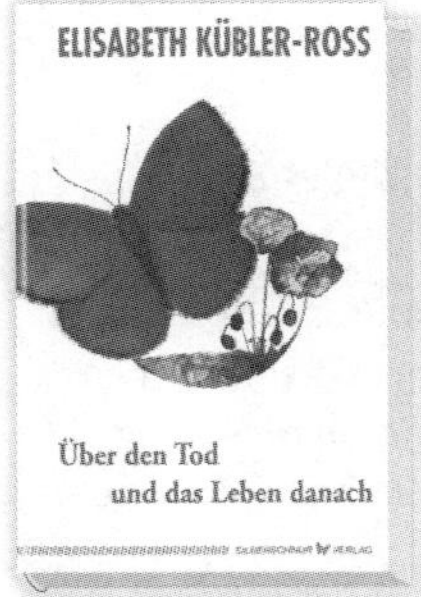

128 Seiten, gebunden
ISBN 978-3-89845-365-3
€ [D] 14,00

Elisabeth Kübler-Ross

Über den Tod und das Leben danach

»Ich glaube, es ist jetzt Zeit, dass die Leute wissen, dass der Tod gar nicht existiert, wenigstens nicht so, wie wir uns das vorstellen.«

Die Schweizer Ärztin Dr. Elisabeth Kübler-Ross wurde für ihre wissenschaftlichen Arbeiten von mehreren Universitäten mit einem Ehrendoktortitel ausgezeichnet. Die Sterbeforschung hat durch ihre Bücher an besonderer Aktualität gewonnen, wie auch in der Sterbehilfe durch ihre eindringlichen Appelle neue Akzente gesetzt wurden.

»Sterben ist nur ein Umziehen in ein schöneres Haus.«

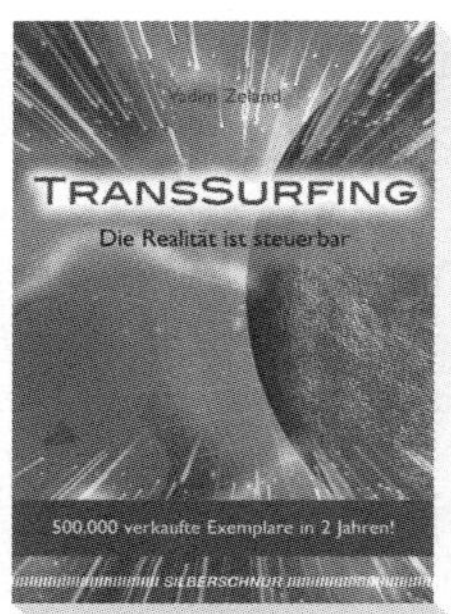

232 Seiten, broschiert
ISBN 978-3-89845-154-3
€ [D] 16,00

Vadim Zeland

Transsurfing

Realität ist steuerbar

Dieses Buch löste in Russland eine wahre Revolution aus. Die Realität ist steuerbar! Wir alle glauben, wir seien abhängig von den äußeren Umständen – dabei ist es genau umgekehrt! Ihre innere Wirklichkeit kreiert die äußere Realität. So erfüllen sich Wünsche, Träume verwirklichen sich ... Transsurfing ist eine mächtige Technologie zur Realitätssteuerung. Alle, die sich mit Transsurfing beschäftigen, erleben eine Überraschung, die an Begeisterung grenzt. Die Umgebung eines Transsurfers verändert sich beinahe augenblicklich auf eine unbegreifliche Weise.
Das hat nichts mit Mystik zu tun. Das ist real.

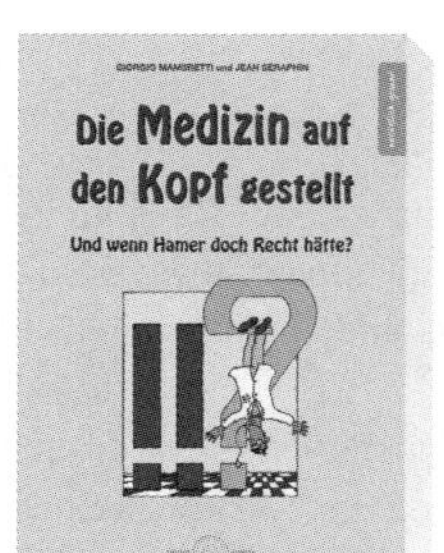

138 Seiten, broschiert
ISBN 978-3-89845-195-6
€ [D] 13,00

Giorgio Mambretti & Jean Séraphin

Die Medizin auf den Kopf gestellt

Und wenn Hamer doch Recht hätte?

Der deutsche Arzt, Onkologe und Forscher Dr. Hamer, den die Kranken bejubeln und die Ärztekammern bekämpfen, der mit dem Ehrendoktor der Medizin in einigen Ländern ausgezeichnet und in anderen gerichtlich verfolgt wurde, kämpft gegen die Interessen der großen Pharmakonzerne und für eine menschliche Medizin.
Seine Heilerfolge bei Degenerationskrankheiten sind beeindruckend und können das gesamte Gedankengebäude der klassischen Schulmedizin ins Wanken bringen. Hat Dr. Hamer vielleicht doch Recht? Dieses engagierte und deutliche Buch zweier Autoren, die sich seit Jahren eingehend mit seiner Methode beschäftigt haben, liefert hier Erklärungen und Antworten.

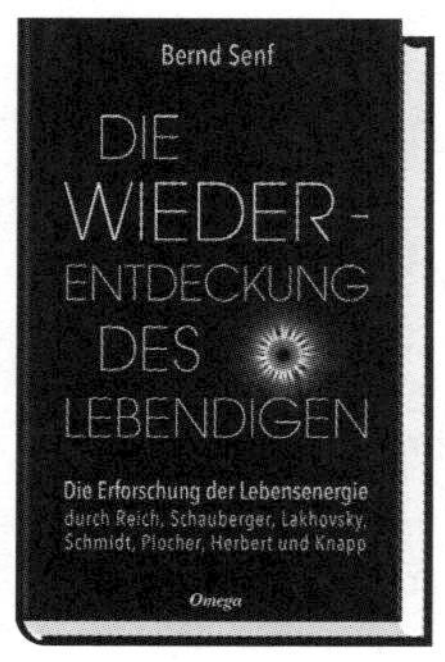

384 Seiten, mit Farbteil, gebunden
ISBN 978-3-89845-636-4
€ [D] 28,00

Bernd Senf

Die Wiederentdeckung des Lebendigen

Die Erforschung der Lebensenergie durch Reich, Schauberger, Lakhovsky, Schmidt, Plocher, Herbert und Knapp

Die Entdeckung der Lebensenergie durch Wilhelm Reich sowie die Forschungen von Viktor Schauberger und Georges Lakhovsky ermöglichen ein grundlegendes Verständnis lebendiger Prozesse und ihrer Störungen in uns, zwischen uns und in der »äußeren« Natur und zeigen Wege der inneren und äußeren Heilung.
Dieses Wissen war bereits in früheren Kulturen vorhanden und wurde in einem 6.000 Jahre währenden Prozess verschüttet.
Die Wiederentdeckung der Lebensenergie in uns eröffnet Perspektiven, die die Menschen und die Erde wieder heilen lassen.

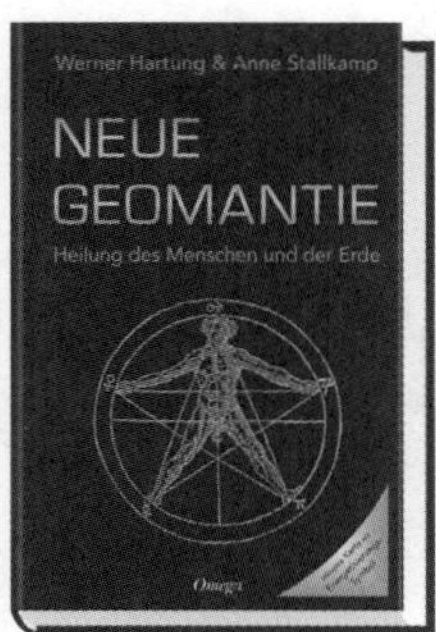

288 Seiten, 2-farbig, Flexocover, inkl. Karte mit Energetisierungs-Symbol
ISBN 978-3-89845-561-9
€ [D] 19,95

Werner Hartung & Anne Stallkamp

Neue Geomantie

Heilung des Menschen und der Erde

Mit geomantischem Wissen Mensch und Erde wirksam heilen: Die Autoren zeigen, was Geomantie ist und wie wir sie betreiben können und bieten einen völlig neuen Ansatz: die »Neue Geomantie«, eine Methode zur Heilung der Erde im Einklang mit der Schöpfung. Wenn der Mensch seine Kräfte und sein Wissen um die Nutzung feinstofflicher Schlüsselenergien nutzt, können damit Lebensräume entstört, energetisiert und gestaltet werden. Die Autoren stützen sich dabei auf mediale Anleitungen aus der geistigen Welt und dem Naturreich und energetische Möglichkeiten, die eine mentale Einwirkung auf die feinstofflichen Ebenen der Erde ermöglichen.

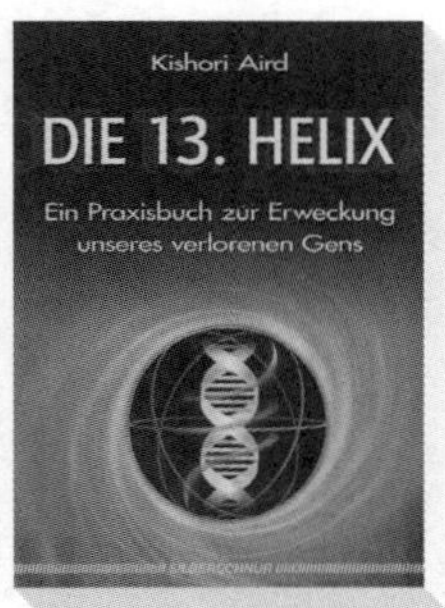

328 Seiten, broschiert
ISBN 978-3-89845-290-8
€ [D] 18,90

Kishori Aird

Die 13. Helix

Ein Praxisbuch zur Erweckung unseres verlorenen Gens

Wenn Sie bisher geglaubt haben, die Möglichkeit, den genetischen Code zu beeinflussen, wäre allein der Wissenschaft vorbehalten, dann irren Sie sich ... Wussten Sie, dass

- die DNA über ein schwingendes, elektromagnetisches Feld verfügt, das auf unsere Gedanken und Gefühle reagiert?
- die DNA nicht nur zwei, sondern vielmehr 13 Stränge aufweist, die alle aktiviert und genutzt werden können?

Sie lernen, wie Sie selbst Ihren genetischen Code so verändern können, dass Sie lang ersehnte Ziele wie Gesundheit, Jugendlichkeit, innere Balance oder auch Selbstvertrauen mühelos erreichen.

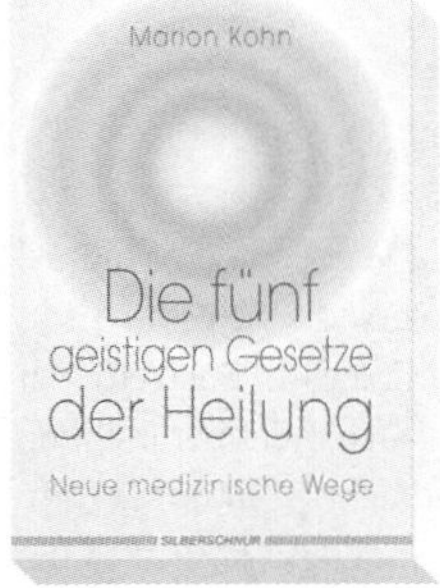

272 Seiten, Klappenbroschur
ISBN 978-3-89845-293-9
€ [D] 18,00

Marion Kohn

Die fünf geistigen Gesetze der Heilung

Neue medizinische Wege

Ein revolutionärer Ansatz zu einem neuen Verständnis von Heilung! Möchten Sie wissen, warum man überhaupt »krank« wird? Möchten Sie wissen, warum man mit Krebs oder einer anderen Erkrankung reagiert, wenn man unerwartet aus der Balance gerät? Möchten Sie wissen, wie man wieder gesund werden kann, und brauchen Sie hierfür Unterstützung? Die fünf geistigen Gesetze weisen Ihnen den Weg zu einem neuen Verständnis von Medizin.
Gönnen Sie sich Gesundheit und ein glückliches, harmonisches Leben.

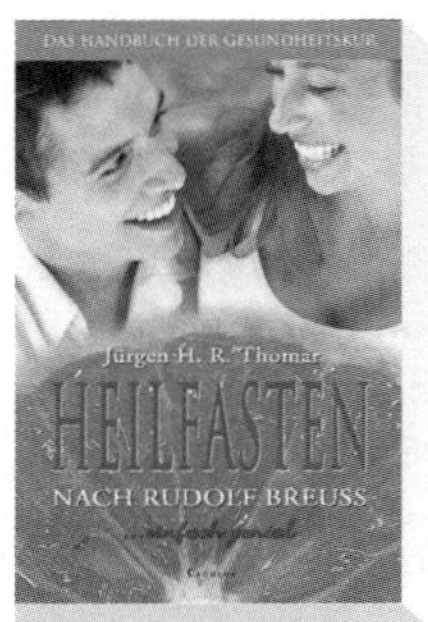

176 Seiten, broschiert
ISBN 978-3-89845-191-8
€ [D] 16,00

Jürgen Thomar

Heilfasten nach Rudolf Breuss

... einfach genial

Das Handbuch der Gesundheitskur!
Rudolf Breuss, Naturheilkundiger aus Bludenz in Österreich, konnte in seinem langen Leben bei vielen Patientinnen und Patienten große Erfolge mit dieser Fasten-Kur verbuchen, bei der er wesentliche Elemente des Buchinger-Fastens mit Elementen der Kneippschen Lehre sowie mit seinen eigenen Erfahrungen verknüpft hatte.

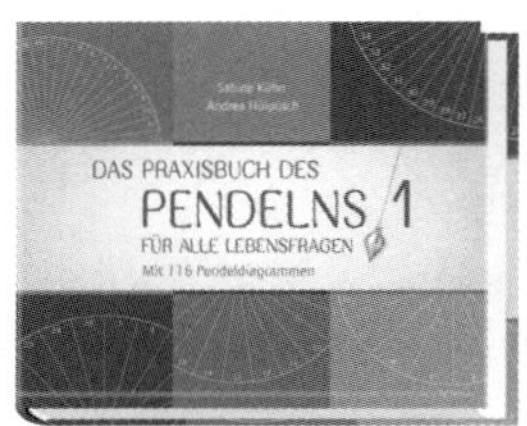

288 Seiten, 2-farbig,
Hardcover mit Spiralbindung
ISBN 978-3-89845-557-2
€ [D] 36,00

Sabine Kühn & Andrea Hülpüsch

Das Praxisbuch des Pendelns 1

Für alle Lebensfragen.
Mit 116 Pendeldiagrammen für Entscheidungsfragen

»Das Praxisbuch des Pendelns 1« bietet Lösungshilfen für nahezu jedes Problem, egal ob es sich um Fragen zur Gesundheit, der Familie, Beziehung oder der Arbeit handelt.
Die Autorinnen erklären den richtigen Umgang mit dem Pendel, für welche Fragestellungen es geeignet ist und wie man sie am besten formuliert. Ob Sie wissen möchten, wie Sie Allergien in den Griff bekommen, wie Sie den Wohnraum harmonisieren oder welche Blockade noch in Ihrem Weg liegt, dieses Buch ermöglicht es Ihnen, sofort die Lösung zu finden, die Sie in Ihrem Alltag weiterbringt ...

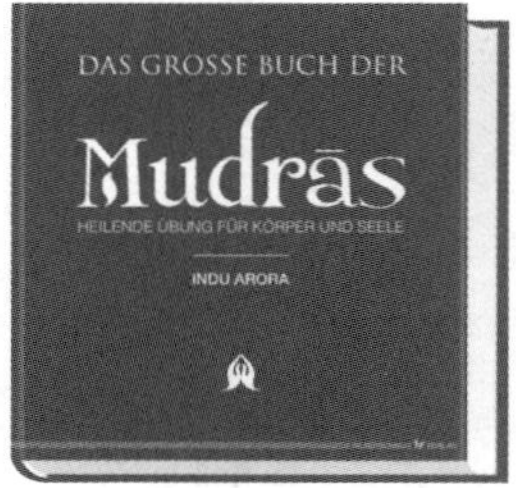

416 Seiten, durchgehend farbig,
Flexocover
ISBN 978-3-89845-554-1
€ [D] 36,00

Indu Arora

Das große Buch der Mudras

Heilende Übungen für Körper und Seele

Das vollständigste, praktischste und authentischste Werk zu den Mudras! Indu Arora ist Yoga-Meisterin, Yoga-Therapeutin, ayurvedische Klinikmedizinerin und Autorin mit langjähriger Lehrerfahrung. Mit diesem Buch eröffnet sie uns die Welt der Mudras. Oder in ihren Worten: »Ich möchte mit Ihnen die Weisheit des Yoga und Ayurveda teilen, die Einfachheit in unser kompliziertes Leben bringt. In Harmonie mit unserer inneren Natur und der Natur als solcher zu leben, bringt uns Gesundheit. Nichts hat eine größere Macht, uns zu heilen, als das Selbst!«

Weiterführende Informationen zu
Büchern, Autoren und den Aktivitäten
des Silberschnur Verlages erhalten Sie unter:
www.silberschnur.de

Natürlich können Sie uns auch gerne den
Antwort-Coupon aus dem beiliegenden
Lesezeichenflyer zusenden.

Ihr Interesse wird belohnt!

NOTIZEN

NOTIZEN

NOTIZEN

NOTIZEN

NOTIZEN

NOTIZEN

NOTIZEN

NOTIZEN